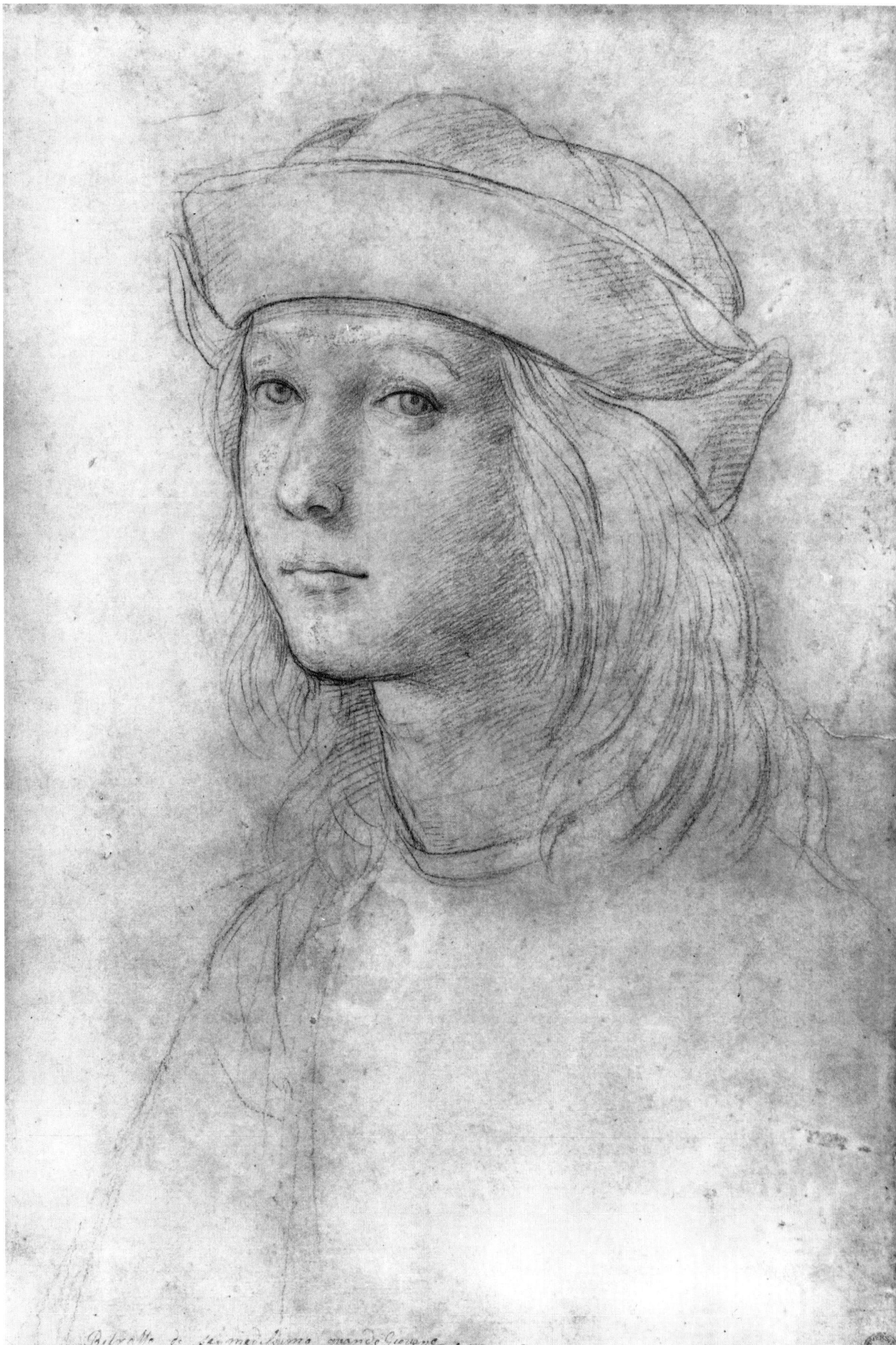

»Wie freigiebig und gütig der Himmel sich bisweilen erweist, indem er auf einen einzigen Menschen den unendlichen Reichtum seiner Schätze, alle Anmut und seltenen Gaben häuft, die er sonst in langem Zeitraum unter viele Einzelne zu verteilen pflegt, sah man deutlich an dem ebenso herrlichen als anmutigen

RAFFAEL

Ernst Ullmann

Sanzio von Urbino. Ihm war von der Natur alle jene Güte und Bescheidenheit verliehen, die bisweilen solche schmückt, die mehr als andere eine gewisse Menschenliebe eines liebenswürdigen Wesens mit dem schönsten Schmuck einer anmutigen Leutseligkeit verbinden, so daß sie sich den verschiedenen Personen gegenüber, wie in allen Dingen, stets liebreich und wohlgefällig erweisen. Solches Geschenk macht die Natur der Welt, als sie von der Kunst durch Michelangelo Buonarroti besiegt worden war, und wollte, daß sie in Raffael von Kunst und guten Sitten überwunden würde.«

GIORGIO VASARI

E. A. Seemann Leipzig

FOTONACHWEIS

The Ashmolean Museum, Oxford: Seite 2
The National Gallery, London: Seiten 27, 35, 71, 77
Rocco Pedicini, Neapel: Seiten 28, 29
Bildarchiv Preussischer Kulturbesitz, Berlin, Foto: J. P. Anders: Seiten 30–32, 51, 55
V/O Vneshtorgizdat, Moskau: Seiten 33, 72
Scala, Florenz: Seiten 34, 37, 49, 66, 67, 73, 75, 95, 96, 105, 108/109, 120/121, 141, 142/143, 146, 147, 148/149, 153, 154/155, 160/161, 182/183, 188/189, 191, 202, 204, 207, 219, 221, 222, 224, 233, 237, 239, 250, 251, 254
Isabella Stewart Gardner Museum, Boston: Seite 38
The Metropolitan Museum, New York: Seiten 39, 40
Artothek, Kunstdia-Archiv Jürgen Hinrichs, Peissenberg: Seiten 50, 65, 76, 79, 93, 94, 114/115, 202, 206, 220, 223, 240
Photographie Giraudon, Paris: Seite 52
National Gallery, Edinburgh: Seite 53
Service de Documentation Photographique de la Reunion des Musées Nationaux, Paris: Seite 249
Mario Quattrone, Florenz: Seite 203
Victoria and Albert Museum, London: Seiten 210, 216
Musei Vaticani: Seiten 209, 211, 214, 217
Deutsche Fotothek, Dresden: Seiten 213, 267
Galleria Doria Pamfili, Rom: Seite 238
Fotografico-Studio A. Villani, Bologna: Seite 208
Verlagsarchiv: Seiten 13, 17–20, 22–26, 41, 42, 48, 56, 57, 59–63, 74, 76, 85, 87–89, 91, 92, 97, 98, 101, 129, 131–133, 135, 136/137, 139, 165, 170, 174, 175, 177, 178, 192–195, 199, 200, 205, 208, 212, 215, 218, 226, 231, 232, 234, 235, 243, 244, 252, 253, 257, 261, 263, 266, 278

Frontispiz: Selbstbildnis des Dreizehnjährigen
Kreidezeichnung, 38,1 × 26,1 cm
Oxford, Ashmolean Museum

Umschlag: Madonna del Granduca
Florenz, Galleria Pitti

Die Deutsche Bibliothek – CIP-Einheitsaufnahme
Raffaello <Sanzio>:
Raffael/Ernst Ullmann. – 3. Aufl. – Leipzig:
Seemann, 1997
ISBN 3-363-00470-2

3. Auflage 1997

Umschlaggestaltung: Morian & Bayer-Eynck, Coesfeld
Layout: Angelika Kuhrt, Leipzig
Druck: Westermann Druck Zwickau GmbH
Printed in Germany
Gedruckt auf alterungsbeständigem Papier mit chlorfrei gebleichtem Zellstoff

Vorwort

Selten ist der Ruhm eines Künstlers durch die Jahrhunderte so ungetrübt geblieben wie der Raffaels. Sein Stern leuchtete über alle Stilschwankungen der europäischen Kunst hinweg, gelegentlich wurde er durch Sterne gleicher Ordnung überstrahlt, nie aber ganz verdunkelt. In seinem Werke ist ein Maß an Vollkommenheit erreicht, wie es so nur noch den großen Leistungen der Antike nachgerühmt wurde.

Das 16. Jahrhundert war noch unmittelbar erfüllt von Raffaels Nachruhm, seine ersten Biographien wurden geschrieben, und 1598 gelangte eine Anzahl seiner Werke in die Uffizien, 1631 kamen weitere in den Besitz der Medici. Die überragenden Künstler des 17. Jahrhunderts, Rubens und Rembrandt, nahmen sich seine Werke zum Vorbild, und in der Mitte dieses Jahrhunderts erweiterten die großen fürstlichen Sammler ihre Bestände an Werken des Meisters, so Philipp IV. von Spanien, Ludwig XIV. von Frankreich und Christine von Schweden. Im 18. Jahrhundert sah der Klassizismus in seinen Kartons das nachahmenswerte Vorbild edelster Zeichenkunst. Die Romantik des 19. Jahrhunderts war zutiefst berührt von der jugendlichen Anmut und der Glaubensinnigkeit seiner Madonnen. Kunstkenner bemühten sich, das Werk des Meisters von dem der Schüler und Werkstattgefährten zu scheiden, und früh schon war der Künstler und sein Werk Gegenstand ernster Untersuchungen der noch jungen Kunstgeschichte. Doch der grenzenlosen Verherrlichung, die Raffael gerade im 19. Jahrhundert erfuhr und die nicht immer frei von sentimentaler, ins Triviale abgleitender Anbetung war, folgte am Ende des Jahrhunderts eine heftige Ablehnung, in engem Zusammenhang mit dem Entstehen der modernen Kunst. Raffael erschien nun in seinem klassischen Stil als ein erster Vertreter jenes Akademismus, den man selbst bekämpfte.

Zur gleichen Zeit aber erreichte das wissenschaftliche Bemühen um Raffael und sein Werk eine neue Qualität, sein Oeuvre wurde kritisch gesichtet und publiziert. Schon 1883/85 waren die beiden Bände »Raphael. Sein Leben und Werk« von J. A. Crowe und G. B. Cavalcaselle in Leipzig erschienen. Th. Hofmann veröffentlichte ab 1900 vier Bände über Raffaels Leistungen als Architekt, 1906 gaben J. Rosenberg und G. Gronau ihre Raffael-Monographie heraus, und 1910 begann O. Fischel die neunbändige Ausgabe der Zeichnungen des Meisters; »Raphaels-Zeichnungen, Versuch einer Kritik« vom gleichen Autor war bereits 1898 vorausgegangen. Kurth und Oberhuber setzten die Arbeit Fischels fort. Und mancher Vertreter der Neuen Sachlichkeit sah insgeheim in Raffael sein großes Vorbild, dem er auf seine Weise zu folgen versuchte.

Heute gilt es, in jenem umfassenden Prozeß der Erberezeption, in dem der Renaissance nicht zufällig besonderes Gewicht zukommt, auch das Werk Raffaels sich erneut anzueignen. Dabei sollten uns weniger die unterschiedlichen Meinungen späterer Autoren bewegen als die Werke, die uns der Meister hinterließ. Es sollte uns darum gehen, welche Werte das Werk des Urbinaten birgt, die unabhängig von ihrer einstigen zeitbedingten Aktualität noch heute und auch in Zukunft bedeutsam sind, unter welchen Umständen es entstand, wie der Mensch war, der es schuf, in welcher Weise er mitteninne stand in den gesellschaftlichen Prozessen seiner Zeit und wie er sein gewaltiges Werk vollbrachte.

Wir gestehen durchaus ein, daß es nach der Kunstentwicklung des 20. Jahrhunderts nicht leicht fällt, sich dem Werke Raffaels zu nähern, sich darin zu versenken, es in seiner Qualität zu erfassen, es auszudeuten und zu erschließen, erscheint doch gerade das, was seine Größe ausmacht und durch Jahrhunderte Bewunderung erweckte, heute für die Kunst kaum noch von Belang zu sein, große künstlerische Form, Harmonie, Schönheit, die Unterordnung eigener Subjektivität unter ein erkanntes und anerkanntes Gesetz. Ist er nicht einer der letzten, deren Werk ganz den Sinn jener Worte erfüllte, die für Winckelmann das Wesen der Kunst des klassischen Altertums bezeichneten: »Edle Einfalt und stille Größe«?

Auch die eigenen Erfahrungen des Autors mit Raffael, von denen ja das Buch ausgehen muß, waren unterschiedlich, ja zwiespältig. Es sei erlaubt, etwas ausführlicher auf diese Erfahrungen einzugehen. Die ersten Begegnungen mit seinem Werke waren nicht ohne Schwierigkeiten; aber in sicher jeweils anderer Art setzt das Begreifen von Größe und Reife in ihrer höchsten Vollendung auch ein gewisses Maß an eigener Reife voraus. Und nicht auf jeder Lebens- und Erfahrungsstufe vermag man sich in gleicher Weise jedem Kunstwerke zu nähern. Es gibt wohl Wahlverwandschaften, die den Zugang zur Kunst erleichtern – ob immer auch das volle

Verständnis, bleibe dahingestellt –, zugleich aber die Annäherung an andere Werke erschweren.
Die frühen Berliner Madonnen übten von der ersten Begegnung an ihren Reiz auf mich aus. Das noch Quattrocenteske, ihre an Leonardo erinnernde Anmut, ihre Jugendlichkeit verdeckten das hier schon vorhandene Streben nach strenger Form. Die Sixtinische Madonna dagegen wurde zwar als ein in der Kunstgeschichtsschreibung stets gefeiertes Bild bewundert, löste aber kaum tiefere Gefühle aus, das Verhältnis zu ihr blieb kühl, distanziert. Bewunderung und Wissen um kunstgeschichtliche Bedeutung führten durchaus nicht zu einem persönlichen Verhältnis. Bilder von Rembrandt und Vermeer, von Dürer und Jan van Eyck – Werke der gleichen Sammlung, der Dresdener Galerie Alte Meister, die zum gleichen Zeitpunkt, bei der Rückgabe der Dresdener Kunstschätze durch die Sowjetunion, zum ersten Male im Original erlebt wurden – zogen mit weit stärkerer Gewalt zur Versenkung an.
Es vergingen Jahrzehnte, in denen sich Begegnungen häuften. Neue Werke des Urbinaten traten in das Blickfeld, Arbeiten des reifen Meisters, die großen Zyklen im Vatikan, die Spätwerke – der Gedanke jedoch, über Raffael zu schreiben, lag mir fern. Nach Arbeiten zur Baukunst, vor allem ihrer Entwicklung im Mittelalter, waren die Jubiläen von Dürer und Cranach Anlaß, sich der Malerei der Dürerzeit zuzuwenden. Dürer besonders fesselte das Interesse, jener Problematiker, der alle künstlerischen Fragen seiner Zeit als erster in Deutschland angepackt hatte, ihre Lösung ein gut Stück voranbrachte, seinen Zeitgenossen neue Wege wies und die deutsche Grafik und Malerei zu internationalem Range führte. Bei ihm, der sein Leben lang um das Problem der Schönheit gerungen hatte, von Zweifeln geplagt war, fanden sich Hinweise auf Raffael, die von gegenseitiger Wertschätzung zeugten und zu erstem Nachdenken über das Werk des zwölf Jahre jüngeren Italieners anregten. Da bewahrt die Albertina in Wien eine Zeichnung Raffaels, die sich einst im Besitze Dürers befand und auf der er notierte; »1515 Raffahell di Urbin der so hoch peim Popst geacht ist gewest der hat dyse nackete Bild gemacht und hat sy dem Albrecht Dürer gen Nornberg geschickt, im sein Hand zu weisen.« In welchem Maße Dürer Raffael schätze, wird darin deutlich, daß er sich, als er von dessen Tode 1520 erfuhr, bemühte, die von Marcantonio Raimondi nach Raffaels Werken geschaffenen Stiche zu bekommen.
Aber von Dürer führte der Weg zunächst zu Leonardo da Vinci. In ihm fand sich, unter den sehr viel anders gearteten Bedingungen Italiens, ein gleichgearteter Geist, in dessen Schaffen die Anfänge für so vieles liegen, was Dürer später auch bewegt hat. Er war gleichfalls ein Problematiker, in stetem Ringen um Vollkommenheit oft verzweifelnd. Und wieder fanden sich Hinweise auf Raffael, der Leonardos wegen nach Florenz ging, wie Vasari berichtet.
Inzwischen waren mir die Stanzen des Vatikan zum unvergessenen Erlebnis geworden, das freilich durch die Begegnung mit dem Werke des Michelangelo überschattet wurde; diesem galten seit langem Neigung und Interesse. Sein Ringen um Inhalt und Form, sein Zweifel am eigenen Vermögen, sein Rühren an die Grenzen dessen, was Menschen möglich ist, die Stigmata der gesellschaftlichen Erschütterungen seiner Zeit, die Leben und Werk zeichnen – dies alles beeindruckte tief. Doch gerade durch ihn wurde ich wiederum auf Raffael verwiesen, läuft doch der Lebensweg beider Künstler durch fast zwei Jahrzehnte parallel.
So ist es denn vielleicht nun doch an der Zeit, sich Raffael selbst zuzuwenden. Ihm, der als viel bewunderter ewiger Jüngling, als ein Kind des Glückes in der Erinnerung weiterlebt, dem mühelos zufiel, worum die anderen ein Leben lang rangen, der ganz selbstverständlich leistete, woran die Größten neben ihm verzweifelten. Seine Kunst ist von einer zwingenden Gewalt des Genialen, die beinahe naiv ist und die doch zugleich das höchste Maß an menschlicher Kultur einschließt. Natürlichkeit zeigt sich in jedem Striche, zugleich aber auch die Idealität des Wollens in jeder ausgeführten Figur. In einer Zeit größter gesellschaftlicher Krisen, in der die Menschen von Existenzangst, leiblicher und geistiger Not erschüttert wurden, schuf er sein Werk vollkommener Schönheit und Harmonie. Er gab den Menschen eine notwendige Ergänzung zu ihrer täglichen Wirklichkeit, half ihnen zu bestehen in ihren Kämpfen, gab ihnen Hoffnung auf die Zukunft und auf die in ihnen selbst schlummernden positiven Kräfte. Er war weder ein weltfremder Träumer noch ein blutleerer Klassizist. Er war erfüllt von echter Religiosität und tiefer Demut und zugleich vom eigenen Können, von seinem Genie überzeugt. Er verfügte über ein gründliches Wissen um antikes Erbe, sah durchaus mit scharfem Auge die eigene Zeit und fügte sich gleichermaßen ein in die städtische Kultur von Perugia und Florenz wie in die am Hofe von Urbino und im päpstlichen Rom. Er besaß einen unendlich tiefen Glauben an Größe und Vermögen des Menschen, diesen formte er zu Bildern, ihm gab er Dauer. So half er seinen Zeitgenossen, sich selbst und die Welt zu begreifen. Uns Heutigen vermag er zu zeigen, was es heißt, Mensch zu sein.

Die Zeitwende um 1500 und Italien

Die Wende vom 15. zum 16. Jahrhundert fällt fast genau in die Mitte des Lebens von Raffaello Santi, der in Urbino geboren wurde und dort seine Kindheit verlebte, in Perugia und Florenz seine Ausbildung vervollkommnete und zur Meisterschaft kam und schließlich in Rom seine Vollendung erreichte. Kindheit und Jugend stehen noch ganz im Zeichen der ersten Blüte des frühen Bürgertums der oberitalienischen Städte und des darauf gegründeten Glaubens an die fast unbegrenzten Fähigkeiten und Möglichkeiten des Menschen. Das letzte Lebensjahrzehnt aber wird bereits überschattet von krisenhaften Erschütterungen, vom Niedergang der Wirtschaft und der beginnenden Refeudalisierung. Europa befand sich am Übergang vom Feudalismus zum Kapitalismus. In Westeuropa entstanden in England, Frankreich, Spanien und Portugal Nationalstaaten unter einer starken Königsmacht, Deutschland war zumindest de jure noch ein einheitliches Staatsgebilde. Überall blühte die Wirtschaft, dank des reichen Abbaus von Edelmetallen gelangte Deutschland vorübergehend an die Spitze Europas und wurde zum Ausgangspunkt der ersten bürgerlichen Revolution. Das Vordringen der Türken im Orient, der Fall von Byzanz im Jahre 1453, die Sperre des Landweges nach Indien ließen die westlichen Seemächte, vor allem Portugal und Spanien, nach neuen Wegen für den Orienthandel suchen. 1487/88 umsegelte der Portugiese Bartholomäus Diaz das Kap der Guten Hoffnung. Er öffnete damit für Portugal den Seeweg nach Indien, den Vasco da Gama 1497/99 als erster Europäer befuhr. 1492 landete der unter spanischer Flagge segelnde Genuese Christoph Kolumbus auf der Insel San Salvador, die Entdeckung Amerikas begann. Die Grenzen der damals bekannten Welt wurden durchbrochen, das Blickfeld unendlich geweitet, eine neue Epoche des Welthandels eingeleitet.

Zur gleichen Zeit stritten die erstarkenden europäischen Monarchien auch um eine Neuaufteilung ihrer Interessensphären in der Welt wie in Europa. Im Vertrag von Tordesillas von 1494 teilten Spanien und Portugal die neue Welt für die einsetzenden kolonialen Eroberungen auf. In Europa strebten Spanien, Frankreich und das Heilige Römische Reich Deutscher Nation nach einer Veränderung des bestehenden Kräfteverhältnisses und der gegebenen Grenzen. Italien vor allem war das Territorium, auf dem die unterschiedlichsten Interessen aufeinander trafen und oft mit Waffengewalt ausgetragen wurden. Das Reich machte nach wie vor Ansprüche in Oberitalien geltend, das französische Haus Anjou hatte nach Sizilien auch Neapel in seinen Besitz gebracht, und der französische König griff nach der Lombardei. Ebenso forderte Spanien seinen Anteil, 1504 fielen Sizilien und Neapel an die spanische Krone.

Der Humanismus, der einst seinen Ausgang von Italien nahm, hatte sich über ganz Europa ausgebreitet, mit dem literarischen Erbe der Antike hatte er neue Quellen menschlichen Wissens erschlossen, hatte er, angeregt durch antike Beispiele, das Studium der Natur und der in ihr wirkenden Gesetze gefördert und ein neues Welt- und Menschenbild ausgearbeitet, das den Erfordernissen des frühen Bürgertums entsprach. Conrad Celtis schrieb begeistert: »Alles kommt jetzt ans Licht, was Griechen und Lateiner verfaßt haben, was am Nile und am Euphrat entstanden ist. Der Himmel ist erschlossen, die Erde durchforscht, und was in den vier Weltgegenden besteht, wird nun offenbar.« Das Licht der Vernunft, zu heller Flamme entfacht, beleuchtete auch die Mißstände der Zeit. Besonders kritisch stand man den Praktiken der Kirche und vieler Kleriker gegenüber. Innerkirchliche Reformen wurden gefordert, so von dem Dominikanermönch Savonarola in Florenz. Der Thesenanschlag des Augustinerpaters Martin Luther am 31. Oktober 1517 leitete die Reformation ein, die einen Großteil der nordeuropäischen Länder von der Papstkirche löste und in Deutschland die frühbürgerliche Revolution eröffnete. Dem Streben der Humanisten nach Wissen stehen auf der anderen Seite Dunkelmännertum und religiöser Fanatismus gegenüber. Die Hexenbulle Papst Innozenz' VIII. von 1484 und der in den Jahren 1486/87 verfaßte »Hexenhammer« leiten die schrecklichen Hexenprozesse ein. Immer wieder suchen Pestepidemien vor allem die dichter besiedelten Städte heim. Da deren Ursachen unbekannt waren, verfolgte man Unschuldige in blutigen Pogromen. Oder man erblickte darin wie in Kriegen und Hungersnöten auch ein Strafgericht Gottes über die sündige Welt. Existenzangst und Todesfurcht sind die Schattenseiten des Zukunftsglaubens der Humanisten.

Italien, das zuerst das Aufblühen der Städte und eine gut prosperierende frühkapitalistische Wirtschaft erlebt hatte, wurde nun von Krisen besonders hart getroffen.

Die rasche Entwicklung vor allem der mittel- und oberitalienischen Städte war besonders zwei Voraussetzungen zu danken: der Monopolstellung, die die italienischen Seestädte im Orienthandel, dem damaligen Welthandel, innehatten, und dem hoch entwickelten Textil- und Metallgewerbe. Der wichtigste Wirtschaftszweig war die Tuchindustrie, riesige Schafherden lieferten die Wolle für grobe Tuche, der Rohstoff für feine Tuche wurde aus Deutschland, Spanien und vor allem England bezogen. Daneben entwickelte sich in Oberitalien eine Seidenindustrie, in der allein in Mailand 15000 Personen beschäftigt waren. Die gleiche Anzahl fand in der Baumwoll- und Seidenindustrie Venedigs ihr Brot. Der Erzbergbau in den Alpen bildete die Grundlage für ein reges Edelschmiedegewerbe in Oberitalien. Die Lederwaren- und Keramikproduktion hatte einen hohen Stand erreicht. Schließlich sind die reichen Erträge der Landwirtschaft in der Po-Ebene zu erwähnen. Die neuen Lebensgewohnheiten und Kulturbedürfnisse der reichen Patrizier wie der Fürstenhöfe förderten die Erzeugung von zahlreichen Luxusgütern. Hinzu kamen die Werften der Seestädte, an denen beträchtliche Zahlen von Arbeitern beschäftigt waren. Und nicht minder groß war die Zahl derer, die mit dem Handel und dem Warenumschlag zu tun hatten. Eigene reiche Produktion und geographisch günstige Lage förderten einen ausgedehnten Handel. Der Handel vor allem begünstigte die Ausbildung eines modernen Finanz- und Bankwesens, dank dessen die italienischen Bankiers, die Florentiner zumal, den gesamten europäischen Geldmarkt kontrollierten.

Das Geldgeschäft brachte enorme Einnahmen durch Wucherzinsen. Eine Verzinsung mit 40 Prozent war durchaus normal, aber auch Zinssätze von 75, 120, 175 ja über 250 Prozent wurden gefordert und gezahlt. Die hohen Jahressätze ergaben sich dadurch, daß die Zinsen auf die Woche berechnet wurden. Mögen auch die Vermögen in Venedig und Mailand insgesamt höher gewesen sein, die führende Stellung im europäischen Bankgeschäft hatten sich die Florentiner mit den Medici an der Spitze gesichert. Die Florentiner Währung, der Gold-Gulden (Florin, fl.) wurde zur gängigsten Münze auf dem Kontinent. Der enorme Umsatz brachte z. B. allein Florenz etwa 300000 Gulden an jährlichen Einnahmen, diese waren damit, bedenkt man den Kaufwert des Guldens gegenüber dem Lire, um fast 50% höher als die der Stadt Florenz heute.

Aber die wirtschaftliche Blüte brachte den Städten nicht nur Wohlstand, sie förderte auch die Rivalität unter den Stadtstaaten. Venedig und Genua kämpften um die Vorherrschaft im Mittelmeer, Florenz eroberte Pisa und kaufte Livorno, um eigene Häfen für seinen Orienthandel zu gewinnen. Je mehr sich Venedig auf der terra ferma ausdehnte, um so mehr mußte es in Konflikt mit dem Herzogtum Mailand kommen. Florenz bemühte sich zwar immer wieder, das Gleichgewicht zwischen den verschiedenen Mächten herzustellen, nicht zuletzt um eigene Interessen wahrzunehmen, aber in der Folge wurden nur ausländische Mächte ins Land gezogen, die Franzosen zunächst, dann die Spanier. Die staatliche Einigung des Landes, die schon Dante und Petrarca erträumt und in glühenden Versen ersehnt hatten, blieb unerreicht; vor allem die Kurie stand ihr entgegen. Diese war, so sehr sich auch ein Papst wie Julius II. darum bemühte, nicht mehr fähig, die nationale Einigung herbeizuführen.

Die wirtschaftliche Blüte ließ natürlich auch die unteren Volksschichten, die Manufakturarbeiter, die Hilfskräfte in Handel und Gewerbe wachsen. Volksaufstände, wie der der Wollkratzer, der Ciompi, 1378 in Florenz oder die Aufstände 1371 in Perugia und Siena führten dazu, daß von den Besitzenden in den meisten Stadtstaaten Söldnerführer, Condottieri, in den Dienst genommen wurden, um innere Unruhen zu unterdrücken und eigene Interessen gegenüber den Rivalen notfalls mit Waffengewalt durchzusetzen. Das führte dazu, daß in Ober- und Mittelitalien die Verwaltung von den Comuni an die Signorie überging. An die Stelle der einstigen republikanischen Verfassung trat die Herrschaft eines einzelnen oder eines Geschlechts, bis sich schließlich ein neues Prinzipat ausbildete. Nur in Florenz gelang es den Volksmassen, im Jahre 1494 die Medici zu vertreiben.

Zu den politischen Wirren im Lande kamen in zunehmendem Maße wirtschaftliche Schwierigkeiten. Der Textilindustrie erwuchs immer stärkere Konkurrenz in England, Frankreich und Flandern und der Handel erlitt schwere Rückschläge durch den Vormarsch der Türken. Venedig verlor einen seiner Stützpunkte nach dem anderen, schließlich landeten die Türken am 11. August 1480 bei Otranto mit einem Heere, das erst nach einem Jahre wieder von italienischem Boden vertrieben werden konnte. Handelsprivilegien ließen sich die Türken teuer bezahlen, trotzdem waren die Schiffsladungen überaus gefährdet. Als Portugiesen und Spanier die neuen Handelswege erschlossen, da sah sich Italien plötzlich an den Rand des neu entstehenden Weltmarktes gedrängt.

1501 schrieb ein venezianischer Bankier auf die Nachricht von den portugiesischen Handelserfolgen: »Ob auch viele nicht sehen wollen, was da kommt, so bedeutet doch diese Nachricht mehr als der ganze Türkenkrieg und ist die schlimmste, die man nach dem Verlust der Freiheit selbst hören kann.« Um der Konkurrenz im Indienhandel zu begegnen, plante Venedig den Bau eines Schiffahrtskanals zwischen Mittelmeer und Rotem Meer; der Vormarsch der Türken, die Eroberung von Syrien und Ägypten 1517, vereitelte dieses Vorhaben. Schließlich wurde Italien noch von einem weiteren Ereignis wirtschaftlich schwer betroffen, das im allgemeinen immer nur unter religionsgeschichtlichem Aspekt gesehen oder in seinen Wirkungen auf Deutschland eingeschränkt betrachtet wird: durch die Reformation. Der Übertritt deutscher Länder zum Luthertum bedeutete ja nicht nur, daß weniger an Zehnten und Ablaßgeldern in die Kassen des Papstes floß, er bewirkte auch, daß ein beträchtlicher Teil des Pilgerstroms, der sich nach dem Verlust des Heiligen Landes ganz besonders auf Rom konzentriert hatte, ausblieb. Die Pilger aber hatten einst auf ihren Wallfahrten, die sie durch Ober- und Mittelitalien führten, Herberge und Wegzehrung gebraucht, sie hatten Dienstleistungen in Anspruch genommen, hatten Geld ins Land gebracht. Das blieb nun aus und traf die Städte des Binnenlandes ebenso wie der Rückgang des Orienthandels die Seestädte. Und es traf vor allem die mittleren und unteren Volksschichten. Der wirtschaftliche Rückgang bewirkte schließlich, daß immer mehr der reichsten Angehörigen der herrschenden Schicht ihr Kapital aus der Wirtschaft zogen und es in Grundbesitz anlegten, gleichzeitig strebten sie nach dem Fürstenhute. Ein allgemeiner Refeudalisierungsprozeß setzte ein.

Urbino

»Raffael also wurde am Karfreitag des Jahres 1483 nachts um drei Uhr zu Urbino, einer sehr berühmten Stadt Italiens, geboren«, so berichtet Giorgio Vasari. Urkundlich ist der Geburtstag nicht gesichert. Vasari hat sich dabei wohl auf einen Bericht gestützt, nach dem Raffael an einem Karfreitag geboren und gestorben sei. In der von Pietro Bembo verfaßten Grabinschrift heißt es: »Als ein Vollendeter lebte er volle 37 Jahre/An dem gleichen Tage, da er geboren ward, hörte er auf zu sein/ Am siebenten Tage vor den Iden des April 1520.« Danach nimmt man heute allgemein den 6. April als den Geburtstag an; allerdings gibt es auch die Meinung, er habe am 28. März das Licht der Welt erblickt; denn auf diesen Tag fiel im Jahre 1483 der Karfreitag.

Urbino, das »Urbinum hortense«, die »Gartenstadt« der Römer, liegt in einem fruchtbaren Gebiet. Aus einem Talkessel inmitten eines Bergrondells erhebt sich auf einem nach allen Seiten steil abfallenden Hügel die Stadt. Im Westen grenzt die Bergkette des Apennin die Marken gegen die Toskana und Umbrien ab, im Osten liegt hinter Hügeln die Adria. Die Stadt ist durch eine tiefe Geländerinne in zwei Teile gegliedert, der südliche trägt den Palast des Herzogs, die Häuser des Adels und der fürstlichen Beamten, der nördliche Teil bildet die Bürgerstadt. Hier, in der Nachbarschaft von San Francesco, in der Contrada del Monte, steht das Geburtshaus Raffaels.

Urbino war im Jahre 1213 von Kaiser Friedrich II. als Lehen den Montefeltro übertragen worden, und über 200 Jahre regierten die Vertreter dieses Geschlechts als kleine Fürsten, dann aber, durch Federigo da Montefeltro und seinen Sohn Guidobaldo, erwarb die Stadt Glanz und Ruhm, die über ganz Italien erstrahlten. Federigo (1422–1482) war eine der glanzvollsten Herrscherpersönlichkeiten seiner Zeit, ein erfolgreicher Feldherr, ein umfassend gebildeter Humanist, ein großzügiger Förderer der Künste und bei seinem Volke ein geachteter Landesvater. In Mantua war der große Humanist Vittorino Ramboldini da Feltre sein Lehrer gewesen, der berühmte Feldherr Nicola Piccinino hatte ihn im Kriegshandwerk unterwiesen. Als Condottiere wurde er der größte Feldherr der Renaissance, in 40 Jahren blieb er ungeschlagen und galt als unbesiegbar. Stets kämpfte er für den italienischen Bund oder den König von Neapel und immer gegen Venedig, das er für die größte Bedrohung eines geeinten Italiens hielt. Seinen auswärts erworbenen Sold und die Beute seiner Kriegszüge verzehrte er in seinem Lande, dessen Bevölkerung er möglichst wenig besteuerte. Seinen wissenschaftlichen Neigungen diente eine umfangreiche Bibliothek, die an lateinischen, griechischen, hebräischen und arabischen Schriften enthielt, was die Zeit nur kannte. 40 Schreiber, die ihm alte Handschriften abschrieben, arbeiteten 15 Jahre lang für ihn.

Für jeden hatte er ein offenes Ohr, er besuchte Klöster und Werkstätten, Gelehrte und Künstler. Die Humanisten priesen ihn als »das Licht Italiens« (Castiglione). Gemeinsam mit seiner Gattin, der feingebildeten Battista Sforza, sammelte er die Söhne anderer Fürsten an seinem Hofe, um sie zu erziehen und in seiner Militärschule auszubilden. Sein Hof umfaßte 500 Personen, alles war wohl geordnet, hatte seinen genauen Zweck und wurde streng kontrolliert.

Für seine Hofhaltung ließ er von Luciano da Laurana, einem Dalmatiner, zwischen 1465 und 1483 einen neuen Herzogspalast errichten, der zu den großartigsten Bauwerken am Übergang von der Früh- zur Hochrenaissance gehört. Ein Schüler Lauranas war der um 1444 in Monte Asdrualdo bei Urbino geborene Donato Bramante. Er sollte später der eigentliche Begründer der Hochrenaissance in der Baukunst werden und eine entscheidende Wendung im Leben Raffaels, seine Übersiedlung nach Rom, mitbewirken. Herzog Federigo förderte die heimischen Künstler und holte andere ins Land, so den Florentiner Paolo Uccello (1400–1475), der mit Eifer vielseitigen Problemen nachging, vor denen die Malerei der Frührenaissance stand, den Umbrier Piero della Francesca (1410/20–1492), einen der bedeutendsten Maler des Quattrocento, und Melozzo da Forli (1438–1494), bei dem bereits ganz deutlich die Tendenz zur klassischen Reife der Hochrenaissance hervortritt. Federigo rief auch den ersten Flamen ins Land, Joos van Gent (1430/35–nach 1480), der die Technik der Ölmalerei mitbrachte und für den Herzog die »Apostelkommunion« und einige Idealporträts berühmter Männer malte. Durch ihn empfing die italienische Malerei insgesamt wichtige Impulse. Mit Hilfe flämischer Teppichwirker machte der Herzog auch die Kunst des Teppichwirkens an seinem Hofe heimisch. Mit solcher Förderung der Künste schuf der Herzog

auch günstige Voraussetzungen für die Entwicklung der bodenständigen urbinatischen Malerei, die lange an alten Traditionen festhielt. Federigo starb 1482 im Feldlager vor Ferrara am Sumpffieber. Sein Sohn und Erbe, Guidobaldo, von zarter Gesundheit, war gerade zehn Jahre alt, als er die Regierung übernahm. Er eiferte dem Vater nach, hatte aber nicht immer dessen Kriegsglück auf seiner Seite. Mit Hilfe Papst Alexanders VI. vertrieb ihn Cesare Borgia zeitweise aus seinem Fürstentum. Nach dem Sturz der Borgia holte ihn das Volk von Urbino mit Waffengewalt in die Stadt zurück, ein anderes Mal hatte es ihn freigekauft. Gemeinsam mit seiner Gattin Elisabetta Gonzaga führte er das Hofleben seines Vaters fort. Baldasare Castiglione hat ihm im »Cortegiano«, dem Lehrbuch höfischer Sitten und Umgangsformen, ein Denkmal gesetzt. 1508 übergab Guidobaldo, da er selbst kinderlos war, den Staat wohlgeordnet seinem Neffen Francesco Maria, der zugleich ein Nepot Papst Julius' II. war.
Es gibt keine unmittelbaren Zeugnisse dafür, daß Raffael schon in seiner Kindheit und Jugend Zugang zum Hofe Guidobaldos und Anteil am dortigen geistigen Leben gehabt hätte. Sein Schönheitsideal aber scheint den dort entwickelten Gedanken verpflichtet und der Herzog sowie seine Schwester Giovanna, Präfektin von Rom und Mutter des späteren Herzogs Francesco Maria, blieben ihm ein Leben lang wohlgesinnt. Graf Castiglione und die späteren Kardinäle Bibiena und Bembo, alle drei Mitglieder der Hofgesellschaft von Urbino, waren in Rom seine besten Freunde. Er selbst bezeichnete seine Bilder stets mit »Raphael Urbinas«, denn er fühlte sich seiner Vaterstadt zeitlebens verbunden.
Die Familie Raffaels stammte aus Colbordolo, einem Flecken zwischen Urbino und dem Meere. 1446 wurde dieser Ort durch Sigismondo Malatesta von Rimini zerstört und Raffaels Urgroßvater Peruzzolo suchte mit seinem Sohne Sante und seinem Enkel Giovanni Santi Schutz und neue Heimat in der sicheren und unter dem jungen Herzog Federigo aufblühenden Residenz Urbino. Giovanni Santi hat später in seiner Reimchronik davon berichtet: »Das Schicksal ließ die Heimat meiner Väter in Flammen aufgehen und zerstörte alle unsre Besitzungen, so daß es lange währen würde, um nacheinander die Not und das Elend zu erzählen, welche mein Leben begleitet haben.«
Peruzzolo mietete sich mit den Seinen in einem Hause am Markte von Urbino ein. Sante war als Zwischenhändler tätig und besaß einen kleinen Laden. Er muß mit Erfolg gewirtschaftet haben, denn kurz nach dem Tode Peruzzolos 1457 konnte er Grundbesitz erwerben, und sieben Jahre später kaufte er jene beiden Häuser, von denen das eine Raffaels Geburtshaus wurde. Giovanni Santi ging wohl zunächst dem gleichen Gewerbe wie sein Vater nach, die Förderung der Kunst durch den Hof von Urbino hat ihn dann veranlaßt, das Goldschmiedehandwerk zu erlernen. Erst in reifen Mannesjahren wandte er sich der Malerei zu, eine reguläre Ausbildung aber scheint er hier nicht erfahren zu haben, und obwohl er manchen der großen Meister des Quattrocento kannte – er diente dem Herzog auch als Vermittler zu den Künstlern – blieb seine Kunst frei von deren Einfluß. Die Malerei in Urbino, wie sie wohl am typischsten in den Wandmalereien der Taufkirche an der Scaletta di San Giovanni anzutreffen ist, war weitgehend unberührt von den neuen Errungenschaften der Florentiner Kunst. Die Szenen sind von größter Zartheit, sie sind für die reine Anschauung geschaffen und wirken gleichsam unmittelbar zugänglich. In goldenen Tönen zeigt sich hier eine märchenhafte Bilderwelt; die mitunter etwas mangelhafte Technik wird durch einen hohen Grad an Verinnerlichung ausgeglichen. In diese Tradition trat Giovanni Santi ein. Seine Fresken in Cagli und Fano, einmal eine Madonna mit Heiligen in San Domenico von 1481 und dann in Halbfigur ein Schmerzensmann mit den hl. Hieronymus und Bonaventura nach 1482, zum anderen eine Heimsuchung in Santa Maria Nuova, bekunden Sinn für Anmut und Innerlichkeit und belegen eine tiefe Frömmigkeit. Insgesamt war er ein Maler frommer Heiligenbilder, kein großes Talent wohl, aber voller Gläubigkeit und von ehrlichem, ernstem Bemühen. Seine Gefühle ganz in Formen und Farben umzusetzen, gelang ihm kaum, immer blieb ein unerfüllter Rest. Hier machte sich wohl der Mangel an Ausbildung bemerkbar. In einer langen Reimchronik hat er schließlich das Leben seines Herzogs Federigo da Montefeltro beschrieben.
Die Mutter Magia war die Tochter des Kaufmanns Ciarla aus Urbino. Nach Raffael schenkte sie noch einem Sohne und einer Tochter das Leben, beide starben sehr jung, der Bruder 1485, die Schwester 1491, im gleichen Jahre wie die Mutter. Wenn die Überlieferung nicht trügt, dann hat Giovanni Santi seine Frau und seinen Erstgeborenen in einem kleinen Fresko als Madonna mit dem an der Brust eingeschlafenen Kind in seinem Hause gemalt. Das Bild der zarten, innigen jungen Frau hat sich dem Sohne offenbar tief eingeprägt, es dürfte seine frühen Madonnenbilder in erheblichem Maße mit beeinflußt haben. Nach Vasaris Bericht hat der Knabe schon früh dem Vater in der Werkstatt geholfen, eine Praxis, die ja allgemein üblich war. So lernte er von

zeichnerischer Härte ganz ungewöhnlich ist und sich vielleicht auf die Freundschaft des Künstlers mit Leonardo zurückführen läßt.
Pietro di Cristoforo Vannuci, genannt Perugino, wurde 1446 in Castello della Pieve geboren, 1524 ist er in Fontignano gestorben. Nach dem Bericht Vasaris begann er seine Lehre in Perugia bei einem mittelmäßigen Maler, vielleicht bei Fiorenzo di Lorenzo. Auch auf eine Lehrzeit bei Piero della Francesca wird in der Literatur vermutungsweise hingewiesen. Ende der 60er Jahre weilt er dann mit Botticelli sowie mit Leonardo, mit dem ihn eine lebenslange Freundschaft verband, in der Werkstatt des Verrocchio in Florenz. In dieser Stadt wird er auch gemeinsam mit Leonardo 1472 in die Lukasgilde als Meister aufgenommen. Sein Ruhm muß sich rasch verbreitet haben, denn 1480 wird er neben wenigen anderen Malern von Papst Sixtus IV. zur Ausmalung der Sixtinischen Kapelle nach Rom berufen, wo er die Fresken der »Beschneidung der Söhne Mosis« und die »Schlüsselübergabe an Petrus« malt. Bereits 1482 muß das letztgenannte Bild weit fortgeschritten gewesen sein, nach Peruginos Weggang wurde es von Luca Signorelli ergänzt.
Mit seinen weiträumigen, klar, einfach und symmetrisch aufgebauten Bildern von schönem Rhythmus und ernster, mitunter schwärmerischer Stimmung wurde Perugino zum Hauptvertreter der umbrischen Malerei um 1500. Seine reifsten Werke schuf er um 1500, danach fiel er oft in einen formelhaften Schematismus. 1482 wurde er nach Florenz zurückgerufen, 1489 nach Orvieto, wo er die von Signorelli begonnenen Fresken der Brizio-Kapelle des Domes vollendete. 1491 entstand eines seiner Hauptwerke, der Albani-Flügelaltar, der in vollendeter Weise die Eigenschaften der umbrischen, der sienesischen und der Florentiner Malerei verband. Danach wechselte Perugino von der Tempera- zur Ölmalerei über, in der er einige viel bewunderte Madonnenbilder schuf. Im Jahre 1499 nahm er eine Berufung der Stadt Perugia an, er schuf dort die Malereien im Audienzsaal der Geldwechslerzunft, dem Cambio. Perugino führte offenbar einen größeren Werkstattbetrieb, in dem ihm Pinturicchio gleichsam als Altgeselle zur Seite stand. 1502 war der Meister wieder in Florenz, wo er ebenfalls eine eigene Werkstatt besaß und der Malerzunft angehörte.
In die Werkstatt Peruginos in Perugia trat um 1500 Raffael ein, wohl kaum als Lehrling im eigentlichen Sinne, vielmehr als Geselle und freier Mitarbeiter, ähnlich dem Status, den Leonardo nach 1472 in der Werkstatt des Verrocchio innehatte. Zwischen Perugino und Raffael entstand sofort eine lebhafte Wechselbeziehung. Raffael war mit dem wunderbaren Talent begnadet, von allen das ihm Gemäße zu lernen, ohne sich unter dem fremden Einfluß zu verlieren. Dabei konnte er sich den Stil eines anderen, in diesem Falle den lyrischen des Perugino, so zu eigen machen, daß er das Vorbild sogar noch an Meisterschaft zu übertreffen schien.
Vasari berichtet: »Es ist eine sehr bekannte Sache, daß Raffael, als er die Manier Pietros studierte, ihn in allen Dingen so treu nachahmte, daß man seine Bilder nicht von den Originalen des Meisters, und ihre Arbeiten nicht mit Sicherheit voneinander unterscheiden konnte.« Er nennt einige Figuren einer Marienkrönung in S. Francesco zu Perugia, die Perugino als Tafel für Maddalena degli Oddi malte und deren Predellenbilder – Verkündigung, Anbetung der Könige und Darbringung im Tempel – von Raffael sind. Auch ein 1502/03 für die Kapelle der Familie Gavari in Città di Castello gemaltes Kruzifix zeigt vollkommen Peruginos Stil, nur die größere Beseeltheit und Genialität erweisen Raffael als Schöpfer. Diese intensive, scheinbar bis zur Nachahmung gehende Vertiefung in die Manier Peruginos brachte Raffael vor allem Gewinn an handwerklichem und artistischem Können, in der Komposition, der Perspektive und der Farbbehandlung.
Es entsprach ja durchaus allgemeiner Werkstattpraxis, daß der Meister seine Gehilfen zur Arbeit an seinen Werken heranzog, sie Begonnenes vollenden oder Arbeiten nach seinen eigenen Entwürfen ausführen ließ. Mehreren frühen Madonnenbildern Raffaels liegen Zeichnungen zugrunde, die Perugino zugeschrieben werden. Auch dies war allgemeiner Brauch, die Zeichnungen des Meisters standen allen Mitarbeitern der Werkstatt zur Verfügung, so wie andererseits der Meister die Arbeiten seiner Gehilfen als eigene Werke verkaufen konnte.
Perugino hat Raffael zu den umfangreichen Arbeiten im Collegio del Cambio herangezogen. Des jungen Meisters Hand hat man vor allem in der Gestalt der »Fortezza«, der Allegorie der Tapferkeit, erkannt. Ob ihm auch die Gestalten Salomos und Horatius Lodes zuzuschreiben sind, ist nach wiederholten Restaurierungen kaum noch zu entscheiden. Ein ähnliches Verhältnis scheint Raffael zu Pinturicchio besessen zu haben. Die engen Beziehungen zwischen beiden in der Zeit von Raffaels Aufenthalt in Perugia werden schon in den Diskussionen um die Zuschreibung des Skizzenbuchs der Akademie in Venedig deutlich, das man Raffael mit ebenso guten Argumenten zugesprochen wie abgesprochen hat und in dem die Mehrzahl der Zeichnungen

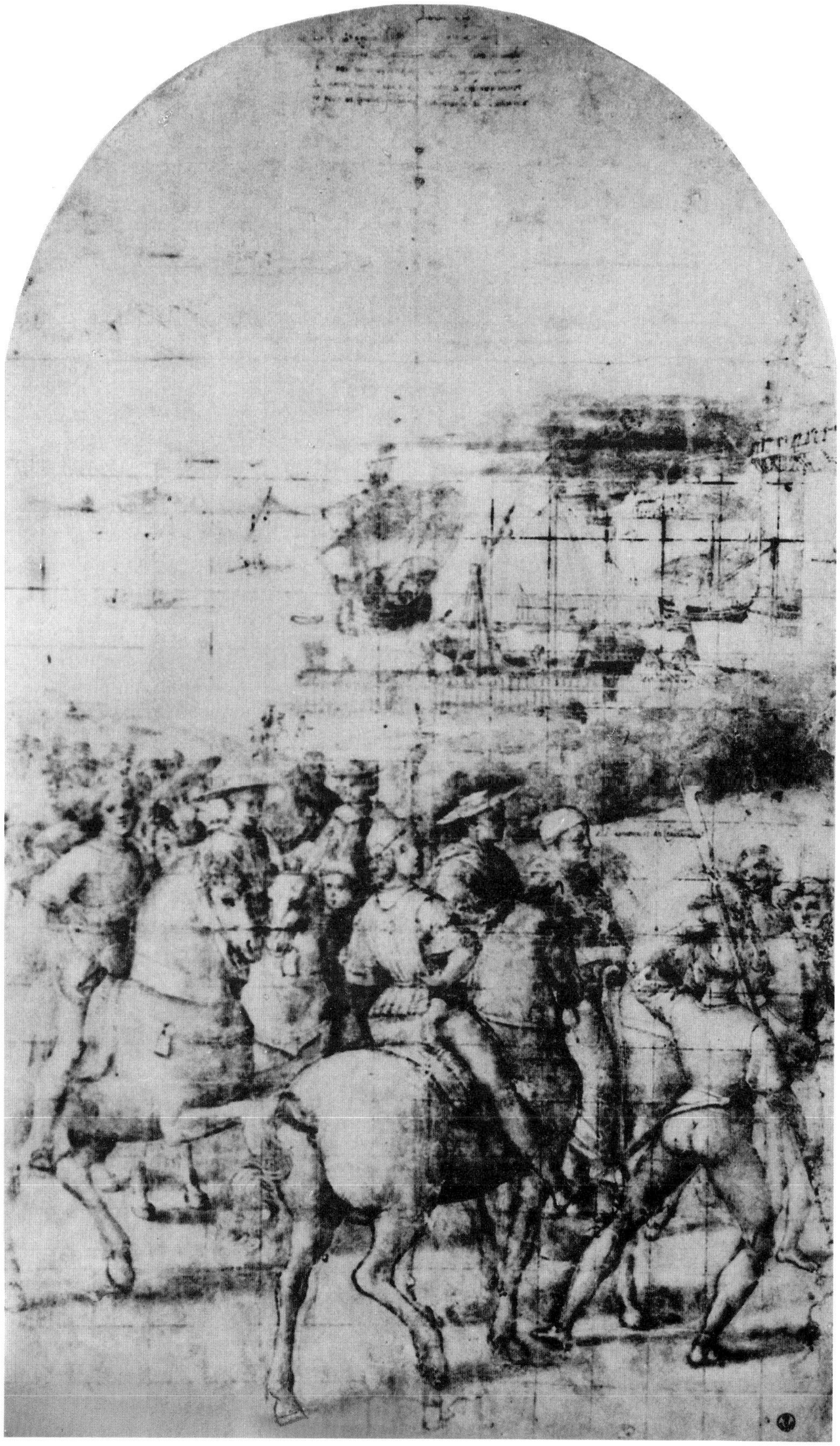

Aufbruch des Aeneas Piccolomini
Federzeichnung, laviert und weiss gehöht, 70 × 41,5 cm
Florenz, Uffizien

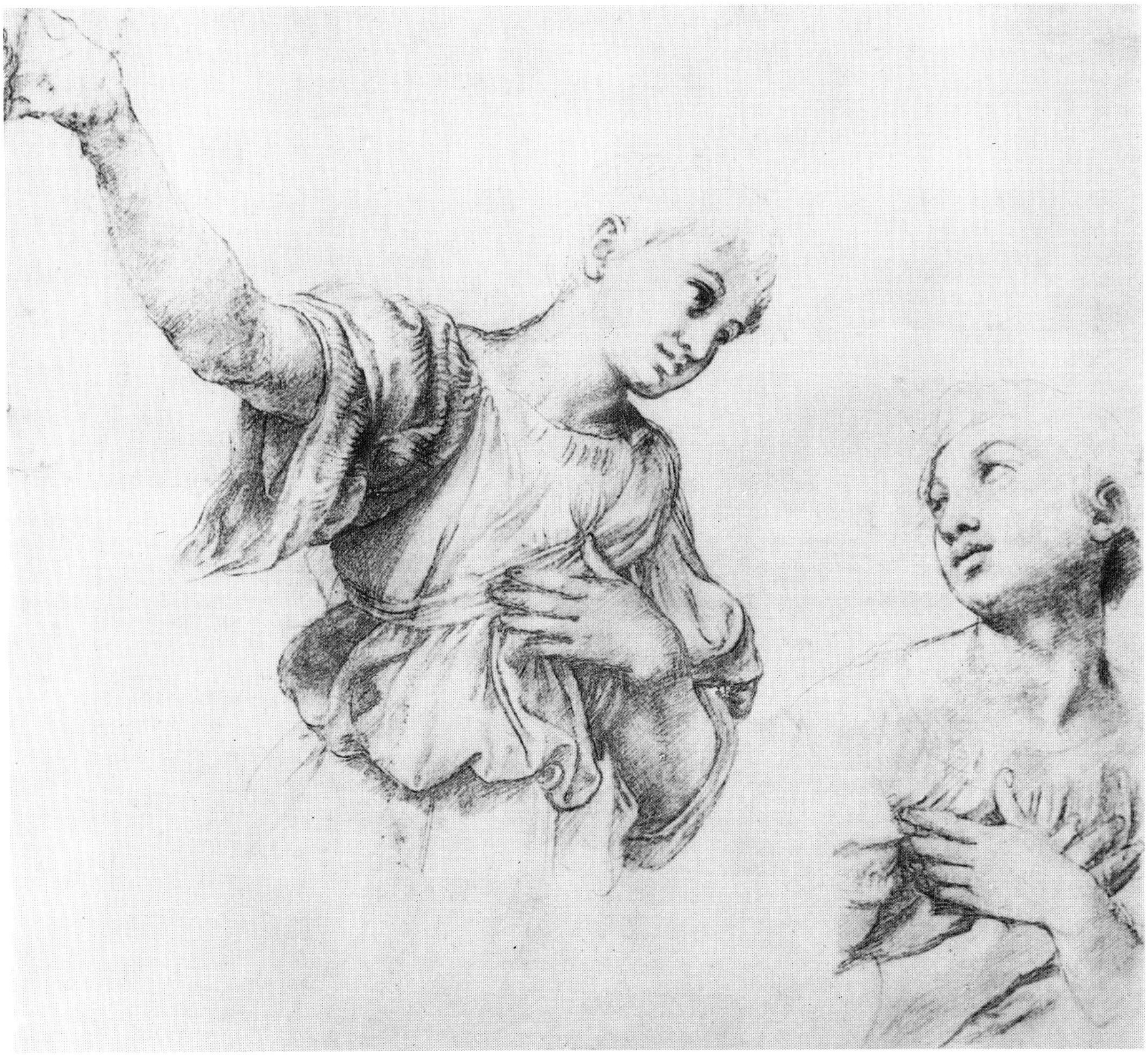

Studien zu einer Verkündigung
Zeichnung, 22,4 × 30 cm
Haarlem, Teyler-Museum

wohl doch von Pinturicchio stammt. Zeichnungen dieses Malers sind gleichfalls als Vorlagen für frühe Madonnen Raffaels erkannt worden.
Dieses Aufnehmen der Erfahrungen der Älteren ist aber nur die eine Seite, gleichzeitig und unmittelbar wirkte auch Raffael anregend und befruchtend auf sie ein. Von dem Jahre an, da Raffael in Peruginos Werkstatt kam, ist in dessen Schaffen eine neue schöpferische Phase zu beobachten. Erstarrte Schemata werden aufgegeben, es kommt zu neuen Erfahrungen, zu neuer Originalität. »Die Arbeiten, welche Perugino zwischen 1499 und 1504 vollendete, tragen das unauslöschliche Gepräge von Raphaels Genius« (Crowe, S. 29). Schließlich hat Perugino auch nach Zeichnungen Raffaels gemalt, so wie auch Pinturicchio Erfindungen Raffaels aufgegriffen hat. In Siena machte Raffael 1503 für Pinturicchio Skizzen für dessen Gemälde in der Dom-Libreria. Als Perugino 1503 in Florenz weilte, hatte Pinturicchio von Papst Pius III. Piccolomini den Auftrag übernommen, zehn Gemälde mit Szenen aus dem Leben von dessen Oheim Aenea Silvio Piccolomini, der als Pius II. von 1458–1464 die Tiara trug, zu schaffen. Pinturicchio

nahm, wie zum Danke dafür, das Bildnis des Urbinaten in »Die Heiligsprechung der Katharina von Siena«, die »Ankunft Aenea Silvio in Piombino« und die »Krönung Pauls III.« auf. Eine der Gestalten, den jungen Aenea Silvio am Hofe König Jakobs von Schottland, hat – nach der Qualität der Ausführung zu urteilen und nach dem ganz anderen Grad von Lebendigkeit gegenüber den anderen Gestalten – Raffael offensichtlich mit eigener Hand ausgeführt. Diese Figur nimmt bereits vieles von den seelenvollen Johannesgestalten des jugendlichen Raffael vorweg.

Die erste große und sicher belegte Arbeit, die Raffael in Perugia ausführte, entstand im Auftrage des Andrea Baroncio. Dieser hatte am 10. Dezember 1500 für seine Kapelle bei Sant' Agostino in Città di Castello einen Altar zu Ehren des hl. Nikolaus von Tolentino bestellt, am 13. September des darauffolgenden Jahres lieferte Raffael die Tafel und eine dazugehörende Predella an den Auftraggeber. Das Bild wurde 1789 bei einem Erdbeben schwer beschädigt und später zerschnitten.

Altarfragmente: Madonna, Gottvater

Zwei Fragmente befinden sich heute in Neapel, eines zeigt die Figur einer Madonna, das andere Gottvater, der einen Kronreif hält und von vier Seraphimköpfen umgeben ist. Ein weiteres Fragment mit einem Engelskopf befindet sich in Brescia.

Die ursprünglich 3,90 x 2,30 m messende Tafel, von der sich eine freie Kopie aus dem Jahre 1791 erhalten hat, zeigte den hl. Nikolaus von Tolentino mit vier Engeln, über denen die Halbfiguren von Gottvater, Maria und dem hl. Augustin schwebten, die dem Heiligen die Himmelskrone reichten. Das Geschehen spielte in einer gewölbten Halle, deren rückwärtige Arkaden den Blick in die Landschaft freigeben. Eine Zeichnung in Lille gibt den Gesamtentwurf der Komposition wieder, am gleichen Ort und in Oxford befinden sich auch Einzelstudien dazu.

Die beiden Tafeln mit Wundern des hl. Nikolaus von Tolentino, die sich heute in Detroit befinden, bildeten ursprünglich wohl die Predella des Altars. Sie sind kaum Raffael zuzuschreiben, sondern weit eher das

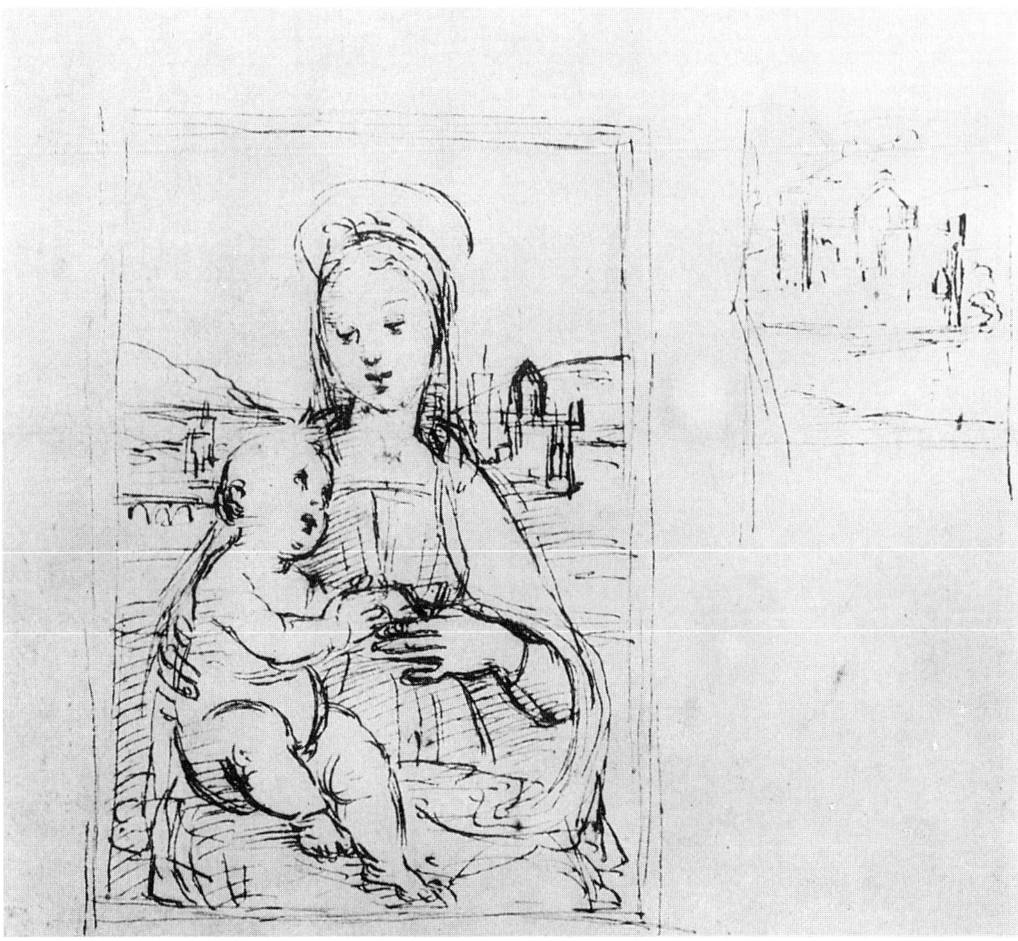

MADONNA MIT KIND
FEDERZEICHNUNG, 11,6 × 13,2 cm
OXFORD, ASHMOLEAN MUSEUM

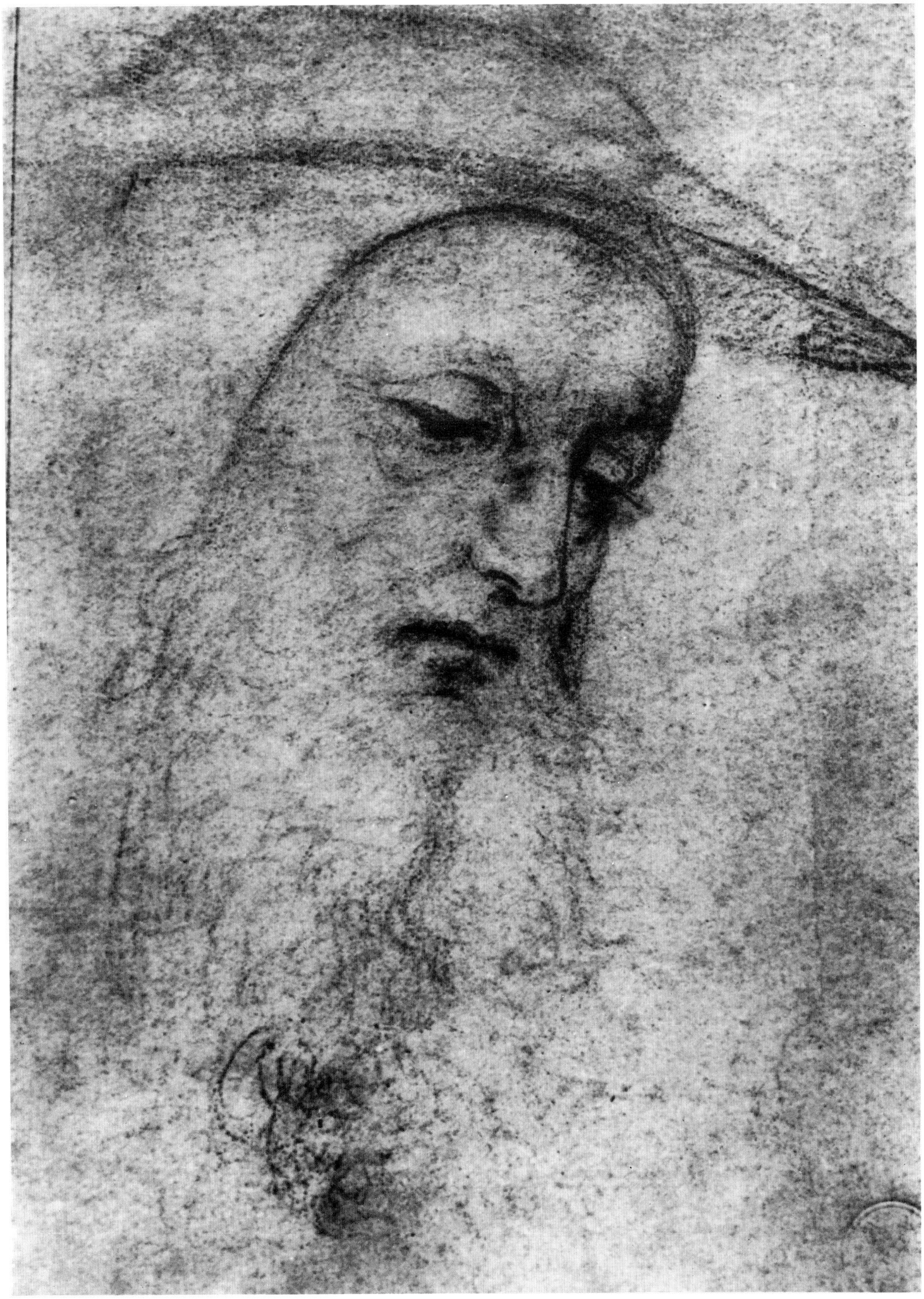

Studie zum Kopf des hl. Hieronymus
vom Berliner »Dreiheiligenbild«
Lille, Palais des Beaux Arts

Werk eines anderen in der Werkstatt des Perugino geschulten umbrischen Malers.
In der gleichen Zeit, den Jahren 1500 und 1501, beginnt die Reihe der Madonnenbilder Raffaels. Die früheste dieser Arbeiten ist zweifellos die »Madonna Solly« (Berlin), benannt nach der Herkunft aus der Sammlung Solly. Das Gemälde zeigt vor einer Landschaft, die an die früheren Arbeiten Raffaels, etwa den »Georgskampf«, anschließt, die Halbfigur der Mutter Gottes mit dem nackten Kinde auf dem Schoß. Die Mutter liest in einem Buche, nach dem das Kind das Köpfchen wendet, während es in der Linken einen Stieglitz hält, der an eine feine Schnur gebunden ist.
Die Pose des Kindes, dessen Körper nach rechts gewandt ist, während der Kopf nach links schaut, hat Raffael von Perugino übernommen, bei dem diese Haltung auf Altären der Jahre 1493 und 1494 in Florenz (Uffizien) und Cremona wiederholt vorkommt. Bei Perugino war die Kopfhaltung des Kindes zunächst durch einen seitlich stehenden Heiligen motiviert, wurde um 1500 aber auch beibehalten, wenn ein solcher Bezug fehlte. Raffael motivierte die Haltung des Kindes neu, er ließ es in das Buch der Mutter blicken. Der Typ des Madonnenbildes und sein Stil gehen auf Perugino zurück, das Bemühen um eine Darstellung der Wechselbeziehung zwischen Mutter und Kind dagegen und die tiefere menschliche Auffassung des Themas ist Raffaels Eigentum. Der Stieglitz, der Dornen und Disteln frißt, ist übrigens ein Hinweis auf die Passion Christi.
Nur wenig später entstand die »Madonna mit dem segnenden Christuskind und dem hl. Hieronymus und dem hl. Franziskus« (Berlin), die allgemein auf 1501/02 datiert wird. Auch dieser Bildtyp, ein halbfiguriges Dreifigurenbild, ist von Perugino, dessen Tafel aus dem Jahre 1493 in Paris zum Beispiel, übernommen, zeigt aber in der Drehung und Neigung des Marienkopfes, den ausgeprägten Gesichtszügen der Heiligen und der etwas flächigen Komposition deutlich Einflüsse des Pinturicchio. Für den hl. Hieronymus besitzt die Sammlung in Lille eine sehr lebendige, naturnahe Studie Raffaels.
In engerem Zusammenhang mit der »Madonna mit zwei Heiligen« steht ein sehr gut erhaltener Tondo, der »Hl. Familie« (London). Formbehandlung und Technik des Vortrags beider Bilder kommen sich sehr nahe, die Landschaft aber ist verwandt mit der Hintergrundlandschaft vom »Drachenkampf des hl. Georg« (Paris). In die Nähe dieser Werke gehört ein anderer kleiner Tondo mit einem Franziskanerheiligen, den Bock v. Wülfingen in einer Privatsammlung entdeckt hat. Das Bild, es mißt 15 cm im Durchmesser, ist wohl gleichfalls in die Jahre zwischen 1500 und 1502 zu datieren. Die Reihe der Marienbilder setzt die »Madonna mit dem Christuskind, das den kleinen Johannes d. T. segnet« fort, die nach ihrer Herkunft als »Madonna Diotalevi« bezeichnet wird (Berlin). Auch sie trägt deutliche Zeichen ihrer Entstehung in Perugia. Die Haltung des segnenden Christus ist z. B. in Peruginos »Madonna della Consolazione« (1498) und der »Pala Tezi« (1500) vorbereitet. Pinturicchio ist die Anregung für den Typ des Halbfigurenbildes der Madonna mit dem von der Seite herantretenden Johannesknaben zu danken.

Madonna Solly

Madonna Diotalevi

Nach der »Madonna Diotalevi«, deren Kopftypus wieder aufgegriffen wird, ist der Tondo der »Madonna Conestabile« der Ermitage in St. Petersburg entstanden, also 1502/03. Die Madonna ist wiederum in Halbfigur vor einer Landschaft gegeben, das Kind auf ihrem Schoße liest. Ursprünglich hielt die Madonna kein Buch, sondern einen Apfel in der Hand, wie bei der Übertragung des Gemäldes von Holz auf Leinwand erkannt wurde. Gegenüber den vorangegangenen Bildern ist hier die Landschaft von größerer räumlicher Tiefe und auch freier entwickelt.

Madonna Conestabile

Den Abschluß der Marienbilder aus der Zeit des Aufenthaltes in Perugia bildet die »Madonna Ansidei« (London). Die Madonna thront unter einem Baldachin, auf ihrem Schoße sitzt das Christuskind, links steht Johannes der Täufer in härenem Gewand mit Kreuzesstab, rechts der hl. Nikolaus von Bari im Bischofsornat. Die ganze Figurenkomposition wird von einem monumentalen Rundbogen hinterfangen. Zwischen den Assistenzfiguren und dem Throne fällt der Blick auf eine weite Landschaft. Die Architektur des Raumes hat ihr nächstes Beispiel in Peruginos Sacra Conversazione (Marseille) von 1500. Die Madonna aber ist der »Madonna Diotalevi« verwandt. Die Tafel, die 1505 datiert ist, zeigt noch kaum Einflüsse der Florentiner Malerei, sie dürfte wohl schon 1503/04 entworfen und in wesentlichen Teilen ausgeführt worden sein, ehe sie 1505 vollendet wurde.

Madonna Ansidei

Madonna mit dem hl. Hieronymus und dem hl. Franziskus

Von der Predella sind zwei Tafeln, eine mit einem Wunder des hl. Nikolaus, der Errettung aus Seenot, die andere mit der Vermählung Mariens, verschollen. Das dritte Staffelbild, »Die Predigt Johannes d. T.«, befindet sich heute in Pullborough (Sussex) und zeigt in der Figurenkomposition, in einzelnen Gestalten und Bewegungen bereits deutlich Florentiner Einflüsse und dürfte erst 1505, nach Raffaels erstem, kurzen Aufenthalt in Florenz ausgeführt worden sein.

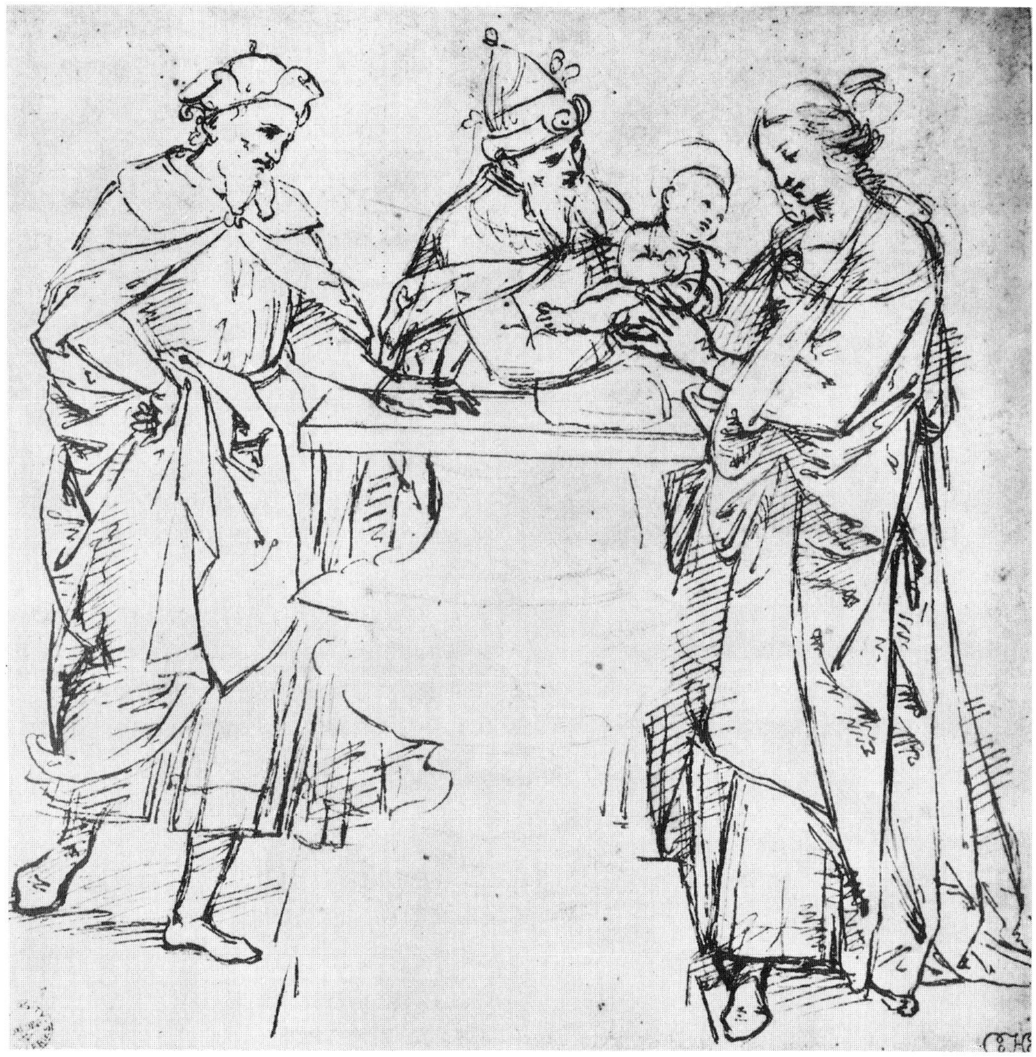

Beschneidung Christi
Federzeichnung, 20 × 20 cm
Oxford, Ashmolean Museum

Die Madonnenbilder waren Andachtsbilder und standen durchaus in den Traditionen der umbrischen Schule. Sie sind liebenswürdig und mild. Maria ist mädchenhaft zart gegeben, dem Kinde dagegen eignet oft ein eigentümlich altkluger Zug. Die Landschaftshintergründe zeigen hellen, blauen Himmel und tragen sehr viel zur heiteren, poetischen Stimmung bei. Es zeugt von dem sicheren Können Raffaels und seinem Reichtum an Ideen, daß er selbst bei einem Thema, das kaum großen Spielraum in der Ausdeutung zuläßt, immer wieder neue Nuancen findet. Zeichnungen bereichern noch das Spektrum der Variationen des Marien-Themas. So ist eine Kreidezeichnung der Albertina (Wien) sowohl mit den Madonnen Solly und Conestabile als auch der »Madonna Ansidei« verwandt, bietet aber trotzdem eine ganz eigene Lösung. Das wird besonders deutlich an dem Christusknaben, der mit kindlicher Gebärde nach dem Granatapfel greift, den ihm die Mutter reicht, während sie das Buch, in dem sie gelesen, beiseitelegt.

Ist die Wiener Zeichnung ein sehr durchgearbeitetes Blatt, so zeigt eine Madonnenzeichnung in Oxford die ganze Frische eines ersten Ideenentwurfes. Auf der Rückseite ist der Knabe noch einmal größer und ausführlicher gezeichnet.

Krönung Mariae

Bereits vor der »Madonna Ansidei« hatte Raffael Aufträge für größere Altarwerke erhalten. Der Altar des hl. Nikolaus von Tolentino, für Città di Castello gemalt und in zwei Fragmenten erhalten, wurde schon genannt. In die Jahre 1502/03 fällt auch der Auftrag der Maddelena Oddi für eine Altartafel mit der »Marienkrönung« für die Capella Oddi in S. Francesco in Perugia; das Bild befindet sich heute in Rom.

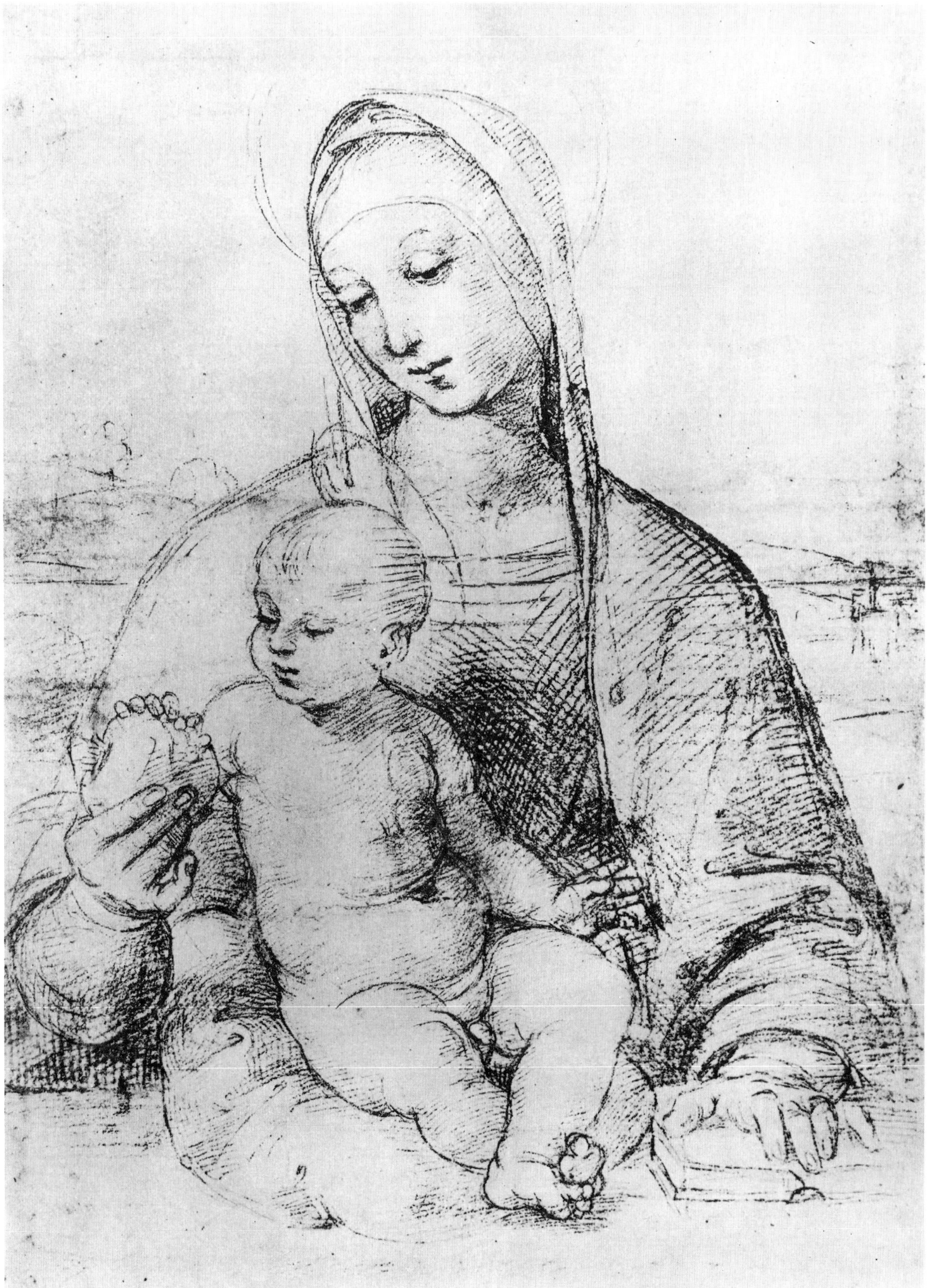

Madonna mit Granatapfel
Kreidezeichnung, 41,8 × 29,8 cm
Wien, Albertina

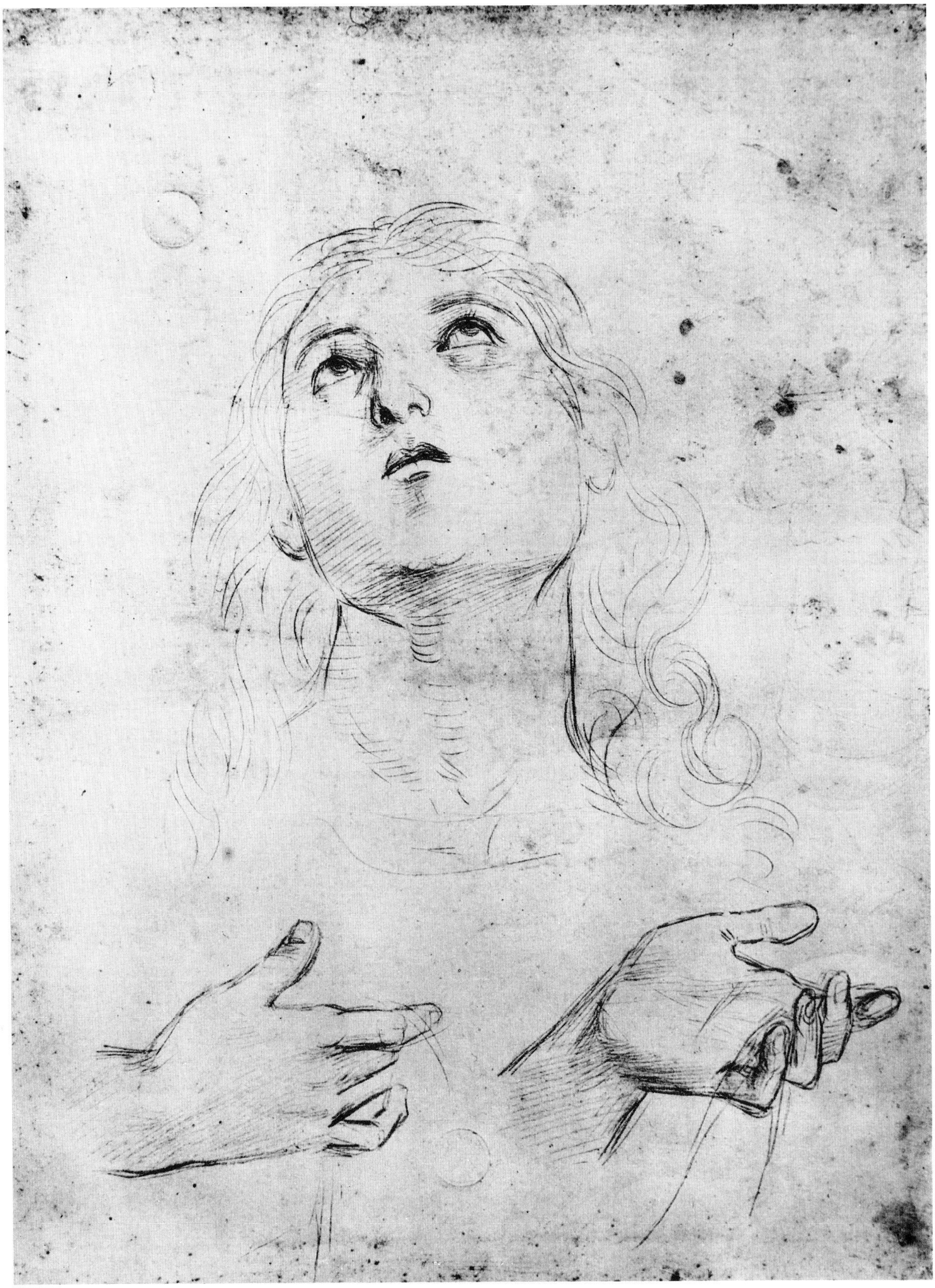

Studie zur Marienkrönung
Silberstift auf grauem Grund, 26,7 × 20 cm
Lille, Palais des Beaux Arts

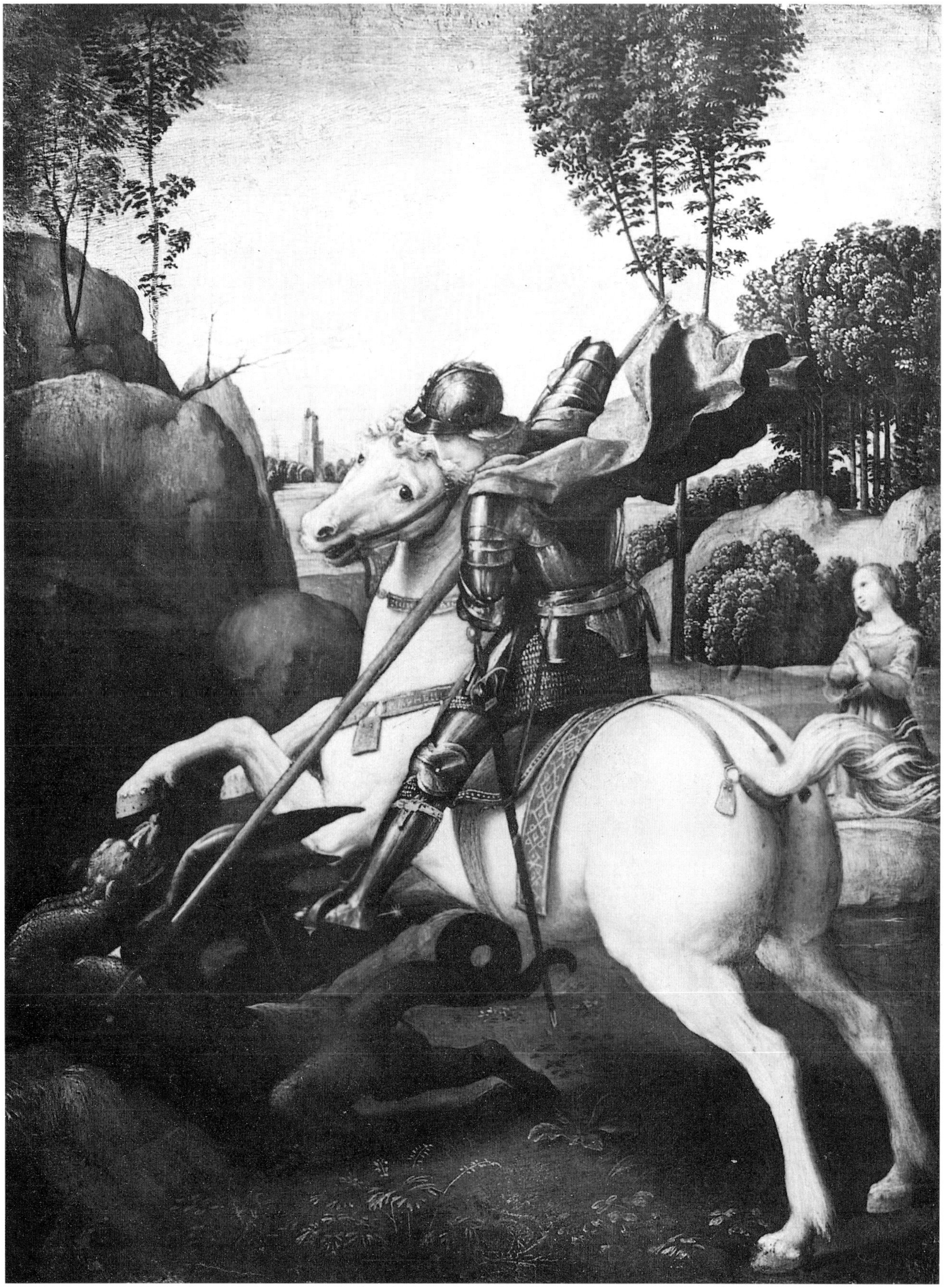

Drachenkampf des hl. Georg
Holz, 29 × 21 cm
Washington, National Gallery of Art

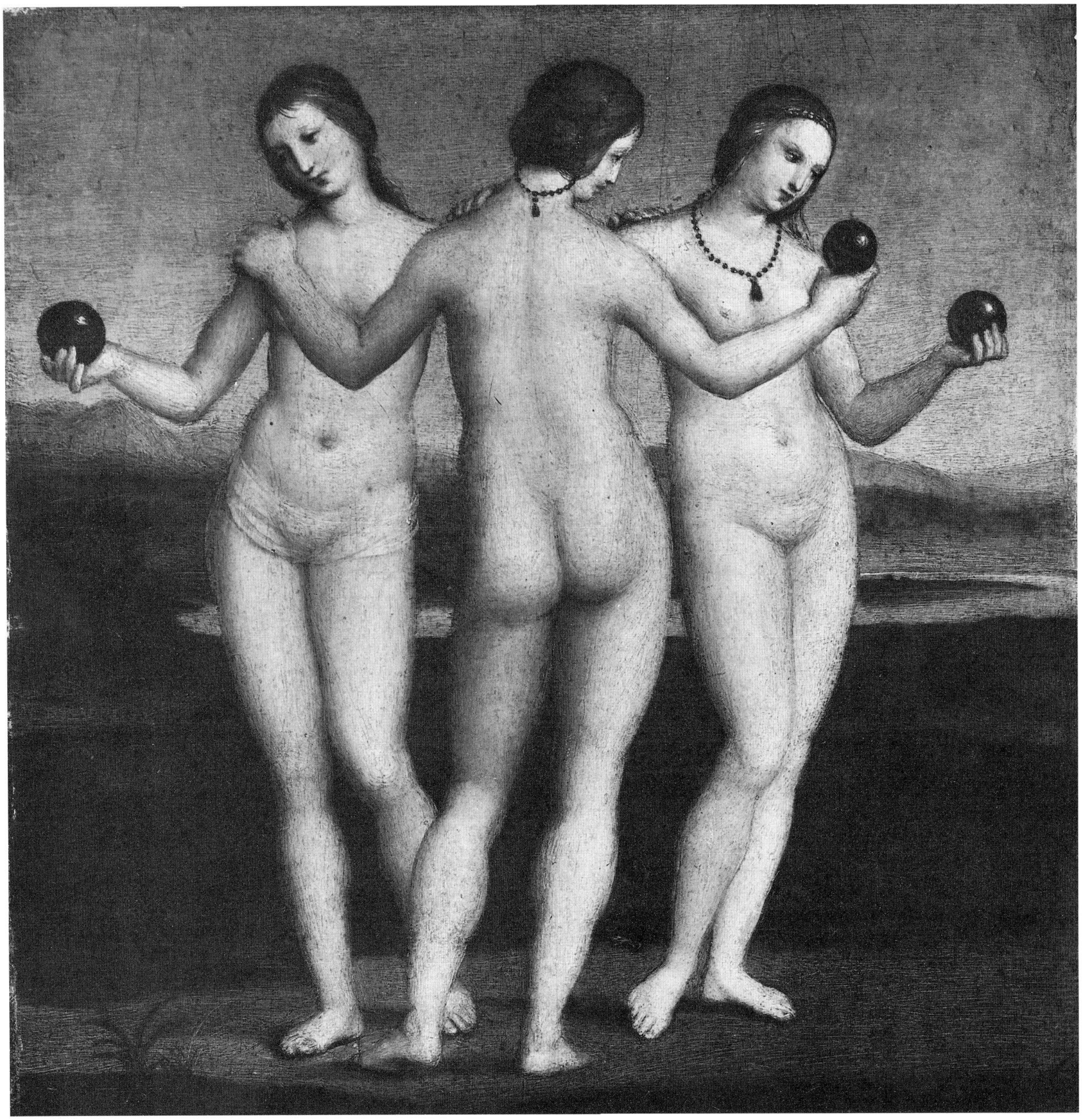

Die drei Grazien
Holz, 17 × 17 cm
Chantilly, Musée Condé

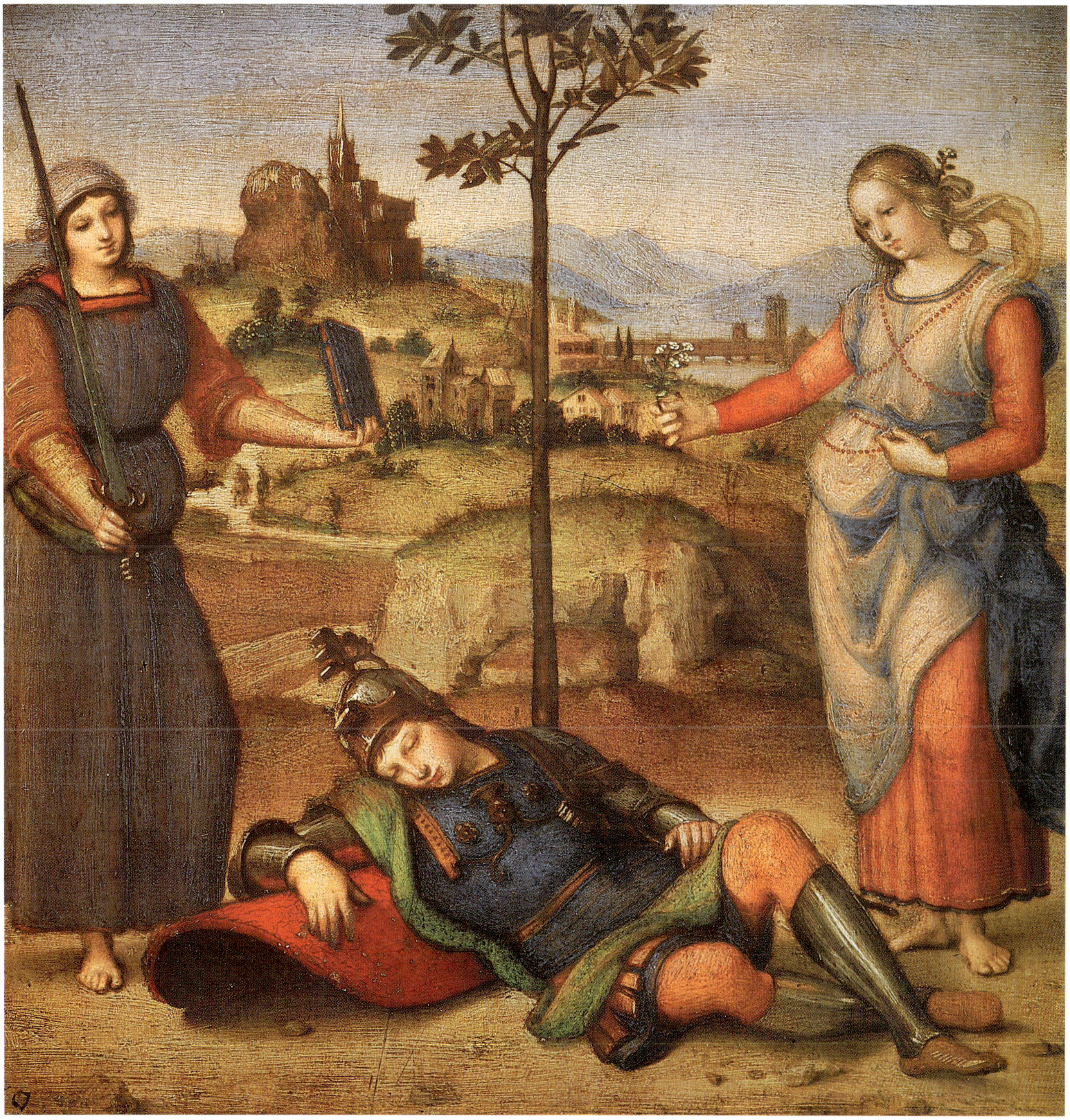

DER TRAUM DES RITTERS
HOLZ, 17 × 17 cm
LONDON, NATIONAL GALLERY

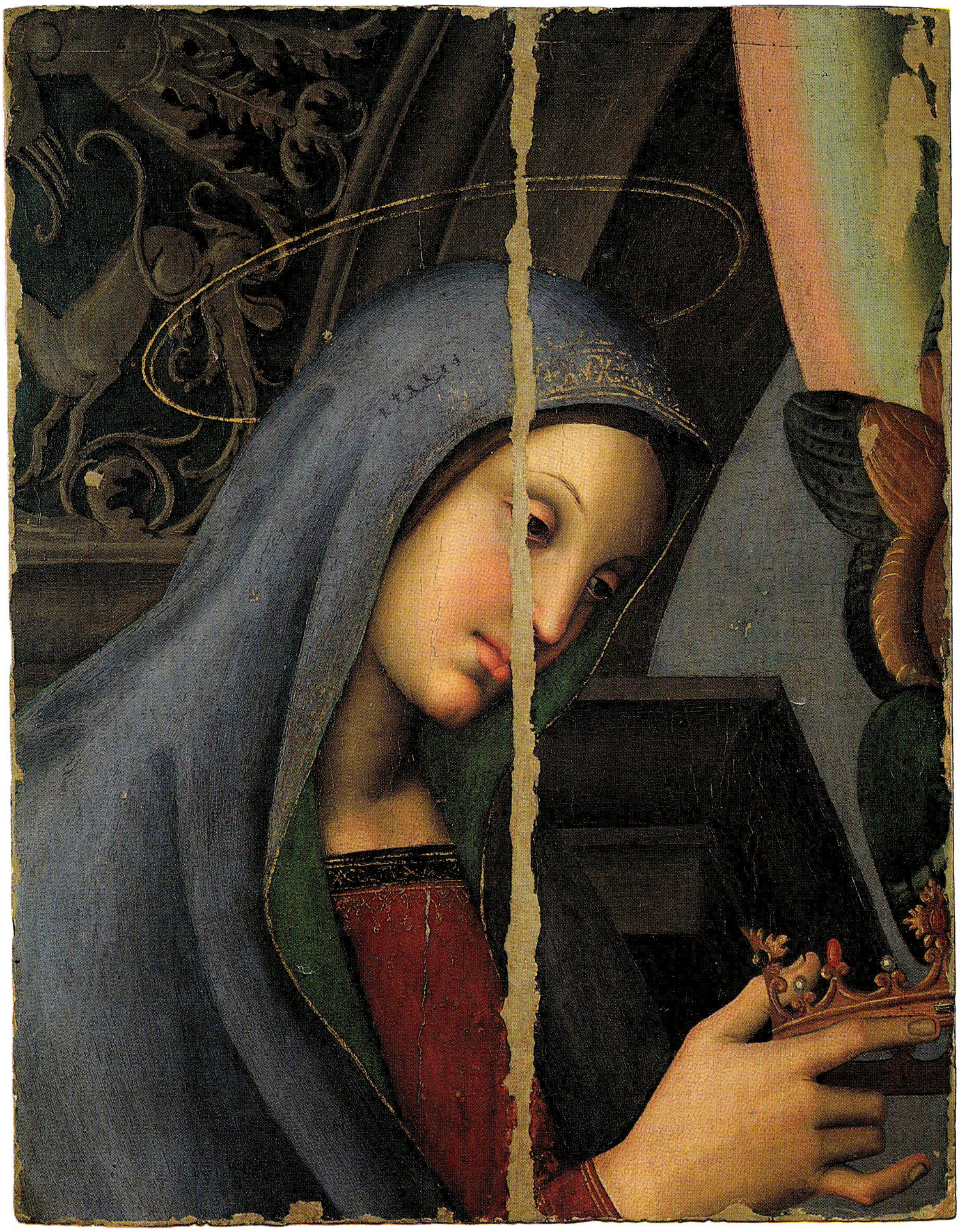

Madonna (Fragment)
Holz, 51 × 41 cm
Neapel, Museo Nazionale

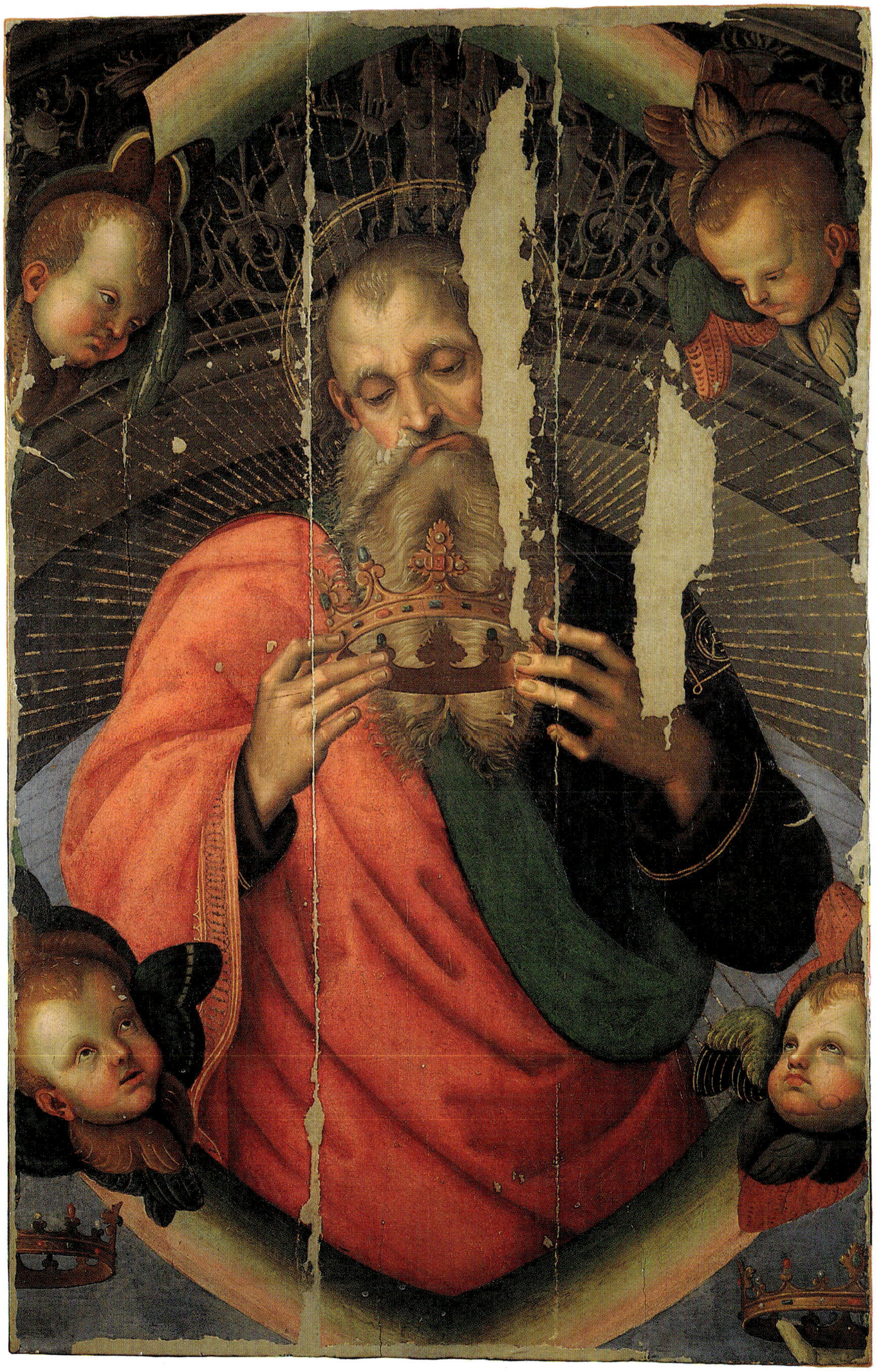

Gottvater mit vier Seraphim (Fragment)
Holz, 112 × 75 cm
Neapel, Museo Nazionale

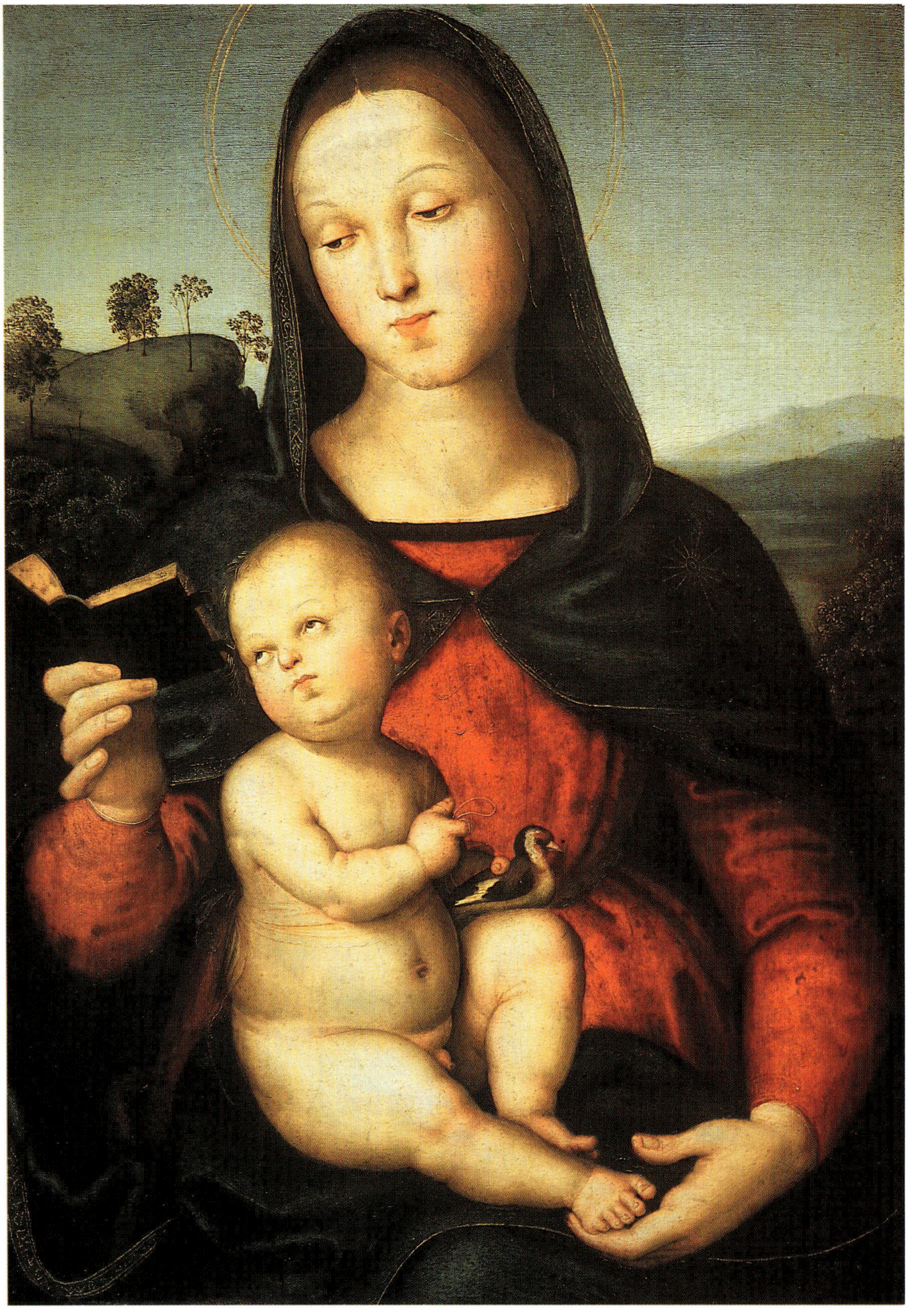

Madonna Solly
Holz, 52 × 34 cm
Berlin, Staatliche Museen Preussischer Kulturbesitz

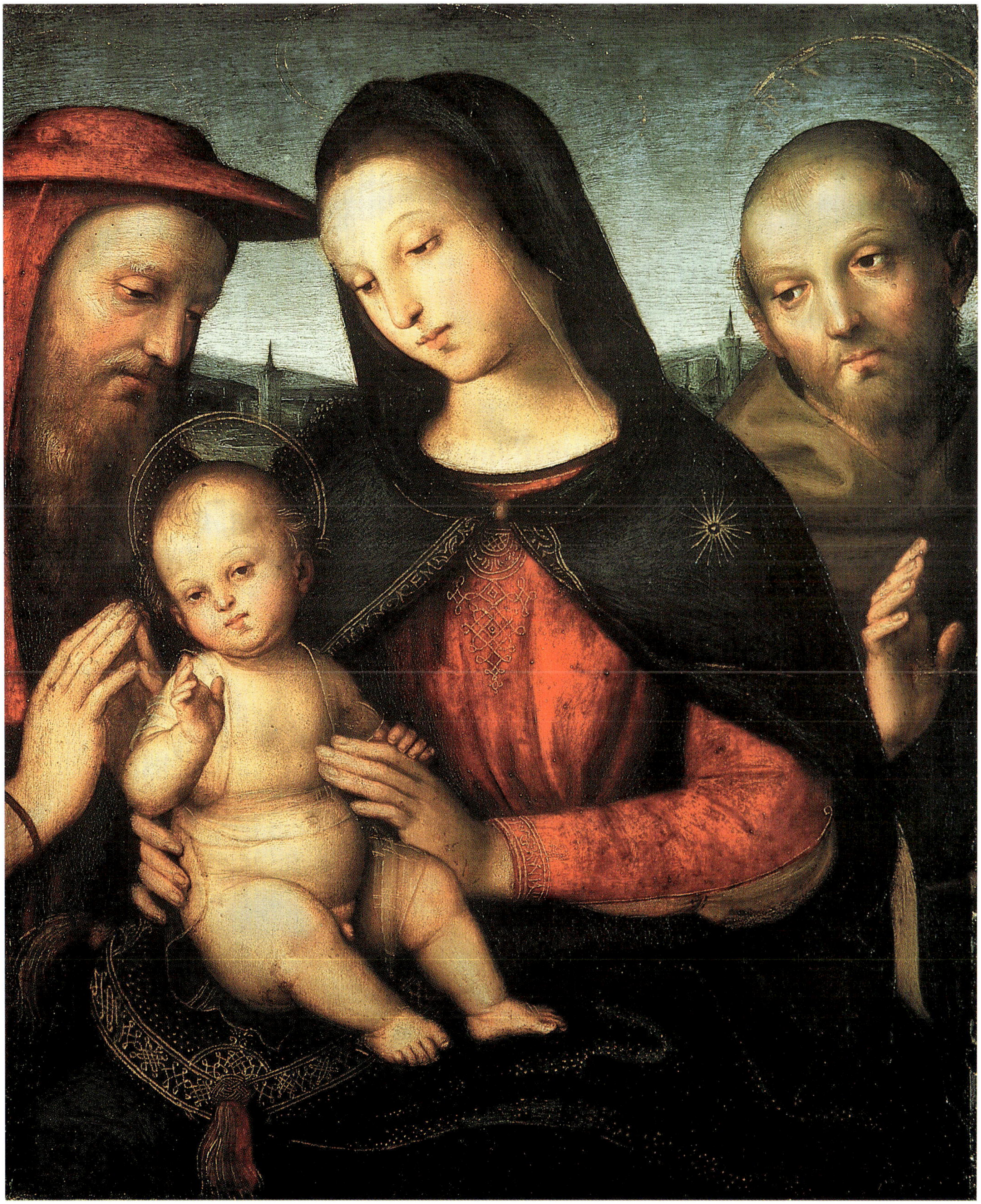

MADONNA MIT DEM HL. HIERONYMUS UND DEM HL. FRANZISKUS
HOLZ, 34 × 29 cm
BERLIN, STAATLICHE MUSEEN PREUSSISCHER KULTURBESITZ

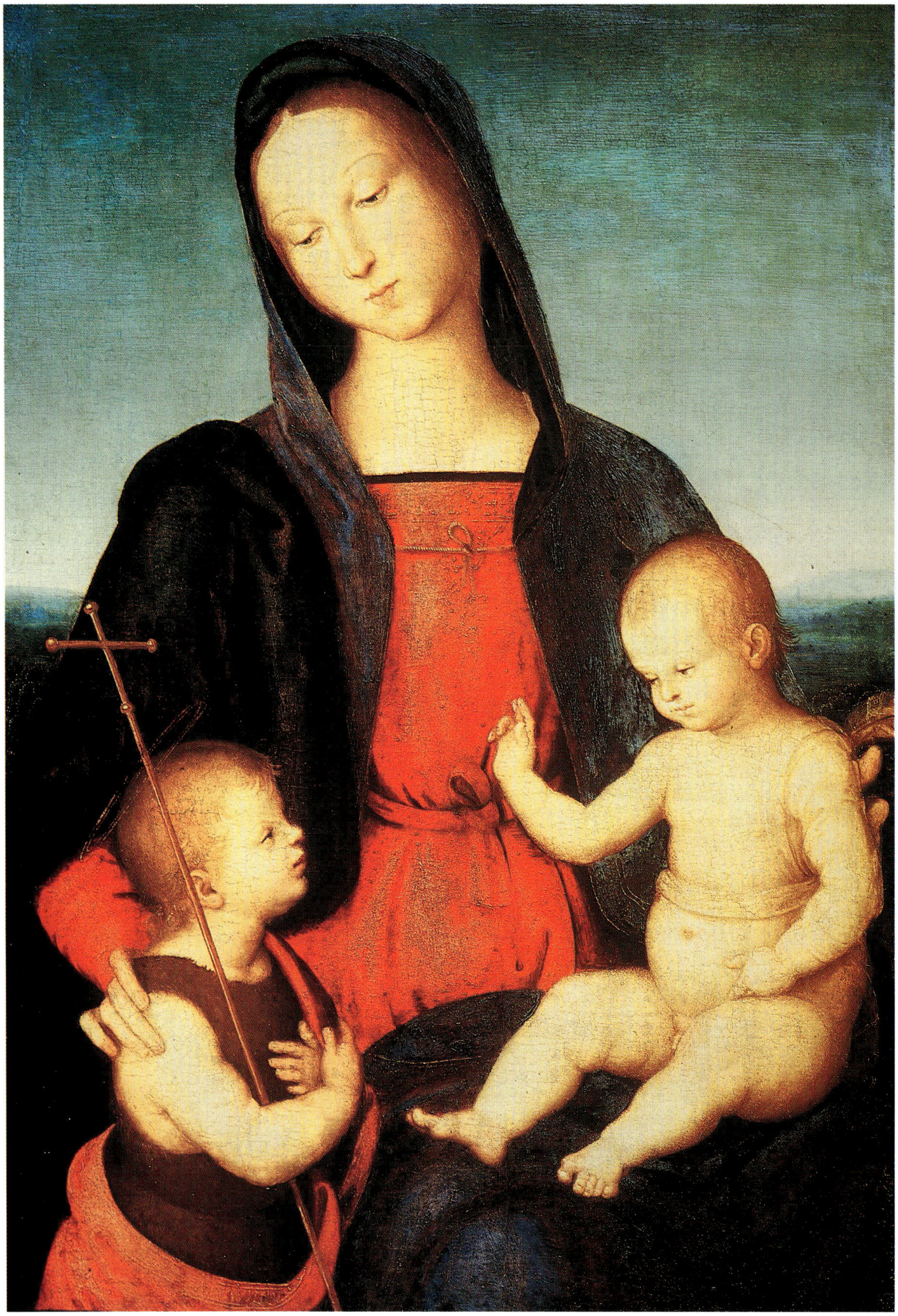

Madonna Diotalevi
Holz, 69 × 50 cm
Berlin, Staatliche Museen Preussischer Kulturbesitz

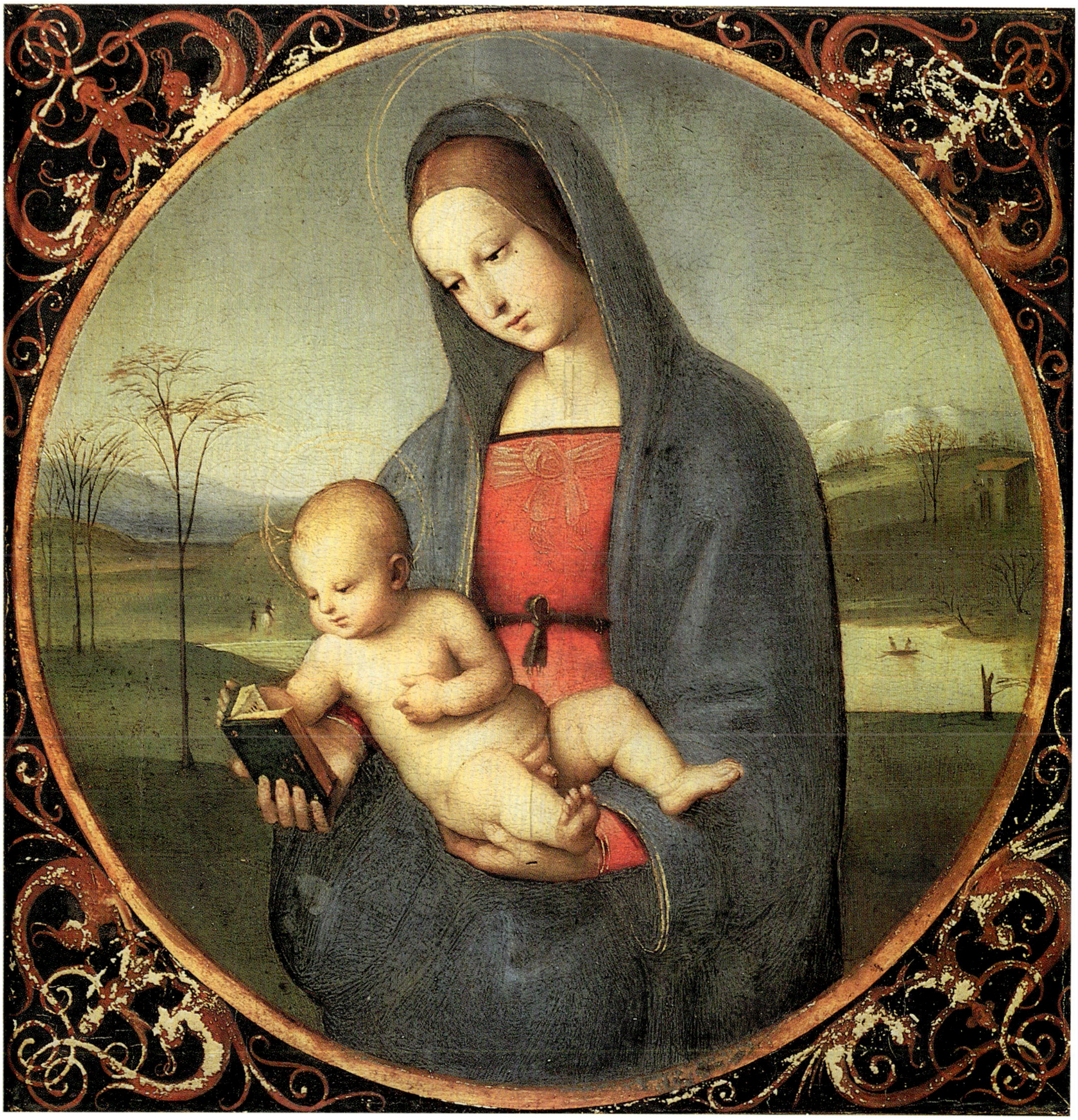

Madonna Conestabile
Von Holz auf Leinwand übertragen, Durchmesser 18 cm
St. Petersburg, Ermitage

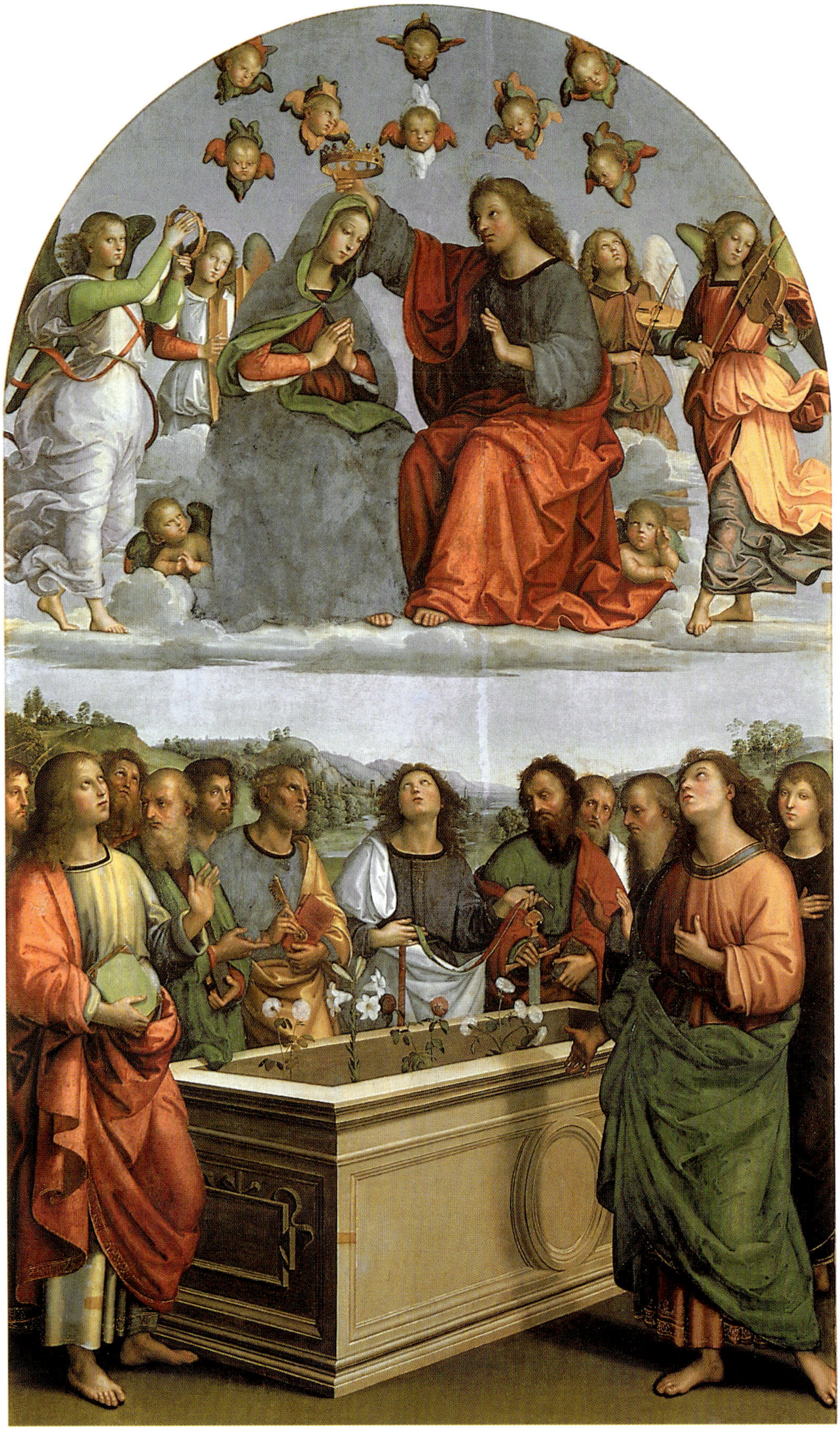

Krönung Mariae
Von Holz auf Leinwand übertragen, 267 × 163 cm
Rom, Pinacoteca Vaticana

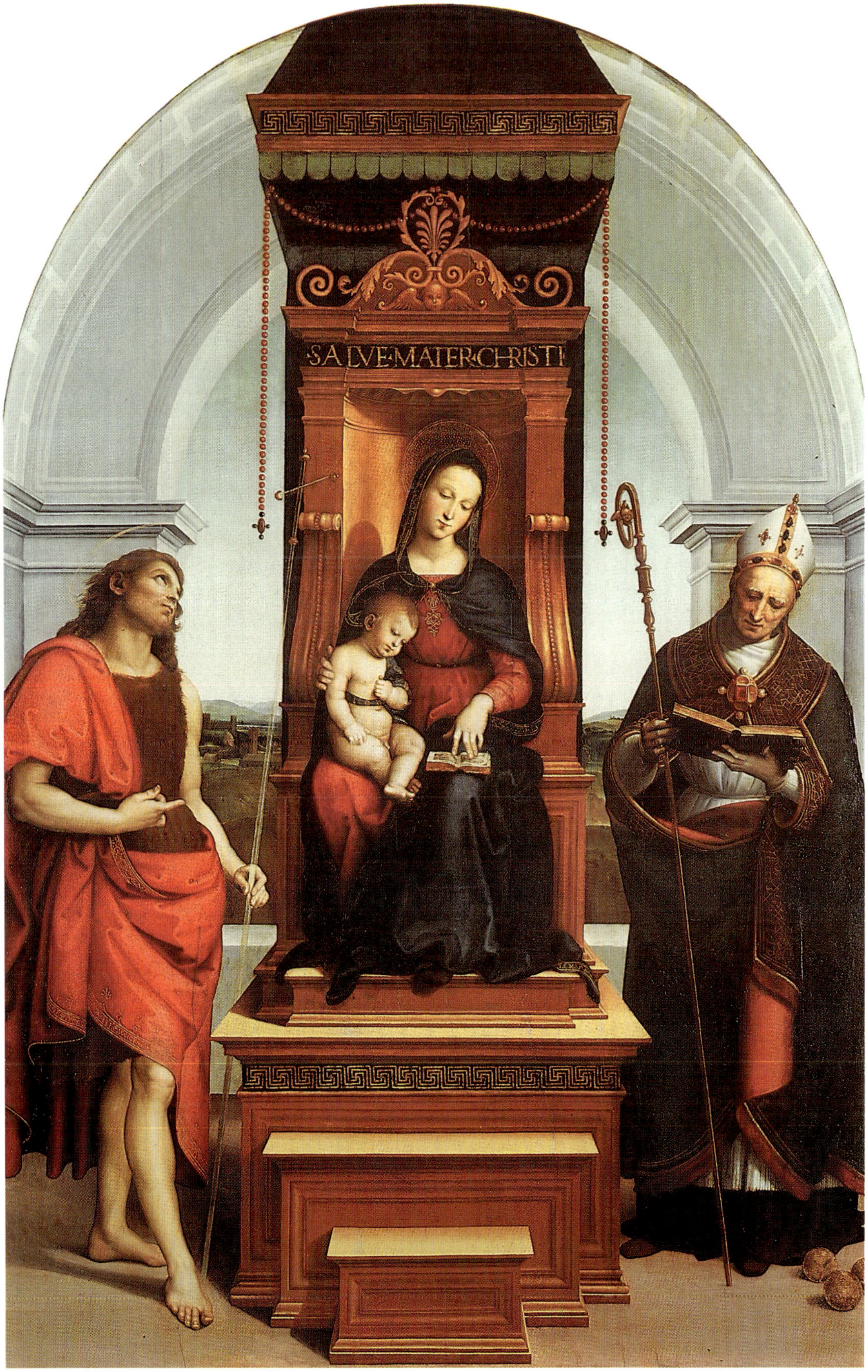

Madonna Ansidei
Holz, 209 × 148 cm
London, National Gallery

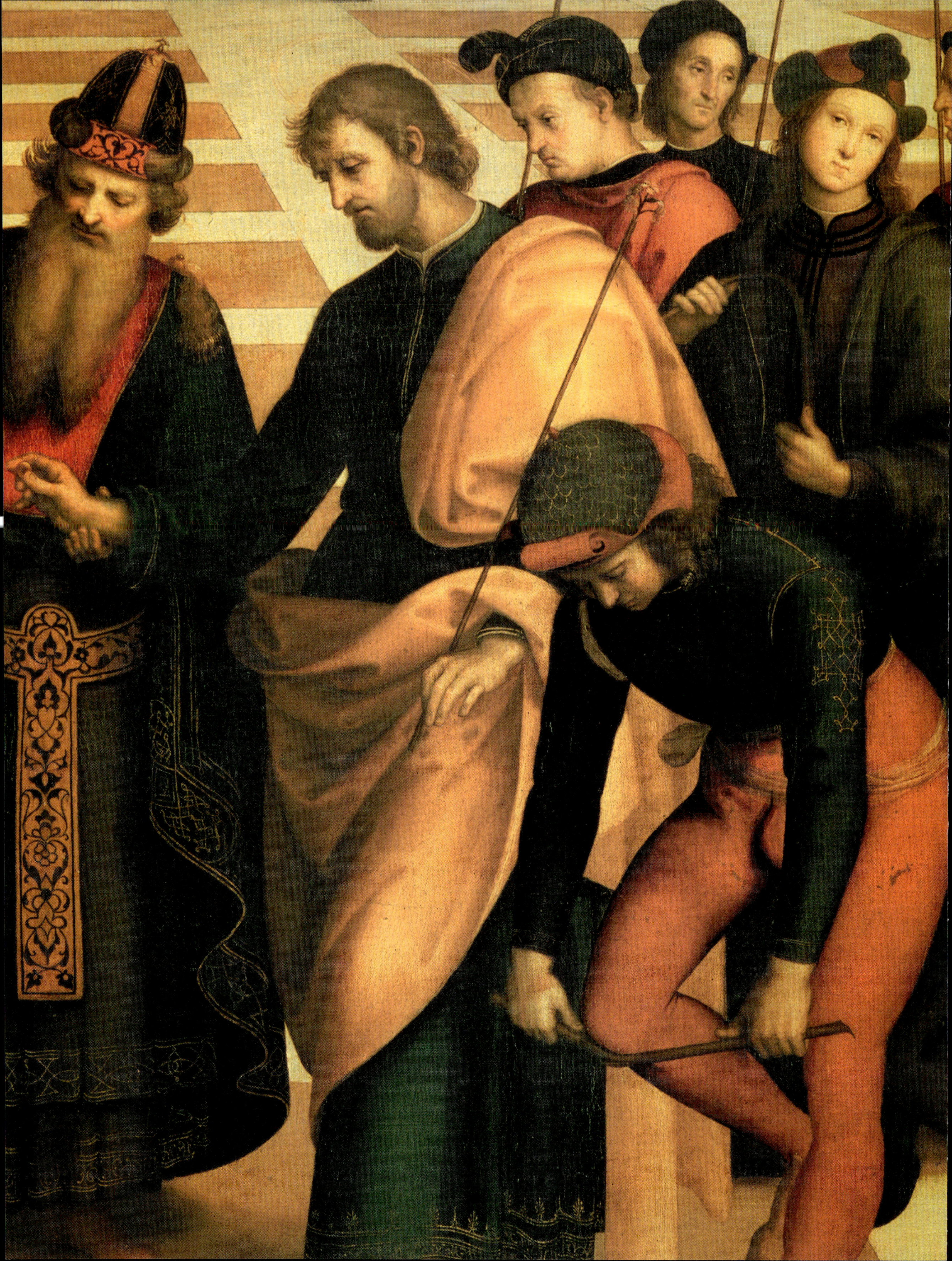

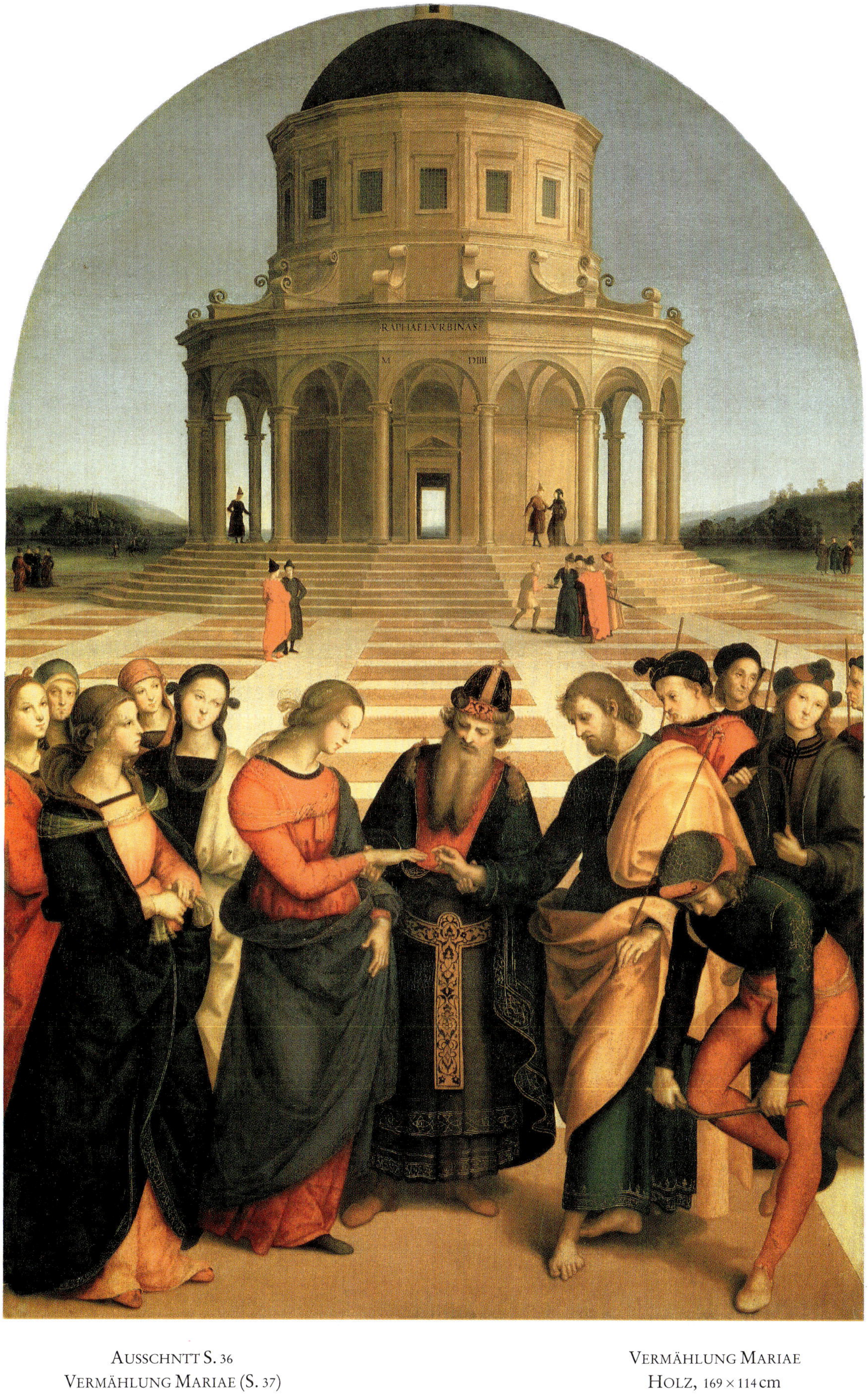

Ausschntt S. 36
Vermählung Mariae (S. 37)
Hohepriester, Joseph und abgewiesene Freier

Vermählung Mariae
Holz, 169 × 114 cm
Mailand, Brera

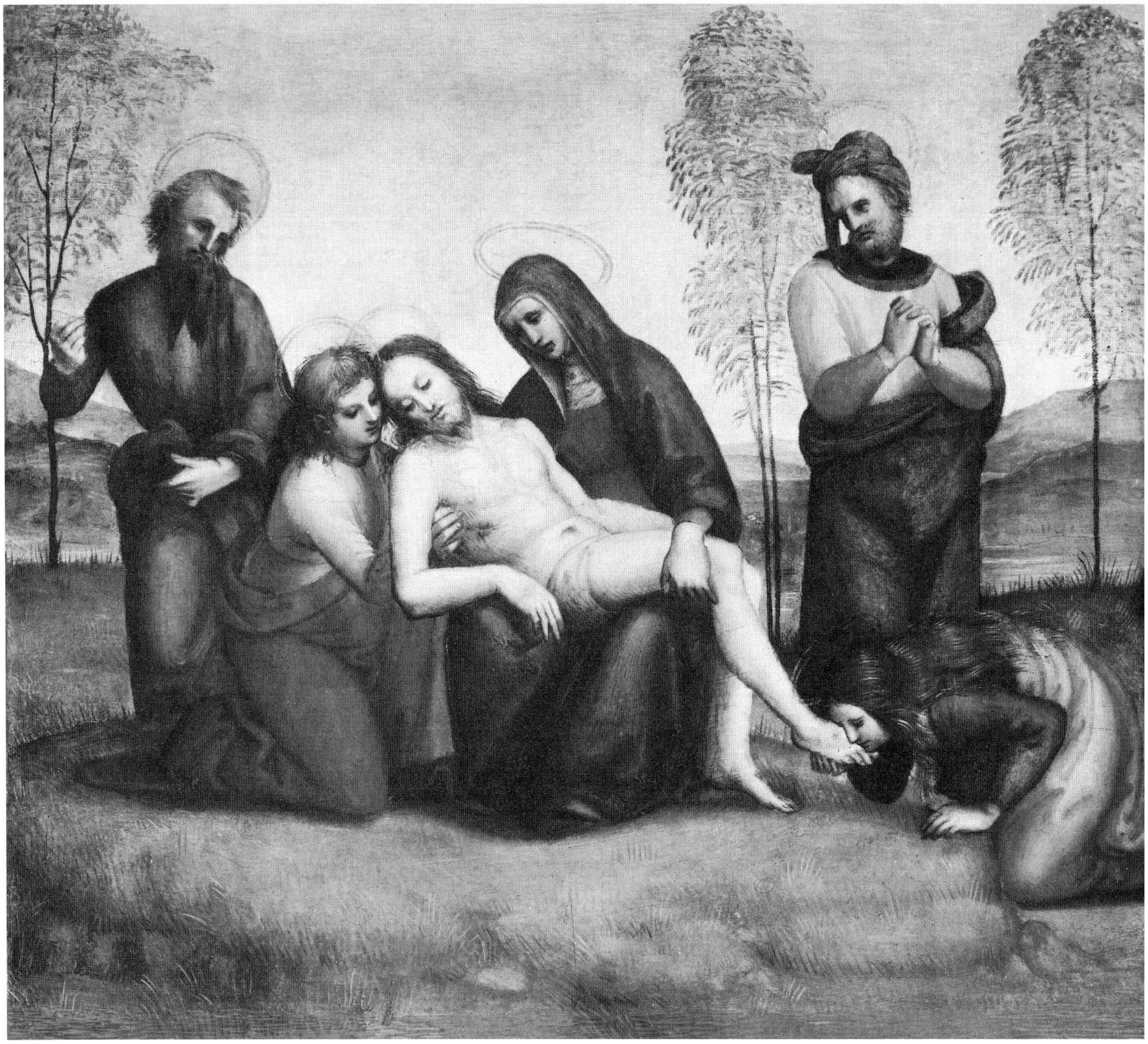

Beweinung Christi
Holz, 24 × 28 cm
Boston, Isabella Steward Gardner Museum

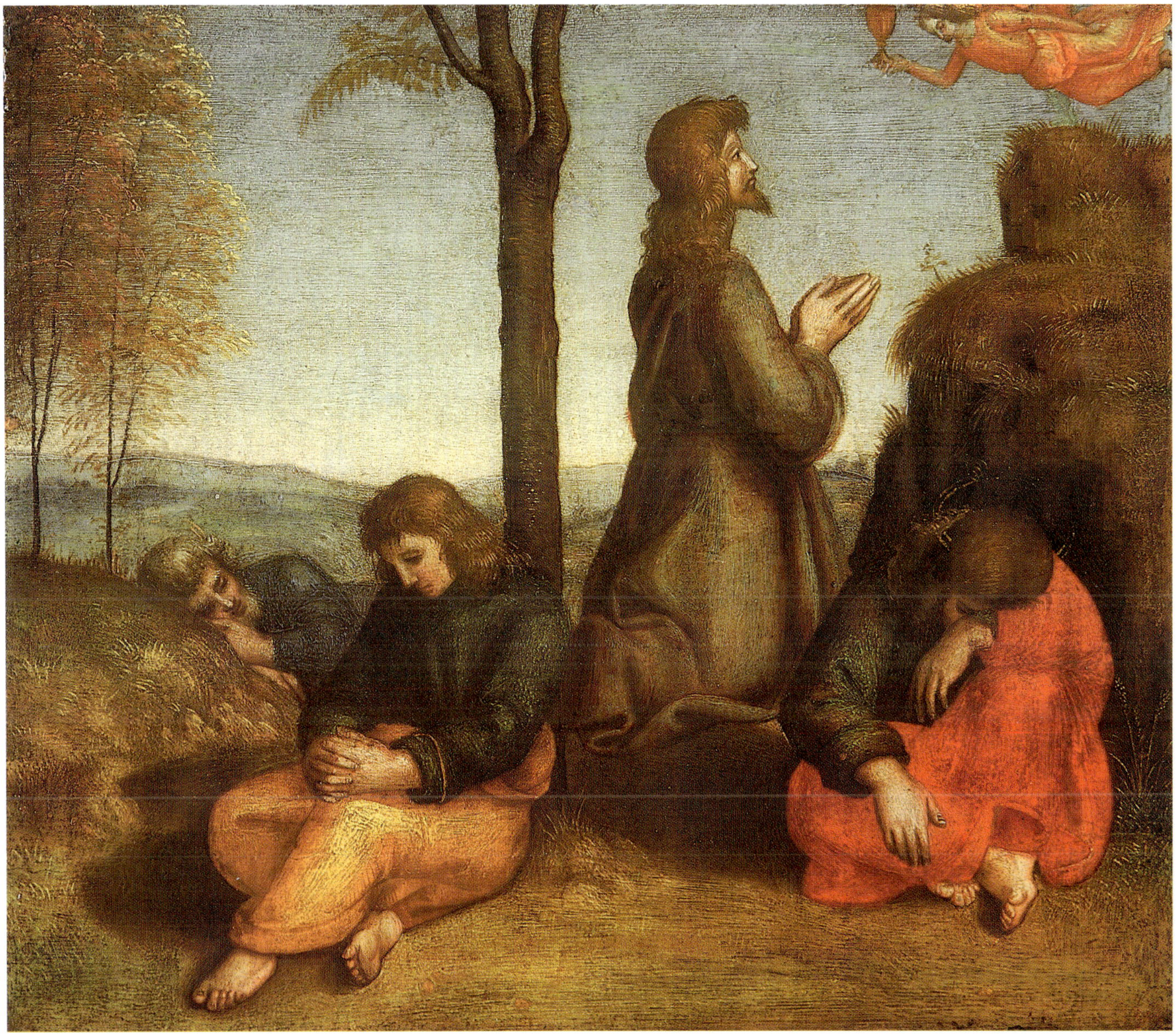

CHRISTUS AM ÖLBERG
HOLZ, 24 × 28 cm
NEW YORK, METROPOLITAN MUSEUM

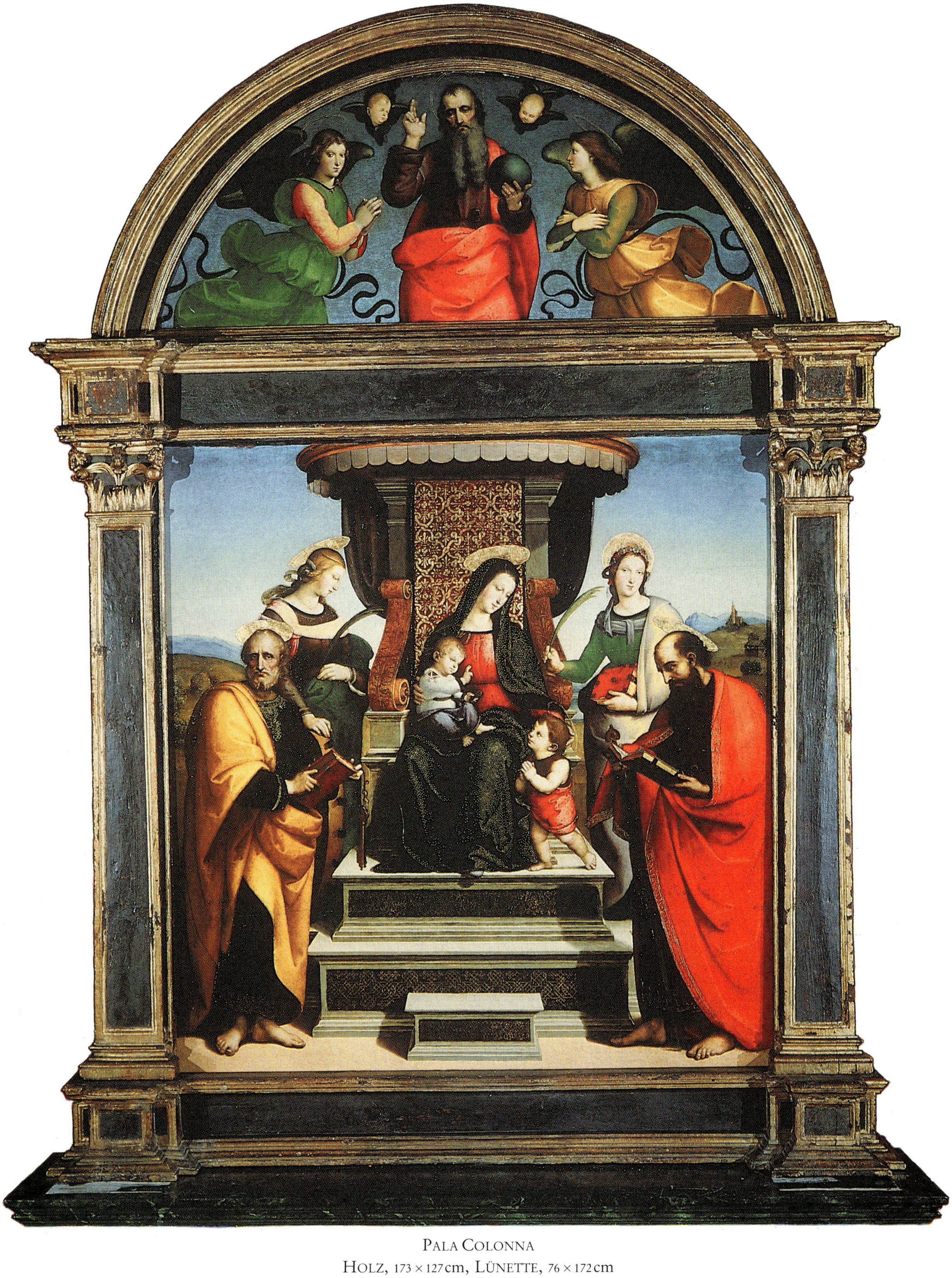

Pala Colonna
Holz, 173 × 127 cm, Lünette, 76 × 172 cm
New York, Metropolitan Museum

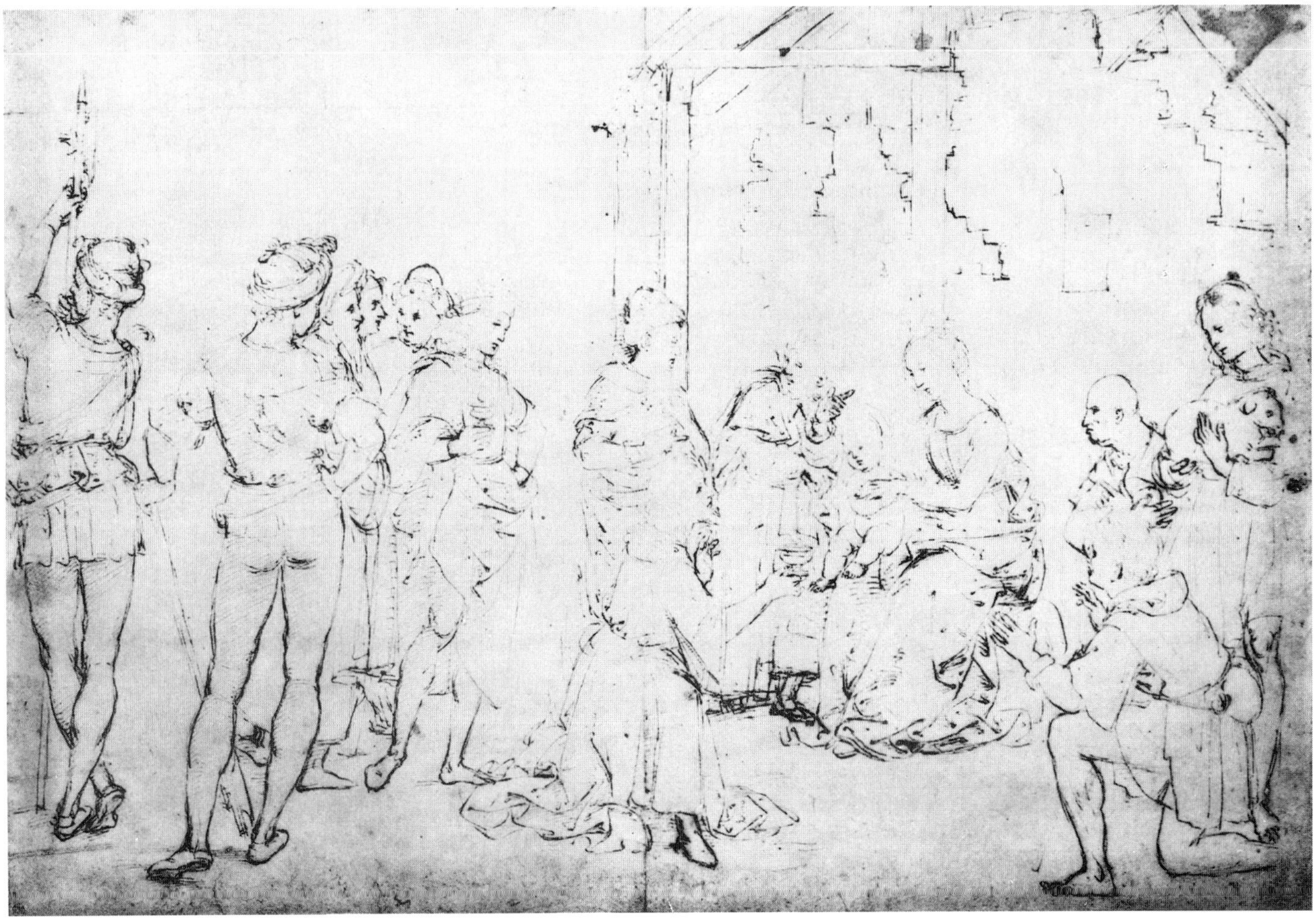

Anbetung der Könige
Federzeichnung, 27,3 × 42 cm
Stockholm, Nationalmuseum

Im unteren Teil der Marienkrönung umstehen vor weiter Hügellandschaft die Apostel den offenen, leeren Sarkophag, aus dem Lilien und Rosen sprießen. Darüber thronen auf einer Wolkenbank Maria und Christus, der seiner Mutter die Himmelskrone aufs Haupt setzt. Ein Reigen musizierender Engel umgibt die Hauptgruppe, darüber erscheinen geflügelte Engelsköpfchen. Auch hier gehen die meisten Figuren, so die Apostel und die musizierenden Engel, in Haltung und Typus auf Perugino, seine um 1496 vollendete Himmelfahrt Christi (Lyon) zurück, das Erreichte aber ist ganz Raffaels schöpferische Leistung. Die Predella bestand aus drei Bildern, der »Verkündigung«, der »Anbetung der Könige« und der »Darbringung Christi im Tempel«. Diese Szenen haben ihr Vorbild in Peruginos Predellenszenen der Pala in S. Maria Nuova in Fano. Vorzeichnungen zur Haupttafel besitzen die Museen in Oxford, Lille, London und Windsor. Für die Verkündigung der Predella ist der Karton erhalten (Paris), ebenso für die Anbetung (Stockholm), für die Darbringung im Tempel ist nur der Entwurf der Mittelgruppe bekannt (Oxford). Dieser zeigt in einer sehr sicher ausgeführten Federzeichnung den völlig geklärten Figurenaufbau. Der Karton der Verkündigung gibt in zentralperspektivischer Konstruktion eine weite, monumentale Säulenhalle, durch deren Doppelarkade im Hintergrund der Blick auf eine Stadtlandschaft fällt. Im Bogenfelde links erscheint die Halbfigur Gottvaters, rechts die Taube des Heiligen Geistes.

Zur gleichen Zeit malte Raffael einen Altar für die Cappella Gavari bei S. Domenico in Città di Castello, eine Inschrift auf dem Altarsteine (Città di Castello, Museo Comunale) gibt mit der Datierung den Abschluß der Arbeiten: »HOC . OPVS . FIERI . FECIT . DNICVS/ THOME . DEGAVARIS . MDIII«. Die Haupttafel (London), eine Kreuzigung mit Maria und Johannes und im Vordergrund kniend Hieronymus und Magdalena, ist am Fuße des Kreuzes bezeichnet mit:

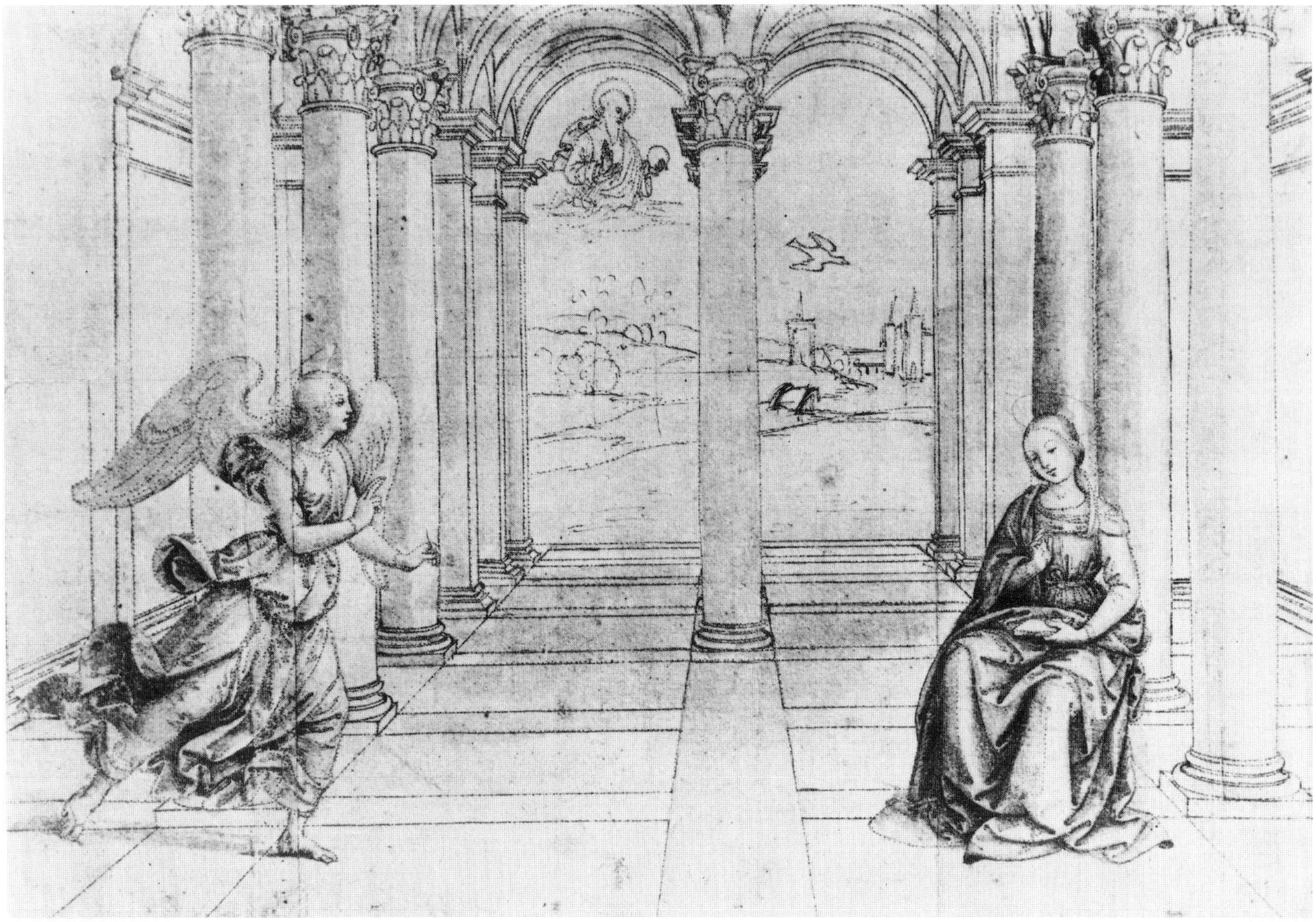

VERKÜNDIGUNG
TUSCHZEICHNUNG ZUR PREDELLA DER MARIENKRÖNUNG
PARIS, LOUVRE

»RAPHAEL. . VRBIN/AS/P«. Zur trauernden Maria und dem Gekreuzigten besitzt die Albertina Studien. Die einzelnen Figuren stehen in deutlicher Abhängigkeit von Perugino. Von den Staffelbildern sind zwei Szenen aus dem Leben des hl. Hieronymus erhalten. Die eine (Lissabon) schildert das Wunder des hl. Cyrillus, die andere (Raleigh) die Szene, in der der hl. Hieronymus den Häretiker Sabinianus bestraft. Beide Male geht es um Wundertaten des Kirchenlehrers bei der Bekämpfung einer orientalischen Sekte, denen als literarische Quelle die 1491 erschienene Schrift »Hieronymianum« von Giovanni d'Andrea diente. Der hl. Cyrillus erweckt mit dem Mantel des hl. Hieronymus drei junge Männer zum Leben, die nun von Hölle, Fegefeuer und Paradies berichten und damit die Lehren der Häretiker widerlegen. In der anderen Szene verhindert der hl. Hieronymus die Enthauptung des Bischofs Silvanus, während kraft seines Gebetes dem Häretiker Sabinianus, der die Schriften des Kirchenvaters gefälscht hatte, sich ohne einen Schwertstreich das Haupt vom Rumpfe trennt.

In jenen Jahren muß sich Raffael auch bereits eines guten Namens als Bildnismaler erfreut haben, das belegen drei frühe männliche Bildnisse in Rom (Galleria Borghese), Budapest (Museum der bildenden Künste) und Florenz (Uffizien). Alle drei gehören in die Jahre zwischen 1502 und 1504, eine sichere Identifizierung der Dargestellten ist bisher nicht gelungen. Das Budapester Bild zeigt einen Humanisten vor einem Landschaftshintergrund. Die Florentiner Tafel eines jungen Mannes mit Apfel könnte ein Porträt des Herzogs Guidobaldo I. von Urbino sein, der, nachdem er vor Cesare Borgia hatte fliehen müssen und sich in Città di Castello aufhielt, im Sommer 1503 nach Urbino zurückgekehrt war. Raffael besuchte seine Vaterstadt vor seiner Übersiedlung nach Florenz, das Bildnis könnte entweder während eines Aufenthaltes in Città di Castello oder des Besuchs in Urbino gemalt worden sein.

Vermählung Mariae

Am Ende der Jahre in Perugia steht die »Vermählung Mariae«, »Lo Sposalizio«, in Mailand, die mit »RAPHAEL. VRBINAS« bezeichnet und »MDIIII« datiert ist. Hier zeigt sich der junge Meister völlig souverän in der Beherrschung der Stilmittel des Perugino, die er benutzt und zugleich überwindet, um vollkommen er selbst zu sein. Dieses erste weltberühmte Hauptwerk schuf der 21jährige für die Cappella Albizzini bei San Francesco in Città di Castello.

Ganz im Vordergrunde vermählt der Hohepriester die Jungfrau Maria mit Joseph, der seiner Braut den Ring an den Finger steckt und in der Linken den blühenden Stab hält, das Zeichen, daß er als Bräutigam auserwählt ist. Hinter ihm sammelt sich die Gruppe der enttäuschten Freier, deren Stecken taub blieben, ganz rechts vorn zerbricht einer den Stab über dem Knie, der Jüngling dahinter knickt die Rute mit den Händen. Haltungen werden gegeben, die unmittelbar dem Leben abgeschaut sind. Hinter Maria drängt sich die Gruppe der Jungfrauen. Besonders schön wirkt der Kontrast zwischen der demütigen Haltung Marias und der der stolz aufgerichteten jungen Patrizierin links vorn. Beide Gruppen sind auf das Geschehen im Zentrum bezogen und nehmen in unterschiedlicher Weise Anteil, ihr Gesichtsausdruck, auf Körperhaltung und Gestik abgestimmt, ist aufs feinste differenziert. Hinter dieser Szene erstreckt sich ein weiter, mit Platten ausgelegter Platz, dessen Pflasterung in seiner perspektivischen Verkürzung die Raumtiefe suggeriert, wie auch die Gruppen im Hintergrund als Distanzfiguren dienen. Die Bildmitte wird ausgefüllt durch einen großen, in seinen Formen aber zierlich leichten Rundbau mit gewölbtem Säulenumgang, der nach den Vorstellungen der Zeit den Tempel in Jerusalem darstellt. Jeweils seitlich schweift der Blick über eine weite Landschaft.

Der Bildaufbau geht auf Kompositionen Peruginos zurück. Dieser hatte 1480/82 bei der »Schlüsselübergabe an Petrus« in der Sixtinischen Kapelle die Grundidee der Komposition entwickelt. Auf der Predella des Altares für Fano von 1497 hat er das gleiche Thema aufgegriffen, das er dann als Tafel für den Dom zu Perugia (heute in Caen) 1499 in Auftrag nahm und gegen 1504 vollendete. Die Entstehung dieses Werkes dürfte Raffael in den wesentlichen Phasen miterlebt haben, wie er sicher auch das Staffelbild des Altars von Fano kannte.

Ein Vergleich gerade mit dem Vorbild des Perugino offenbart Raffaels ausgeprägtes Gefühl für das Wesentliche, das er ganz und groß in den Vordergrund rückt, sein Sinn für das Klassische wird zum ersten Male unübersehbar. Daran hat die Auffassung der Figuren, ihre Gruppierung ebenso teil wie der weite und übersichtliche Raum hinter ihnen und die abschließende Architektur. Der Tempel selbst entspricht ganz dem Architekturideal der Hochrenaissance, so wie es kurz vorher Bramante mit dem Tempietto di San Pietro in Montorio zu Rom gebaut hatte.

Die einzelnen Gestalten sind jetzt individuelle Lebewesen mit einem eigenen Schicksal, einem besonderen Charakter und einer nur ihnen eigenen Art zu empfinden. Dies wird besonders schön deutlich im Kontrast zwischen den Haupt- und Assistenzfiguren.

Im Ganzen wie in jeder Einzelheit hat Raffael sein Vorbild weit hinter sich gelassen, hat es übertroffen »an Geist, Freiheit, Leben und Schönheit.« Schon Vasari sagt von dem Bilde, daß man an ihm »deutlich erkennt, wie das Vermögen Raffaels stieg, wie er zu einer Verfeinerung gelangte und die Manier Pietros übertraf.«

Von Città di Castello ging Raffael noch einmal nach Urbino. Dort waren nach der Rückkehr Guidobaldos von Montefeltro wieder glücklichere Zeiten angebrochen. Giovanna, die Schwester des Herzogs, war mit dem Bruder des Giuliano della Rovere verheiratet, der 1503 als Julius II. die Kathedra Petri bestiegen hatte. Unter seinem Schutze genoß Urbino Frieden. Danach aber reiste Raffael, ausgestattet mit einem Empfehlungsschreiben der Herzogin an den Gonfaloniere von Florenz, Piero Soderini, im Herbst des Jahres 1504 in die Stadt am Arno. Darf man Vasari glauben, so war es der Ruhm der beiden Schlachtenkartons, die Leonardo und Michelangelo für den Palazzo Vecchio geschaffen hatten, der den jungen Künstler mächtig anzog. Vasari berichtet von Raffaels Zeichnungen für Pinturicchios Bilder in der Dombibliothek zu Siena und schreibt dann weiter: »... der Grund aber, weswegen er damit nicht fortfuhr, war, daß einige Maler ihm lobpreisend von dem Karton erzählten, den Lionardo da Vinci in dem Papstsaal zu Florenz gemacht hatte, mit einem außerordentlich schönen Reitertrupp für den Saal des Palastes und weiterhin einige Nackte, die in Konkurrenz mit Lionardo von Michelangelo Buonarroti viel besser gemacht worden waren. Raffael demnach, von Liebe zur Herrlichkeit der Kunst ergriffen, ließ die Arbeit liegen, vergaß jedes Nutzens und jeder Bequemlichkeit und begab sich nach Florenz.«

»Durchlauchtiger, hochgeborener Herr,
wie ein Vater zu verehrender Freund!

Der Überbringer dieses wird Raphael aus Urbino sein, der, mit einer genialen Gabe für seine Kunst versehen, sich entschlossen hat, einige Zeit in Florenz um seiner Studien willen zuzubringen. Wie nun schon sein Vater voll guter Eigenschaften und mir sehr wert war, so ist auch dessen Sohn ein junger Mann voll Bescheidenheit und gebildetem Wesen. Ich liebe ihn in jeder Hinsicht überaus und wünsche, daß er zu guter Meisterschaft gelangen möge. Ich empfehle ihn also Eurer Herrlichkeit aufs angelegentlichste und so sehr ich nur kann. Ich bitte Euch durch meine Liebe, daß es Euch gefallen möge, ihm bei jeder Gelegenheit alle Hilfe und Gunst zu erweisen, da ich alle Gefälligkeiten und Erleichterungen, welche er von Eurer Herlichkeit empfangen wird, auf mich selbst zu beziehen und als eine dankenswerte Artigkeit betrachten werden, für die verpflichtet ich mich Euch empfehle.

Urbino, 1. Oktober 1504

Joanna Feltria da Rovere
Herzogin von Sora und Präfektin von Rom.«

Mit diesem Empfehlungsschreiben der Schwester Herzog Guidobaldos von Montefeltro an den Gonfaloniere Piero Soderini, den mächtigsten Mann der Republik Florenz, kam Raffael in die Stadt am Arno. Florenz, in dem die Geschichte des modernen Denkens und der neueren Kunst recht eigentlich begann, stand in schönster Blüte. Tuch- und Seidenindustrie, ausgedehnter Handel, ein hochentwickeltes Bankwesen sowie leistungsfähiges Luxusgewerbe und Kunsthandwerk mit Pelzmachern und Seidenwirkern, Goldschmieden und Juwelieren, Holzschnitzern, Intarseuren und Dekorateuren schufen dafür die wirtschaftlichen Voraussetzungen. Eine Politik des Gleichgewichts nach innen und außen war nicht ohne Erfolg geblieben. Nach dem Tode des Lorenzo il Magnifico im Jahre 1492, der die unumschränkte Macht in der Stadt besessen hatte, ging die Herrschaft der Medici rasch zu Ende. Das Bürgertum, aber auch die Volksmassen wiedersetzten sich seinem Nachfolger. Im Todesjahr Lorenzos begann der Dominikanermönch Savonarola in Florenz seine Bußpredigten gegen die Prunksucht der Kirche und den Müßiggang und Luxus der Reichen. Er forderte Reformen, mahnte zu einem asketischen Leben und klärte das Volk über die Medici auf. Auf sein Betreiben wurden die Söhne Lorenzos, Piero, Giovanni und Giuliano, aus Florenz verbannt. Die republikanische Verfassung wurde wiederhergestellt. Savonarola, der wesentlichen Anteil an der Vertreibung der Medici hatte, wurde wegen seiner Kritik an der Kirche am 23. Mai 1498 auf Betreiben des Papstes vor dem Palazzo Vecchio verbrannt. Aber die Zeiten blieben unruhig. Piero de' Medici versuchte mit Hilfe der Franzosen die Herrschaft seiner Familie wiederherzustellen. Gleichzeitig strebte Cesare Borgia danach, die Stadt seinem Herrschaftsbereich einzuverleiben. Seine Truppen bedrohten bereits Florenz, als dem Tode seines Vaters, Papst Alexanders VI., sein eigener Sturz folgte. Und Piero de' Medici ertrank während der Schlacht am Garigliano.

1502 war Piero Soderini auf Lebenszeit zum Gonfaloniere gewählt worden, unter seiner Regierung kehrten endlich Frieden und Sicherheit für längere Zeit zurück.

Der Bruderstreit der toskanischen Städte Pisa, Siena und Lucca mit Florenz, die allgemeinen kriegerischen Wirren und der einsetzende wirtschaftliche Rückgang aber sollten die Republik immer mehr schwächen, so daß 1512 die Medici mit ausländischer Hilfe zurückkehren konnten.

Die widersprüchliche politische Situation der Zeit spiegelt sich deutlich in den Schriften Machiavellis, eines der großen Söhne der Stadt, wider. Wohl schrieb er: »Das Ziel des Volkes ist viel sittlicher als das der Großen: diese wollen unterdrücken und jenes nur nicht unterdrückt werden.« Aber er erklärte auch, nichts sei schrecklicher als die aufrührerische Masse, deshalb sei es gut, sich der Regierung eines Mächtigen zu fügen, der »mit gepanzerter Faust« ein Aufbegehren der Volksmassen verhindern könne. Das Bürgertum war noch zu unentwickelt, zu gegensätzlich auch waren die Interessen der einzelnen Städte, als daß es aus eigener Kraft einen nationalen Markt hätte schaffen, die staatliche Einigung hätte bewirken und die weitere Entwicklung der Produktivkräfte hätte sichern können.

Die Stadt selbst war mit ihren Straßen und Plätzen, ihren Kirchen und Palästen ein einziges Kunstwerk und dank der hier tätigen Meister noch immer das künstlerische Zentrum Italiens. Auf Schritt und Tritt konnte man den Werken der großen Maler von Giotto bis Leonardo, den Bildwerken von Ghiberti und Donatello bis zu Michelangelo begegnen. Die Fresken des Masaccio in der Brancacci-Kapelle von Santa Maria del Carmine studierte Raffael mit ganz besonderem Eifer. Als der junge Künstler an den Arno kam, lebten hier, um nur die namhaftesten Meister zu nennen, Fra Bartolommeo, Sandro Botticelli, Piero di Cosimo, Lorenzo di Credi, Filippino Lippi, Andrea della Robbia, Andrea del Sarto, Giuliano und Antonio da Sangallo.

Auch der Gefährte der vorangegangenen Jahre, Perugino, betrieb hier seine Werkstatt. Vor allem aber stand Florenz im Zeichen der Arbeiten von Leonardo und Michelangelo. Der Marmordavid des Michelangelo, il Gigante, hatte seinen Platz vor dem Palazzo Vecchio gefunden, nachdem es um den Aufstellungsort heftigste Diskussionen gegeben hatte. Leonardo arbeitete am Karton der Anghiari-Schlacht für den Großen Saal des Rates im Palazzo Vecchio und Michelangelo an dem der Schlacht von Cascina für die gegenüberliegende Wand. Der Ruhm beider Arbeiten war schon in Perugia zu Raffael gedrungen. Besonders die Werke Leonardos sollten den jungen Meister nachhaltig beeindrucken, seine Auffassung vermochte es wohl auch am ehesten, Raffael aus der geistigen und stilistischen Haltung der umbrischen Schule herauszuführen und ihm die Errungenschaften der Florentiner Kunst zu erschließen, ohne seinem eigenen Wesen Gewalt anzutun. Es ist anzunehmen, daß die alte Freundschaft, die Leonardo mit Perugino verband, sich auf dessen Gefährten übertrug. Besonders eng aber schloß sich Raffael an Baccio della Porta (1471/75–1517) an, der sich als Dominikanermönch Fra Bartolommeo nannte. Dieser hatte unter dem Einfluß Savonarolas seine weltlichen Bilder verbrannt und war in das Kloster San Marco in Florenz eingetreten. Erschüttert durch das Schicksal des Bußpredigers hatte er aufgehört zu malen, und erst 1504, vielleicht unter Raffaels Einfluß, nahm er nun erneut seine Kunst auf. Seine Bilder sind von strengem Aufbau, charaktervoll und glaubensinnig, zugleich aber auch farbenprächtig. Er hatte 1490 eine Lehre bei Cosimo Rosselli begonnen, dann aber vor allem Anregungen Leonardos aufgegriffen, dessen Sfumato er zu erreichen suchte. Auch von der venezianischen Malerei empfing er starke Impulse, die seine Farbigkeit bestimmten. Fra Bartolommeos Ziel war das Einfache, Ruhige und klar Gebaute, seine Gestalten sind durch große, feierliche Gebärden ausgezeichnet, die Linienführung der Gewänder bleibt dabei weich und sanft. Die Ideale der Hochrenaissance sind bei ihm klar ausgeprägt.

Zu ihm trat Raffael, wie gesagt, in ein besonders enges Freundschaftsverhältnis. Und wie schon bei Perugino begann ein Prozeß, in dem beide sich wechselseitig anregen, beide voneinander lernen, wobei sehr bald der um acht Jahre jüngere Raffael der Gebende wird. Über Raffaels Leben in Florenz berichtet Vasari: »Bald wurde er mit verschiedenen jungen Malern befreundet, unter ihnen mit Ridolfo Ghirlandajo (1483–1561, Sohn des Domenico Ghirlandajo), Aristotele da San Gallo (1481–1551, eigentlich Bastiano da San Gallo, Neffe des Giuliano) und anderen; überall in der Stadt erzeigte man ihm viel Ehre, besonders Taddeo Taddei, der ihn als ein Verehrer ausgezeichneter Talente stets in seinem Hause und an seinem Tische haben wollte. ... Außerdem stand Raffael in naher Freundschaft mit Lorenzo Nasi, und als derselbe sich in jenen Tagen vermählte, arbeitete er für ihn ein Bild, worin er die Madonna darstellt, wie sie das Christuskind zwischen den Beinen hält, dem der kleine Johannes ganz fröhlich und zu großem Vergnügen und Ergötzen beider einen Vogel reicht. ...

Dieser ganz herrliche Maler studierte in Florenz die alten Arbeiten Masaccios und wurde durch die Leistungen Lionardos und Michelangelos zu noch größerem Fleiß und folglich zu außerordentlicher Verbesserung der Kunst und seiner Manier getrieben. Während seines Aufenthaltes in Florenz stand Raffael außer anderen in naher Freundschaft mit Fra Bartolommeo von S. Marco, der ihm sehr wohl gefiel und dessen Kolorit er eifrig nachzuahmen suchte; dagegen lehrte er jenem guten Pater die Regeln der Perspektive, von denen derselbe bis dahin keine Kenntnis genommen hatte.« Raffael lernte von Fra Bartolommeo vor allem, Menschengruppen mit Hilfe einfacher geometrischer Figuren wie Kreis und Dreieck zu komponieren.

Nach zunächst nur kurzem Aufenthalt in Florenz rief ein Auftrag im Jahre 1505 Raffael nach Perugia zurück. In einer Kapelle des Camaldulenserklosters San Severino sollte er ein Fresko an der Altarwand ausführen. In einem Spitzbogenfeld malte er die von vier Engeln umgebene Dreifaltigkeit: den segnenden Christus auf einem Wolkenthron, darüber die Taube des Heiligen Geistes; der obere Teil mit Gottvater ist inzwischen vollständig zerstört. Zu Seiten dieser etwas in den Mittelgrund gerückten Gruppe sitzen links und rechts jeweils drei Heilige, links Maurus, Plazidus und Benedikt, rechts Romuald, Benedikt Martyr und Johannes Martyr. Wenn auch Zeit, Feuchtigkeit und spätere Übermalungen das Bild stark beschädigt haben, sind doch noch die großzügige Komposition in der Form eines weiten Halbkreises und eine Reihe vorzüglicher Einzelheiten zu erkennen. Die Anregung geht sicher auf die Komposition von Fra Bartolommeos Jüngstem Gericht in Santa Maria Nuova in Florenz zurück, auch in Einzelfiguren zeigen sich Anregungen dieses Meisters, namentlich an den Mönchstypen. Hinzu kommen aber auch Einwirkungen, die auf Leonardo zurückgehen und an dem Profilkopf des bejahrten St. Maurus besonders deutlich sind. Die Komposition verrät in der Verwendung von Kreisen als Ordnungsform die Vertrautheit mit Werken von Fra Bartolommeo. In der Horizontale ist ein nach vorn offener Kreis um die Gestalt Christi geschlagen, der aus den sitzenden Mönchsheiligen und den unteren Engeln gebildet wird, in der Vertikale sitzt Gottvater im Zentrum eines Kreises, den die vier Engel und Christus bezeichnen. In mancher Hinsicht deutet sich hier bereits das Kompositionsprinzip der »Disputa« der Stanzen des Vatikan ab. Gerade in der monumentalen Komposition wird deutlich, daß Raffael bereits in den ersten Monaten seines Aufenthaltes in Florenz von den älteren Meistern, aber auch von seinem Freunde Fra Bartolommeo gelernt hatte, und wie er über den Stil der Perugino-Werkstatt hinausgelangt war. Deutlich aber ist auch, wie sehr Raffael die Anregungen verarbeitet und zu eigenem strebt, das bereits künftige Werke ankündigt. Das Fresko ist in verschiedenen Zeichnungen vorbereitet worden, ein Blatt in Oxford zeigt sehr überzeugend, wie sich verschiedene Anregungen durchdringen. Der Profilkopf, der für den hl. Maurus als Vorlage diente, geht offensichtlich auf Leonardo zurück, der jugendliche, aus dem Blatt herausblickende Kopf, der für die am rechten Bildrand sitzende Gestalt bestimmt war und heute im Fresko zerstört ist, wäre ohne Anregungen Fra Bartolommeos nicht denkbar.

Das Fresko ist durch eine Inschrift bezeichnet und datiert: »RAPHAEL DE VRBINO D. OCTAVI ANO STEPHANI VOLTERRANO PRIO RE SANCTAM TRINITATEM ANGELOS ASTANTES SANCTOSQE PINXIT./A. D. MDV«. In der Zone unter dem Bilde Raffaels ergänzte um 1520 Perugino noch sechs stehende Heilige.

Stärker ist die umbrische Tradition noch in einem Altarwerk, das Raffael im gleichen Jahre in Perugia malte, das aber vielleicht schon vor seinem ersten Florenzbesuch in Teilen konzipiert und skizziert war. Das Altarwerk war für das Nonnenkloster Sant' Antonio in Perugia bestimmt, es ist die sogenannte »Pala Colonna« (New York). Die Haupttafel zeigt eine thronende Madonna unter einem Baldachin mit dem Christuskind auf dem Schoß und dem Johannesknaben an der Seite. Daneben stehen links der Apostel Petrus und die hl. Cäcilie, rechts der Apostel Paulus und die hl. Katharina. Zu Seiten der Gruppe bildet ein Landschaftsausschnitt den Hintergrund. In der Lünette darüber erscheint Gott Vater mit zwei Engeln. Umbrische Tradition zeigt sich im zweiteiligen Aufbau und in den Lünettenfiguren. Die Madonna ist von einem ähnlichen Typ wie die »Madonna Diotalevi«, die Lünettenengel gleichen denen der Marienkrönung von 1503.

Merkmale der florentinischen Kunst zeigen dagegen die monumental gesehenen Heiligen zu Seiten des Thrones, Leonardo und Fra Bartolommeo sind dabei wohl wiederum die entscheidenden Anreger gewesen. Dank dieser neuen künstlerischen Erfahrungen geht in der klaren räumlichen Ordnung der Gruppe und ihrem straffen Aufbau die »Pala Colonna« über die etwas ältere »Madonna Ansidei« hinaus.

Christus am Ölberg

Beweinung Christi

Pala Colonna

Von den Tafeln der Predella befindet sich am gleichen Ort (New York) die Darstellung »Christus am Ölberg«. Ebenfalls zu dieser Predella gehörten ursprünglich noch eine »Kreuztragung« (London) und eine »Beweinung« (Boston). Bei der »Kreuztragung« ist die Gruppe der Frauen aus jener »Kreuzabnahme« übernommen, die Filippino Lippi begonnen und Perugino 1506 vollendet hatte (Florenz, Akademie). In der Gestalt Christi lebt die Erinnerung an den Abendmahlsspender im »Abendmahl« des Joos van Gent in Urbino nach, das Raffael in seiner Kindheit gesehen und bei einem Besuch in Urbino 1505 offenbar erneut studiert hatte. Bei der »Beweinung« ist noch der Figurentyp Peruginos spürbar, die Komposition aber ist von diesem Meister unabhängig. Die Staffelbilder wurden von zwei Täfelchen gerahmt, die einen heiligen Franziskaner und den hl. Antonius von Padua zeigen (Dulwich).

Schließlich erhielt Raffael zur gleichen Zeit noch einen weiteren Auftrag in Perugia. Er sollte für das Nonnenkloster Monteluce bei Perugia eine Marienkrönung malen. Die Klarissen bestellten das Bild am 12. Dezember 1505. Bis zum 1. Januar 1508 sollte Raffael den Entwurf abliefern, vertraglich wurde er verpflichtet, sich Domenico Ghirlandaios »Marienkrönung« von 1486 aus der Kirche San Girolamo in Narni zum Vorbild zu nehmen. Am 22. und 23. Dezember erhielt der junge Meister bereits einen Vorschuß, aber die Arbeit unterblieb. Zehn Jahre später, am 21. Juni 1516, wird der Vertrag erneuert und als neuer Termin für die Übergabe der Tafeln das Fest Mariae Himmelfahrt im Jahre 1517 festgelegt. Doch auch dieser Termin wurde von Raffael nicht eingehalten. Der Monteluce-Altar (Rom, Pinacoteca Vati-

cana) ist dann erst in den Jahren 1523 bis 1525 von Giulio Romano und Francesco Penni ausgeführt worden.
1505 weilte Raffael auch zu einem Besuch in Urbino, es war der letzte belegbare Aufenthalt in seiner Vaterstadt. Er malte, nach Vasari, dort für den Herzog drei Bilder, zwei kleine Madonnen und einen »Christus am Ölberg«, die verschollen sind, sowie ein Porträt des Herzogs. Während des Besuches wurde die Bekanntschaft mit dem späteren Herzog von Urbino, Francesco Maria, dem Neffen von Papst Julius II., geschlossen. Im Frühjahr 1506 war Raffael dann wieder in der Stadt am Arno. Von Florenz aus reiste er im gleichen Jahre nach Bologna, um Francesco Francia, den Lehrer seines ersten Meisters und späteren Gefährten Timoteo Viti, zu besuchen, dem er freundschaftlich verbunden blieb. Damals könnte er auch Albrecht Dürer begegnet sein, der im Oktober des gleichen Jahres in Bologna weilte, und dem Stadt und Künstlerschaft einen großen Empfang bereiteten. Über die herzliche Aufnahme Dürers berichtet Christoph Scheurl im Jahre 1515 in seiner Biographie des Probstes Anton Kreß: »Ich habe, von den anderen zu schweigen, die Maler von Bologna zu Zeugen, die jenem (nämlich Albrecht Dürer, E. U.) in seiner Gegenwart – ich habe es selbst angehört – öffentlich in der Malerei die erste Stelle in der ganzen Welt einräumten und versicherten, sie stürben heiter, nachdem sie den so begehrten Albrecht gesehen.« Für die Verbindung zwischen Dürer und Raffael gibt es auch aus späteren Jahren noch Belege.
Auch muß Raffael zumindest zu einem kurzen Aufenthalt in Rom gewesen sein; das Auftauchen von römischen Landschafts- und Ruinenmotiven ist kaum anders zu erklären.
In Florenz fand Raffael auch Zugang zu dem damals wichtigsten Künstleratelier des Dombaumeisters Baccio d'Agnolo, in dem sich die besten Florentiner Baumeister, Bildhauer und Maler trafen. Dort könnte er auch mit dem Patrizier Lorenzo Nasi und dem Humanisten Taddeo Taddei bekannt geworden sein, mit dem ihn Freundschaft verband, schrieb er doch im April 1508 in einem Briefe an seinen Onkel: »Noch bitte ich Euch, liebster Oheim, den Priester (den Bruder seines Vaters, Don Bartolomeo) und die Santa (seines Vaters Schwester) wissen zu lassen, daß wenn der Florentiner Taddeo Taddei, von dem wir schon öfters geredet haben, nach Urbino kommt, sie ihm alle Ehre erzeigen, ohne irgend etwas zu sparen, und auch ihr werdet aus Liebe zu mir ihm alle mögliche Gefälligkeit erzeigen, da ich ihm in Wahrheit so sehr als irgendeinem lebenden Menschen verbunden bin.« An anderen Auftraggebern sind die Familien der Canigiani, der Dei und der reiche Kaufmann Angelo Doni bekannt.
Die Florentiner Jahre im Schaffen Raffaels werden vor allem durch ein Thema bestimmt: das der Madonna. In immer neuen Variationen hat er es gemalt, in einer Vielzahl von Zeichnungen skizziert. Innerhalb der Fülle der Werke lassen sich gewisse Gruppierungen um Grundtypen unterscheiden, die schon in Perugia vorbereitet waren. In der Nachfolge der »Madonna Solly« stehen die Halbfigurenbilder der Madonnen mit dem Kind, das Motiv der »Madonna Diotalevi« führen die Madonnen mit Kind und Johannesknaben im Grünen weiter und an das »Dreiheiligen-Bild«, die Madonna mit dem hl. Hieronymus und Franziskus, knüpfen in gewissem Grade die Darstellungen der Heiligen Familie an. Immer wieder gibt es natürlich auch Beziehungen zwischen diesen einzelnen Gruppen.

Madonna del Granduca

Am Beginn der Reihe Florentiner Madonnen steht wohl die »Madonna del Granduca« (Florenz, Galleria Pitti), die noch in den ersten, kürzeren Florenzaufenthalt 1504/05 zu datieren ist. Ihr Name kommt daher, daß der Großherzog Ferdinand II. von Toskana das Bild so sehr schätzte, daß er sich von ihm selbst auf Reisen nicht trennen wollte. Ganz allmählich, mit sehr feinen Übergängen im Ton, treten die gerundeten Gestalten aus dem Dunkel des Bildgrundes hervor; sie wirken wie Erscheinungen und sind doch greifbare Realität. Die Madonna ist, wie in älterer Tradition, eine jungfräuliche Heilige, unter gesenkten Lidern hervor trifft den Betrachter ein milder, sanfter Blick. Das schwere Kopftuch ist ein klein wenig zurückgeschoben und gibt Lokken des golden schimmernden Haares frei. Maria ist als ein Wesen von überirdischer Reinheit und Sanftmut gegeben, aber doch auch als ein von warmem Blut durchströmter Mensch voller Anmut und Liebreiz. Raffael beginnt auf bemerkenswerte Weise, sich aus den Banden älterer Traditionen zu lösen: Er sieht das Göttliche im Menschlichen und vermag es so im Bilde darzustellen. Das Kind, dessen voller Blick auf dem Betrachter ruht, schmiegt sich zärtlich an die Brust der Mutter. Die Uffizien in Florenz bewahren eine Vorzeichnung zu dem Bilde, die noch offen läßt, ob es ein Tondo oder ein Rechteckformat werden soll. Auf ihr ist hinter der Halbfigur Mariens eine Landschaft angelegt.
In zeitliche Nachbarschaft zur »Madonna del Granduca«, also um 1505, entstand die sogenannte »Kleine Madonna Cowper« (Washington, ehemals Sammlung des Earl of Cowper), die ihr auch stilistisch sehr nahe kommt. Die Madonna sitzt mit dem Kinde auf dem Arm vor einer Landschaft, wie das ähnlich schon die

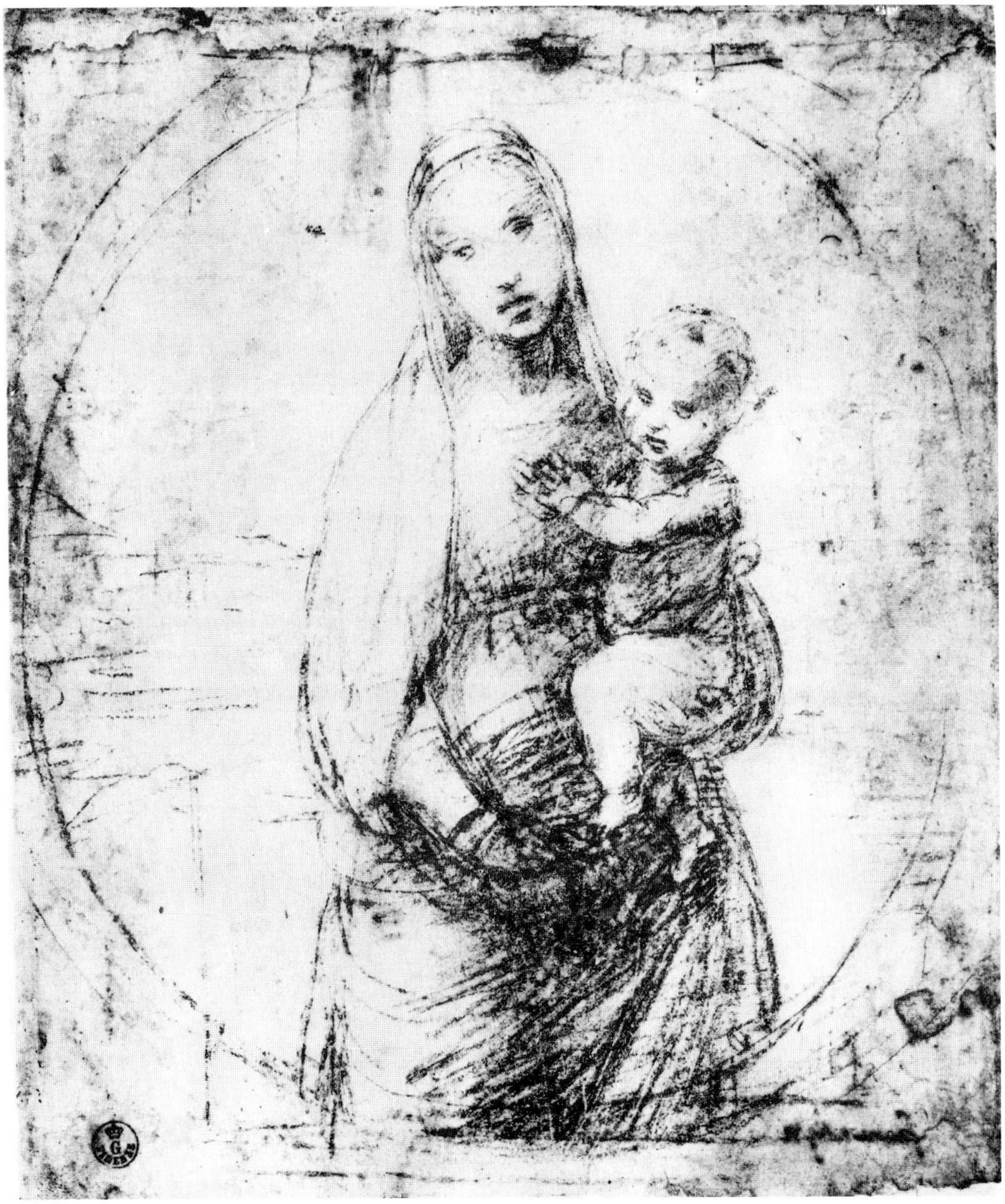

Studie zur Madonna del Granduca
Zeichnung, 21,3 × 18,4 cm
Florenz, Uffizien

Madonna Tempi

Zeichnung zur »Granduca« vorsah. Die noch umbrischen Züge, die dem wenig älteren Bild noch anhaften, sind jetzt überwunden. War die Gestaltung bei der »Madonna del Granduca« ganz auf Mutter und Kind konzentriert, so ist hier der Landschaft doch mehr Raum gegeben. Dabei darf man in der Kirche rechts im Bildhintergrund sehr wahrscheinlich eine freie Abbildung der Klosterkirche San Bernardino dei Zoccolanti bei Urbino sehen; möglicherweise waren die Mönche dieses Klosters die Auftraggeber für das Bild.
An diese beiden Madonnen schließt sich die »Madonna aus dem Hause Tempi« (München) an. Das Bildformat füllend, steht die Halbfigur der Madonna vor dem Betrachter und hält das Kind fest an sich gedrückt. Das seitlich ausschwingende Gewand gibt der jungfräulichen Mutter eine ganz eigentümliche Mächtigkeit und Größe, obwohl sie doch von gleicher Zartheit ist wie die »Granduca«. Die enge Bindung von Mutter und Kind hat in der Art, wie sie Wange an Wange legen und ganz mit sich selbst beschäftigt sind, ergreifenden Ausdruck gefunden. Hinter den Gestalten breitet sich eine weite Landschaft.

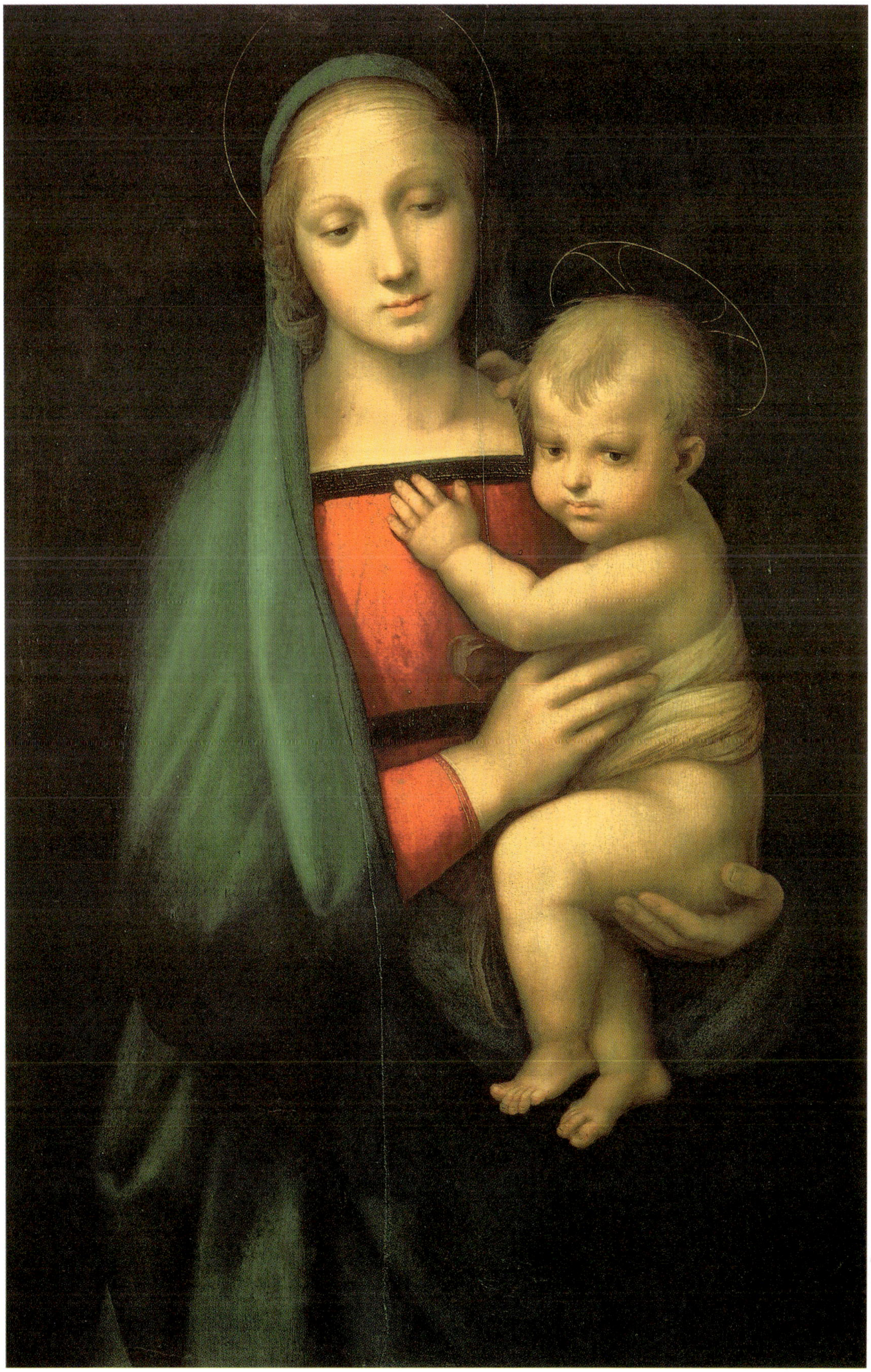

Madonna del Granduca
Holz, 84 × 55 cm
Florenz, Galleria Pitti

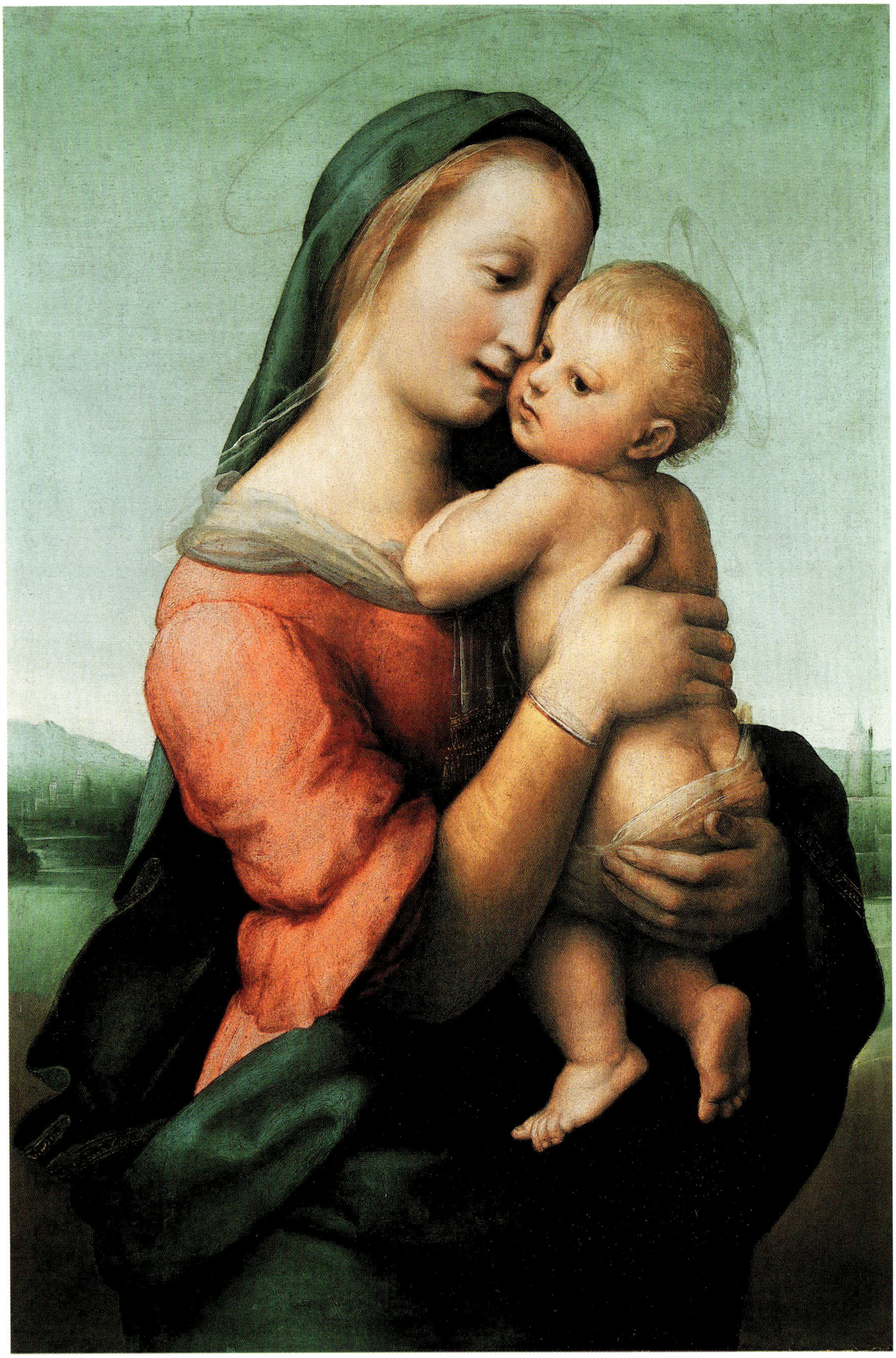

Madonna Tempi
Holz, 77 × 53 cm
München, Alte Pinakothek

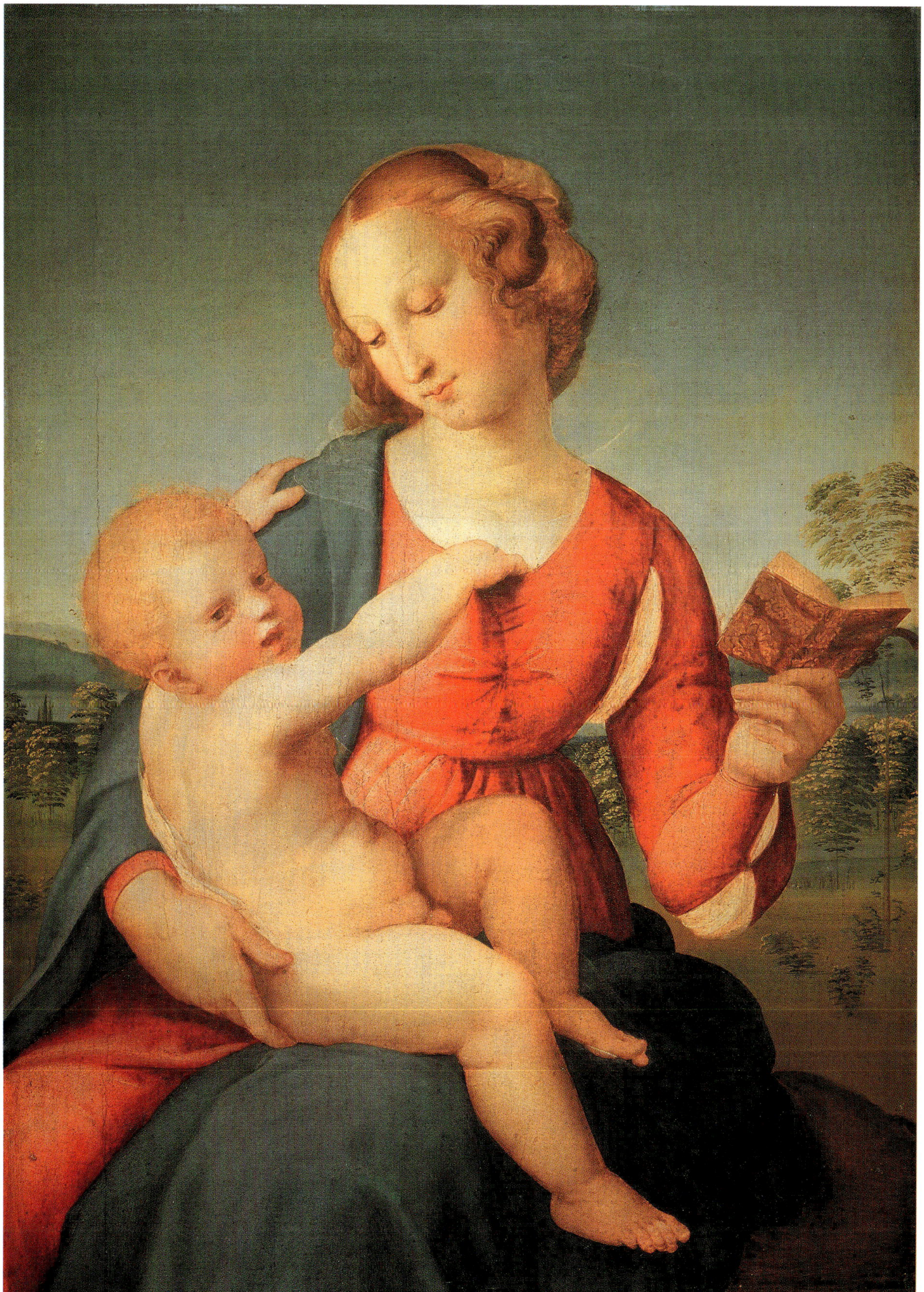

Madonna Colonna
Holz, 77 × 56 cm
Berlin, Staatliche Museen Preussischer Kulturbesitz

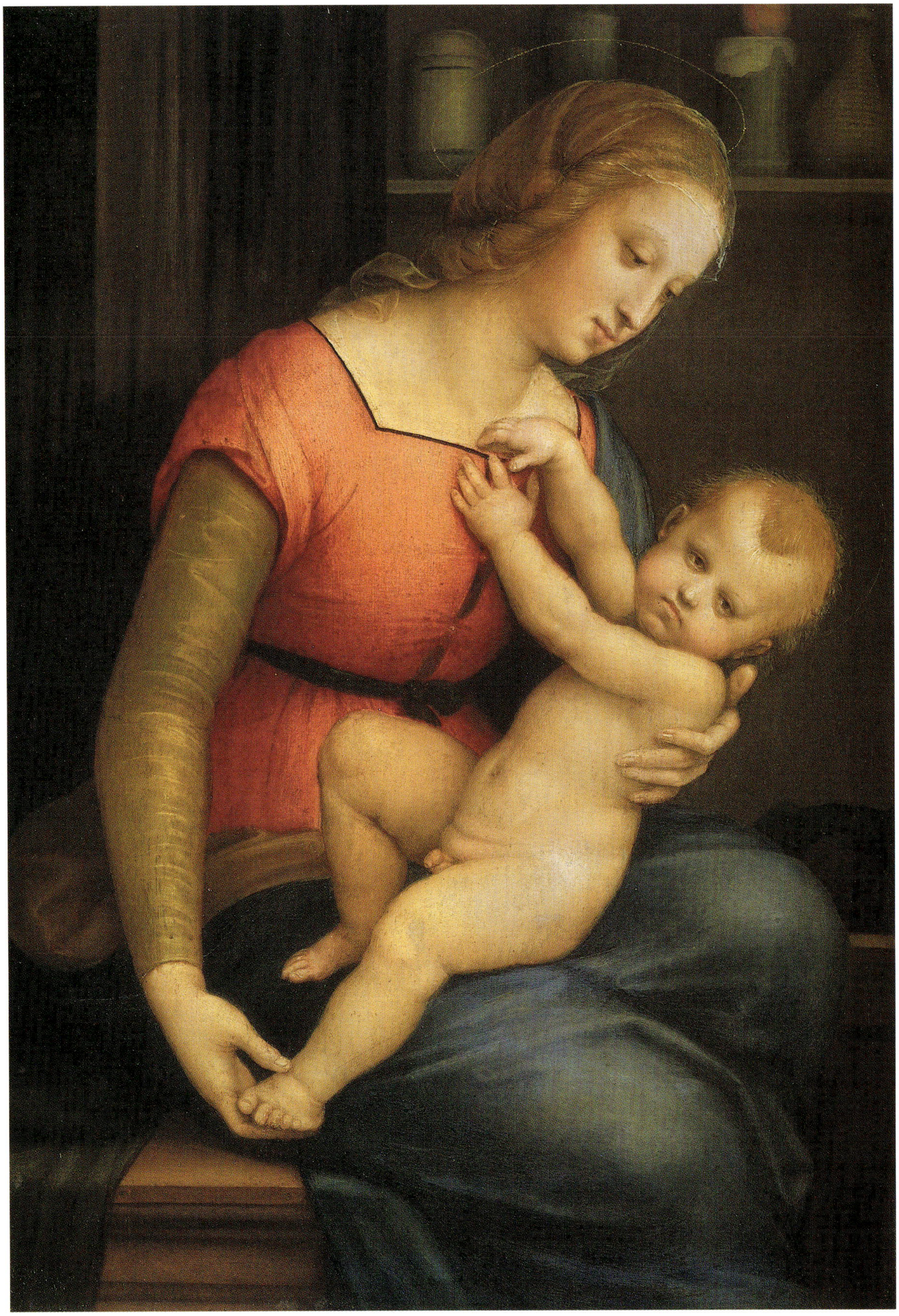

Madonna d'Orléans
Holz, 29 × 21 cm
Chantilly, Musée Condé

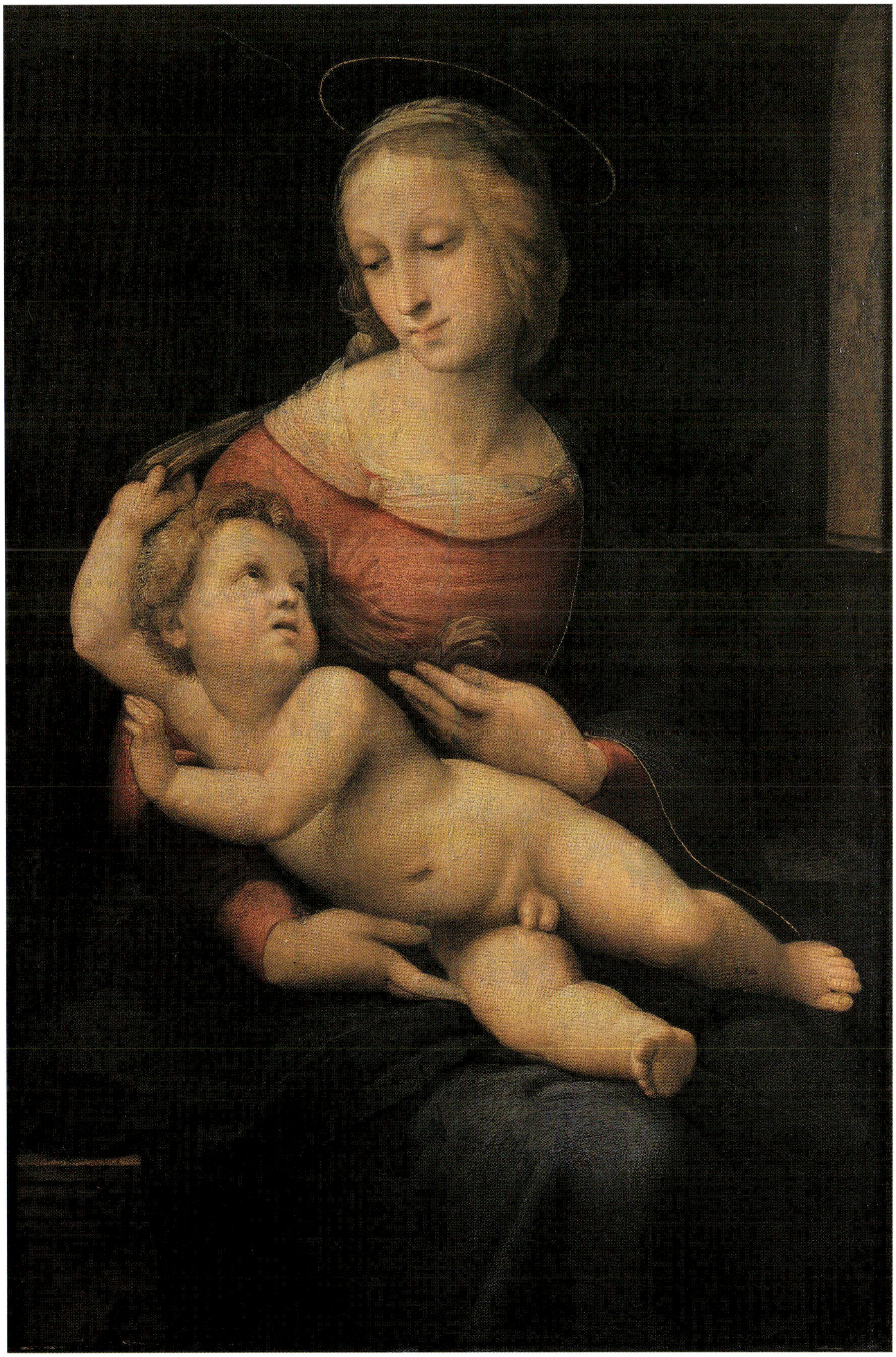

BRIDGEWATER MADONNA
VON HOLZ AUF LEINWAND ÜBERTRAGEN, 81 × 56 cm
EDINBURGH, NATIONAL GALLERY OF ART, LEIHGABE DES EARL OF ELLESMERE

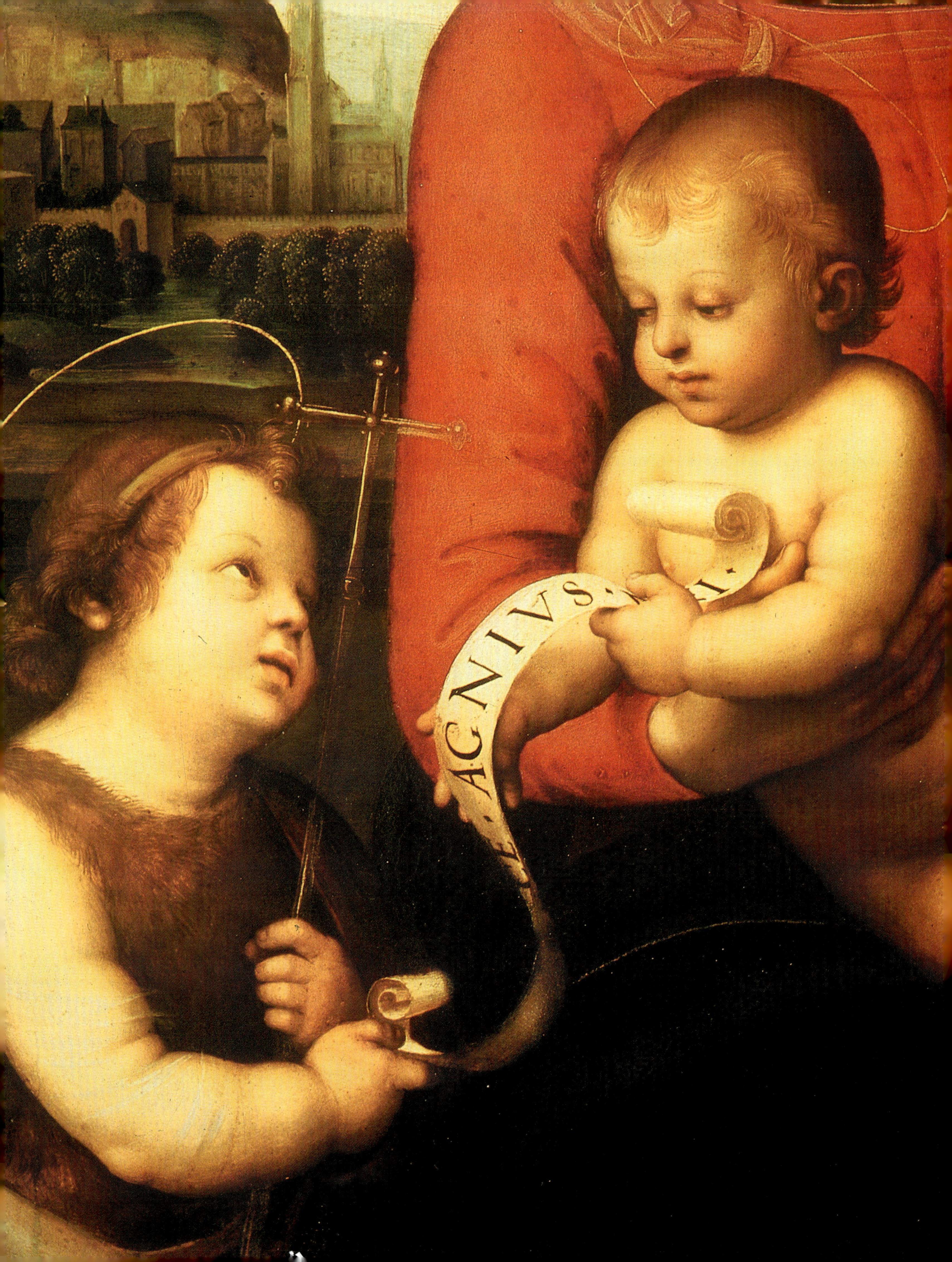
AGNIVS

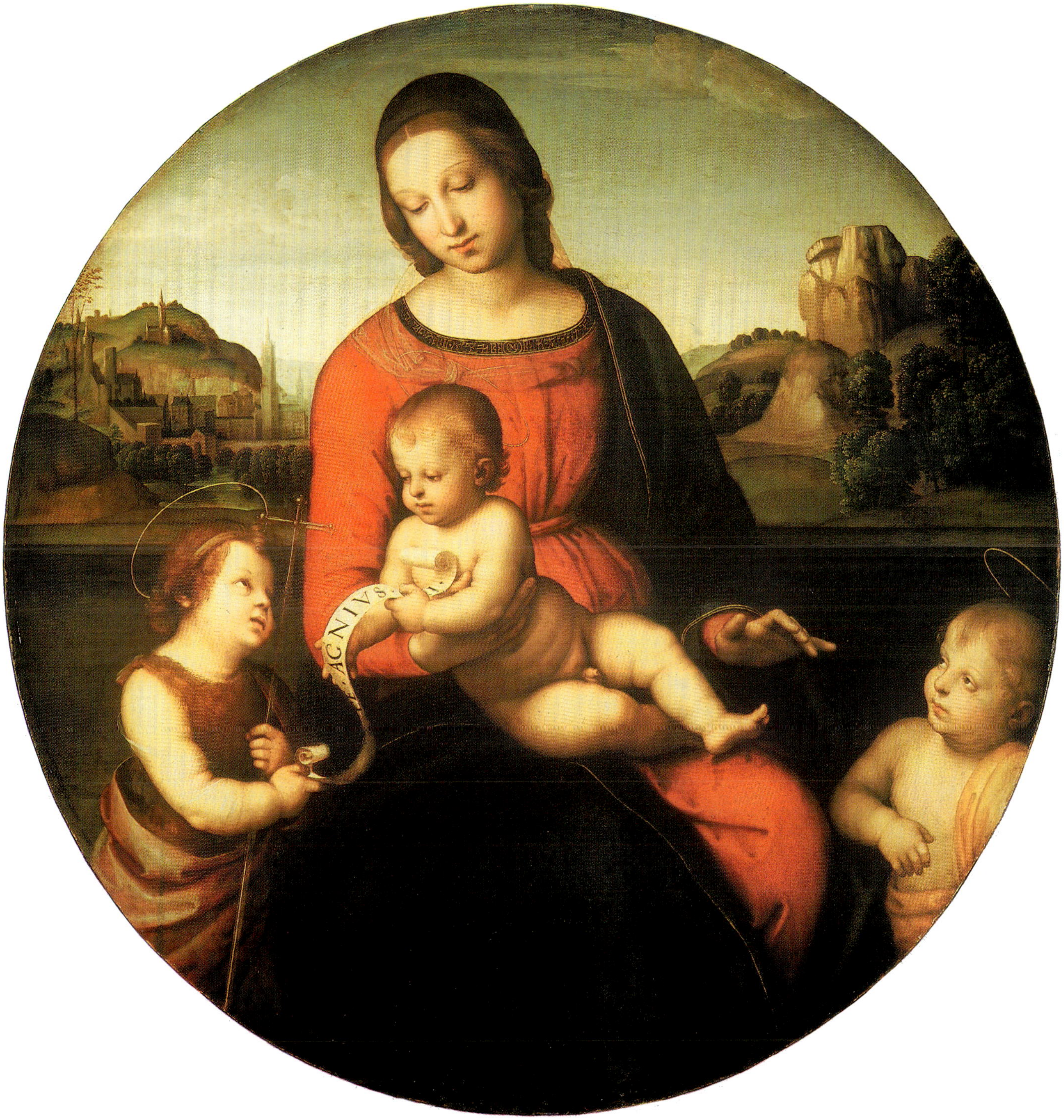

MADONNA TERRANUOVA
HOLZ, DURCHMESSER 86 cm
BERLIN, STAATLICHE MUSEEN PREUSSISCHER KULTURBESITZ

AUSSCHNITT S. 54
MADONNA TERRANUOVA (S. 55)
CHRISTUS UND JOHANNES

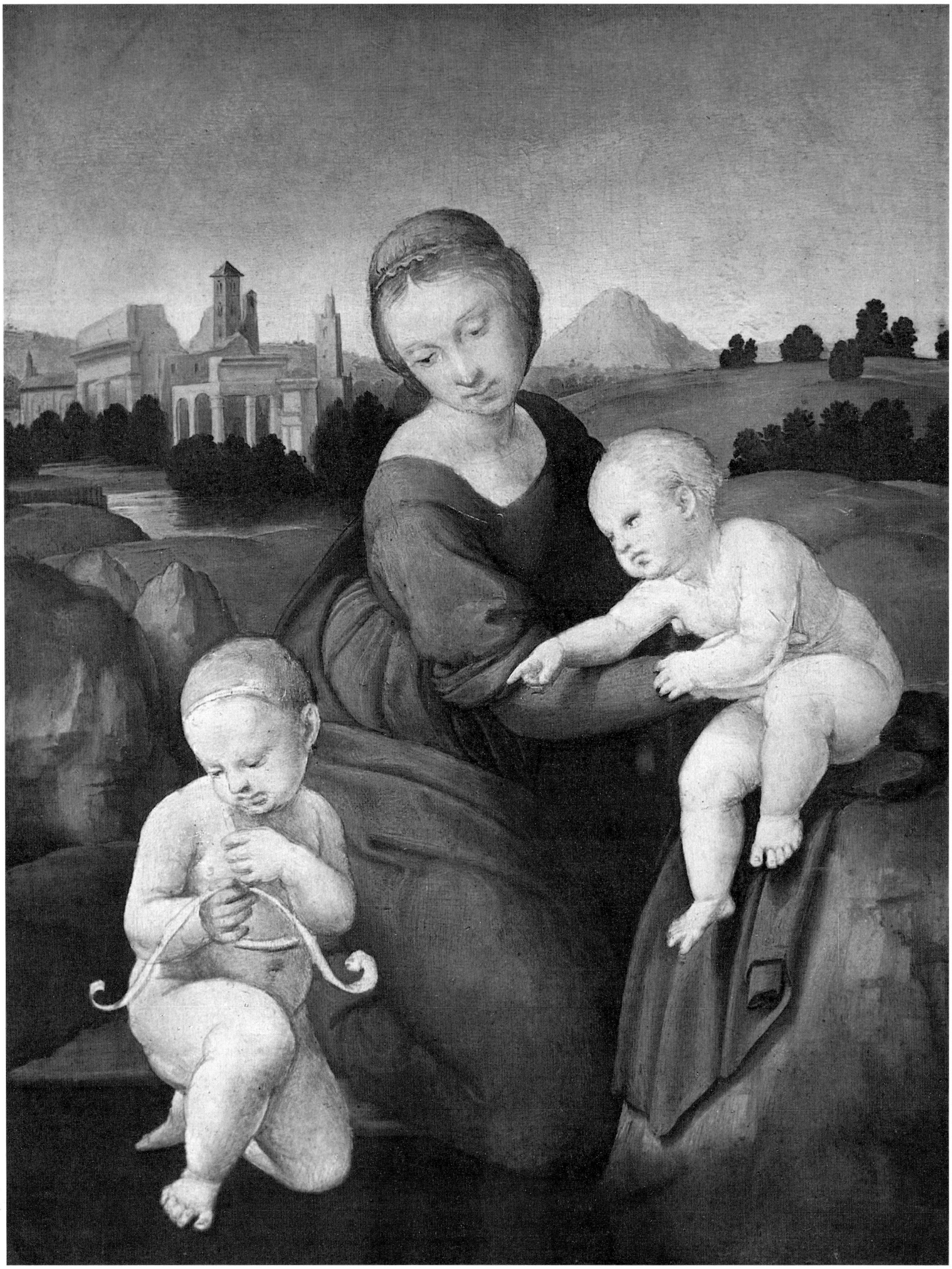

Madonna Esterházy
Holz, 28,5 × 21,5 cm
Budapest, Museum der bildenden Künste

Waren bei der »Granduca« noch deutlich Erinnerungen an den umbrischen Stil der Jahre in Perugia zu beobachten, so überwiegen jetzt ganz eindeutig die Elemente der Florentiner Malerei. Vor allem muß Raffael von den Bildwerken Donatellos beeindruckt gewesen sein, ohne daß aber ein besonderes Vorbild zu benennen wäre. Nach Auffassung und Kolorit dürfte die »Madonna Tempi« um 1507 entstanden sein.

Im Anschluß an die »Kleine Madonna Cowper«, allerdings mit einem zeitlichen Abstand, um 1506/07, ist die »Madonna d'Orléans« (Chantilly) entstanden. Die Madonna sitzt mit dem lebhaft sich bewegenden Kind auf dem Schoß in einem Innenraum. Ein Vorhang und ein Wandbord mit Gefäßen vermitteln die vertraute Abgeschlossenheit eines Wohngemachs. Das Kind, offenbar gerade aus dem Schlafe erwacht, streckt sich und greift nach dem Halsausschnitt der Mutter, sei es um Halt zu suchen oder um Nahrung zu finden. Die Mutter stützt ihr Kind mit der Linken, die Rechte faßt unter das Füßchen. Mit zährtlichem Lächeln neigt sie sich dem Sohne zu, der dem Betrachter sein Gesicht zukehrt. Schließlich scheint auch die »Madonna Colonna« (Berlin), die ein Jahr später entstanden sein dürfte, dieser Gruppe zuzugehören. Sie ist der »Kleinen Madonna Cowper« in der Komposition recht ähnlich, die menschliche Auffassung des Themas aber ist noch weiter fortgeschritten. Maria, die eben noch in einem Büchlein gelesen hat, wendet sich dem lebhaften Kinde zu,

Madonna Colonna

Madonna d'Orléans

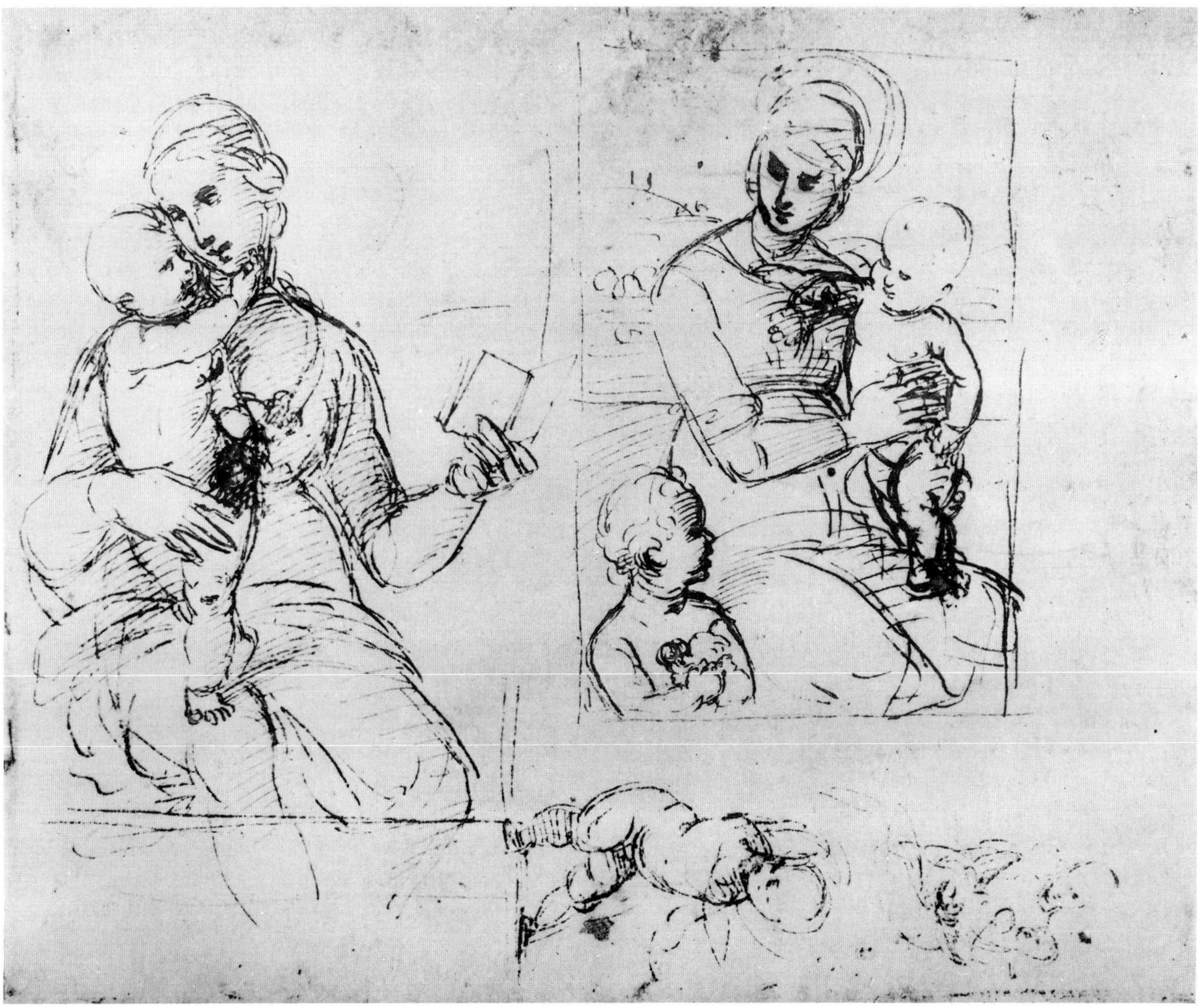

STUDIEN ZU DEN MADONNEN COLONNA UND BRIDGEWATER
FEDERZEICHNUNG, 19,7 × 25,2 cm
WIEN, ALBERTINA

das ihr wiederum in den Halsausschnitt greift. Die Beziehungen zwischen Mutter und Kind sind frei und natürlich, ohne einer Konvention oder einem starren ikonographischen Schema verpflichtet zu sein. Die früher gedämpfte Farbigkeit ist unter dem Einfluß von Fra Bartolommeo heller und wärmer geworden, nach dem Vorbilde Leonardos wird die Körpermodellierung weich und schwellend.

In ihrer Komposition und nach ihrer Genese geht die »Madonna Colonna« auch eng mit der »Orléans-Madonna« und der »Bridgewater-Madonna« (Edinburgh) zusammen. Sie muß um 1508, am Ende des Florentiner Aufenthaltes, gemalt worden sein. Die Haltung der Madonna ist in einer Studie der Albertina in Wien vorbereitet, für den Christusknaben gibt es eine Skizze in London.

Bridgewater Madonna

In den gleichen Zusammenhang gehört auch noch die »Große Madonna Cowper« (Washington). Das Bild ist am Halsausschnitt Mariens datiert und bezeichnet: »MDVIII./R.V. PIN«. Hier ruht Mariens Blick in stiller Freude und mütterlicher Zärtlichkeit auf dem Knaben, der fröhlich lächelnd aus dem Bilde schaut.

Die reifste Zusammenfassung des Ertrages der Florentiner Jahre bringt schließlich die »Bridgewater-Madonna« (Edinburgh). Vier Jahre lang hatte Raffael Anregungen von seinen großen Zeitgenossen aufgenommen und konnte nun in souveräner Verarbeitung des Empfangenen seinen ganz eigenständigen Beitrag zum Madonnenthema leisten. Alles Aufgenommene ist jetzt vollkommen zu Eigenem geworden, das in größter Freiheit der Auffassung und bei äußerster Meisterschaft in der Beherrschung der Mittel vorgetragen wird. Das Bild ist ganz am Ende des Florentiner Aufenthaltes, um 1508, entstanden.

Vor dem dunklen Grunde eines Innenraumes sitzt Maria. Sie ist groß gesehen, ihre Gestalt in reicher und fein differenzierter Drehung in den Körperachsen gegeben. Sie neigt das Haupt dem Kinde zu, das ihre rechte Hand umfängt, während die linke das Obergewand vor der Brust gerafft hält. Das Kind liegt in ganz lebendiger Haltung so auf ihrem Schoße, als wollte es gerade herabgleiten, suche aber noch mit dem rechten Händchen Halt am Mantel der Mutter. Zur Lebhaftigkeit des Kindes steht in schönem Kontrast der ernste, ruhige Blick der Mutter. Das Kind wurde möglicherweise angeregt durch den Jesusknaben auf dem Karton der »Anna Selbdritt« von Leonardo da Vinci (London), aber auch der Tondo der »Madonna Taddei« von Michelangelo dürfte Raffael bekannt gewesen sein und könnte anregend gewirkt haben. Auf die enge mütterlich-zärtliche Beziehung zwischen Mutter und Kind bei den Madonnen aus den Häusern Tempi, Colonna und Orléans, mit ihrer heiteren Stimmung, die der der »Madonna im Grünen« verwandt ist, folgt nun erneut, allerdings auf einer höheren Stufe menschlicher Reife, der Ernst, der die »Madonna del Granduca« prägte. Häufen sich die auf die unmittelbare Mutter-Kind-Beziehung begrenzten Bilder am Anfang und am Ende der Florentiner Periode, so erfahren die um den Johannesknaben erweiterten Gruppen, die auch im Freien vor Landschaftshintergründen dargestellt sind, eine Konzentration in der Mitte der Florentiner Zeit, obwohl auch sie schon in Perugia vorbereitet waren und 1505 einsetzen. Aus ihnen entwickeln sich dann in den Jahren 1506–08 die Darstellungen der Heiligen Familie.

Madonna Terranuova

Zu den ersten Madonnenbildern, die Raffael in Florenz malte, gehörte die »Madonna Terranuova«, ein Tondo von 1505 (Berlin). Vor einer Brüstung sitzt die Madonna mit dem Kind auf dem Schoße. Der Knabe wendet sich nach links dem Johannesknaben zu und faßt nach dessen Spruchband, das die Worte: »(EC)CE. AGNIVS. (DE)I.« trägt (Siehe, das ist Gottes Lamm). Rechts erscheint eine weitere Knabengestalt, ebenfalls mit einem Nimbus ausgezeichnet, die bisher nicht gedeutet werden konnte. Hinter der Brüstung nimmt ein wohlausgewogener Landschaftsausschnitt relativ viel Raum ein. Die entwickelte Raumdarstellung mit der detailreichen Landschaft, der Madonnentyp, vor allem der Gestus der linken Hand, der ganz offenkundig von der Felsgrottenmadonna entlehnt ist, sowie das weiche Sfumato erweisen die nachhaltige Wirkung der Kunst des Leonardo. Eine Zeichnung in Lille gibt eine Studie zu dem Gemälde. Das Motiv Christi und des Johannesknaben ist dort schon weitgehend ausgebildet, die Madonna aber wirkt zierlicher und zeigt im Typ und in der Stützgebärde der linken Hand den älteren Stil der umbrischen Schule. Auf der Skizze sind der Madonnengruppe noch in traditioneller Weise der Nährvater Joseph und ein Engel zugeordnet, die Komposition ist dort auf ein rechteckiges Format berechnet. Auch die gemalte Fassung der »Madonna Terranuova« nimmt kaum Bezug in der Komposition auf die Form des Tondo. Der »Madonna Terranuova« nahe verwandt ist die »Madonna Conestabile« (St. Petersburg), gleichfalls ein Tondo. In beiden Fällen fehlt noch die Sicherheit, mit der Raffael später seine Komposition der Kreisform anzupassen vermochte. Die Begegnung mit Michelangelos Tondo der »Madonna Taddei«, die in der Haltung des Kindes der »Bridgewater-Madonna« spürbar wird, hat offensichtlich noch nicht stattgefunden. Auch

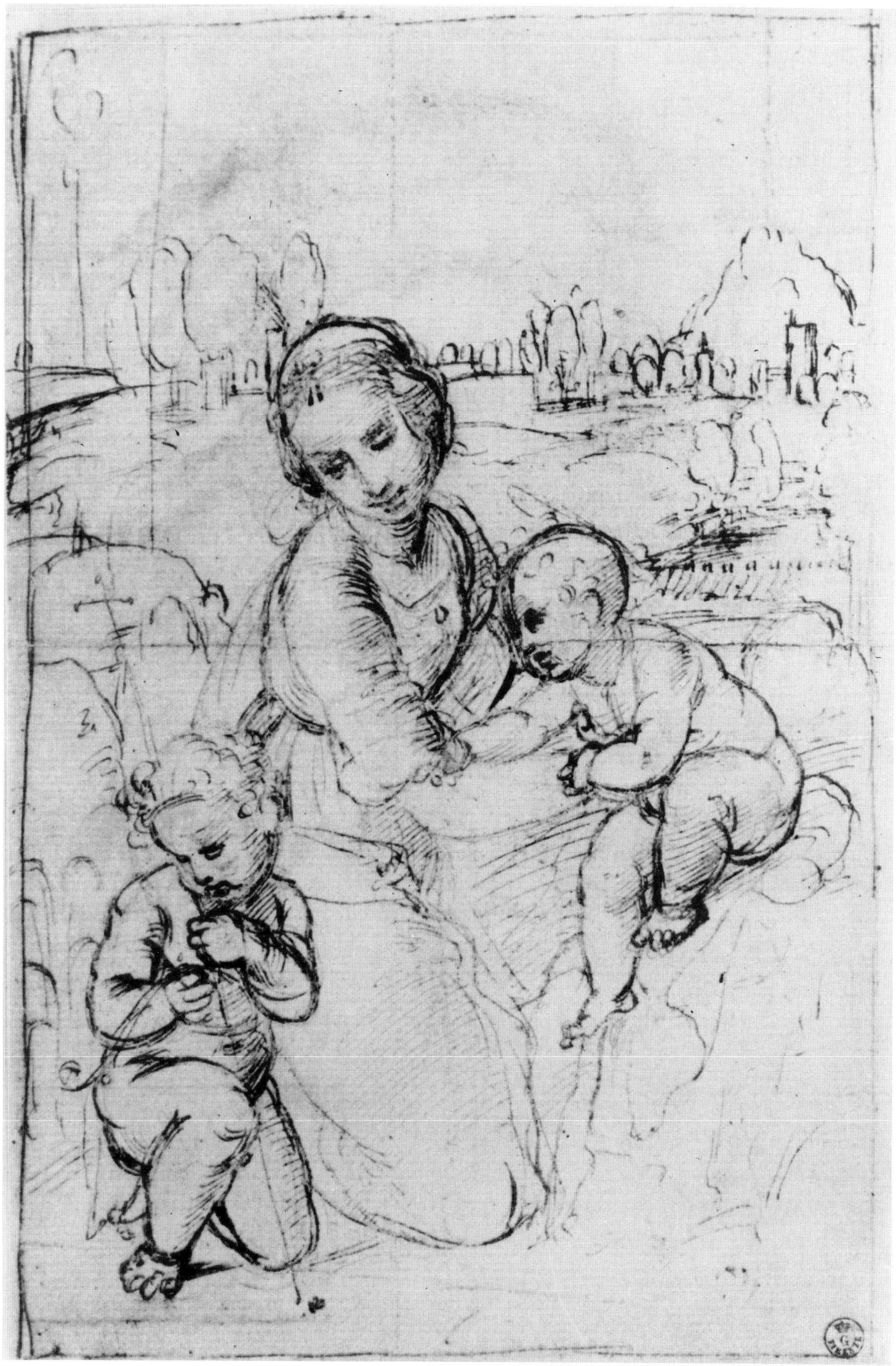

Entwurf zur Madonna Esterházy
Federzeichnung, 28,7 × 19,2 cm
Florenz, Uffizien

nach rechts gerichtet, wendet aber Oberkörper und Kopf nach links. Neben ihr und von ihr leicht gestützt, scheint der Jesusknabe seine ersten Schritte zu tun. Haltsuchend greift er nach dem Kreuzesstab, den ihm der kniende Johannesknabe entgegenhält. Zu der Madonna gibt es eine ungewöhnlich große Zahl von Vorzeichnungen (in Wien, Chatsworth, Oxford; die Rötelzeichnung der endgültigen Fassung in New York). Die Komposition scheint dem jungen Meister noch ungewohnt gewesen zu sein und ihm Schwierigkeiten bereitet zu haben. Kompositionsform, Farbgebung und der Typ der Maria verraten, wie intensiv Raffael sich mit dem Werke Leonardos auseinandergesetzt hat.

Die Schöne Gärtnerin

Madonna mit dem Stieglitz

In der »Madonna mit dem Stieglitz« wird das Motiv leicht abgewandelt. Maria hat ihre Lektüre unterbrochen und wendet sich dem kleinen Johannes zu, der in seinem härenen Gewande, den Schöpfnapf am Gurte, zu ihr und ihrem Kinde tritt und diesem einen Stieglitz bringt. Der mit dem Rohrkreuz im Wiener Bilde gegebene Hinweis auf die Passion fehlt hier, will man nicht in dem Dornen und Disteln fressenden Vogel eine derartige Anspielung sehen, ähnlich wie bei der »Madonna Solly«. Hinter dem Motiv der Überreichung des Stieglitzes dürfte letztlich die apokryphe Erzählung von der Belebung eines Tonvögelchens durch das Christuskind stehen. Studien zum Bilde befinden sich in Oxford. Das Gemälde ist nach der Überlieferung Vasaris für Lorenzo Nasi in Florenz gemalt worden. Bei einem Einsturz des Hauses während eines Erdbebens am 12. November 1547 hat es gelitten und mußte von Ridolfo Ghirlandajo restauriert werden. Die letzte Fassung des Motivs in den späten Florentiner Jahren gibt die »Schöne Gärtnerin« (Paris) von 1507/08. Das Bild ist auf dem Mantelsaum Mariens bezeichnet und datiert: »RAPHAELLO VRB. M D VII«. Vasari berichtet, daß dieses für Siena bestimmte Gemälde unvollendet war, als Raffael Florenz verließ und er deshalb die Vollendung Ridolfo Ghirlandajo überlassen mußte. In dessen Vita schreibt Vasari von dem »blauen Tuch«, das noch zu vollenden wäre, was sich auf den Mantel bezogen haben muß. Der Karton zu dem Bilde (Holkham Hall) sowie Studien zur Komposition (Paris, Chantilly) und zum Johannesknaben (Oxford) sind bekannt. Vor einer reichen Landschaft wendet sich Maria ihrem Kinde zu, das nach ihrem

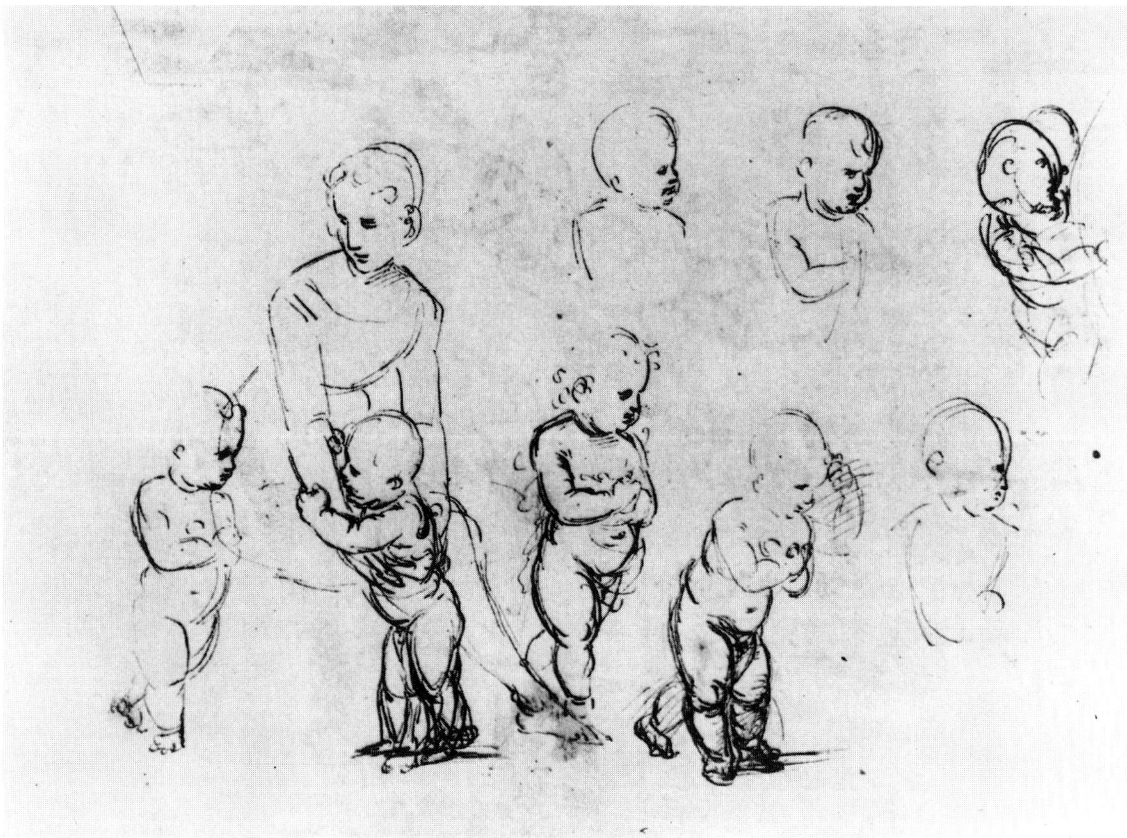

Skizzen zur Madonna im Grünen
Federzeichnung, 22,8 × 16,2 cm
Wien, Albertina

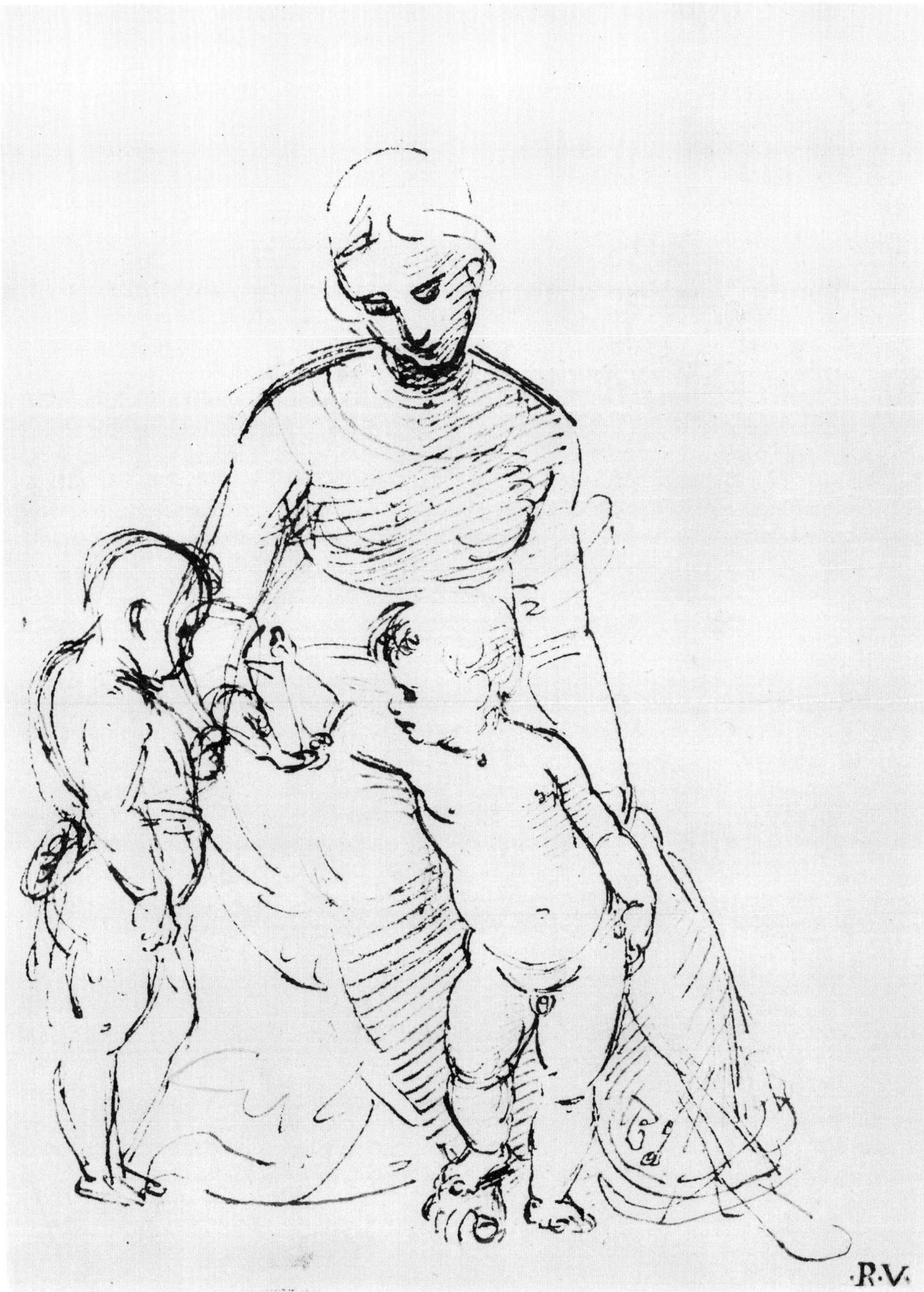

Skizze zur Madonna mit dem Stieglitz
Federzeichnung, 23 × 16,3 cm
Oxford, Ashmolean Museum

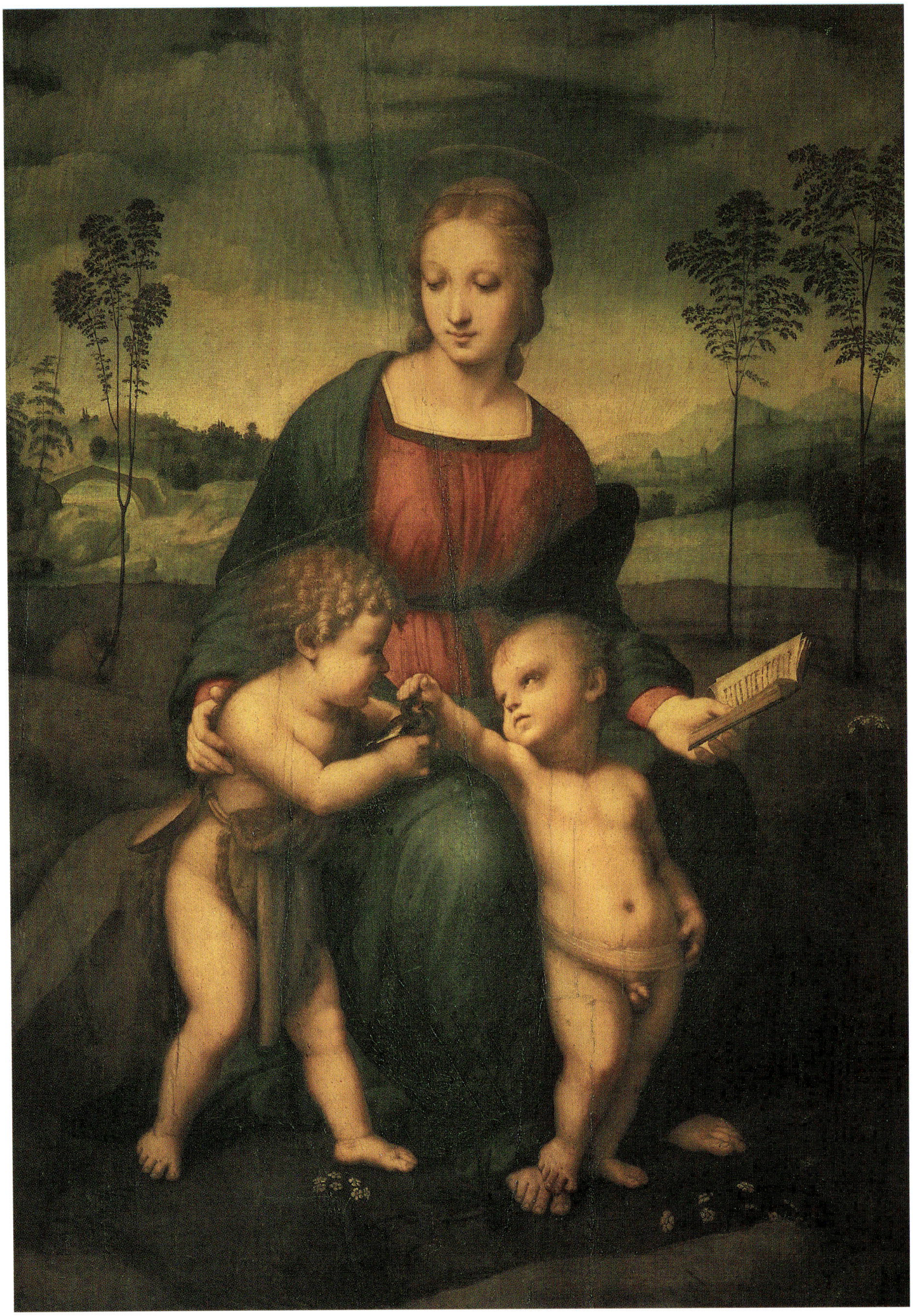

MADONNA MIT DEM STIEGLITZ
HOLZ, 106 × 75 cm
FLORENZ, UFFIZIEN

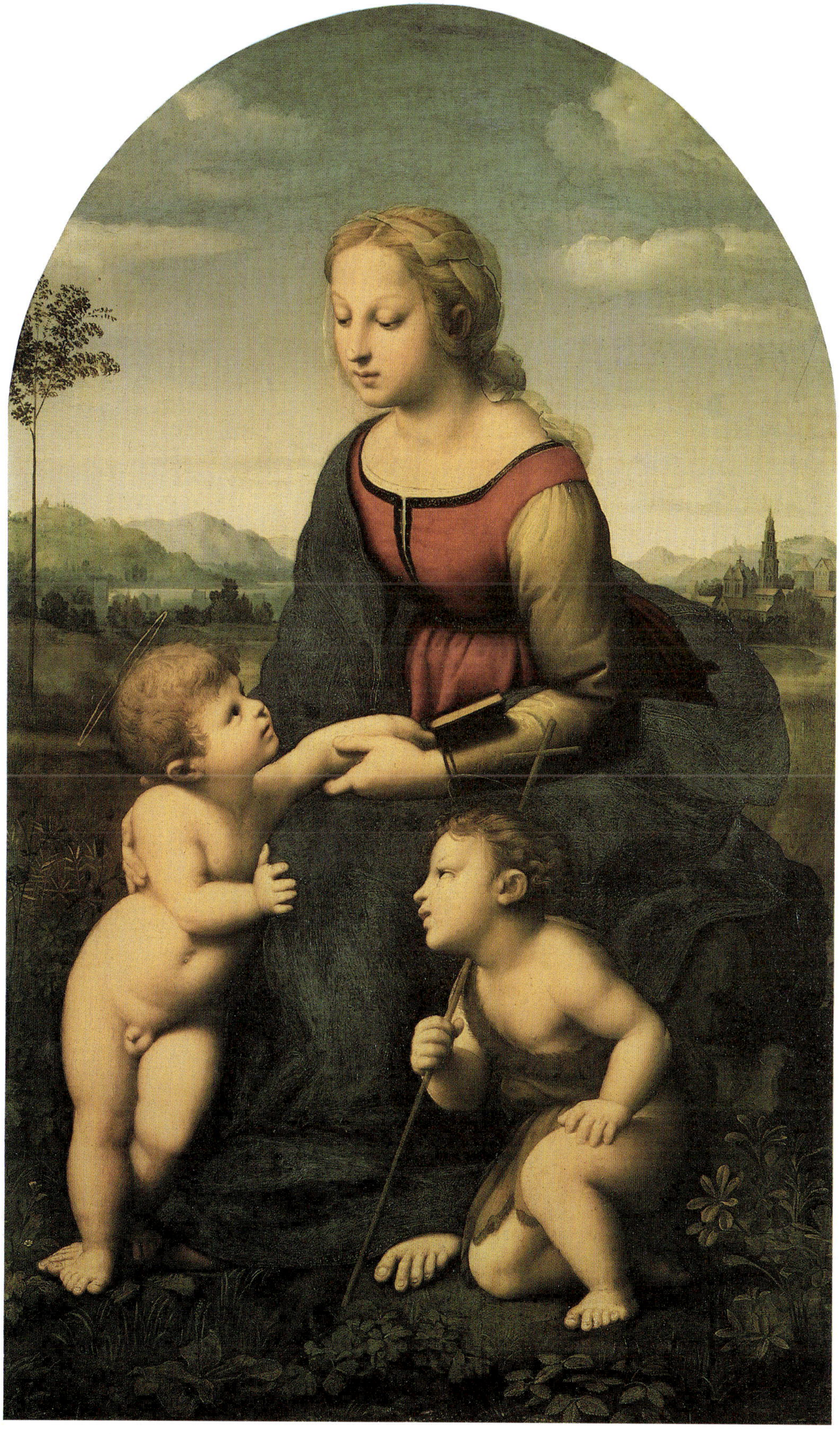

Madonna mit dem Kinde und dem kleinen Johannes
(Die schöne Gärtnerin), Holz, 122 × 80 cm
Paris, Louvre

Folgende Ausschnitte S. 68/69
Madonna im Grünen (S. 65)
Madonna mit dem Stieglitz (S. 66)

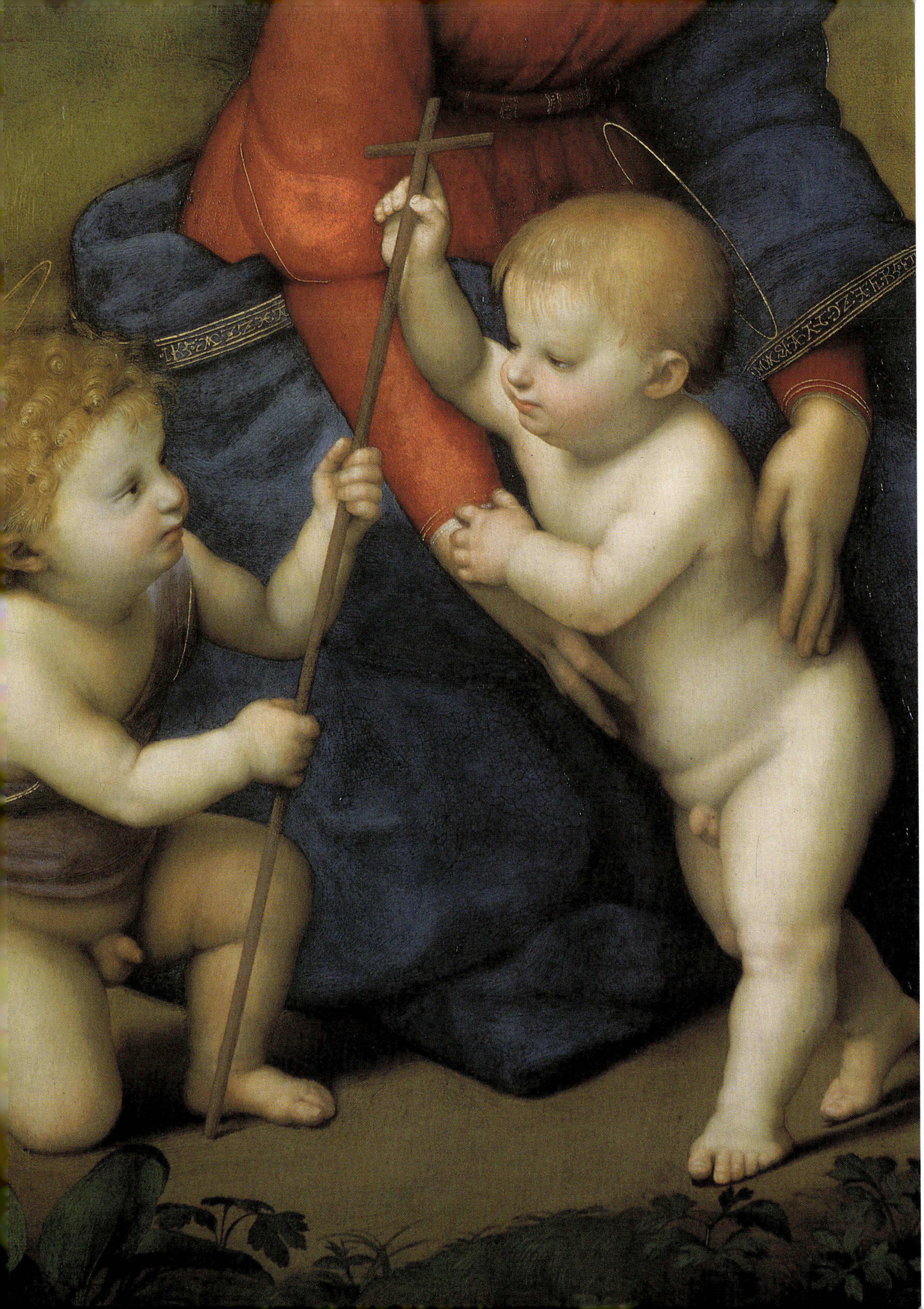

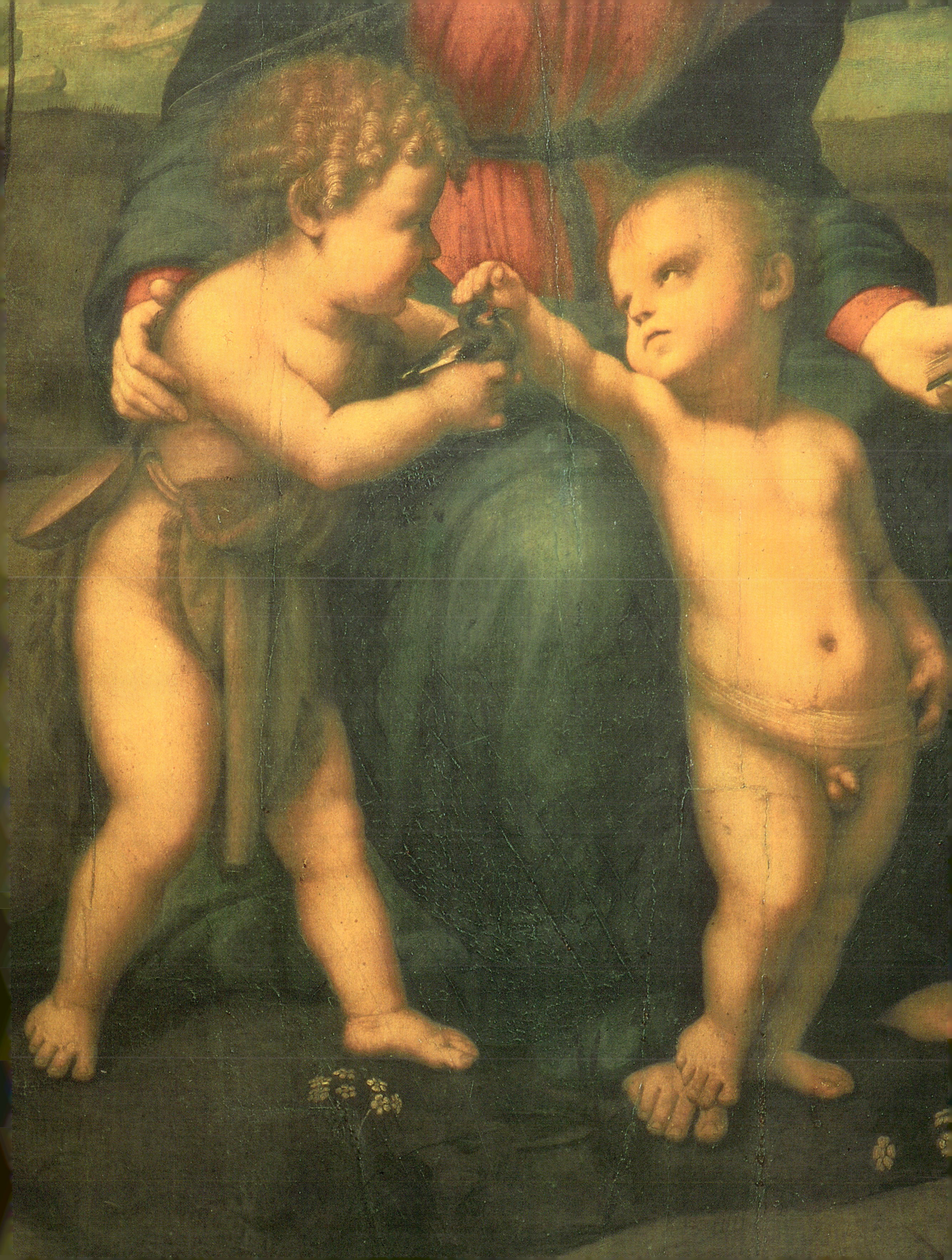

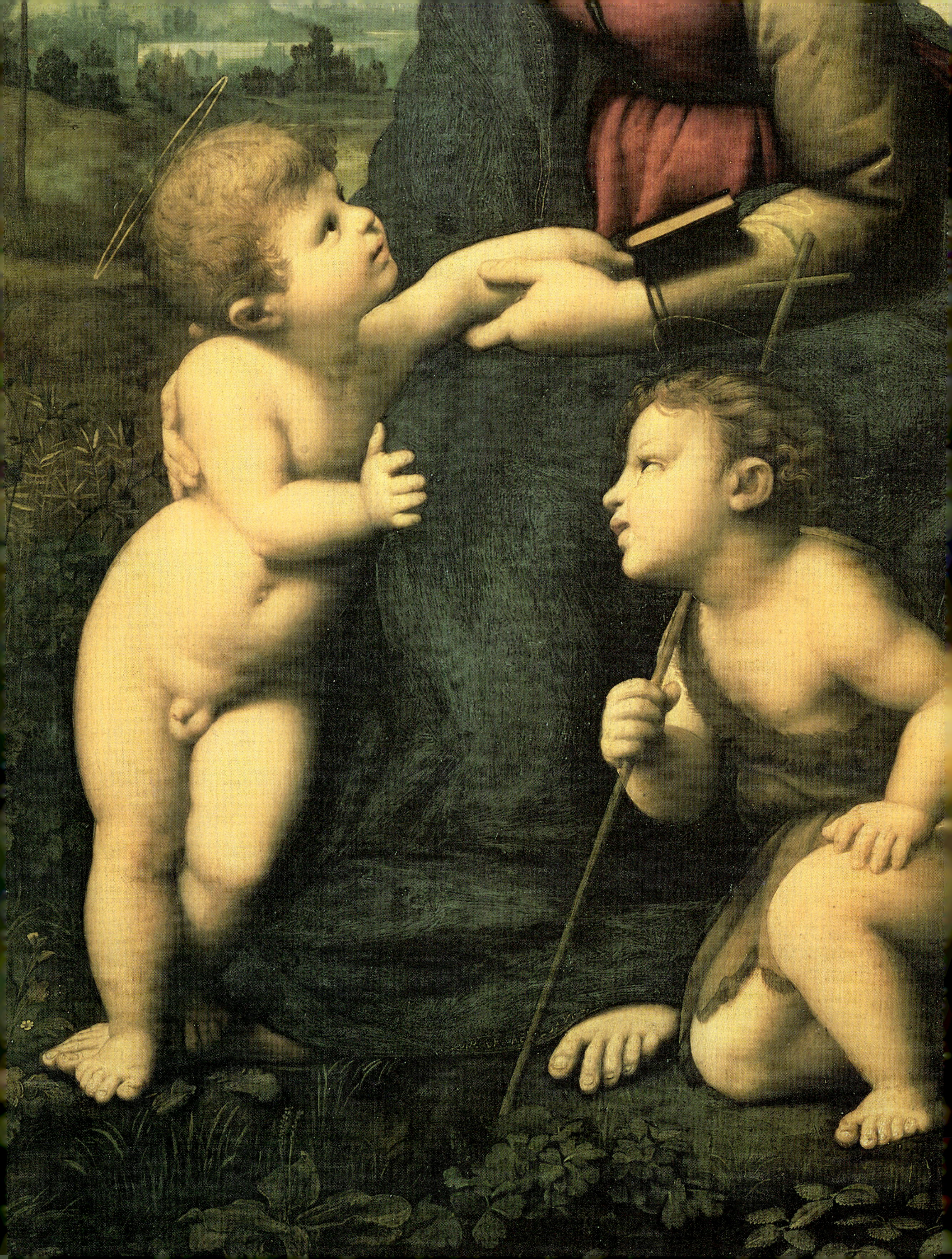

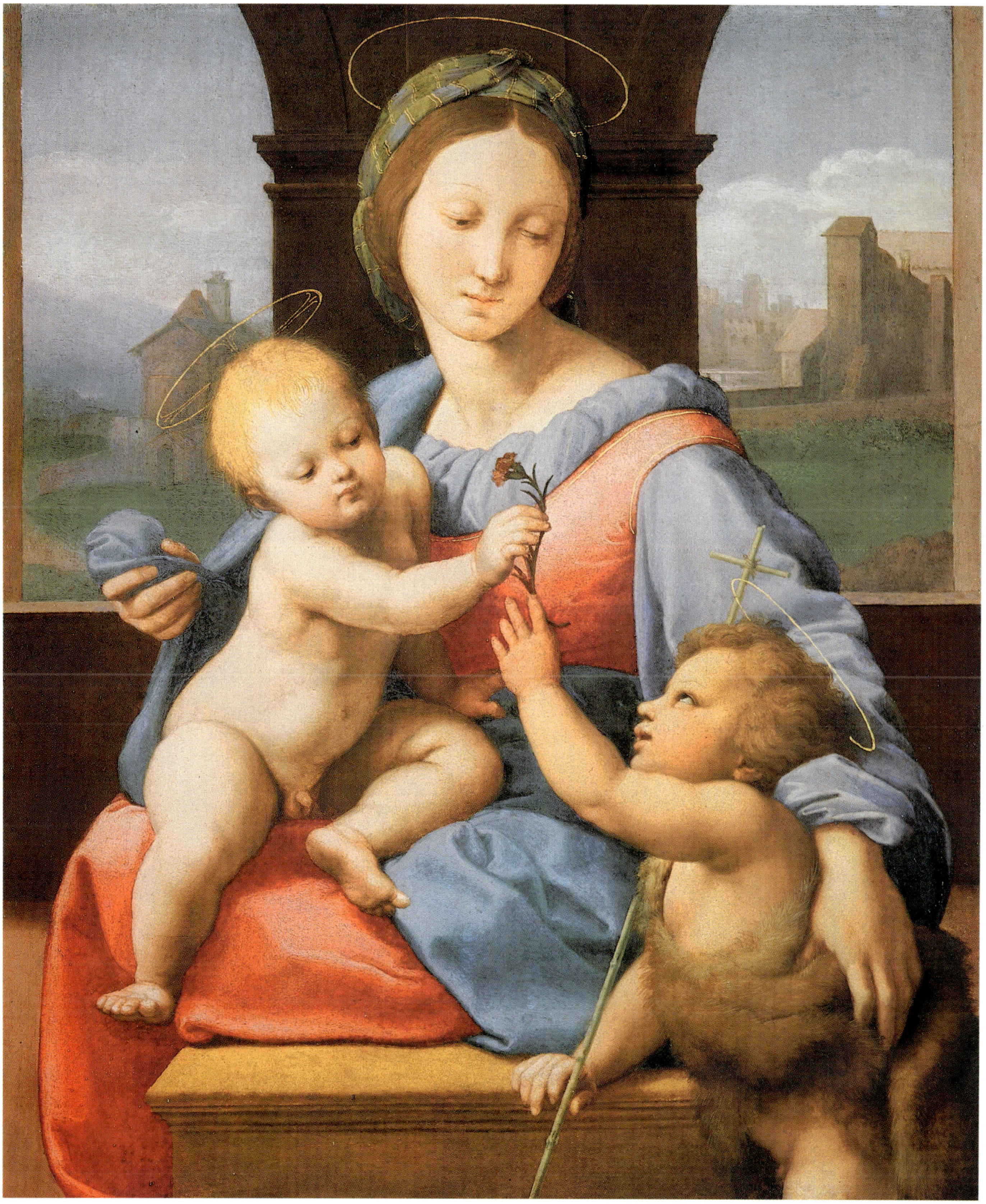

Ausschnitt S. 70
Die schöne Gärtnerin (S. 67)
Christus und Johannes

Madonna Aldobrandini
Holz, 38 × 33 cm
London, National Gallery

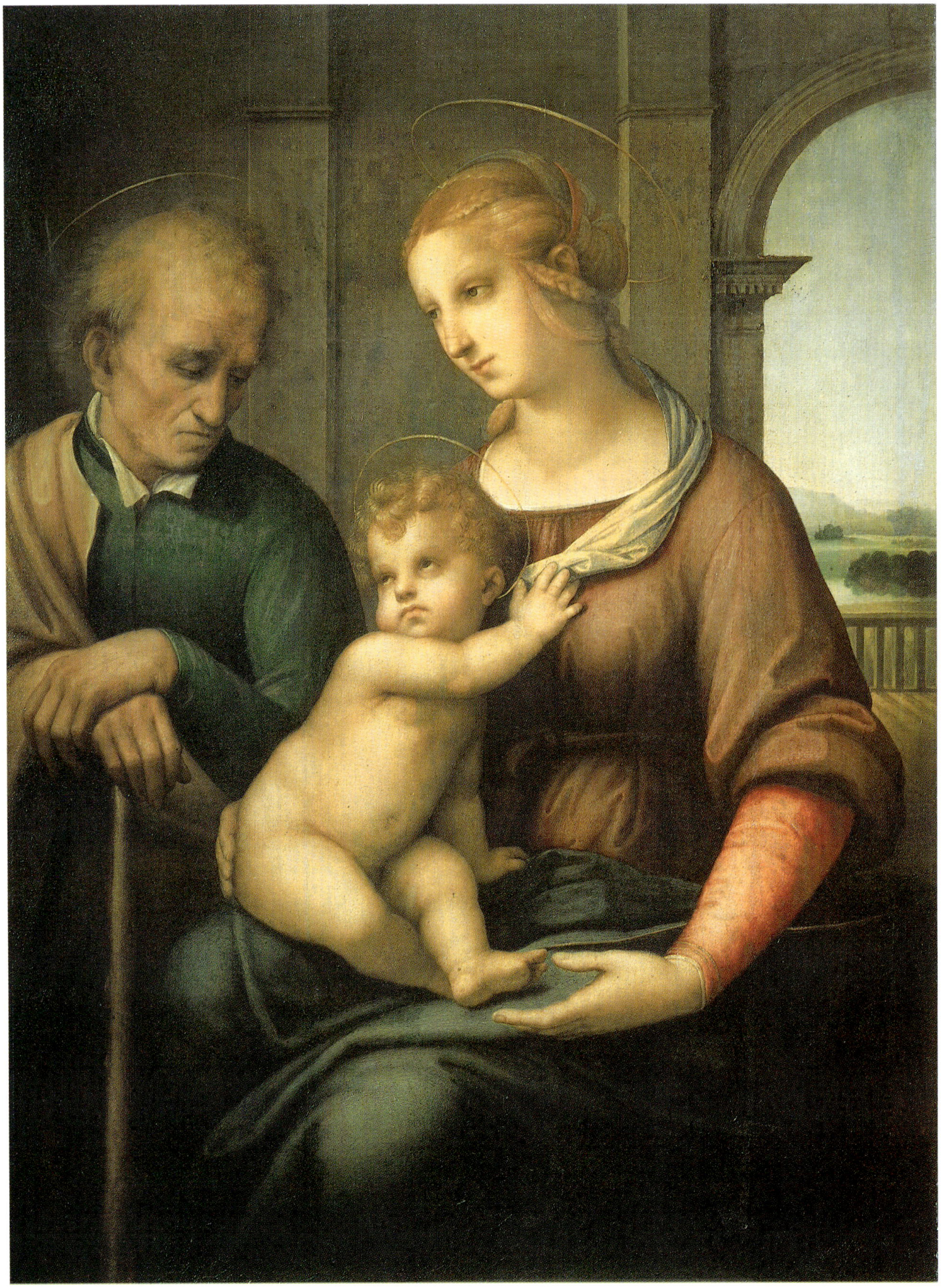

Die hl. Familie mit dem bartlosen Joseph
Von Holz auf Leinwand übertragen, 74 × 57 cm
St. Petersburg, Ermitage

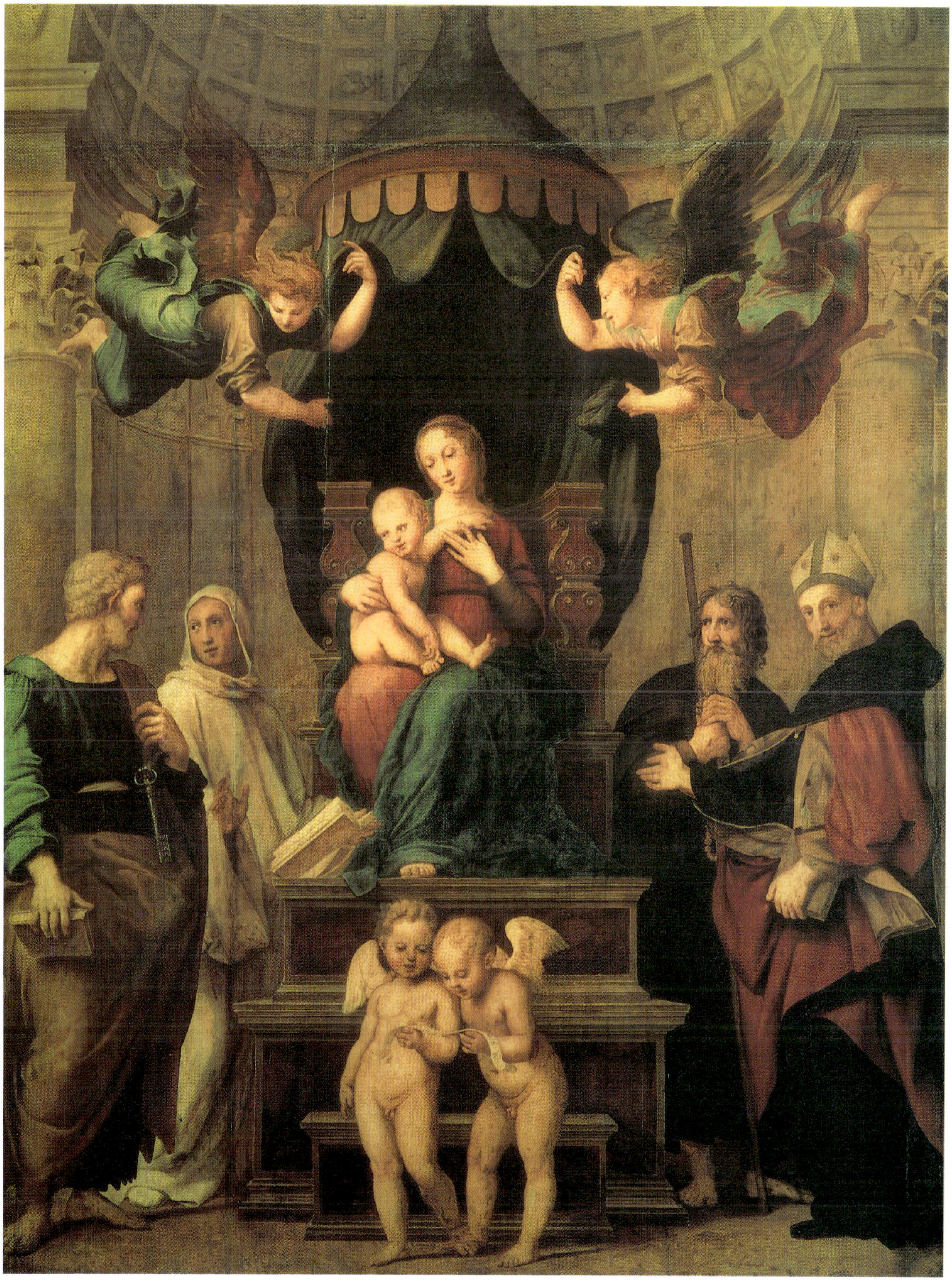

Madonna unter dem Baldachin
Holz, 277 × 224 cm
Florenz, Galleria Pitti

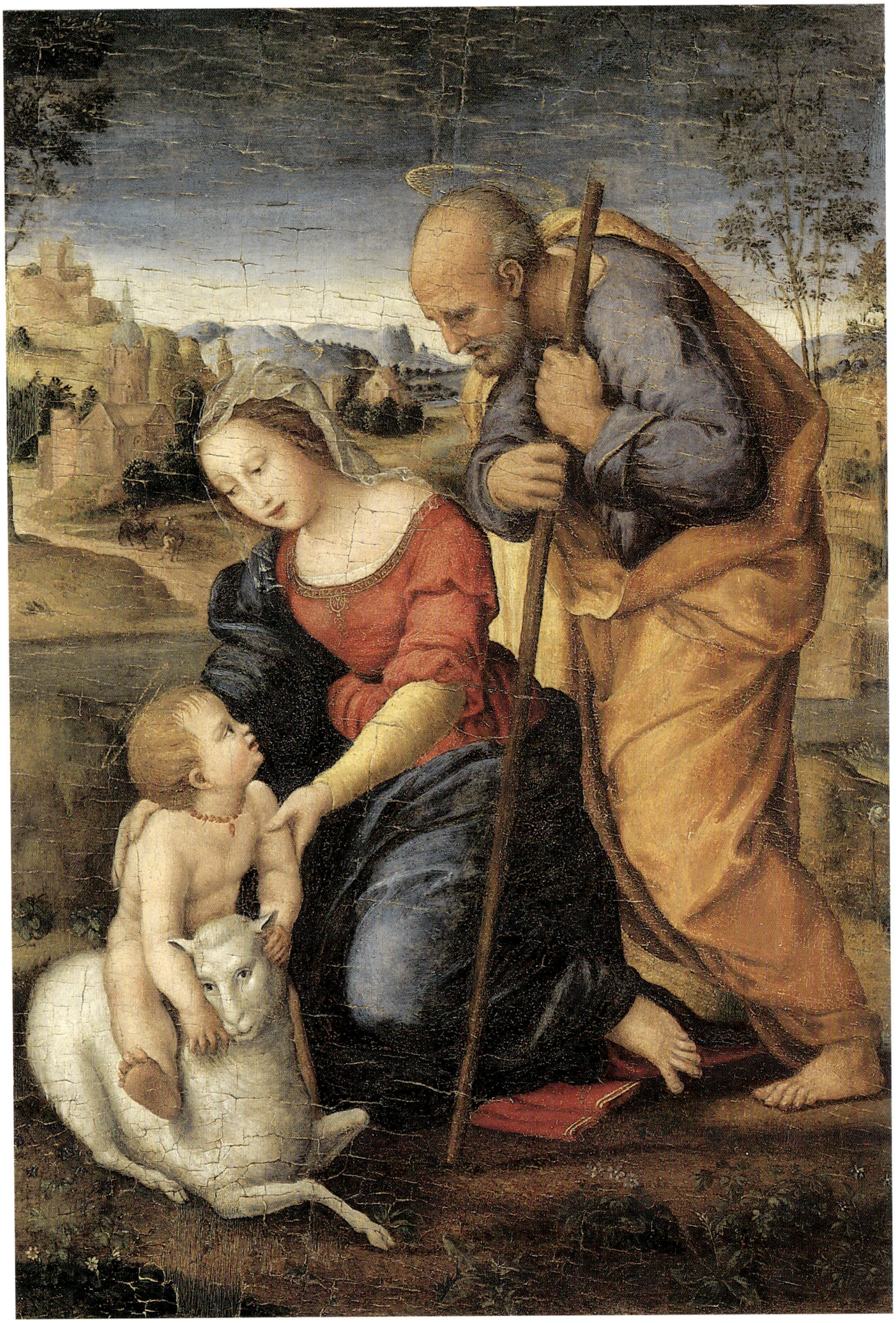

Die hl. Familie mit dem Lamm
Holz, 32 × 22 cm
Deutscher Privatbesitz

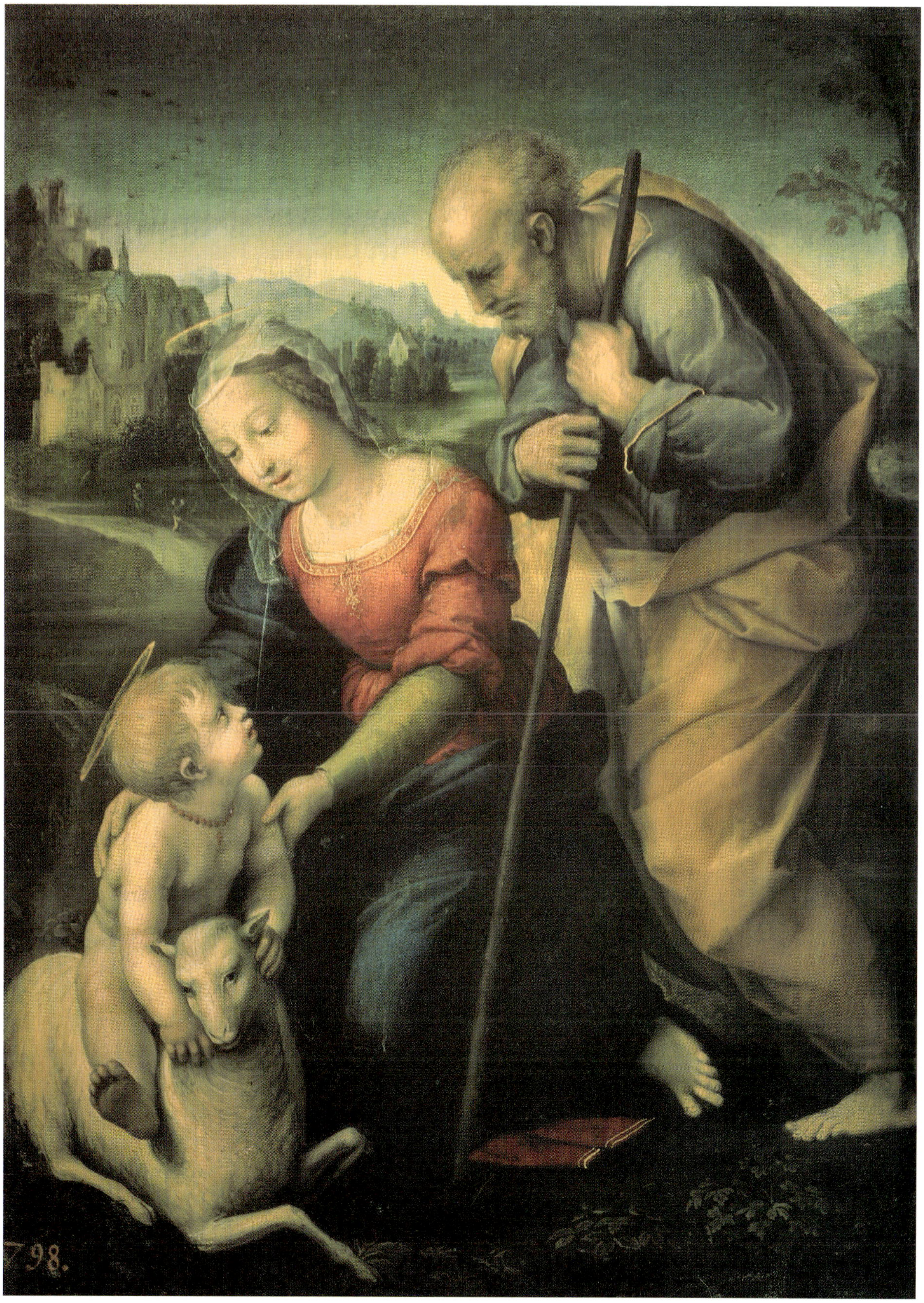

Die hl. Familie mit dem Lamm
Holz, 29 × 21 cm
Madrid, Prado

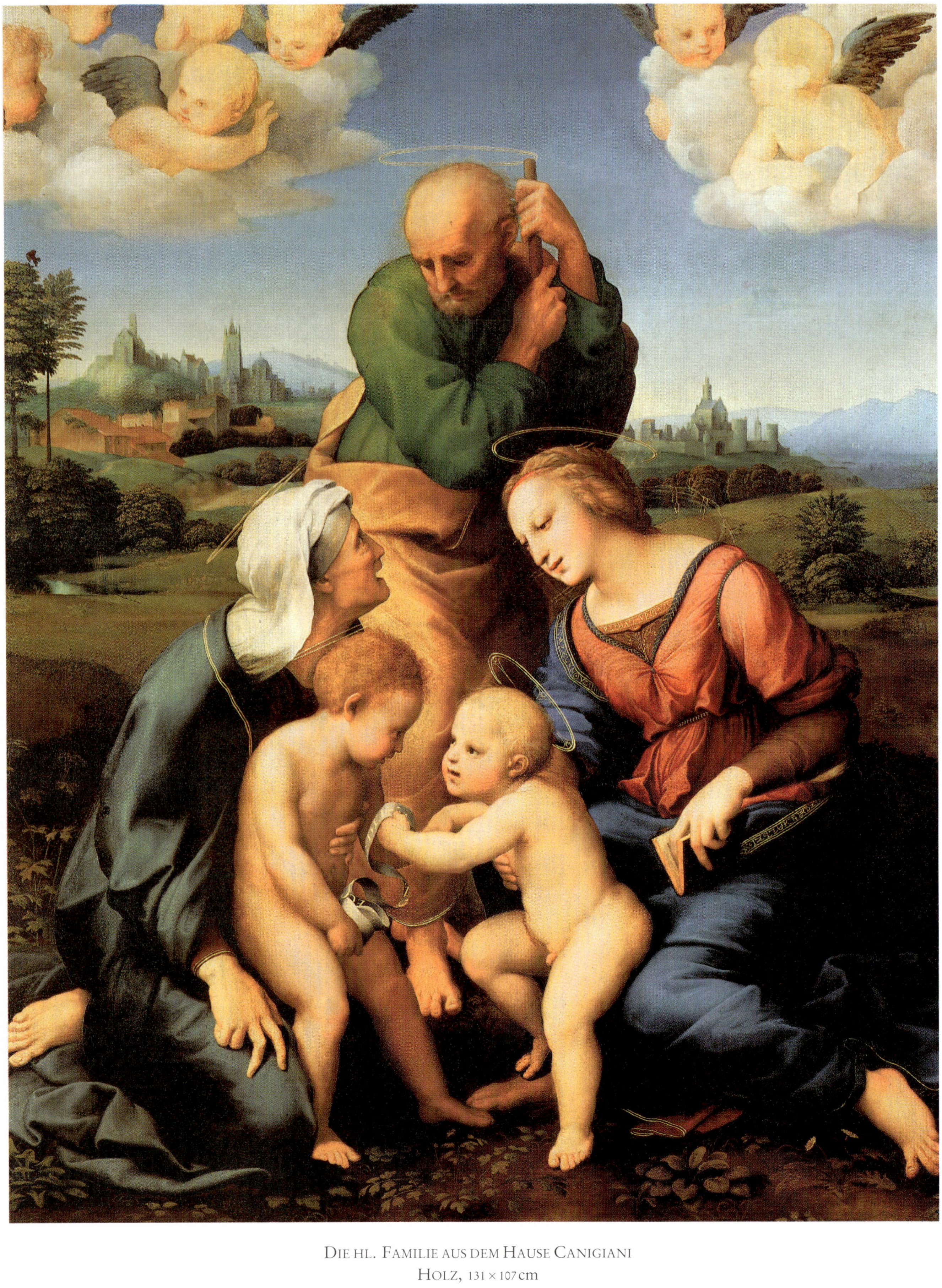

Die hl. Familie aus dem Hause Canigiani
Holz, 131 × 107 cm
München, Alte Pinakothek

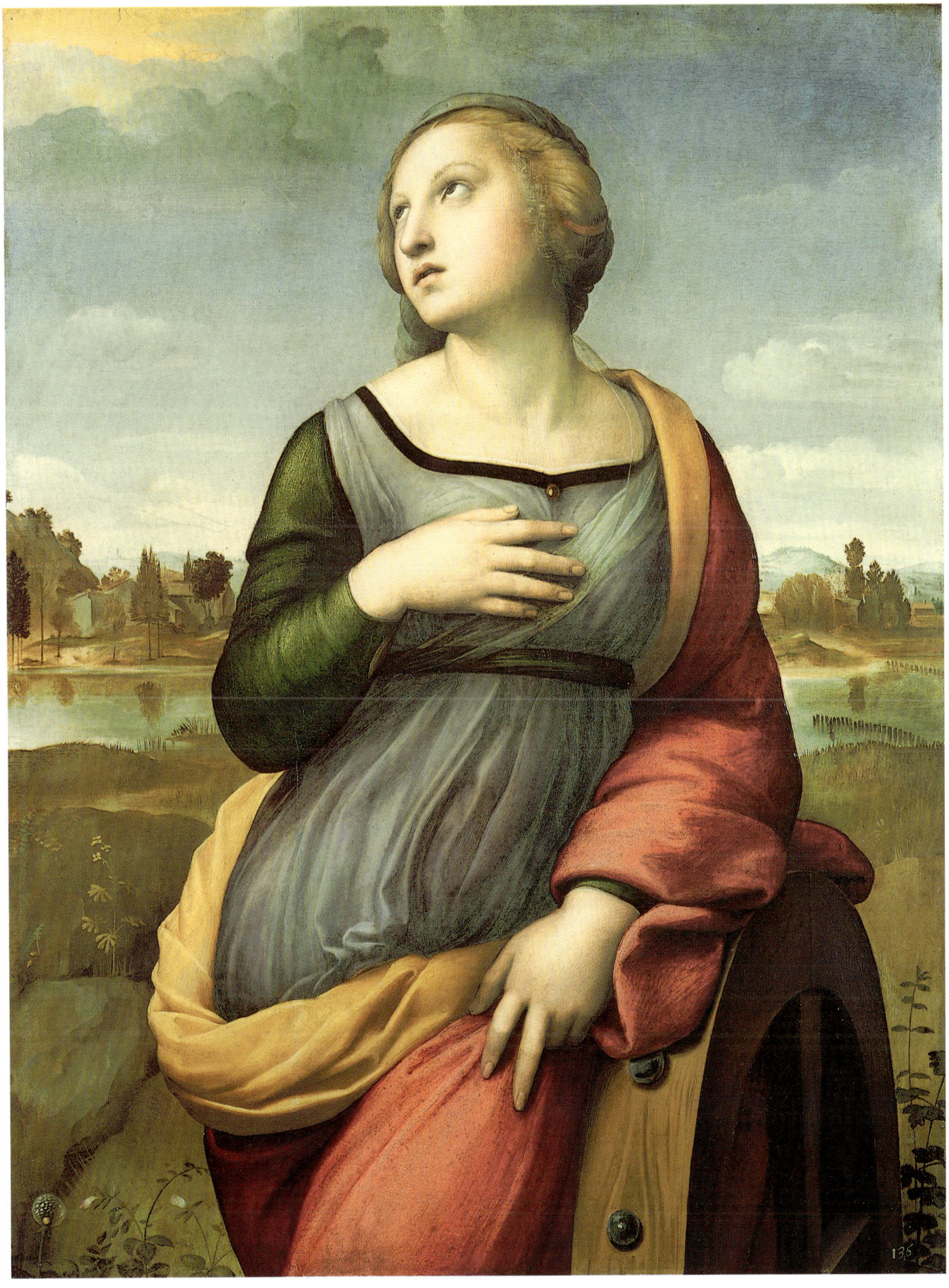

DIE HL. KATHARINA VON ALEXANDRIEN
HOLZ, 71 × 55 cm
LONDON, NATIONAL GALLERY

AUSSCHNITTE S. 78
DIE HEILIGE KATHERINA VON ALEXANDRIEN (S. 77)
LANDSCHAFTSAUSBLICKE

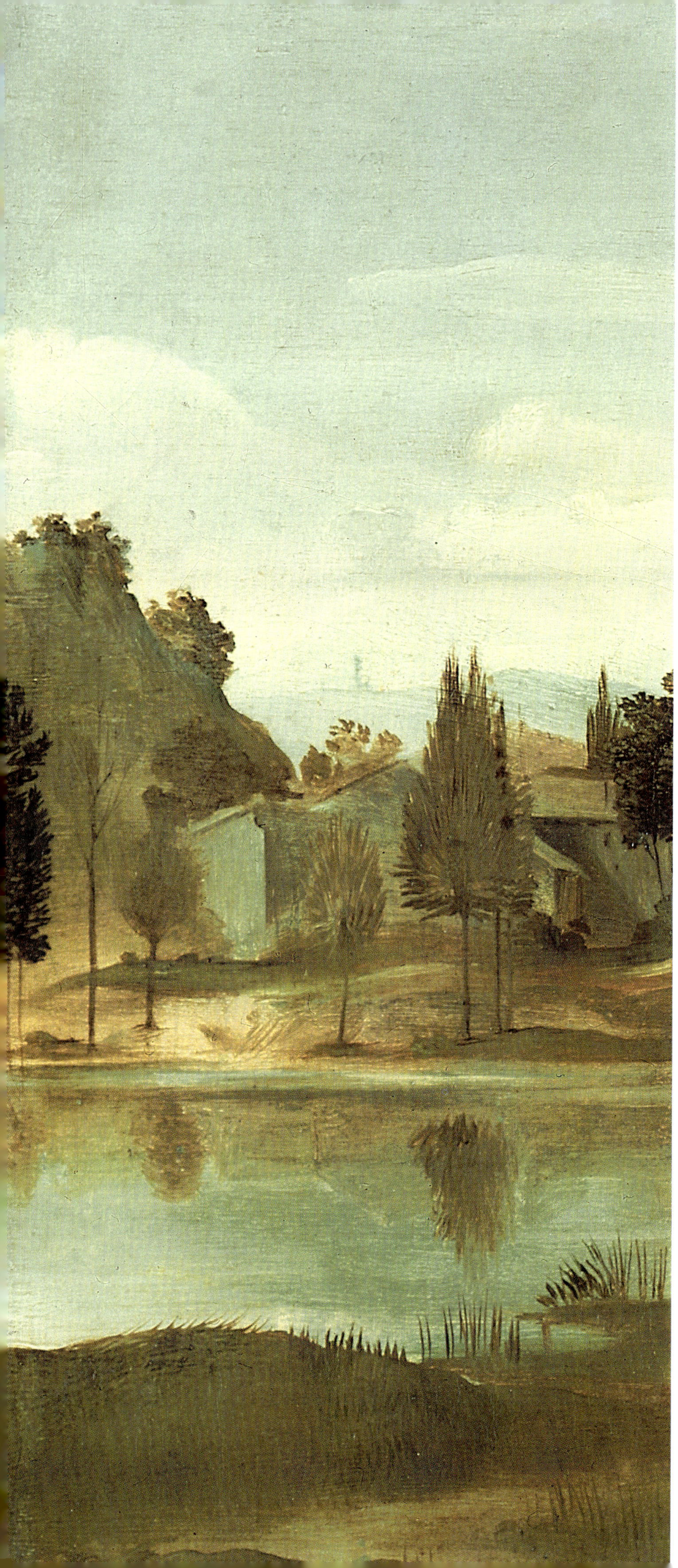
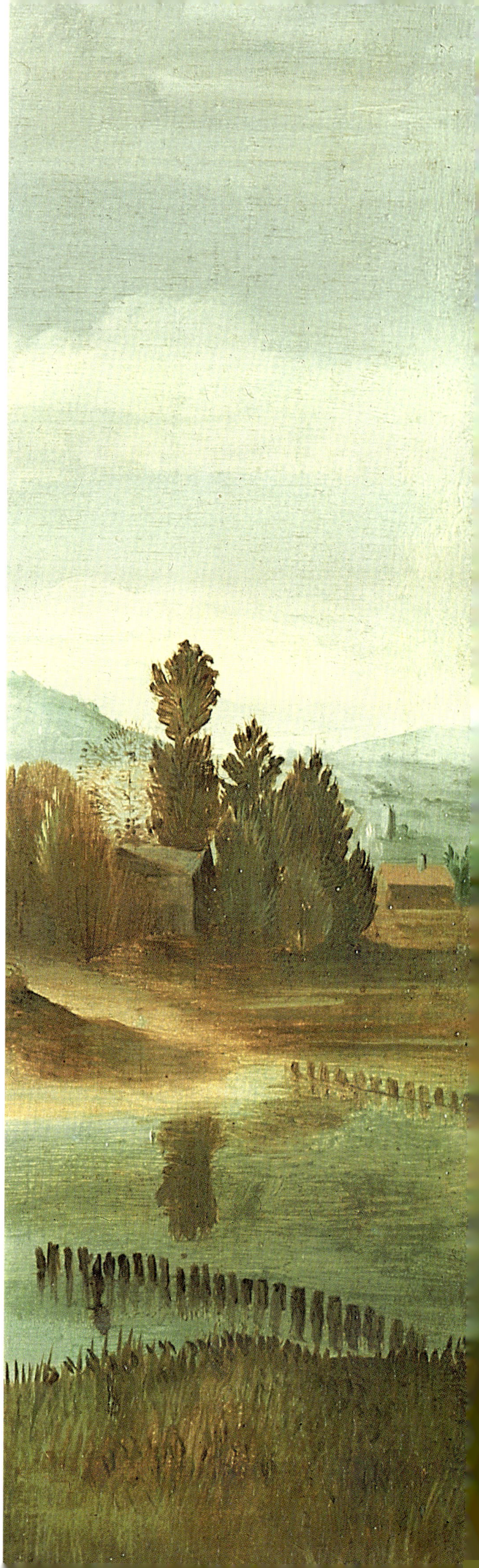

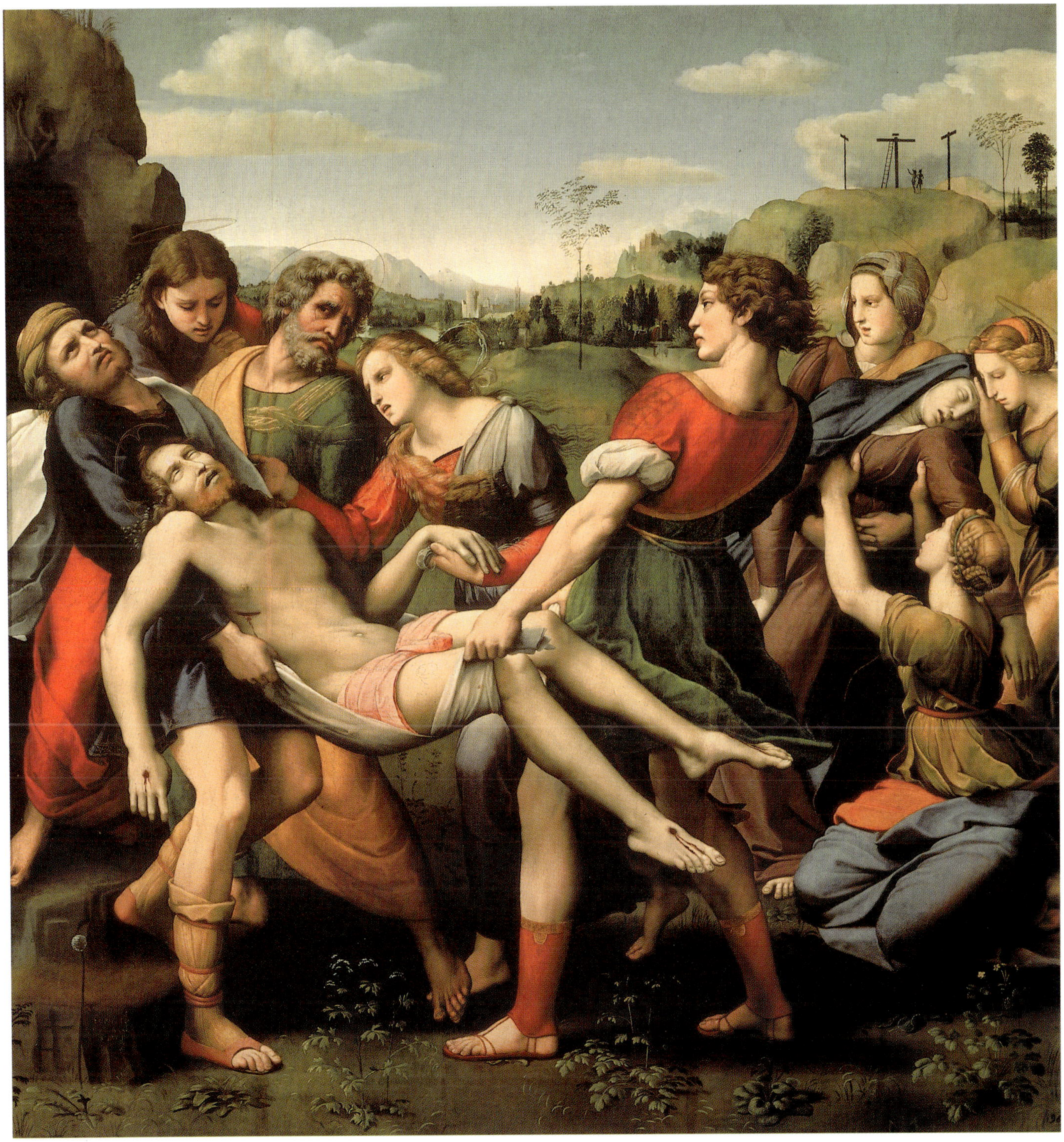

Grablegung Christi
Holz, 184 × 176 cm
Rom, Galleria Borghese

Ausschnitt S. 80/81
Grablegung Christi (S. 79)
Landschaftsausblick

Ausschnitt S. 82
Madonna Canigiani (S. 76)
Landschaftsausblick

Ausschnitte S. 83
Madonna mit dem Stieglitz (S. 66)
Landschaftsausblicke

Ausschnitte S. 84
Madonna im Grünen (S. 65)
Landschaftsausblicke

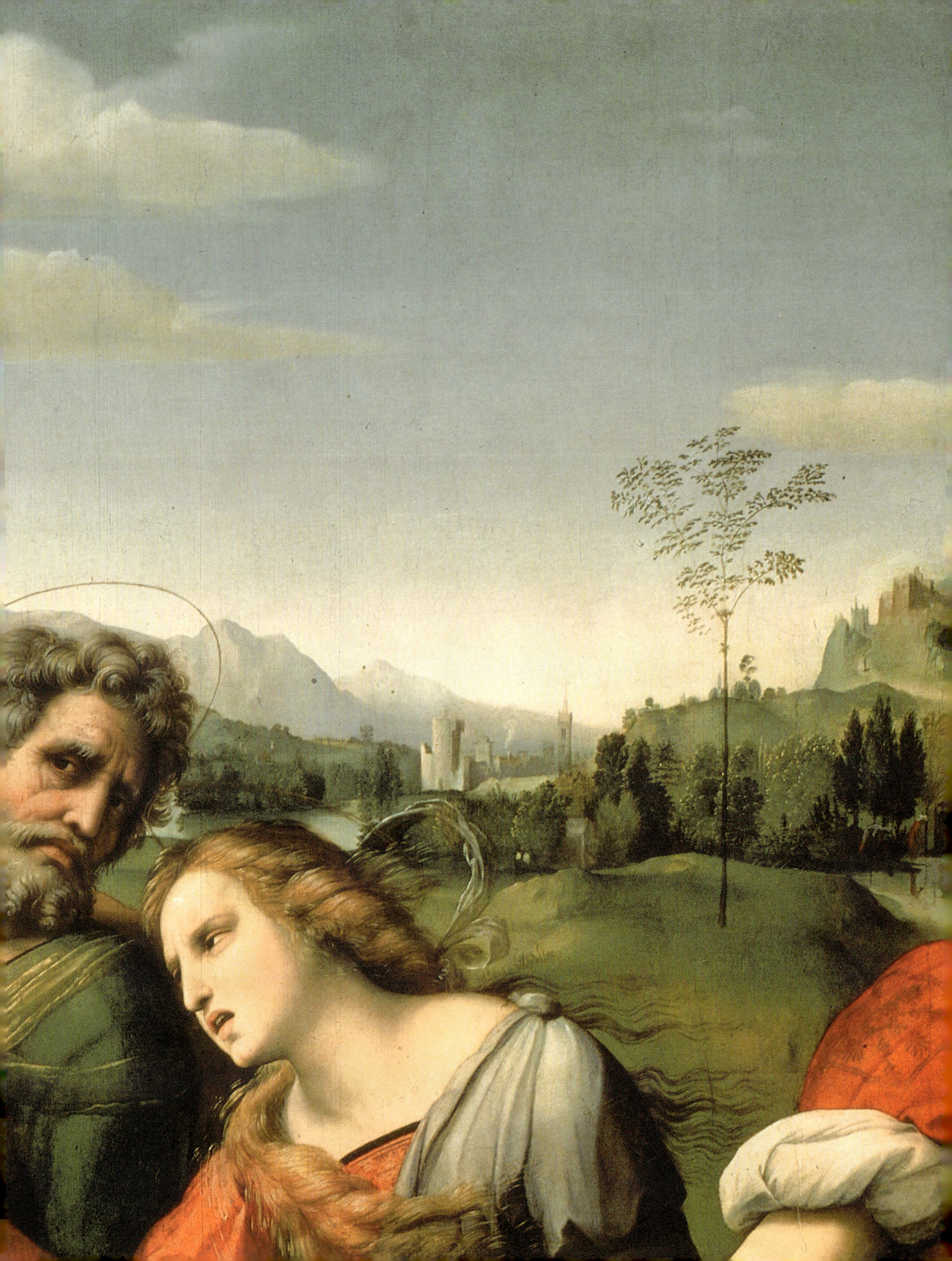

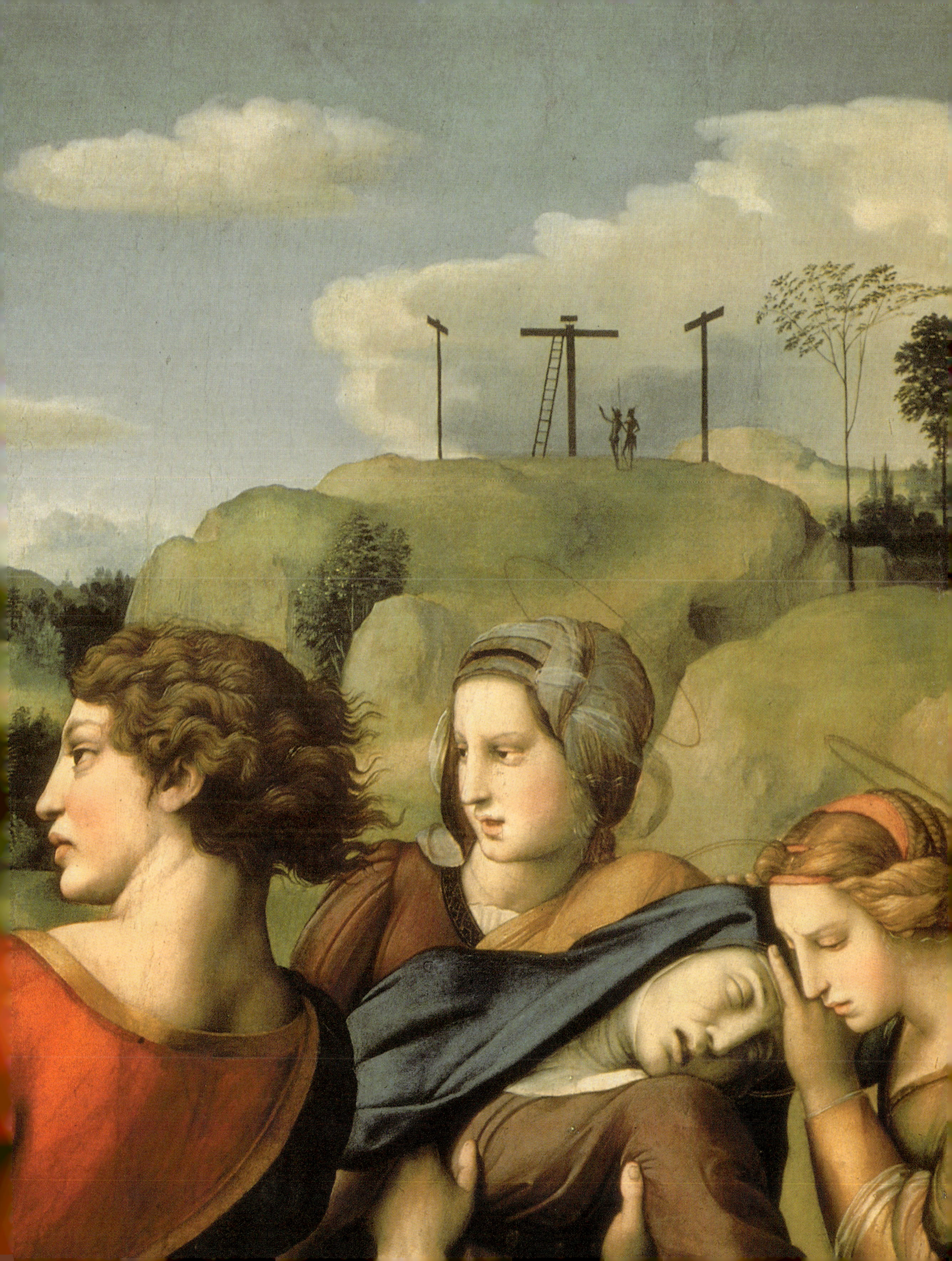

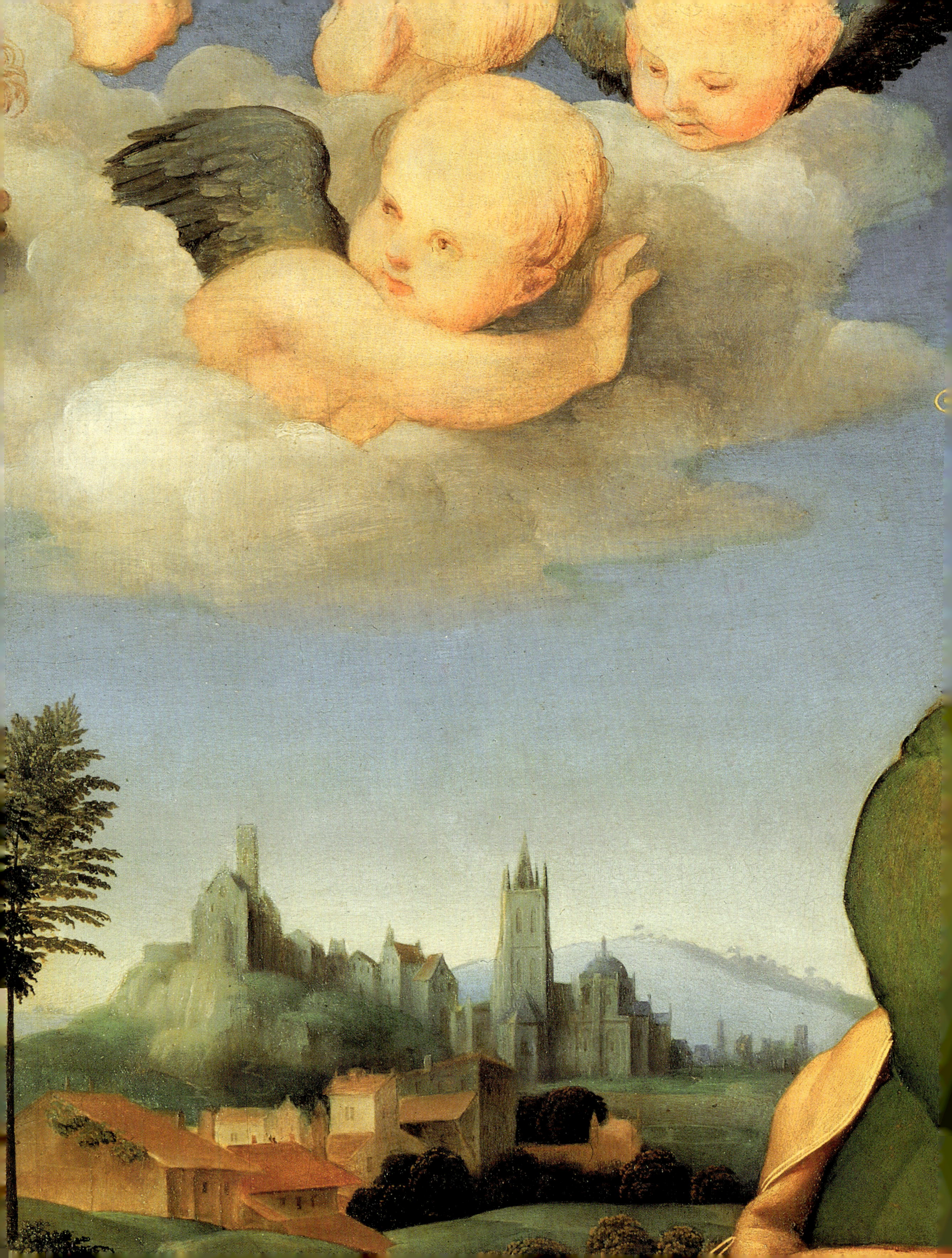

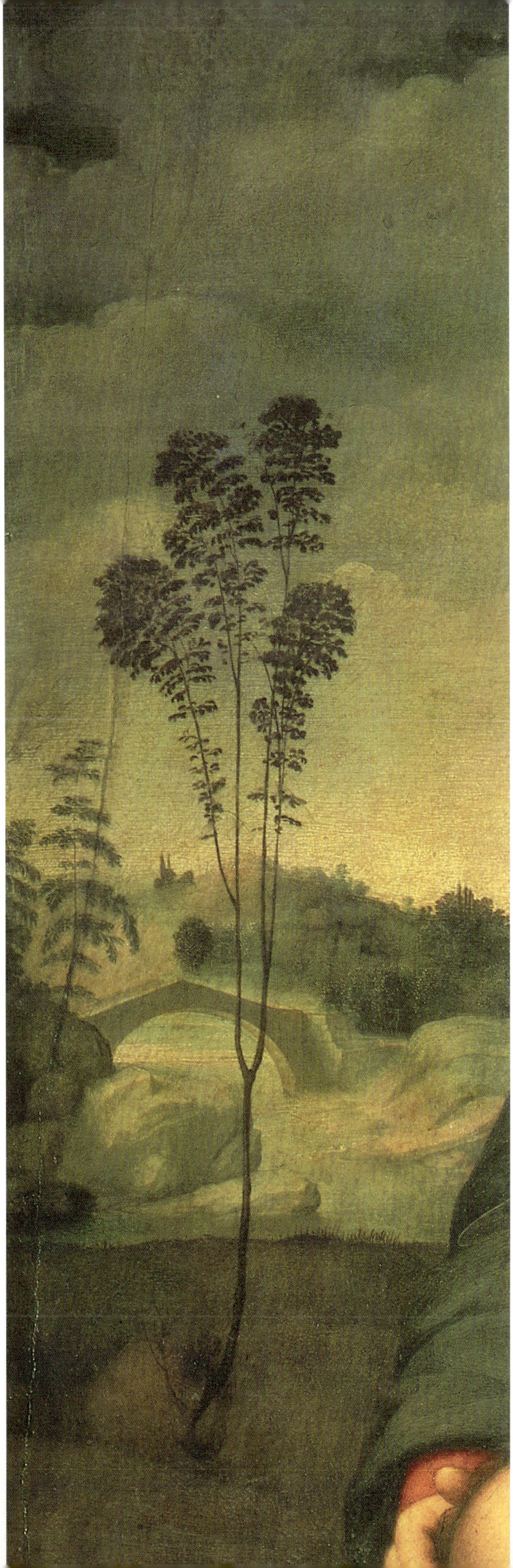

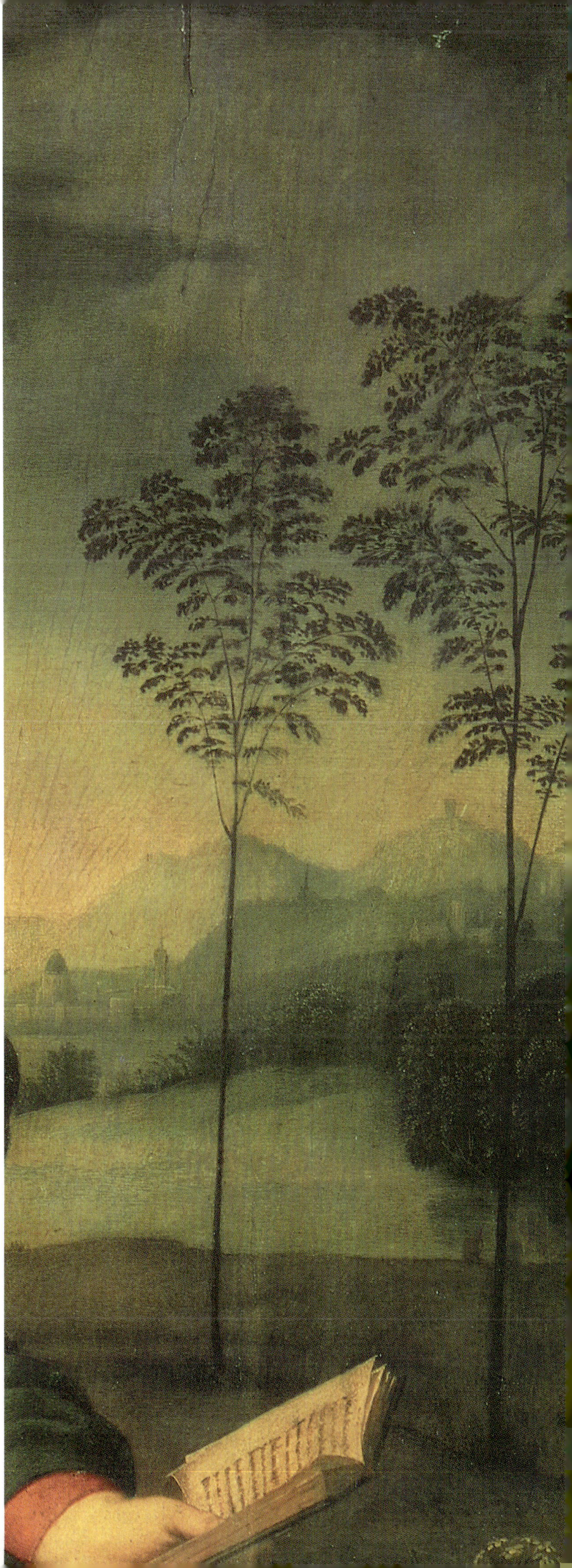

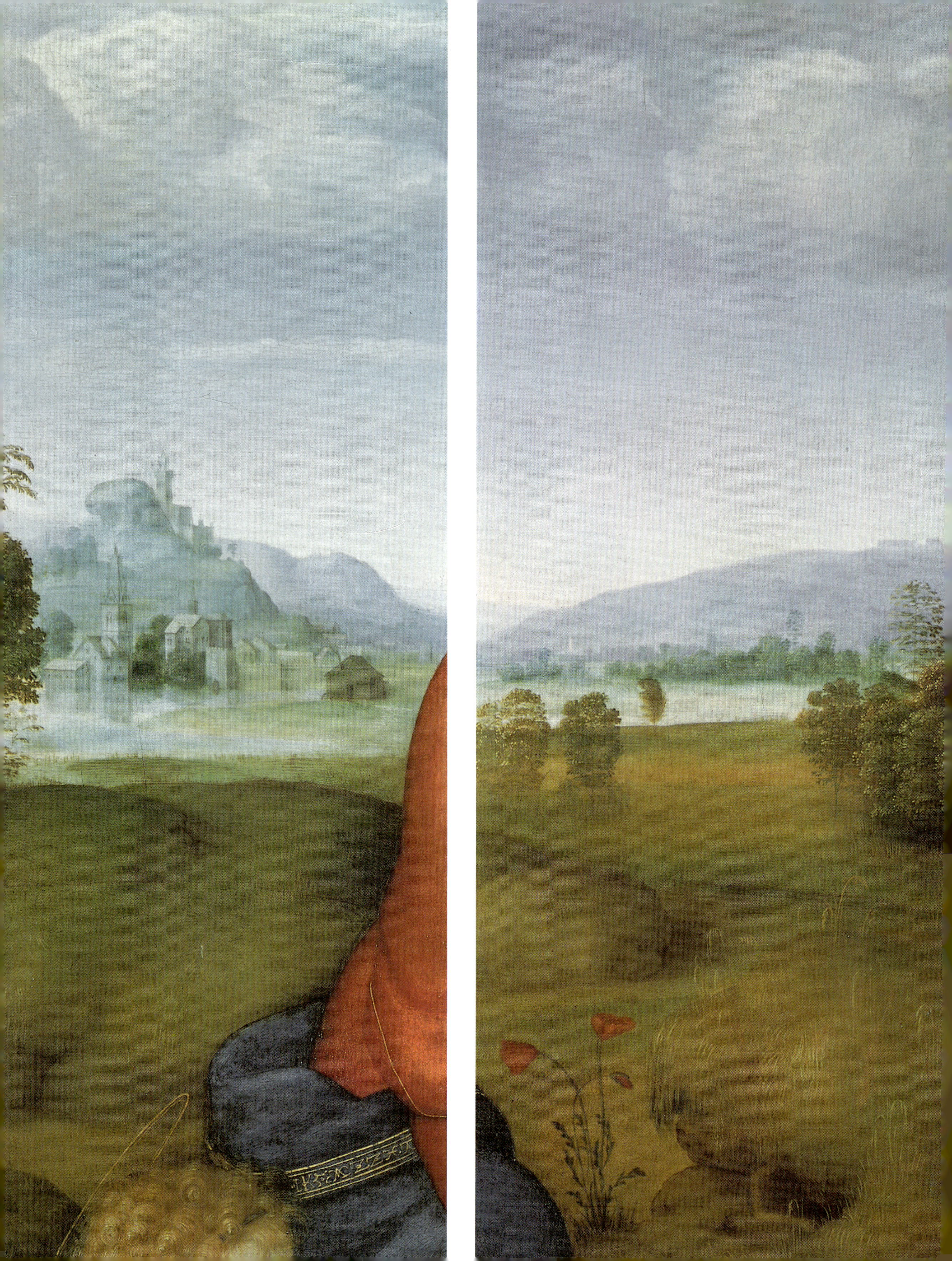

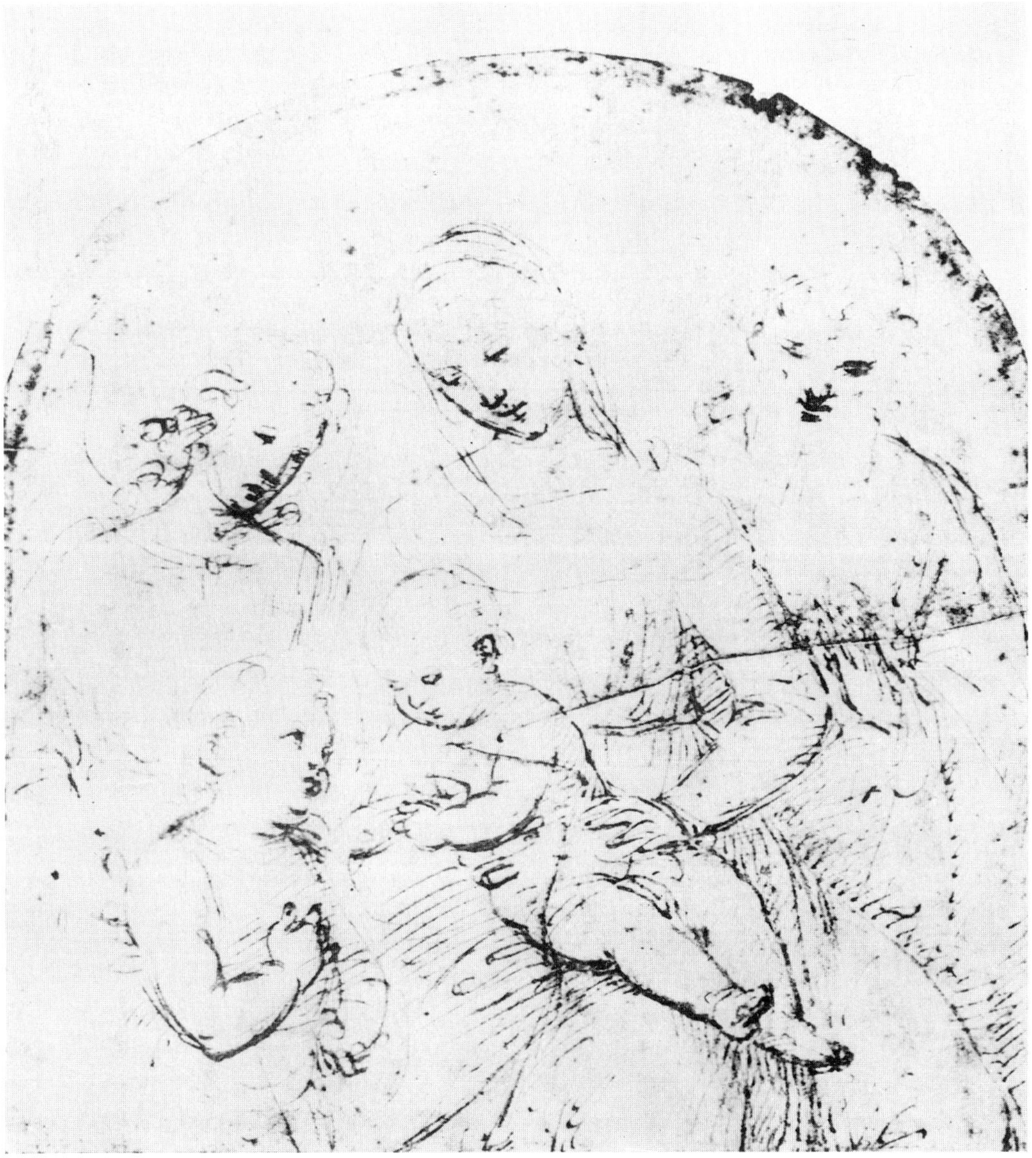

Studie zu einer hl. Familie
Federzeichnung, 16,8 × 15,8 cm
Lille, Palais des Beaux Arts

Die »Heilige Familie aus dem Hause Canigiani« ist um die hl. Elisabeth und den kleinen Johannes erweitert.
Vor einer weiten Landschaft mit einer Stadt auf einem Plateau sitzt Maria rechts im Bilde auf dem Rasen, ihr gegenüber kniet Elisabeth. Beide Mütter halten ihre Knäblein mit einer Hand, in der anderen hält Maria ein Buch, zwischen dessen Seiten sie ihren Finger legt, als hätte sie gerade im Lesen innegehalten, während Elisabeths Rechte auf dem Oberschenkel ruht. Die Knaben sind einander zugewandt, Jesus nimmt das Schriftband von Johannes, als wollte er es lesen. Während sich die jungfräuliche Mutter dem Kinde zuneigt, hat die alternde Elisabeth ihren Kopf zu Joseph emporgehoben, um ihn anzusprechen. Joseph, auf seinen Stab gestützt, überragt stehend die Gruppe der Frauen und Kinder und neigt sich lauschend Elisabeth entgegen. Die Dreieckskomposition, die Raffael in der Florentiner Zeit gerne seinen Madonnenbildern zugrunde legte, ist hier mit größter Freiheit gehandhabt. Die Gestalten sind in einer Pyramide aufgebaut, die selbst wieder aus zwei Dreiecken, den beiden Mutter-Kind-Gruppen, und einer Raute, der Gestalt des Nährvaters, gefügt ist. Jede Härte der Komposition aber ist vermieden, die Konturen sind von Leben erfüllt und in pulsierendem Schwunge aufgelöst.
Ursprünglich hatte die Tafel einen oberen Abschluß in Form einer Engelsglorie auf Wolken, vier Cherubim waren links, zwei rechts in den Ecken angeordnet. Da

diese Stellen beschädigt waren, sind sie im 18. Jahrhundert übermalt worden. Den ursprünglichen Zustand zeigt ein Stich von Bonasone, er ist auch auf gezeichneten und gemalten Kopien (Mailand, Oxford, Florenz) überliefert.

Im letzten Jahre seines Florenz-Aufenthaltes erhielt Raffael von der Familie Dei den Auftrag zu einem Marienaltar, ihrem Familienaltar in Santo Spirito in Florenz. Es ist die »Madonna unter dem Baldachin«, »Madonna Baldacchino« (Florenz, Pitti), eine Sacra Conversazione. Die Madonna mit dem Kinde sitzt auf einem um drei Stufen erhöhten Throne unter einem Baldachin, dessen Vorhänge zwei schwebende Engel zur Seite raffen. Links neben dem Throne stehen der Apostel Petrus und der hl. Bernhard, rechts der Apostel Jacobus und der hl. Augustin. Vor den Thronstufen sind zwei Kinderengel in den Text eines Schriftbandes vertieft. Die Komposition ist von einer schweren Nischenarchitektur hinterfangen. Raffael ließ das Bild bei seinem Weggang von Florenz im Herbst 1508 unvollendet zurück, von seiner Hand sind die Madonna mit dem Kinde, die beiden Kinderengel und zum Teil die beiden links stehenden Heiligen. Die Nischenarchitektur hatte Raffael nicht vorgesehen, das wird durch den Entwurf der Gesamtkomposition (Chatsworth) bestätigt. Zu den von Raffael selbst gemalten Partien gibt es Studien in Paris, Florenz und Lille. Die hl. Augustin und Jacobus sowie die schwebenden Engel wurden erst im zweiten Jahrzehnt des 16. Jahrhunderts ausgeführt, das spitze Dach des Baldachins und das Kasettengewölbe der Nische sind eine Zutat des 18. Jahrhunderts.

Madonna unter dem Baldachin

Mit der »Madonna Baldacchino« hat Raffael am Ende seines Florentiner Aufenthaltes noch einmal ein Motiv aufgegriffen, das er bereits zu Beginn dieser Entwicklungsphase in der »Madonna von Sant' Antonio« (New York) gemalt hatte, nun aber ist jede Erinnerung an die umbrische Herkunft überwunden.

Neben der großen Zahl von Marienbildern entstehen auch einige vereinzelte Heiligendarstellungen. So bekam Raffael vom Herzog Guidobaldo von Urbino den Auftrag, eine Tafel mit dem »Drachenkampf des hl. Georg« (Washington) zu malen. Anlaß war die Verleihung des Hosenbandordens an den Herzog durch den König Heinrich VII. im Jahre 1504; nach dem 10. Juli 1506 überbrachte Graf Baldassare Castiglione das Geschenk an den englischen Hof. Die Uffizien besitzen den Karton zu dem Bilde, das ins Jahr 1505 zu datieren ist. Im Vergleich zu dem Frühwerk gleichen Themas wird schon an der Landschaft der erreichte Fortschritt deutlich. Der Schutzheilige der Ritter, den ein blaues Band unter dem Knie mit dem Worte »Honi« – »Honi soit qui mal y pense« (»Ehrlos sei, der Schlechtes dabei denkt«) ist die Devise des Ordens – als Schutzpatron des Ordens ausweist, sprengt auf sich bäumendem Roß gegen den Drachen, der aus der Höhle kommt und von der Lanze tödlich getroffen wird. Rechts im Hintergrund kniet unter Bäumen und vor Buschwerk die errettete Königstochter im Gebet. Auf dem Brustriemen des Pferdes steht die Signatur »RAPHAELLO V.«

Der Drachenkampf des heiligen Georg

In den Jahren 1507/08 entstand eine »Hl. Katharina von Alexandrien« (London). Die Heilige ist in Dreiviertelfigur mit himmelwärts gewandtem Blick vor einer reichen Landschaft dargestellt, den linken Arm hat sie auf das Marterwerkzeug, das Rad, gestützt, die rechte Hand ist als Ausdruck festen Glaubens und demütiger Opferbereitschaft auf die Brust gelegt. An Liebreiz steht die Gestalt den Madonnen dieser Jahre kaum nach. Vorbereitende Studien befinden sich in Oxford, der Karton (Paris) ist einfacher in der Gewanddrapierung und geht auf eine antike Vorlage zurück.

Die heilige Katharina von Alexandrien

Noch einmal erhielt Raffael aus Perugia einen großen Auftrag. Atalante Baglioni bestellte für die Familienkapelle der Baglioni an San Francesco in Perugia eine »Grablegung Christi« (Rom, Galleria Borghese). Sie war dem Gedächtnis an ihren Mitte Juli 1500 bei blutigem Familienstreit ermordeten Sohne Grifone geweiht. Die Bestellung dürfte 1506 erfolgt sein, im Jahr darauf war das Bild vollendet, an der Steinstufe links ist es bezeichnet und datiert »RAPHAEL./ VRBINAS. / M.D.VII.« Aber die Bezahlung blieb wohl zunächst aus, da der Meister seinen Mitarbeiter Alfani bittet, »che voi solecitiate madona Atala(n)te che me manda li denari ...« (eigenhändiger Vermerk auf der Rückseite einer Zeichnung mit Heiliger Familie in Lille).

Grablegung Christi

Vor einer weiten Landschaft, die links der Felsen mit der Grabeshöhle, rechts Golgatha begrenzen, wird der Leichnam Christi zu Grabe gebracht. Zwei Träger haben den Toten mit dem Leichentuch angehoben und tragen die schwere Last in die Höhle. Der vordere muß dabei rückwärts schreitend die Stufen zum Grabe ersteigen. Maria Magdalena hält Christi Hand und wirft einen letzten Blick auf das Antlitz des teuren Toten. Auch Joseph von Arimathia und der Lieblingsjünger Johannes drängen heran, um Abschied zu nehmen. Der Mutter Maria hat der Schmerz die Sinne geraubt, in einer Ohnmacht sinkt sie in die Arme der sie begleitenden heiligen Frauen. Die Komposition ist nicht ganz befriedigend. Links im Bild sind die Figuren dicht gedrängt, und man gewinnt kaum Klarheit über das Standmotiv der einzelnen Gestalten, ja, Joseph von Arimathia

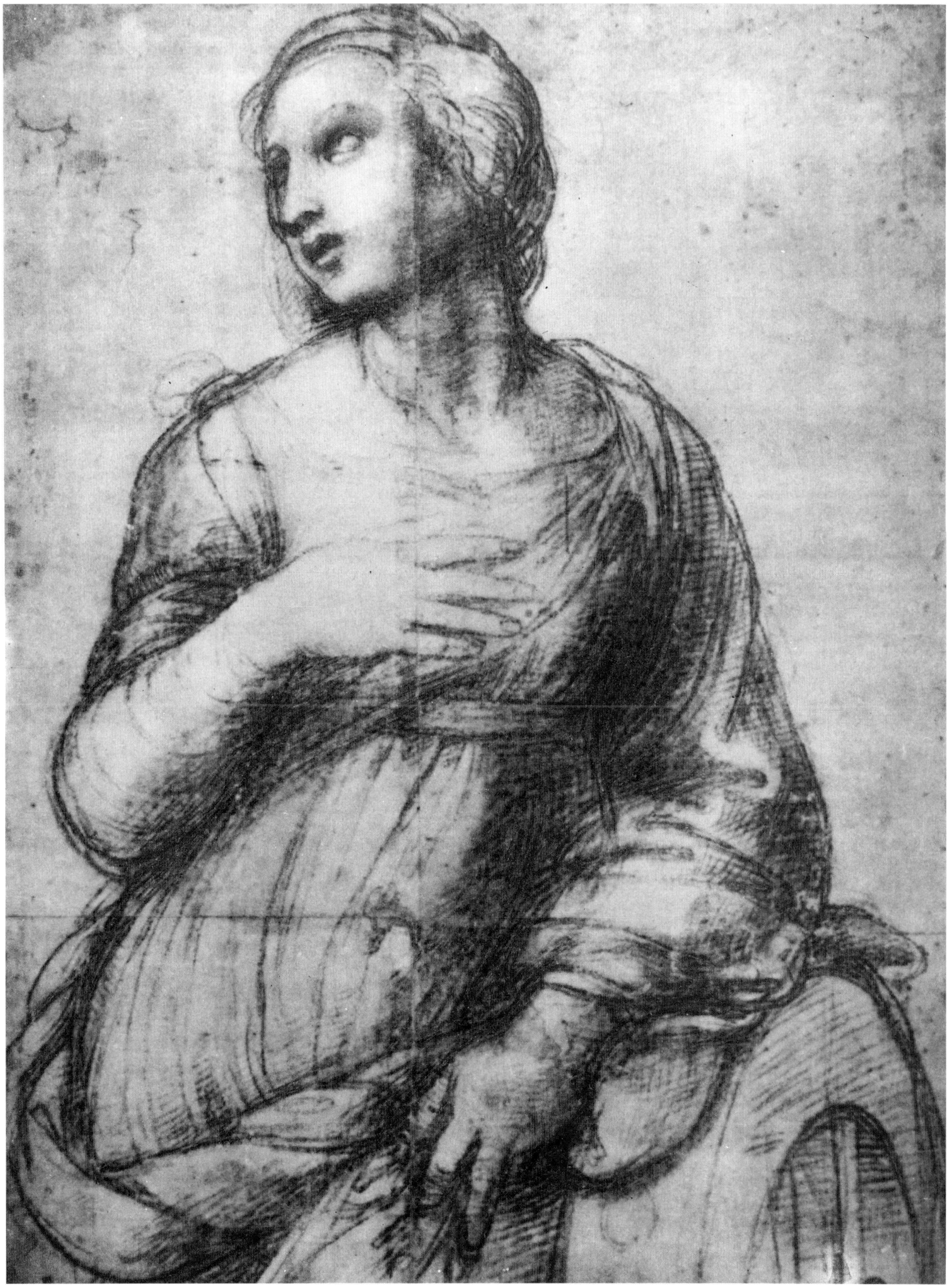

Studie zur hl. Katharina
Zeichnung, 58,7 × 43,5 cm
Paris, Louvre

scheint sogar Maria Magdalena auf den Fuß zu treten. Das überrascht um so mehr, als doch die beiden Träger zeigen, wie sicher Raffael den menschlichen Körper in seinem anatomischen Bau und seiner organischen Bewegung, in Zeichnung und Modellierung beherrscht. Auch die Häufung der Köpfe um das Antlitz Christi ist unbefriedigend. Dagegen scheint dann die Gruppe mit Maria durch die Rückenlinien des zweiten Trägers vom eigentlichen Geschehen abgetrennt und wie nachträglich angefügt. Raffael hatte, wie es scheint, Schwierigkeiten mit dem Thema. Es fehlt die bei ihm sonst so selbstverständliche Harmonie im Ganzen wie zwischen den Teilen. Alles wirkt zwar klug durchdacht, aber eben ohne jene zwingende Notwendigkeit seiner sonstigen Kompositionen, die auch das Komplizierte einfach und selbstverständlich erscheinen läßt.

Eine Reihe von Skizzen lassen verfolgen, wie sehr Raffael um das Thema gerungen hat. Der größte Teil seiner Studien in den letzten Florentiner Jahren steht in irgend einem Zusammenhang mit dem Bilde. Für die Figuren hat er Skelettstudien angefertigt, einzelne Gestalten wurden entworfen und in immer wieder neuer Weise gruppiert, ganze Gruppen angefügt und wieder verworfen. Die Zeichnungen lassen erkennen, daß Raffael zunächst in Anlehnung an Peruginos Bild von 1495 für Sa. Chiara in Florenz (Florenz, Pitti) eine vielfigurige Beweinung plante, dazu besitzen die Sammlungen in Oxford und Paris Kompositionsentwürfe. Danach veränderte er das Thema in eine Grablegung, wobei wiederum Kompositionsentwürfe die einzelnen Stadien der Entwicklung der Bildidee verfolgen lassen. Nach dem ersten Impuls von Perugino sind andere Anregun-

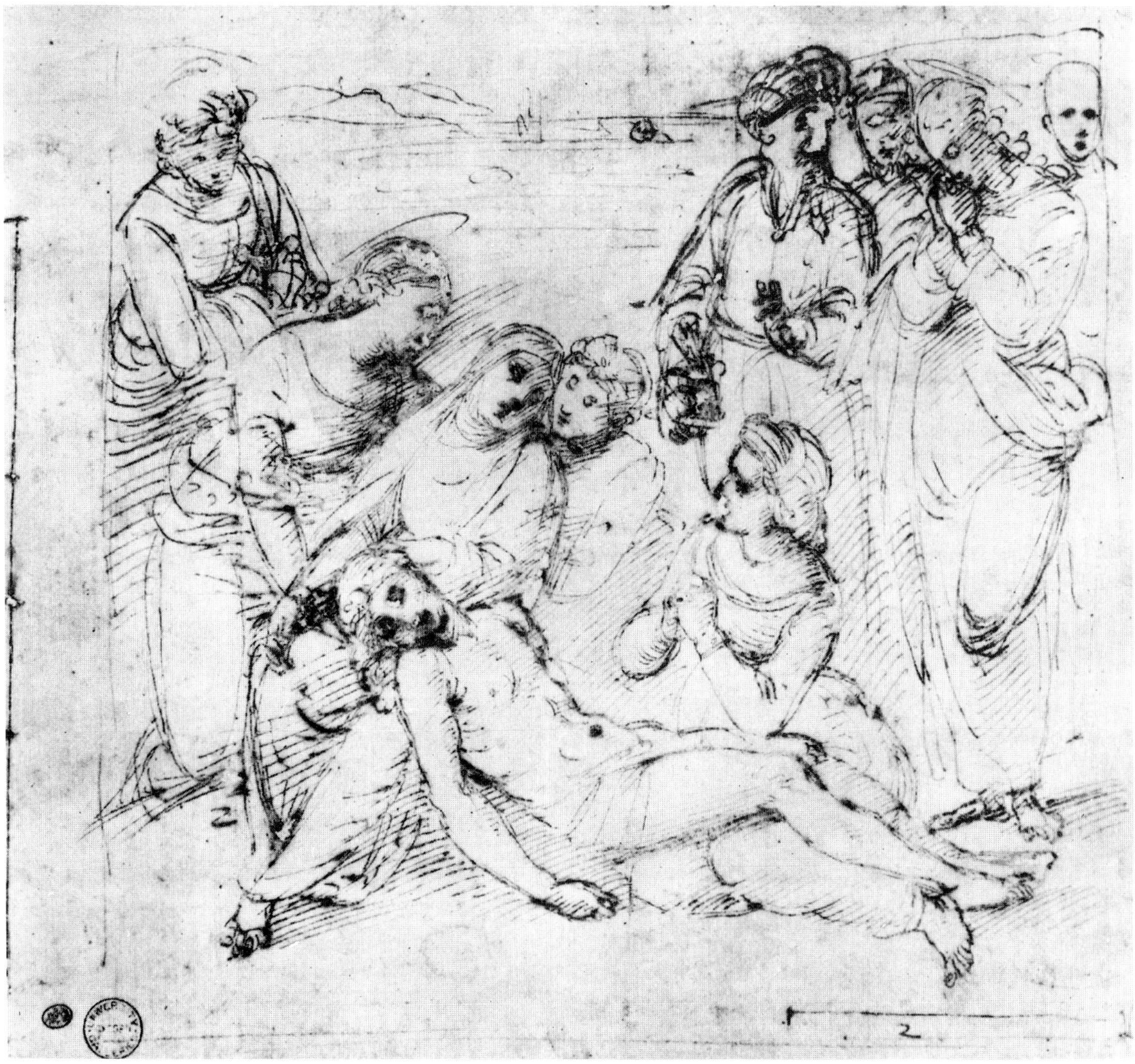

ENTWURF ZUR GRABLEGUNG
FEDERZEICHNUNG, 18,2 × 20,6 cm
OXFORD, ASHMOLEAN MUSEUM

gen spürbar, so von Mantegnas Stich der Grablegung, Signorellis Bildern in Borgo San Sepolcro, Cortona und Urbino, schließlich eine deutliche Abhängigkeit vom Christus der Petersdom-Pietà Michelangelos und der die Muttergottes stützenden Frau aus dem Tondo Doni. Daneben aber scheinen auch antike Anregungen fruchtbar geworden zu sein, so etwa vom Meleagersarkophag. Die Tafel war von einer Lünette bekrönt, die einen segnenden Gottvater, von zehn Engelsköpfen umgeben, zeigte. Nach dem Entwurf Raffaels war sie von Alfani gemalt worden (Perugia). Dieser hat auch den dekorativen Rahmenfries geschaffen.

Die in Grisaille-Malerei ausgeführte Predella mit den allegorischen Figuren von Glaube, Hoffnung und Liebe (Rom, Vatican) ist eine eigenhändige Arbeit Raffaels. In der Mitte jeder der drei Tafeln ist illusionistisch ein leicht eingetieftes Medaillon gegeben, jeweils mit der personifizierten Tugend, auf den schmalen Seitenstreifen daneben steht in nischenartiger Einbuchtung je ein geflügelter Putto. Haltung, Bewegung und Ausdruck der Figuren sind so abgestuft, daß die Mittelfigur der »Caritas«, der Liebe, eine Betonung erfährt.

Bildnisse des Angelo und der Maddalena Doni

Im Jahre 1505 malte Raffael die beiden Bildnisse des mit ihm befreundeten Ehepaares Doni (Florenz, Galleria Pitti). Angelo Doni, geboren im Jahre 1476, hatte sich 1503 mit der 1489 geborenen Tochter des Giovanni Strozzi, Maddalena, verheiratet. Von ihm schreibt Vasari, daß er »in anderen Dingen sparsam war, für Werke der Malerei und Bildhauerei aber, die er sehr liebte, gerne Geld ausgab, wenn auch so sparsam, als es eben gehen wollte. Dieser ließ von Raffael sein eigenes Bildnis nebst dem seiner Gemahlin ... ausführen, ...« Beide

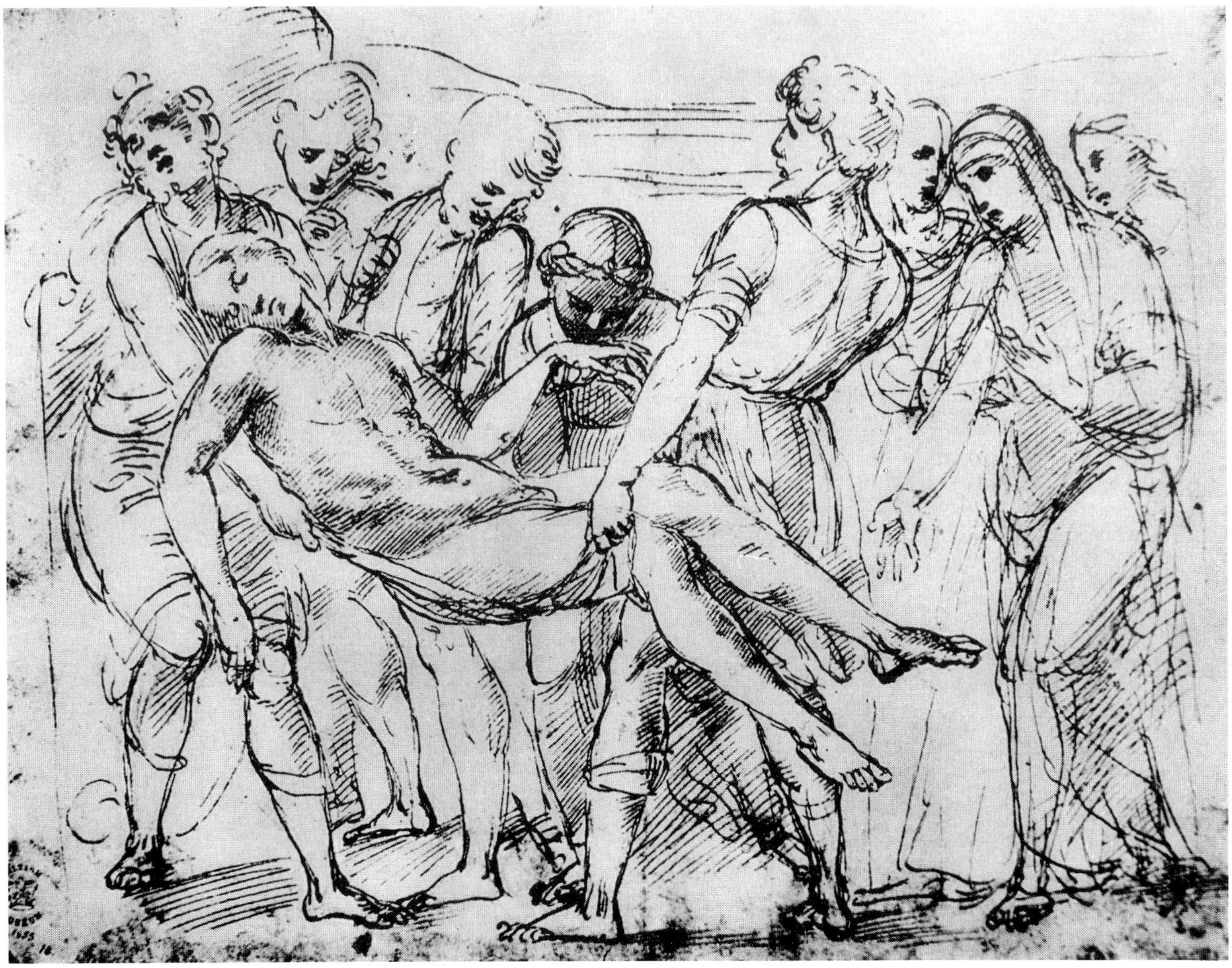

Entwurf zur Grablegung
Federzeichnung 22,6 × 30,8 cm
London, British Museum

sind in Halbfigur vor einem Landschaftshintergrund dargestellt. Die Charakterisierung scheint dem jungen Maler beim männlichen Bildnis besser gelungen, bei dem weiblichen macht sich stärker ein allgemeines Schönheitsideal bemerkbar. Deutlich wird auch, daß dieses Bild unter dem Eindruck von Leonardos »Mona Lisa« (Paris) entstand. Besonders eindrucksvoll ist die kräftige, leuchtende Farbigkeit der Porträts, der in dem Männerporträt ein Rot-Schwarz-Kontrast, beim Damenbildnis ein Zweiklang von Rot und Blau in den Gewändern zugrundeliegt.

Selbstbildnis

La Gravida

Im Anschluß an das Bildnis der Maddalena Doni ist das Porträt einer Schwangeren, »La Gravida« (Florenz, Pitti), entstanden, wohl im Jahre 1506. Vor dunklem Grunde erscheint die Dargestellte besonders kraftvoll modelliert. Gegenüber der Ausdruckskraft des Gesichtes wirkt die Ausführung einzelner Gewandpartien, besonders an der Brust, eigentümlich trocken. Es erscheint durchaus möglich, daß Raffael das Bildnis nur angelegt und in seinen wichtigsten Partien selbst gemalt hat, den Rest aber einen seiner Mitarbeiter zu Ende führen ließ. In älterer Literatur hat man schon Ridolfo Ghirlandajo als Maler des Bildes in Erwägung gezogen. Wenn das Bildnis wohl auch kaum seine Erfindung ist, so könnte er doch jene Teile, die für Raffael so merkwürdig leblos gemalt erscheinen, ergänzt haben.

Ein weiteres weibliches Bildnis, »La Muta« (Urbino), gehört in die gleiche Zeit. Es scheint am Hofe von Urbino gemalt worden zu sein und die Züge einer Dame der dortigen Gesellschaft festzuhalten. Aus den letzten Florentiner Jahren stammt das Selbstbildnis Raffaels (Florenz, Uffizien), das im Verlauf der Zeit sehr gelitten hat. Original sind die Partien von Augen, Nase, Mund und Brauen, das andere ist in der Eigenhändigkeit unsicher. Die merkwürdig breite Form von Hals und Schulter scheint auf eine spätere Veränderung hinzudeuten. Es ist sogar daran gedacht worden, in dem Bild eine Kopie nach dem Selbstbildnis Raffaels aus der »Schule von Athen« in den Stanzen des Vatikan zu sehen.

Raffael hatte gelernt, was ihm Florenz und seine Kunst zu lehren vermochte, nun war er so weit, in die Hauptstadt der damaligen Welt zu gehen, in das Rom der Päpste, und dort seine Lebensaufgaben zu übernehmen. »Sein Fortgehen war durch Bramante von Urbino veranlaßt, der damals im Dienste von Papst Julius II. stand. Er war mit Raffael entfernt verwandt, und da er sein Landsmann war, schrieb er ihm: er hätte seinetwegen mit dem Papst unterhandelt, der einige Zimmer habe neu erbauen lassen, in denen er seine Stärke zeigen könne. Dieser Vorschlag gefiel Raffael, er ließ demnach die Arbeiten in Florenz und die Tafel der Dei unvollendet, ... und begab sich nach Rom.« (Vasari)

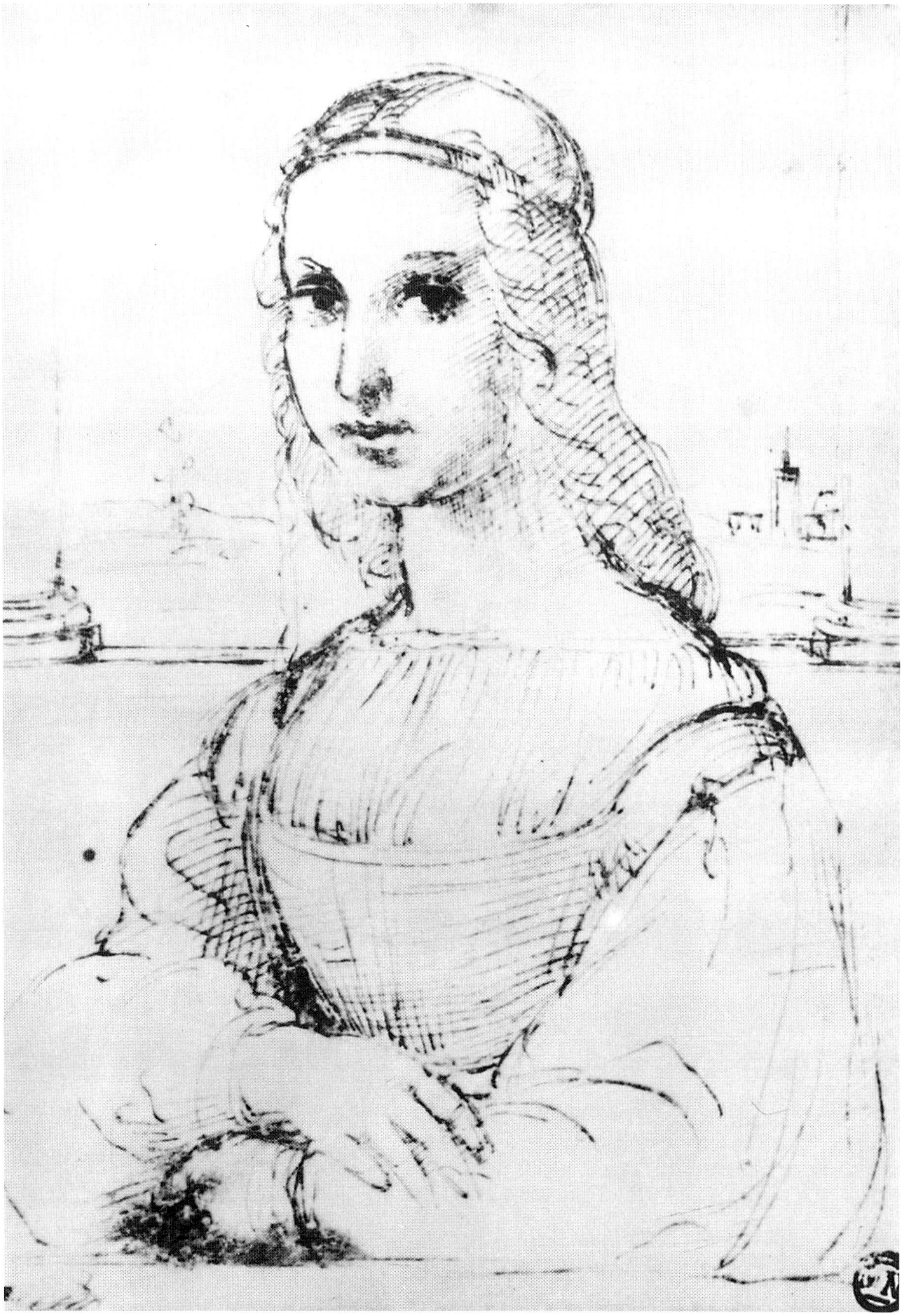

Mädchen am Fenster
Federzeichnung, 22,2 × 15,9 cm
Paris, Louvre

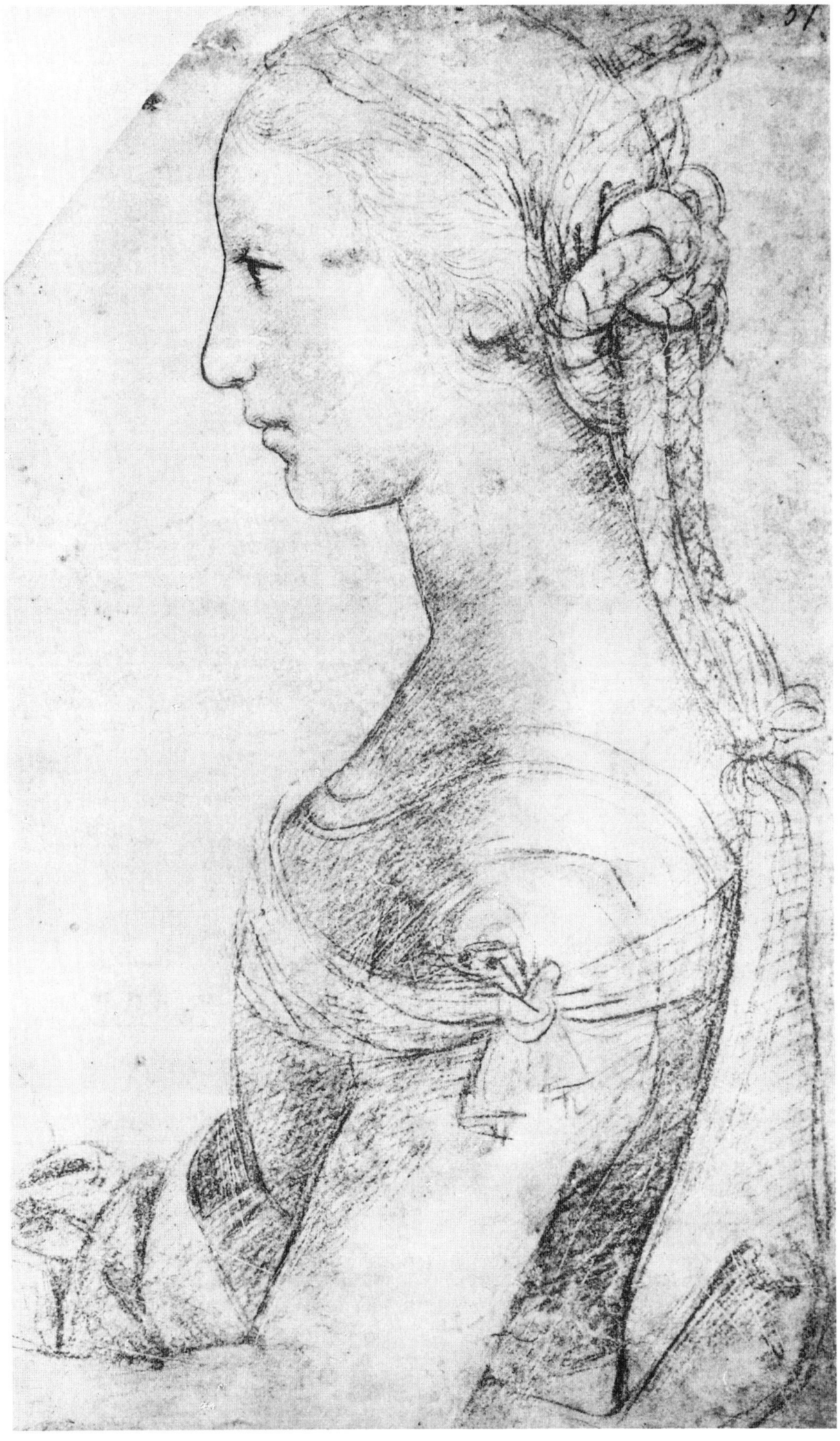

Mädchen mit Flechten
Zeichnung, 25,6 × 10 cm
Florenz, Uffizien

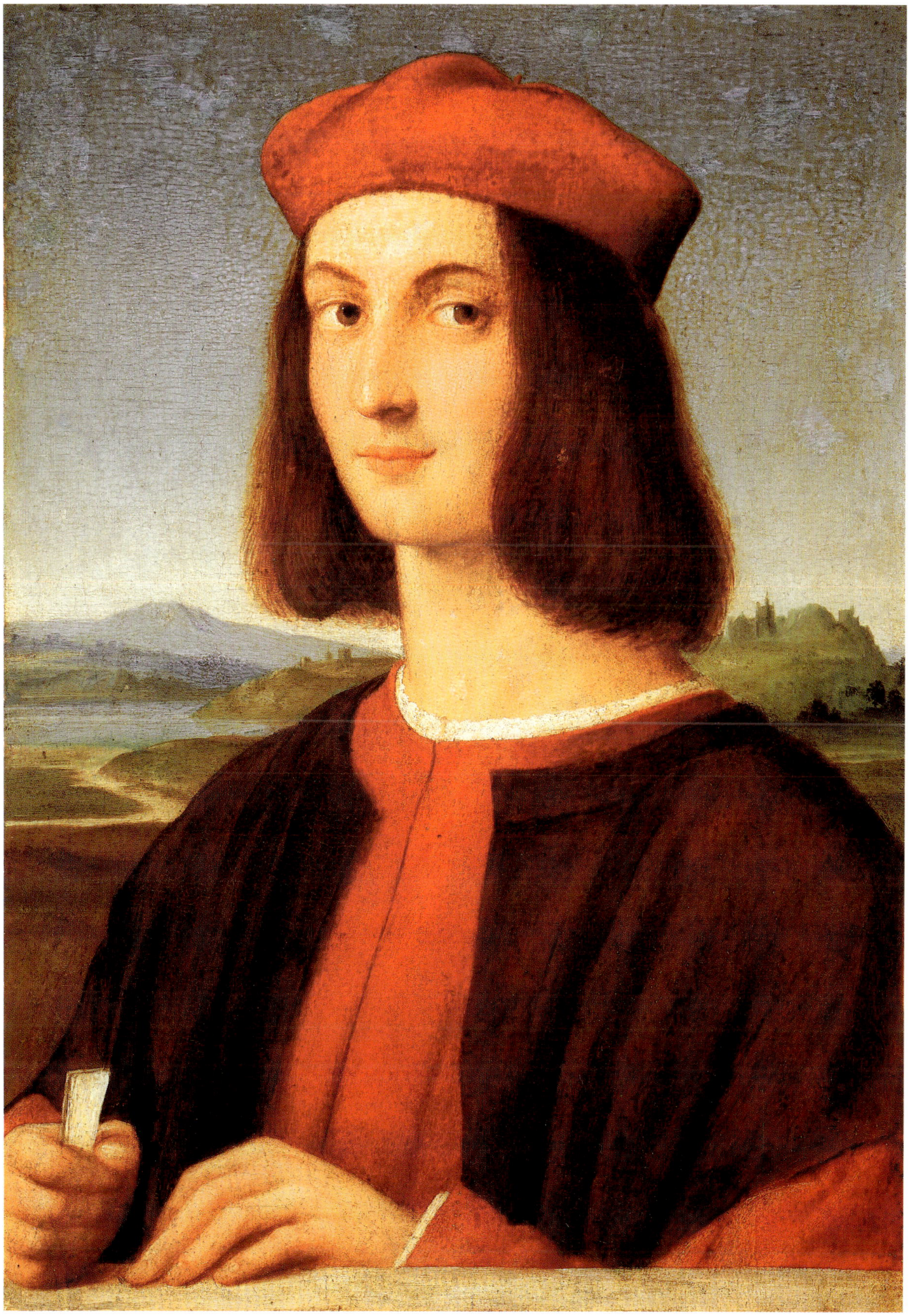

Bildnis eines jungen Mannes
Holz, 54 × 39 cm
Budapest, Museum der bildenden Künste

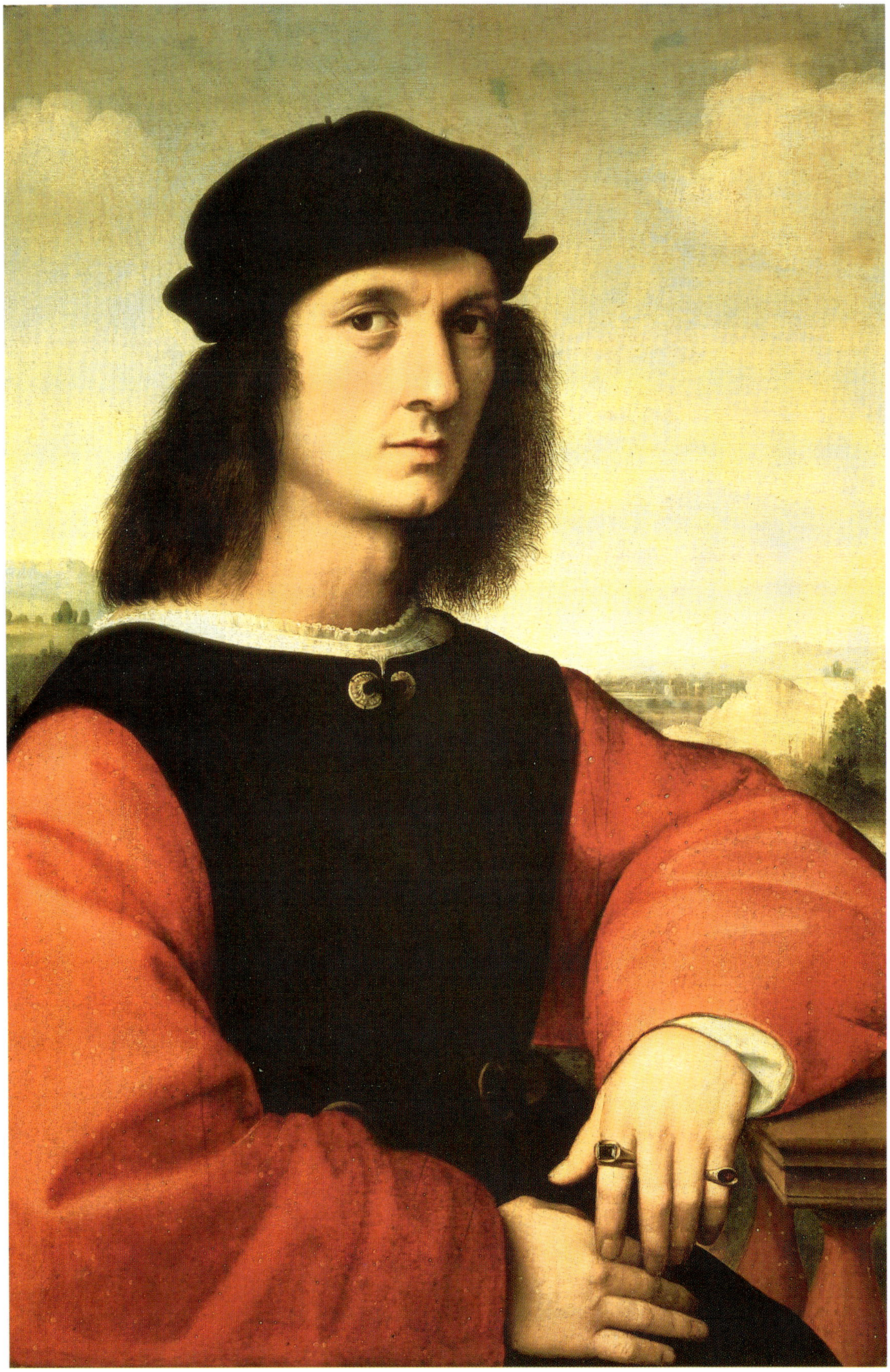

Bildnis des Angelo Doni
Holz, 63 × 45 cm
Florenz, Galleria Pitti

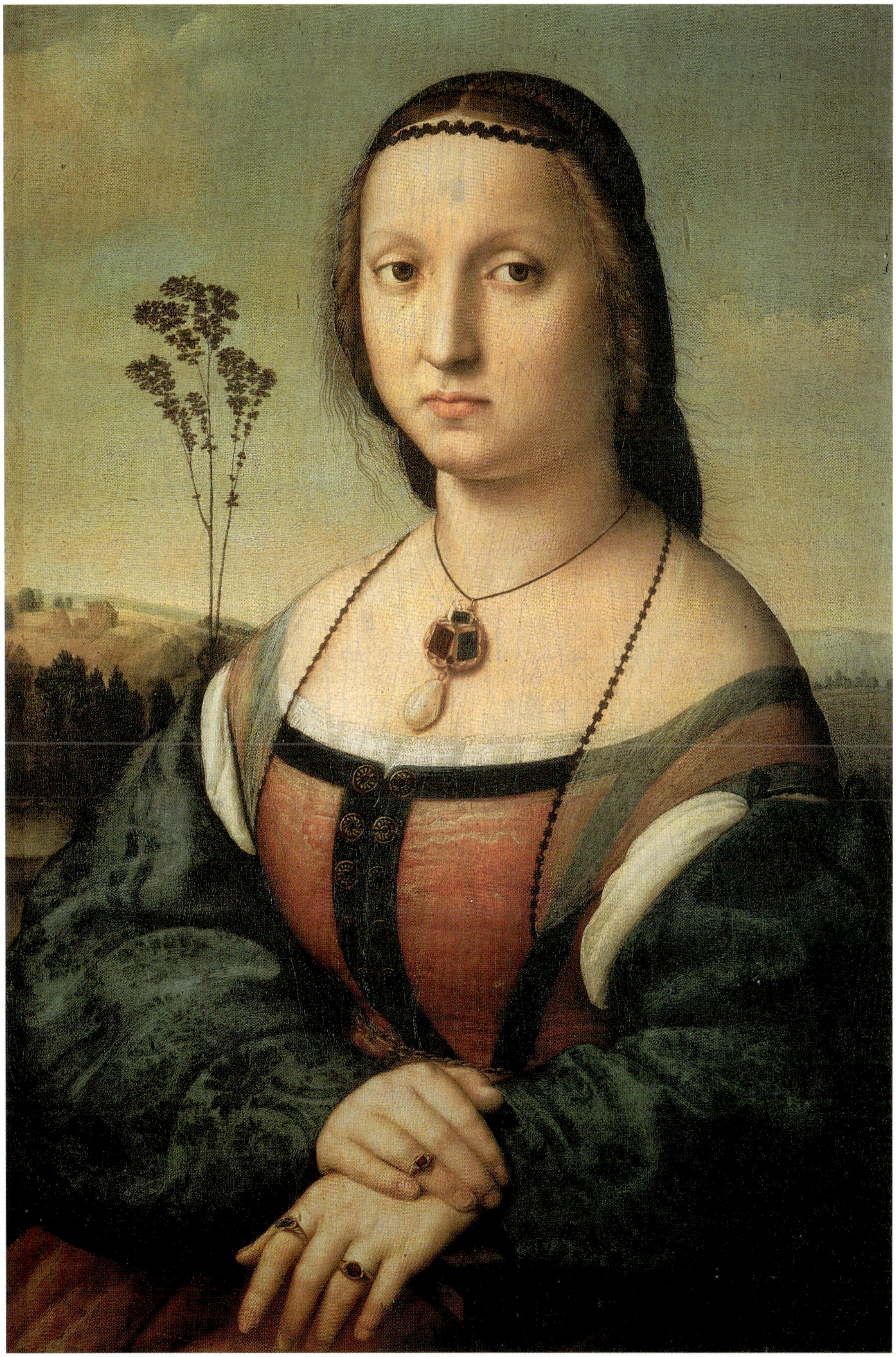

Bildnis der Maddalena Doni
Holz, 63 × 45 cm
Florenz, Galleria Pitti

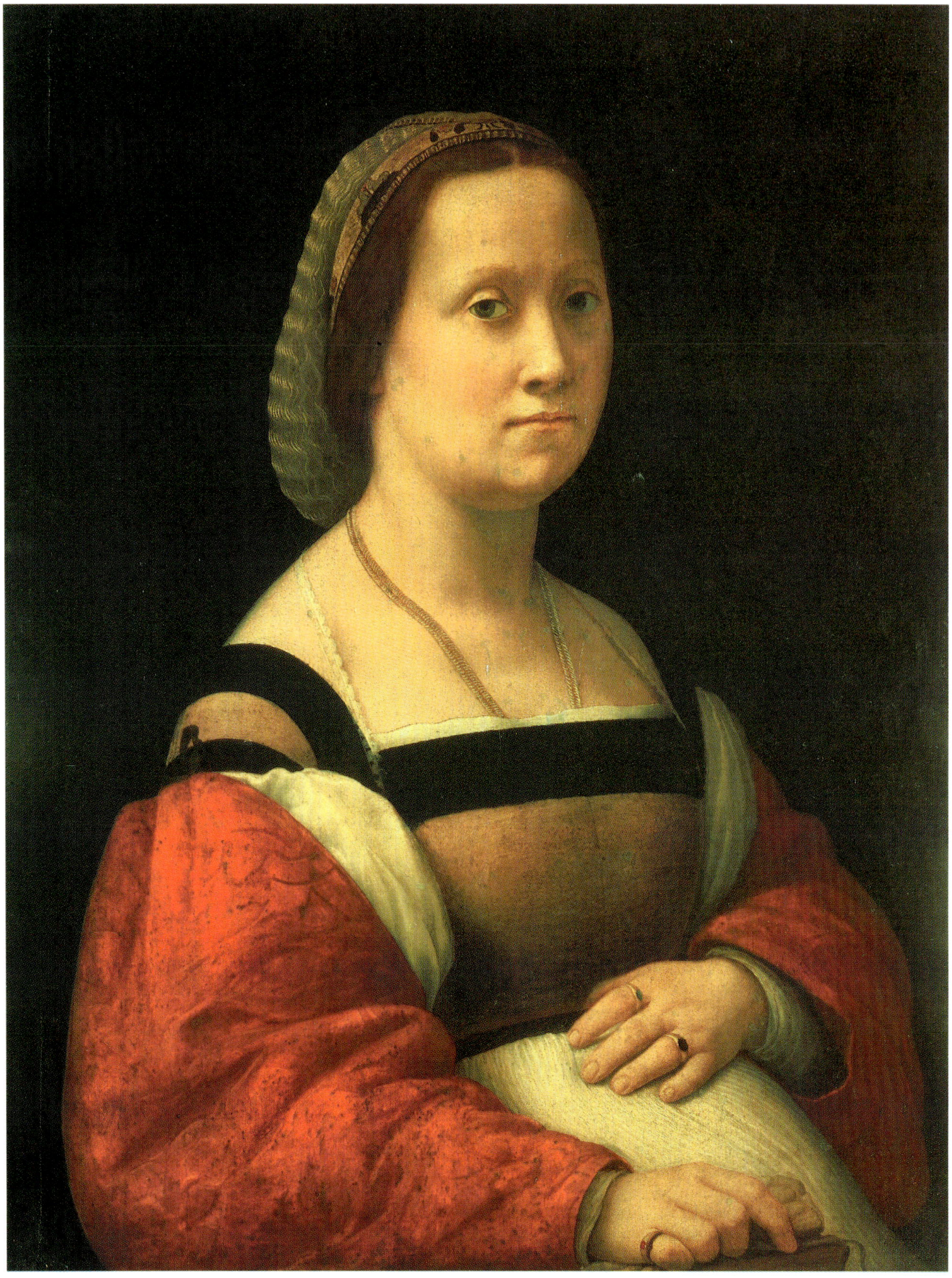

Weibliches Bildnis (La Gravida)
Holz, 66 × 52 cm
Florenz, Galleria Pitti

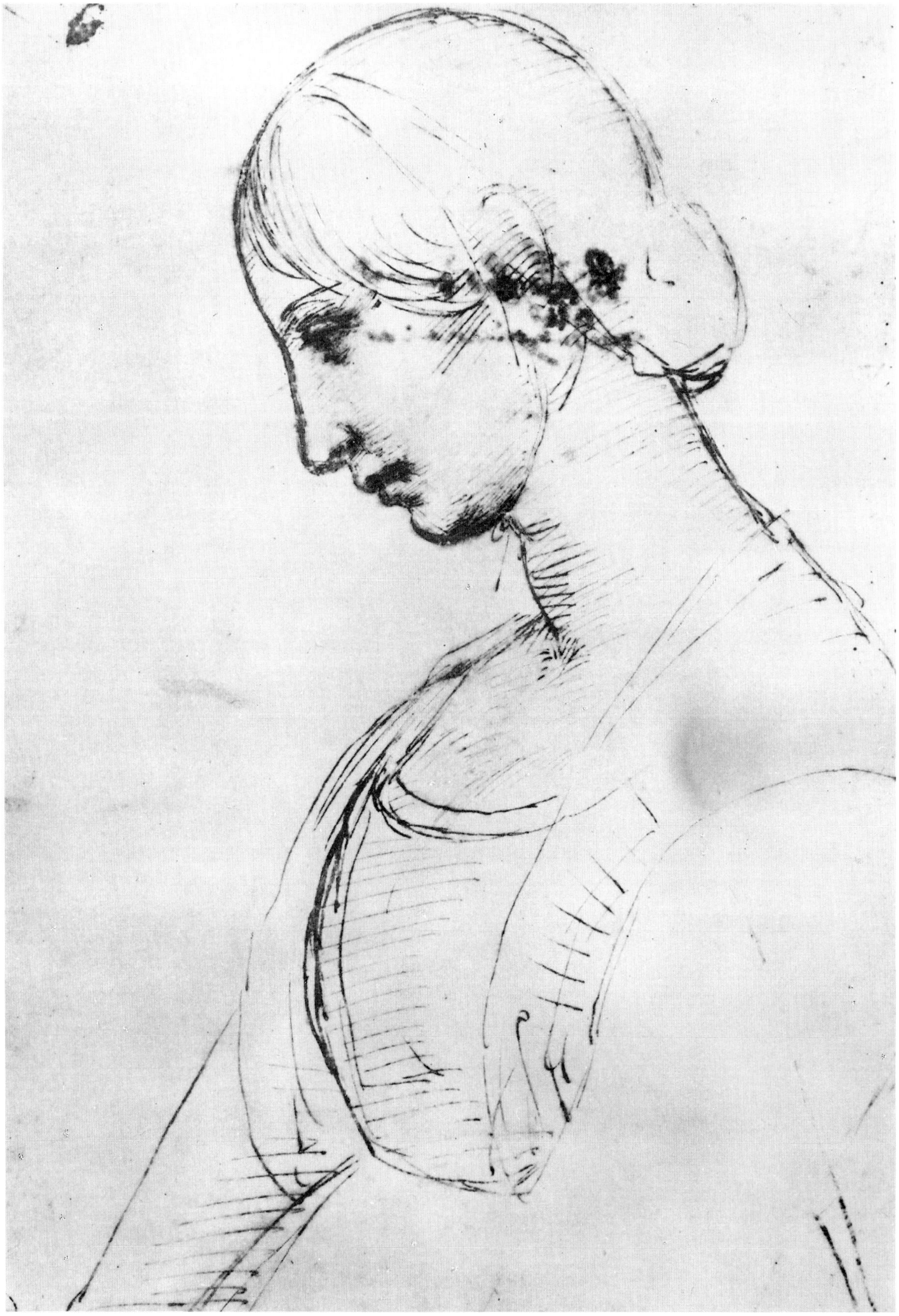

Mädchen im Profil
Federzeichnung, 26,2 × 18,9 cm
Florenz, Uffizien

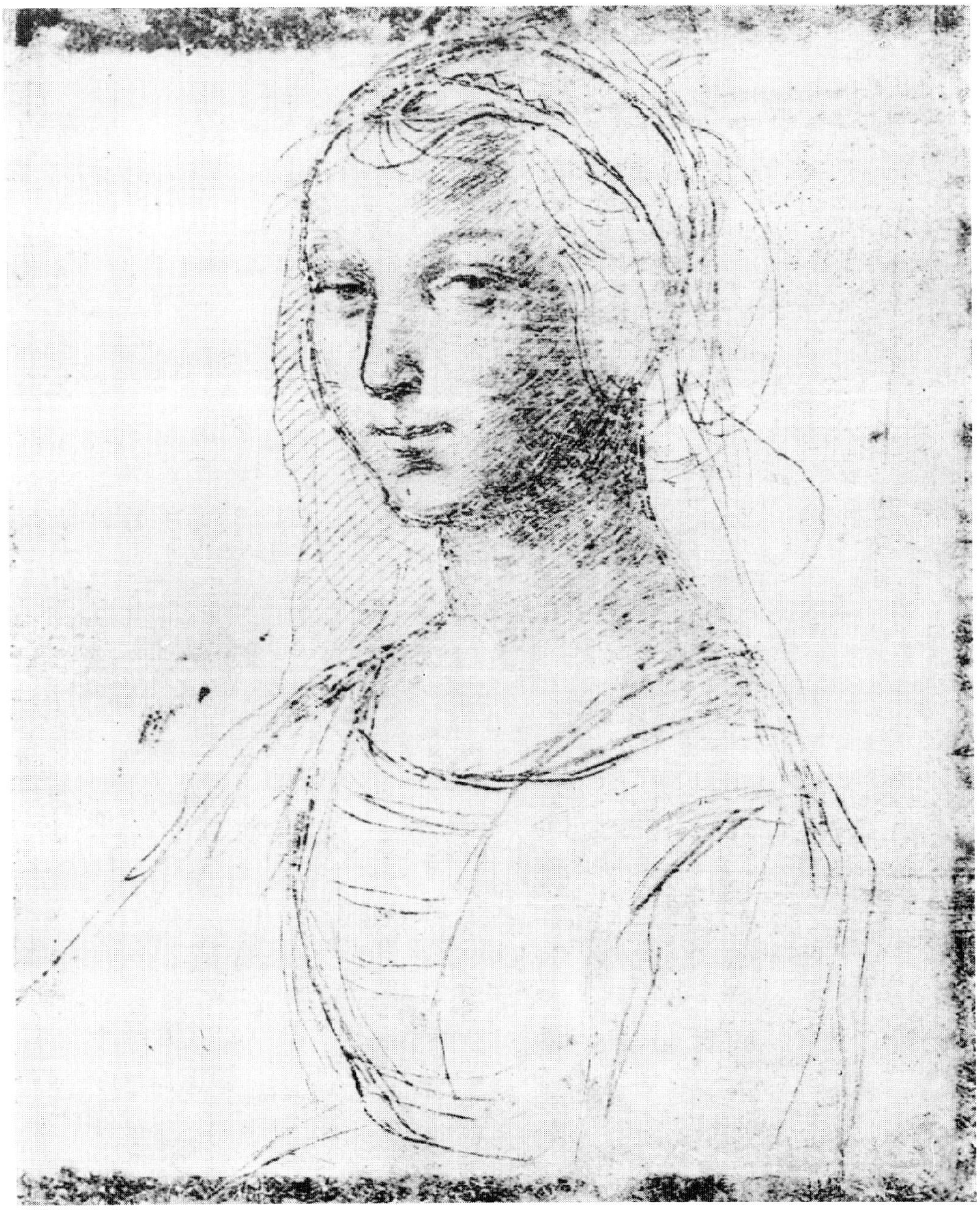

Bildnis einer jungen Frau
Zeichnung, 12,6 × 10 cm
Lille, Palais des Beaux Arts

Die Stadt der Päpste

Anfang des 16. Jahrhunderts war Rom eine nur schwach besiedelte Stadt mit etwa 40000 Einwohnern. Innerhalb der alten trajanischen Mauer lagen weite Gebiete wüst. Zwischen den Ruinen der alten Weltstadt und den Kastellen der römischen Barone weideten Viehherden. Allein die Tatsache, daß die Stadt die Residenz der Päpste war, verlieh ihr Bedeutung. Ökonomisch stand sie hinter den oberitalienischen Städten zurück, sie war eine Agrarstadt, lebte vom päpstlichen Hof und war ein wirtschaftliches Anhängsel des übrigen Italien. Rom war eine Stadt der Konsumtion, nicht der Produktion, in der es allerdings eine riesige Konzentration von Geldmitteln gab.

Nach dem Untergang der Staufer hatte der Kirchenstaat durch Rudolf von Habsburg die Anerkennung seiner Selbständigkeit erfahren, die 1279 durch den Verzicht des deutschen Königs auf die Romagna erweitert wurde. Gleichzeitig aber gerieten die Päpste in zunehmende Abhängigkeit von Frankreich, von 1309 bis 1377 saßen sie in Avignon im Exil. Rom wurde in dieser Zeit von den Machtkämpfen der Adelsparteien, der Colonna und Orsini vor allem, erschüttert, die Wirtschaft wurde weiter untergraben, die Bauern erlitten den Ruin; es herrschte allgemeine feudale Anarchie. Die Einwohnerzahl sank damals auf etwa 20000 herab. Die inneren Unruhen führten dazu, daß sich verschiedene kleinere Fürsten und Städte des Kirchenstaates der päpstlichen Oberhoheit entzogen und ausländische Mächte, Neapel und Deutschland, immer wieder nach der Stadt griffen. Die Volkserhebung des Cola di Rienzi, der nach antikem Vorbild und nach dem Muster der oberitalienischen Stadtrepubliken ein neues römisches Staatswesen anstrebte und die Römische Republik im Jahre 1347 ausrief, blieb ohne dauernden Erfolg. Ein Parlament, an dem alle italienischen Städte teilnehmen und das die Einheit Italiens herstellen sollte, blieb ohne Wirkung. Auch ein neuer Aufstand Colas, diesmal im Auftrag des Papstes gegen den römischen Adel unternommen, scheiterte. Erfolgreicher war der spanische Kardinallegat Aegidius Albornoz; mit Hilfe der Gelder des avignonesischen Papstes gelang es ihm, 1361 die aufständischen Städte und Herren im Kirchenstaat wieder der Oberhoheit des Papstes zu unterwerfen. Als 1377 mit Gregor IX. die Päpste nach Rom zurückkehrten, schien die Stadt einer besseren Zukunft entgegenzugehen. Doch das folgende Jahr brachte mit dem Tode Gregors neue Wirrnisse. Der 1378 in Rom gewählte Papst Urban VI. weigerte sich, nach Avignon zu gehen. Das Reich, die osteuropäischen Länder und Ober- und Mittelitalien erkannten ihn als Papst an. Die französischen Kardinäle aber wählten mit Clemens VIII. einen zweiten Papst, zu dem sich Frankreich, Spanien und Neapel bekannten und der Avignon zu seinem Sitze wählte. Es kam zum großen abendländischen Schisma. Nun war keiner der beiden Päpste stark genug, die päpstliche Herrschaft im Kirchenstaat aufrecht zu erhalten, und Ladislaus von Neapel konnte zweimal, 1408 und 1413, Rom einnehmen. Erst das Konzil von Konstanz 1414–1418 beendete die Kirchenspaltung und Martin V. gelang es in seiner Regierungszeit zwischen 1417 und 1431, den Kirchenstaat wieder herzustellen; eine starke Zentralgewalt aber konnte er nicht schaffen. Erneut forderte 1434 ein Volksaufstand unter der Losung »Volk! Volk! Freiheit!« die Errichtung einer römischen Republik. Der Papst mußte fliehen, aber die Adelsparteien rissen die Macht an sich und betrogen das Volk um die Früchte seines Kampfes. In Rom selbst gab es einen antipäpstlichen Radikalismus; Komplotte, wie das des Stefano Porcari unter Papst Nicolaus V. (1447–1455), strebten nach einem Umsturz der päpstlichen Herrschaft überhaupt. Unter Pius II. (1458–64) richtete sich eine Erhebung unter dem Anführer Tiburzio auf die Beseitigung der Priesterherrschaft aus. Im Komplott waren jeweils auch mehrere römische Herren und italienische Fürsten. Pius II. und Paul II. (1464–1471) unterwarfen zwar die kleineren Tyrannen im Kirchenstaat und eroberten Cesena und Bertinoro, in Rom aber war ihre Macht begrenzt.

Erst Sixtus IV. (1471–1484) brachte Rom und seine Umgebung unter seine Kontrolle und Gewalt. Die notwendigen Mittel verschaffte er sich durch eine grenzenlose Simonie, einen schier unbeschränkten Verkauf von kirchlichen Ämtern. Er selbst war durch Bestechung zum Papst gewählt worden. Neben der Simonie blühte der Nepotismus; jeder neue Papst suchte seine Verwandten oder seine Kinder mit einträglichen Pfründen oder Fürstentümern zu versorgen. Mißlang der Versuch, fremdes Gebiet dafür zu erobern, so wurden auf

dem Boden des Kirchenstaates neue Herrschaften gegründet. Jede Neuwahl eines Papstes beschwor neue Kämpfe zwischen den alten und den neuen Günstlingen um Macht und Besitz herauf. Um die ständige Geldnot in der päpstlichen Kasse zu beenden, gründeten Papst Innocenz VIII. (1484–1492) und sein Sohn eine Bank, bei der gegen entsprechende Summen Begnadigung von jeder noch so ungeheuren Bluttat erlangt werden konnte.
Die schlimmste Zeit war dann die Regierung von Papst Alexander VI. (1492–1503) aus dem spanischen Hause Borgia. Gemeinsam mit seinem Sohne Cesare Borgia unterwarf er mit den brutalsten und abscheulichsten Mitteln alle kleineren Herrscher im Kirchenstaat. Sie wollten ein großes Fürstentum für Cesare. Dieser hatte den Papst fast völlig isoliert und von sich abhängig gemacht, dabei schreckte er selbst vor dem Mord an seinem Bruder nicht zurück, weil er fürchtete, daß dieser beim Vater in höherer Gunst stand. Es muß offen bleiben, ob Alexander und Cesare danach strebten, daß der Sohn dem Vater auf dem Stuhle Petri folgen, das Papsttum somit erblich und damit zu einer weltlichen Herrschaft werden sollte. Manches deutet darauf hin, auf jeden Fall gedachte Cesare über den Tod des Vaters hinaus den Kirchenstaat zu behaupten, ihn zu säkularisieren, womit er einen wichtigen Schritt zur Einigung Italiens vollbracht hätte. Dies mag letztlich erklären, warum Cesare zeitweilig Männer wie Leonardo da Vinci für sich gewinnen konnte und warum auch Macchiavelli für ihn eine geheime Sympathie erkennen ließ. Wer den Borgia im Wege stand oder wessen Geld sie sich aneignen wollten, der wurde vernichtet. »Kapitalien und fahrende Habe waren noch das wenigste dabei; viel einträglicher für den Papst war es, daß die Leibrenten der betreffenden geistlichen Herren erloschen und daß er die Einkünfte ihrer Ämter während der Vakanz und den Kaufpreis derselben bei neuer Besetzung einzog. Der venezianische Gesandte Paolo Capello meldet im Jahre 1500 wie folgt: ‚Jede Nacht findet man zu Rom 4 oder 5 Ermordete, nämlich Bischöfe, Prälaten und andere, so daß ganz Rom davor zittert, von dem Herzog (Cesare) ermordet zu werden.' ... Wem aber die Borgia mit offener Gewalt nicht beikamen, der unterlag ihrem Gift. Für diejenigen Fälle, wo einige Diskretion nötig schien, wurde jenes schneeweiße, angenehm schmeckende Pulver gebraucht, welches nicht blitzschnell, sondern allmählich wirkte und sich unbemerkt jedem Gericht oder Getränk beimischen ließ. ... Der offizielle Epitomator der Papstgeschichte, Onufrio Panvinio, nennt drei Kardinäle, welche Alexander hat vergiften lassen (Orsini, Ferrerio und Michiel) und deutet einen vierten an, welchen Cesare auf seine Rechnung nahm (Giovanni Borgia); es möchten aber damals selten reichere Prälaten in Rom gestorben sein ohne einen Verdacht dieser Art. ... ‚Er hätte', sagt Panvinio anderswo, ‚auch die noch übrigen reichen Kardinäle und Prälaten aus der Welt geschafft, um sie zu erben, wenn er nicht, mitten in den größten Absichten für seinen Sohn, dahingerafft worden wäre.'«(Jacob Burckhardt). Papst Alexander VI. hatte aus Versehen von dem vergifteten Weine getrunken, der für einen Kardinal bestimmt war. Cesare selbst war schwer krank beim Tode des Papstes und konnte keinen Einfluß auf das folgende Konklave nehmen. Sein Stern sank, und nach der kurzen Herrschaft Pius' III. kam mit Julius II. aus dem Hause Rovere (1503–1513) der Mann auf den Stuhl Petri, der nicht nur einer der bedeutendsten Renaissancepäpste werden sollte, sondern dem es auch gelang, das Papsttum und den Kirchenstaat neu zu ordnen.
Papst Julius II., der ohne Bestechung und ohne Simonie gewählt worden war, beendete den Handel mit den höchsten geistlichen Würden. In die Gefahr des Nepotismus geriet er nicht, sein einziger Neffe war schon Erbe von Urbino. Was er erwarb, unterwarf er der Kirche. Dank einer geschickten Politik gelang es ihm, die Großmächte von Aggressionen gegen Italien abzuhalten. Julius II. hatte unter seinem Oheim Sixtus IV. Einblick in die päpstliche Verwaltung gewonnen und kannte die wirklichen Grundlagen der Macht der Päpste wie kein zweiter. Er wollte einen mächtigen Staat aufbauen, und dafür setzte er alle seine diplomatischen Fähigkeiten ein. Wo es aber Not tat, da zog er an der Spitze seiner Truppen in den Krieg, eroberte umbrische Städte, die Marken Bologna, Parma und Piacenza für den Kirchenstaat. In der Bündnispolitik wechselte er seine Partner nach der ihm jeweils günstigsten Konstellation der europäischen Kräfte. Als Maximilian I. 1507 eine Romfahrt vorbereitete, um sich zum Kaiser krönen zu lassen, widersetzte sich der Papst im Bündnis mit Frankreich und Venedig. 1508 aber schloß er mit Maximilian die Liga von Cambrai gegen die Expansionspolitik Venedigs. Drei Jahre später wieder erreichte der Papst unter Beteiligung des Kaisers die Bildung der Heiligen Liga mit Spanien und Venedig, um dem drohenden Übergewicht der Franzosen, die seit 1499 im Herzogtum Mailand saßen, entgegenzuwirken. Venedig und Spanien waren dann als Gegengewicht gegen den Kaiser gedacht, in dessen Politik auf dem Konzil zu Pisa 1511 antipäpstliche Tendenzen spürbar wurden. Schließlich gelang es Julius Ende des Jahres 1512, die Franzosen aus Italien zu vertreiben.

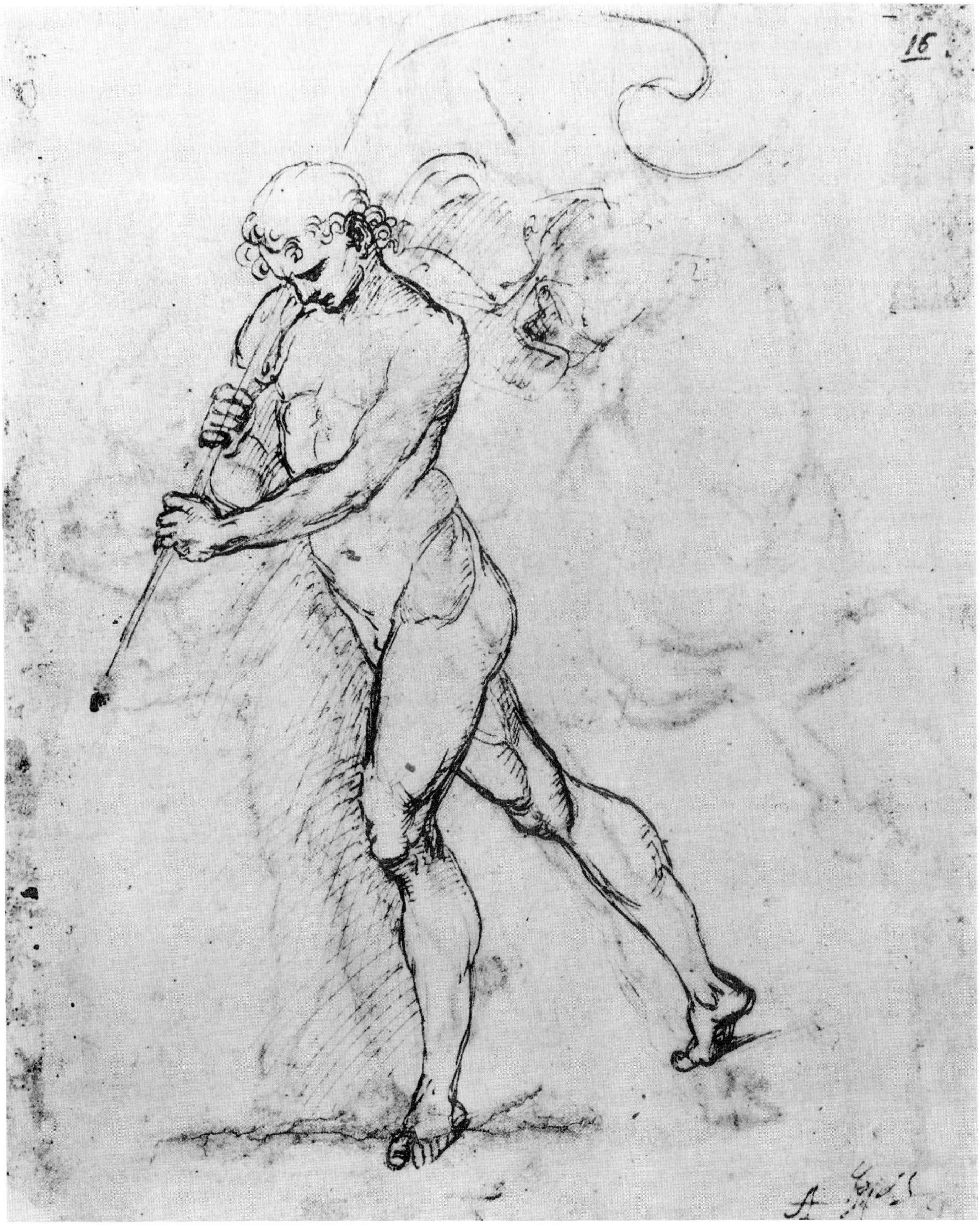

Fähnrich
Federzeichnung 25,8 × 20,8 cm
Venedig, Galleria dell'Accademia

Julius II. hatte nicht nur große Pläne, sondern er wußte auch, sie auszuführen. Trotz seiner Feldzüge hatte er immer Geld, er beerbte alle Kardinäle und Prälaten, die in Rom starben, aber er ließ keinen ermorden. Schon als Kardinal hatte er antike Skulpturen gesammelt und damit den Grundstein für die Vatikanischen Sammlungen gelegt. Er rief Bramante, Michelangelo und Raffael in seine Dienste und ließ sie Werke von unsterblichem Ruhme schaffen. Die Triebkraft war dabei allerdings weniger eine ausgeprägte Liebe zur Kunst als vielmehr der Wille, sich selbst und dem Papsttum unvergängliche Denkmäler zu setzen. Er, der »Pontifece terribile«, der »schreckliche Papst«, konnte beginnen, der Ewigen Stadt wieder ein würdiges und modernes Aussehen zu geben, auch wenn er selbst in den meisten Fällen nur die Anfänge erlebte. Italien unter päpstlicher Oberhoheit zu einen, das gelang ihm allerdings nicht. Doch als er starb, hinterließ er wenigstens den Kirchenstaat erweitert und geordnet. In der Engelsburg hatte er für seinen Nachfolger einen Schatz von 700000 Dukaten liegen, die eine Gewähr bieten sollten, daß das von ihm Begonnene weitergeführt werden konnte.

Hatten die mittelalterlichen Päpste den Denkmälern der römischen Antike uninteressiert, ablehnend, ja feindlich gegenübergestanden, so änderte sich dies im Verlaufe des 15. Jahrhunderts. Mit Nikolaus V. gelangte 1447 ein Humanist und Verehrer der Antike auf den Stuhl Petri. Tommaso Parentucelli war vor seinem Konklave Erzbischof von Bologna gewesen, jener Stadt, an deren 1088 gegründeten Universität schon seit etwa 1100 römisches Recht gelehrt wurde. Er fand in Florenz Zugang zu dem Humanistenkreise um Cosimo de'Medici und gründete nach dessen Vorbild in Rom eine zweite Handschriftenbibliothek. Von reisenden Sammlern ließ er Handschriften antiker Autoren aufspüren und abschreiben und brachte so eine Sammlung von 5000 Bänden zusammen, die der Bibliothekar Giovanni Tortello (gest. 1466) betreute. Er umgab sich mit Gelehrten wie Lorenzo Valla (gest. 1463), einem kritischen Historiker, Maffeo Vegio (gest. 1458), einem Augustinermönch und vorzüglichen Kenner des Altertums, und Flavio Biondo (gest. 1463), der eine Geschichte Roms von der Einnahme durch die Goten bis zu seiner eigenen Zeit schrieb.

Die Bestrebungen Nikolaus V. (1447–1455) fanden unter seinen Nachfolgern keine Fortsetzung. Calixtus III. (1455–1458) ließ die Bibliothek wieder zerstreuen. Pius II. (1458–64), vor seinem Pontifikat Aenea Silvio Piccolomini, war zwar ein hochgebildeter, mit der Antike gut vertrauter, eifriger Schriftsteller, hatte aber für andere Gelehrte und Autoren wenig Sympathie. Paul II. (1464–71) verfolgte die Humanisten, zeigte aber Verständnis für die Erhaltung alter Bauten. Erst Sixtus IV. (1471–84) ließ die Bibliothek wieder fördern und brachte sie und das Archiv in neuen, größeren Räumen unter. Die Leitung übertrug er dem vorzüglichen Bibliothekar Bartolommeo Sacchi, genannt Platinas (gest. 1481). Nicolaus V. ließ den Tempel des Probus zerstören und für seine Neubauten Steine aus römischen Ruinen entnehmen. Gleichzeitig aber begann er den Ausbau des Kapitols. Pius II. bedrohte durch eine Bulle alle die mit strengen Strafen, die alte Bauwerke zerstörten, schon vor seinem Pontifikat hatte er davor gewarnt, antiken Marmor zu Kalk zu brennen. Und selbst der Humanistenfeind Paul II. war ein eifriger Sammler antiker Kunstwerke.

Zu Raffaels Zeiten hatten sich die Verhältnisse so geändert, daß im Vatikan mehr in antiken Autoren als in der Bibel gelesen wurde. Und zur Erweckung und Erhaltung des antiken Rom hatte Raffael selbst sein gewichtig Teil beigetragen.

Seit 1432 war Leone Battista Alberti (1404–1472) fast ständig in Rom, nach seinen Entwürfen dürfte wohl die Cancelleria gebaut worden sein. Auch die ersten, 1452 unter Papst Nikolaus V. von Bernardo Rossellino begonnenen Neubauarbeiten an der Peterskirche scheinen unter seinem Einfluß gestanden zu haben, war hier doch eine ähnliche Lösung mit Tonnenkreuz und Vierungskuppel geplant, wie er sie später für San Andrea in Mantua entwarf. Im letzten Viertel des 15. Jahrhunderts konzentrierten sich die künstlerischen Arbeiten ganz auf den Vatikan. 1473 hatte Papst Sixtus IV. die nach ihm benannte Hauskapelle der Päpste erbaut, die 1480–82 von Perugino, Botticelli, Domenico Ghirlandaio, Signorelli und Roselli mit Fresken geschmückt wurde, die die Wunder Christi den Taten Moses' gegenüberstellten. Die oberitalienische Kunst beherrschte das Feld. Zehn Jahre später arbeitete Pinturicchio in den Privatgemächern Papst Alexanders VI.

Im Jahre 1500 kam Donato Bramante nach Rom; mit dem 1502 vollendeten Tempietto di San Pietro in Montorio und dem Klosterhof von Santa Maria della Pace (1500/1501) schuf er die ersten Bauwerke der Hochrenaissance. Seit 1496 weilte Michelangelo zum ersten Male in der Stadt am Tiber, er vollendete 1501 die Pietà, die heute im Petersdom steht.

Als Julius II. die Kathedra Petri bestieg, weigerte er sich, die Wohnräume seines Vorgängers, Alexander VI. Borgia, zu bewohnen. In dem darüber gelegenen Stockwerk des Vatikanischen Palastes ließ er sich seine Gemächer einrichten. Mit der Ausgestaltung dieser »Stanzen« wurden Signorelli, Perugino und Sodoma beauftragt.

Bald nach seinem Amtsantritt und seinen ersten politischen Erfolgen griff Julius die Pläne Papst Nicolaus V. auf, beauftragte Bramante mit den Entwürfen für den Neubau der Peterskirche und ließ am 18. April 1506 in Gegenwart von 35 Kardinälen feierlich den Grundstein unter dem Chorpfeiler der hl. Veronika legen. Anlaß war der Wunsch, sich schon zu Lebzeiten ein prunkvolles Grabmal errichten zu lassen, das Michelangelo in Auftrag gegeben wurde. Die alte Peterskirche aber war zu klein, um das geplante kolossale Grabmonument aufzunehmen, so sollte sie um eine Kapelle erweitert werden. Dabei reifte dann der Plan zu einem völligen Neubau, denn würdiger noch als ein Grabmal erschien dem Papst der Neubau der Hauptkirche der katholischen Christenheit als persönliches Denkmal seiner Regierungszeit.

Bramante rückte damit in den Rang des ersten Baumeisters auf. Er war für den Entwurf und die Planung verantwortlich, wie für die Bauleitung, wobei ihm allerdings Giuliano da Sangallo zur Seite stand. Über einem griechischen Kreuz tonnengewölbter Arme sollte sich eine gewaltige Kuppel erheben, das Pantheon sollte gleichsam auf den Friedenstempel des Augustus gestellt werden. Julius II. wollte ein ähnlicher Friedensfürst sein, wie es einst Kaiser Augustus gewesen war. Bramante hatte für den Papst auch andere Künstler zu gewinnen und in den Dienst zu nehmen. Als die Arbeiten in Gang gekommen waren, ließ Julius II. die Malereien der von seinem Onkel Sixtus erbauten Sixtinischen Kapelle durch Michelangelo vollenden; zwischen 1508 und 1512 malte dieser die Fresken der Decken. Der Bericht Vasaris in der Vita Michelangelos, dies sei auf Betreiben Bramantes geschehen, der den Fortgang der Arbeiten am Grabmal verhindern und über Michelangelo den Zorn des Papstes heraufbeschwören wollte, da jener zwar als Bildhauer für vollkommen, in der Freskenmalerei aber als unerfahren galt, erscheint doch recht unglaubwürdig. Es war kaum nötig, auf so intrigante Weise für Raffael den Weg zu ebnen. In der ersten Ausgabe von Vasaris Viten hatte davon auch noch nichts gestanden, erst unter dem Eindruck der Lebensbeschreibung des Michelangelo von Condivi, auf die Michelangelo selbst wiederum eingewirkt hatte, hat Vasari seine Aussagen so ergänzt, daß sie fast wörtlich mit dem Text Condivis übereinstimmen. Wahrscheinlich ist nur, daß Bramante, der auch aus Urbino stammte, den Verwandten an den Papst empfohlen hatte.

Raffael in Rom

Wann Raffael nach Rom ging, ist unbekannt, er scheint aber vor seiner endgültigen Übersiedlung in die Stadt der Päpste schon einmal am Tiber gewesen zu sein, Landschaftsmotive in seinen späteren Florentiner Bildern deuten darauf hin. Den Entschluß zum Umzug muß er sehr plötzlich gefaßt haben. In einem Briefe vom 21. April 1508 aus Florenz bat er seinen Onkel Simone Ciarla, den neuen Herzog von Urbino, Francesco Maria, um ein Empfehlungsschreiben an den Gonfaloniere Soderini in Florenz zu bitten, da dieser einen größeren Auftrag zu vergeben habe. Das deutet darauf hin, daß Raffael zu dieser Zeit noch in Florenz bleiben wollte.

»Teuerster, wie ein Vater, ich habe einen Brief von euch empfangen, durch welchen ich den Tod unseres durchlauchtigsten Herrn Herzogs vernommen habe, dessen Seele Gott barmherzig sein möge, und gewiß, ich konnte euren Brief nicht ohne Tränen lesen, aber ›transeat‹ es läßt sich nicht ändern, man muß sich darein ergeben und sich dem Willen Gottes unterwerfen. Ich schrieb neulich dem Oheim Priester, er solle mir eine kleine Tafel senden, welche den Deckel (zum Schutz eines Gemäldes, E. U.) der Heiligen Jungfrau der Frau Präfektin bildet, er hat sie mir nicht geschickt, ich bitte euch, laßt es ihm wissen, wenn jemand kommt, damit ich die gnädige Frau zufriedenstellen kann, denn ihr wißt, daß man ihrer jetzt bedarf. Außerdem bitte ich euch, teuerster Oheim, daß ihr dem Priester und der Santa sagen möchtet, daß, wenn der Florentiner Taddeo Taddei nach Urbino kommt, von dem wir mehr als einmal zusammen gesprochen haben, sie ihm etwas zu Ehren tun ohne zu knausern, und ihr ebenfalls um meinetwillen ihm freundlich seid, denn ich bin ihm sicherlich im höchsten Grade verpflichtet wie irgend einem Menschen der lebt. Was die Tafel anlangt, so habe ich keinen Preis gemacht und werde keinen machen, wenn ich es werde durchsetzen können, denn es wird besser für mich sein, daß sie abgeschätzt werde, und deshalb habe ich in Betreff ihrer nicht geschrieben, was ich nicht schreiben konnte, und somit kann ich auch jetzt noch keine Nachricht darüber geben; auch, wie mir der Besteller der genannten Tafel gesagt hat, wird er mir, sagt er, zu arbeiten geben bis auf dreihundert Ducaten in Gold für hier und nach Frankreich; nach den Festtagen schreibe ich auch vielleicht, wie hoch die Tafel kommt, da ich den Karton beendet habe, und nach Ostern werden wir daran gehen. Es wäre mir lieb, wenn es möglich wäre, einen Empfehlungsbrief für den Gonfalonier von

Florenz vom Herrn Präfekten zu haben, und vor wenigen Tagen schrieb ich dem Oheim und an Giovanni aus Rom, sie sollten ihn mir verschaffen: er würde mir große Dienste leisten wegen eines Gemachs zum Arbeiten, welche Seine Herrlichkeit zu vergeben hat; ich bitte euch, wenn es möglich ist, sendet mir ihn, denn ich glaube, wenn er dem Herrn Präfekten für mich abgefordert wird, daß er ihn wird ausfertigen lassen, und empfehlet mich ihm tausend mal als seinen alten Diener und Schutzbefohlenen. Weiter nichts. Empfehlt mich dem Meister ... und Ridolfo und allen Andern.

Den 21. April 1508.

Eurer Raphael, Maler in Florenz.

An meinem teuersten Oheim Simone de Batista di Ciarla aus Urbino in Urbino.«

(Nach Herman Grimm, Das Leben Raphaels von Urbino)

Dieser Brief, eines der wenigen Zeugnisse aus Raffaels bürgerlichem Leben, ist deshalb im vollen Wortlaut zitiert worden, weil er einiges über die Lebensumstände des Künstlers und den Zeitpunkt seiner Abreise von Florenz erkennen läßt. Deutlich wird, in welchem Maße er sich dem Herzogshaus von Urbino verbunden fühlt. Er beklagt den Tod des Herzogs Guidobaldo, will dessen Schwester, die mit einem Bruder Papst Julius' II. vermählt war und ihm schon den ersten Empfehlungsbrief an den Gonfaloniere Soderini gegeben hatte, zu Diensten sein. Er bitte um einen neuen Empfehlungsbrief von Herzog Francesco Maria, wie sein Vater auch Präfekt von Rom, an den mächtigsten Mann von Florenz. Ganz offensichtlich ging es um den Auftrag zur Ausmalung eines Raumes, denn wegen eines Ateliers hätte es kaum so hoher Fürsprache bedurft. Dies aber ist ein erster Hinweis darauf, daß Raffael zunächst in Florenz bleiben und arbeiten wollte. Dann erfahren wir von seinen Arbeiten offenbar für einen Kunsthändler, der ihm für 300 Golddukaten Bilder abnehmen und diese in Italien und Frankreich verkaufen wollte. Dabei erweist sich unser Meister nicht ohne Sinn für das Geschäft. Er läßt für eine besondere, aber nicht näher bezeichnete Tafel, deren Karton gerade vollendet ist, den Preis offen, weil er anscheinend einem günstigen Angebot des Bestellers nicht durch eine zu niedrige Forderung entgegen wirken will. Auch die in diesem Zusammenhang erkennbaren Absichten deuten nicht auf einen Ortswechsel, sondern bestätigen weit eher die Absicht, in Florenz zu bleiben. Offen bleibt, ob er kurz vor dem 21. April dem Oheim und einem gewissen Giovanni aus Rom geschrieben hat, oder ob jener Giovanni aus Rom stammt, das »giouano daroma« ist nicht eindeutig. Obwohl die Schreibung mehr für das letzte zu sprechen scheint, besagt auch die erste Leseart nur, daß Raffael in Rom weilte, aber nichts über die Dauer des Aufenthaltes oder die Absicht, sich dort niederzulassen. Wäre dies der Fall gewesen, hätte er sicher den Herzog von Urbino eher um ein Empfehlungsschreiben an seinen Oheim, Papst Julius II., gebeten. Alles das spricht gegen die von Grimm geäußerte Meinung, die sich auf Condivi/Vasari beruft, daß Raffael bereits 1507 in Rom weilte, und damals auch schon die Verhandlungen wegen der Stanzen im Gange waren. Dagegen spricht, neben dem erbetenen Empfehlungsbrief, gerade die Verhandlung über einen großen Auftrag. Dieser hätte Raffaels Kräfte doch so erheblich in Anspruch genommen, daß er neben der Arbeit an den Stanzen kaum auszuführen gewesen wäre. Es ist ja auch zu bedenken, daß Raffael bisher wenig Erfahrungen im Fresko gesammelt hatte. Alles spricht wohl doch dafür, daß Raffael, als er seinem Onkel schrieb, noch nicht mit einem raschen Umzug nach Rom rechnete. Ob ihm der Herzog den Empfehlungsbrief schrieb, wissen wir nicht, ebensowenig, ob er nicht vielleicht den Maler an seinen Oheim für dessen weitgesteckte Pläne empfahl. Jedenfalls scheint der Ruf nach Rom sehr plötzlich gekommen zu sein und auch der Entschluß, diesem zu folgen. Darauf deuten einige Bilder hin, die Raffael unvollendet in Florenz zurückließ, und Aufträge, die er nicht mehr auszuführen vermochte, wie den für den Monteluce-Altar. Schon am 5. September 1508 ist Raffael in Rom, auf diesen Tag ist ein Brief datiert, den er dem Bologneser Maler Francesco Francia schrieb.

»Messer Francesco, mein teurer.
Ich empfange in diesem Augenblick euer Bildnis, welches mir Bazotto in gutem Zustande und ohne irgendwelche Verletzung überbracht hat, wofür ich euch meinen besten Dank sage. Es ist sehr schön und so lebendig, daß ich mich manchmal täusche, indem ich bei euch zu sein und eure Worte zu hören glaube. Ich bitte euch, mir zu verzeihen und mir die Verzögerung und das lange Ausbleiben des meinigen nicht übel zu nehmen, das ich der drückenden und unabreißenden Beschäftigung wegen bis heute eigenhändig nicht machen konnte, unserem Abkommen gemäß; denn ich hätte es von einem meiner jungen Leute angefertigt und von mir retuschiert gesandt, aber das darf nicht sein; im Gegenteil, so sollte es sein, da ich weiß, daß ich dem eurigen nicht gleichkommen kann. Nehmt es, bitte, nicht für ungut,

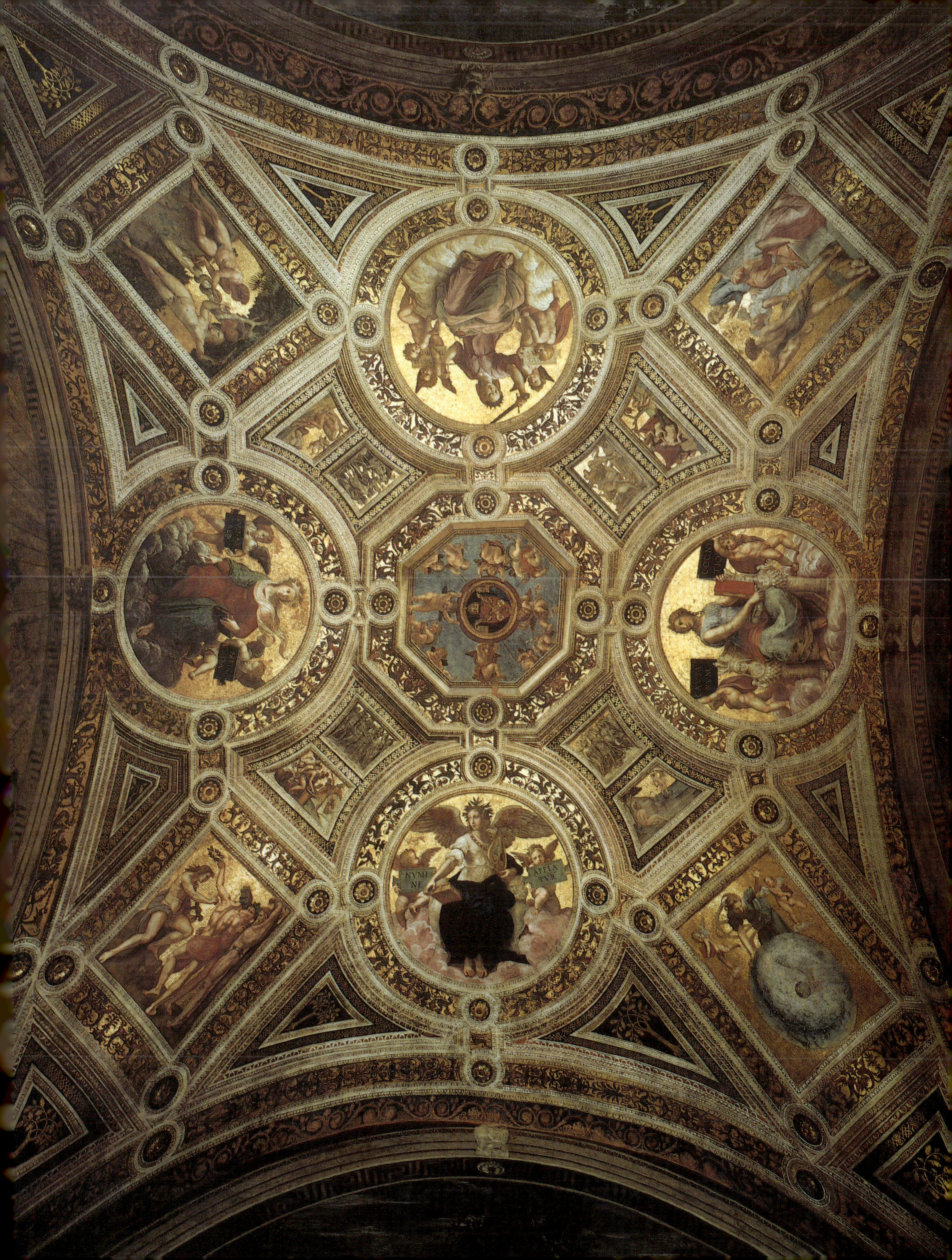
NVMI NE
AFFLA TVR

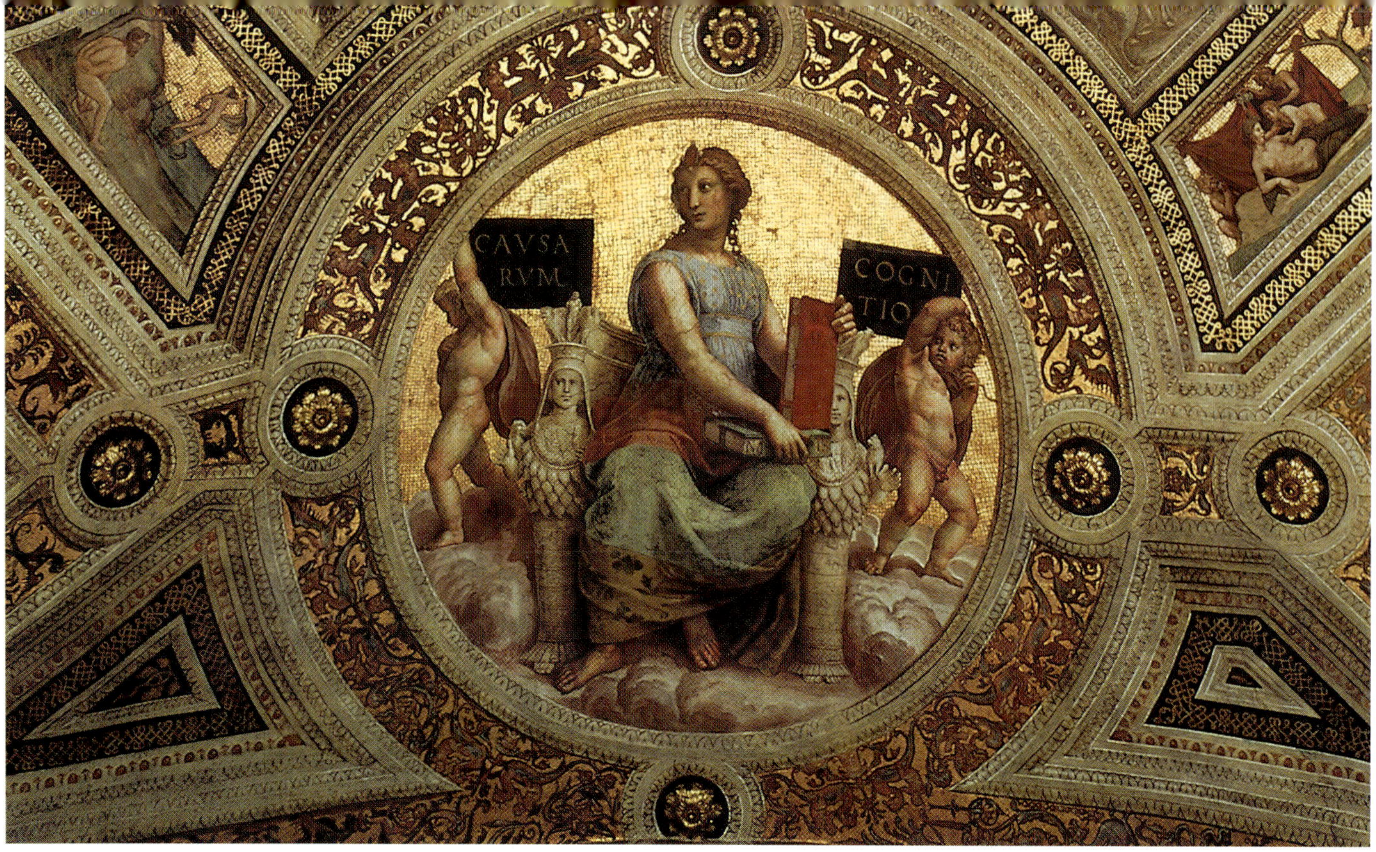

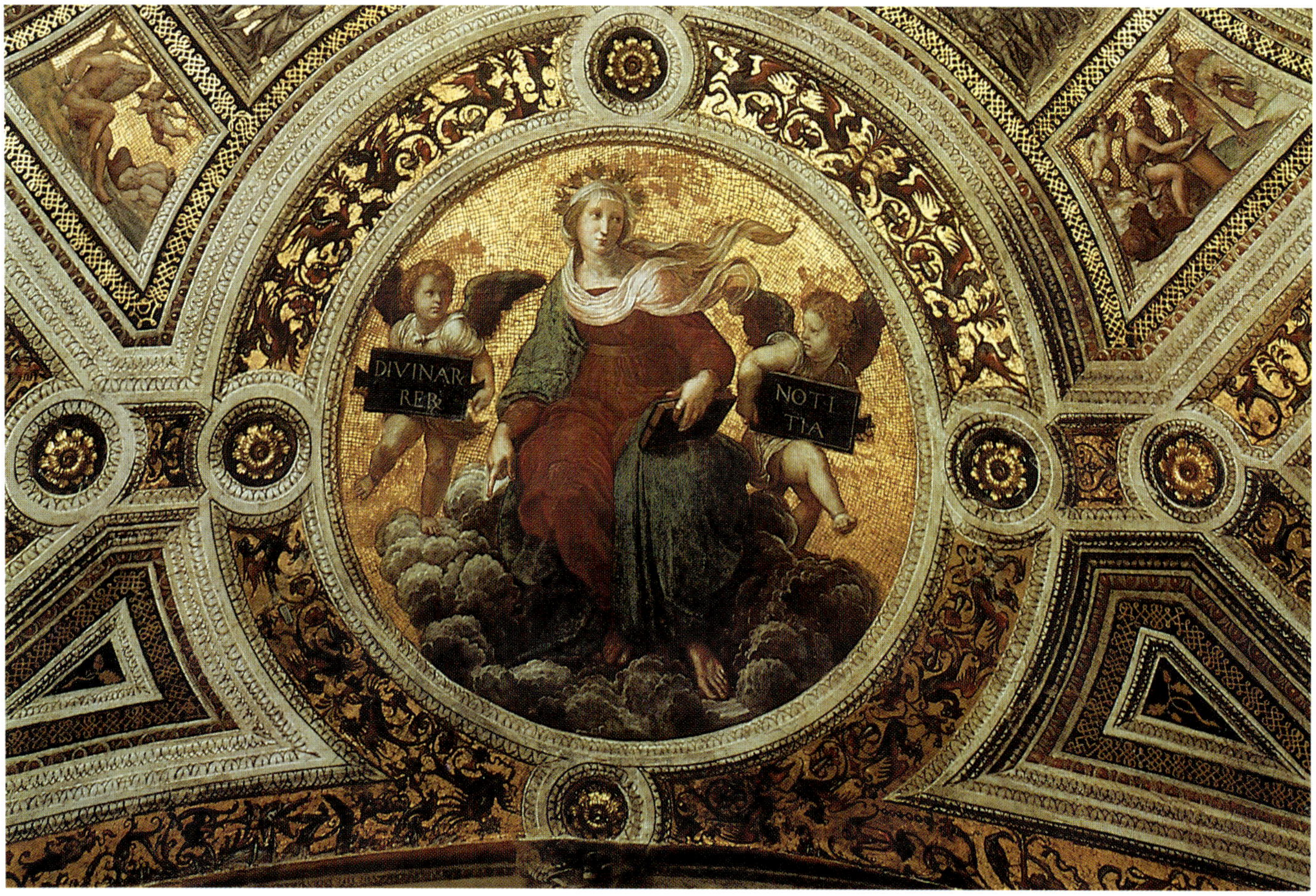

Stanza della Segnatura S. 105
Decke
Rom, Palazzo Vaticano

Ausschnitte
Stanza della Segnatura, Decke (S. 105)
Philosophie und Theologie

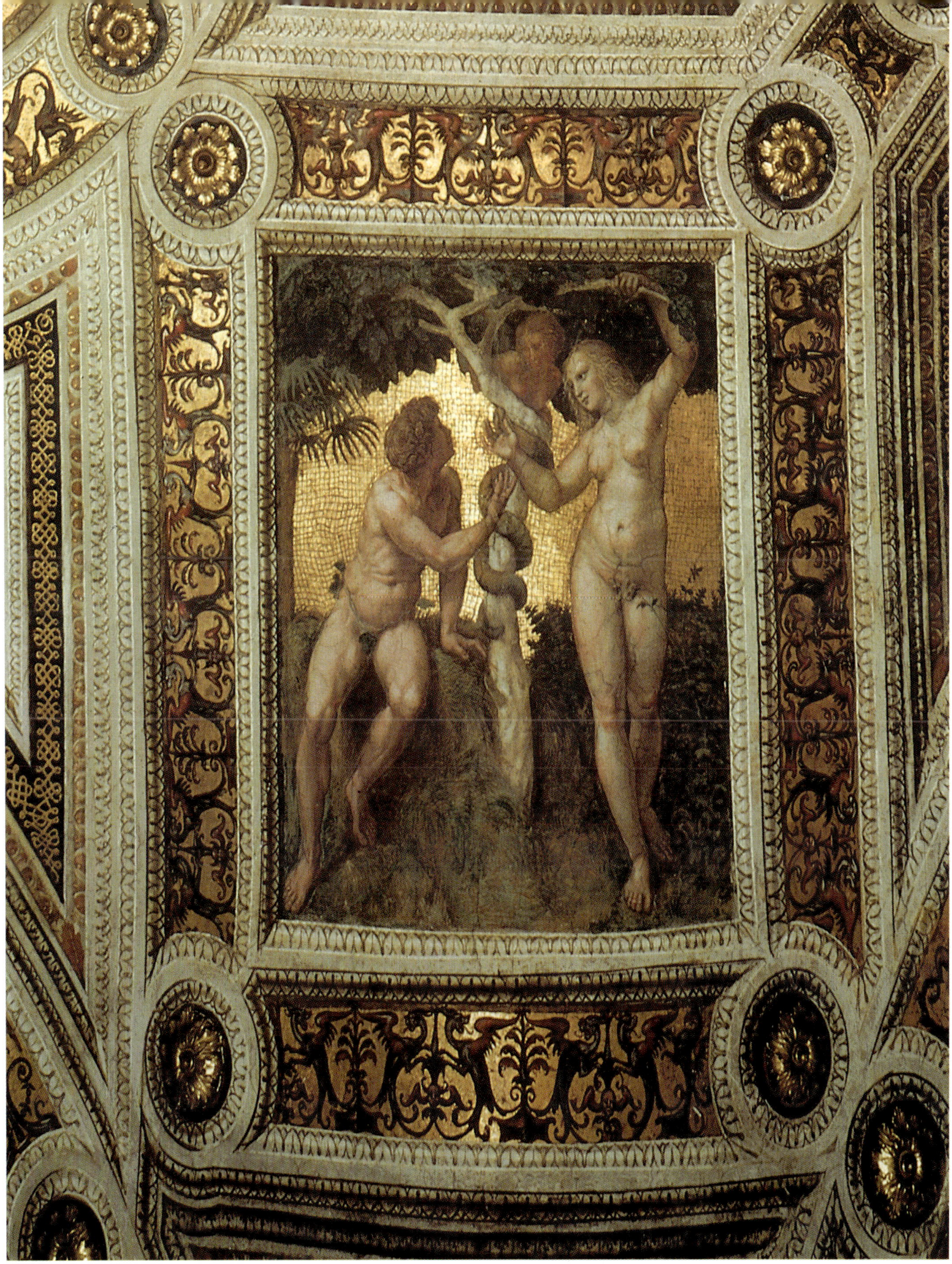

Ausschnitt
Stanza della Segnatura, Decke (S. 105)
Der Sündenfall

La Disputa (S. 108/109)
Fresko
Stanza della Segnatura

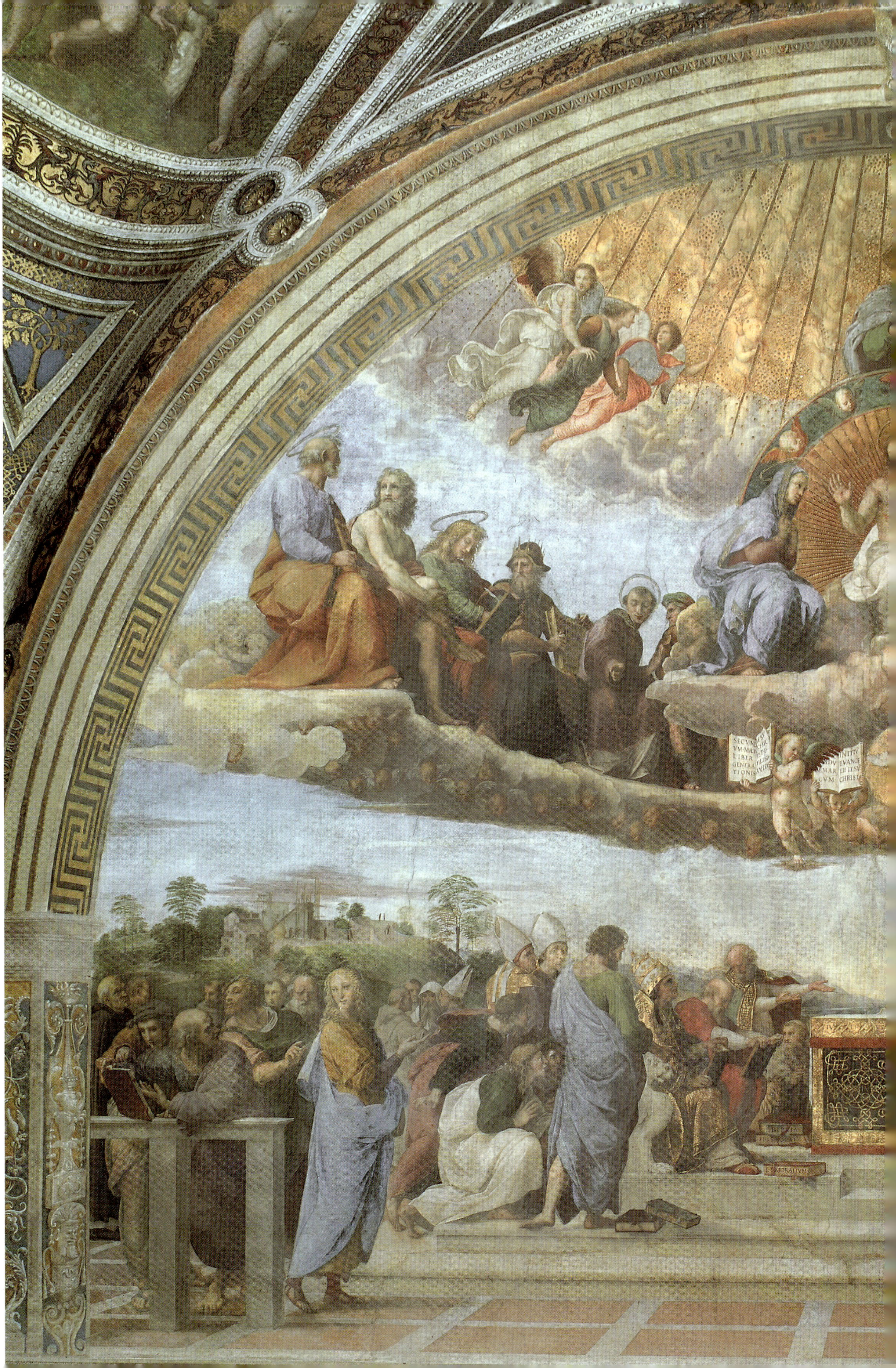

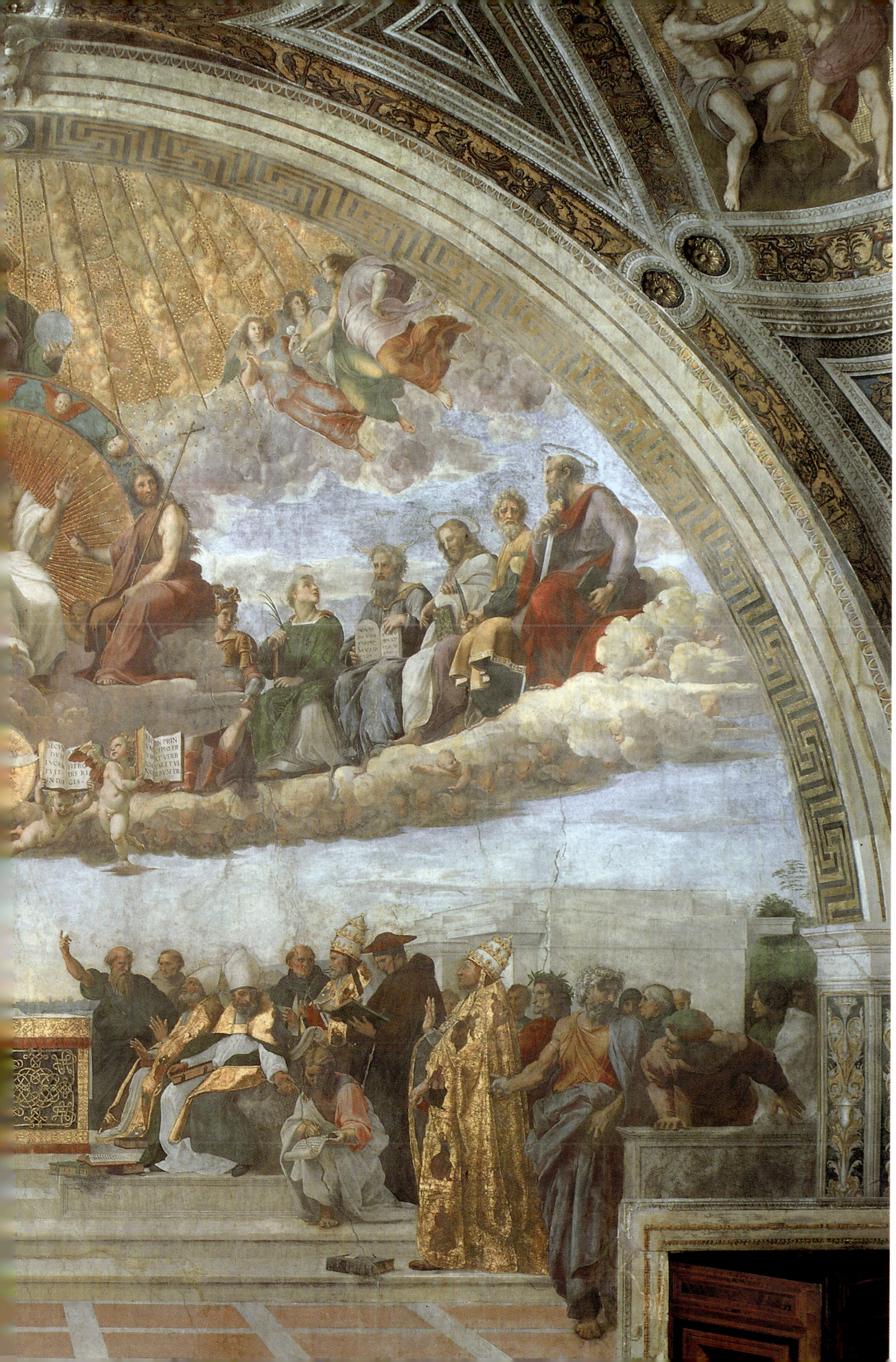

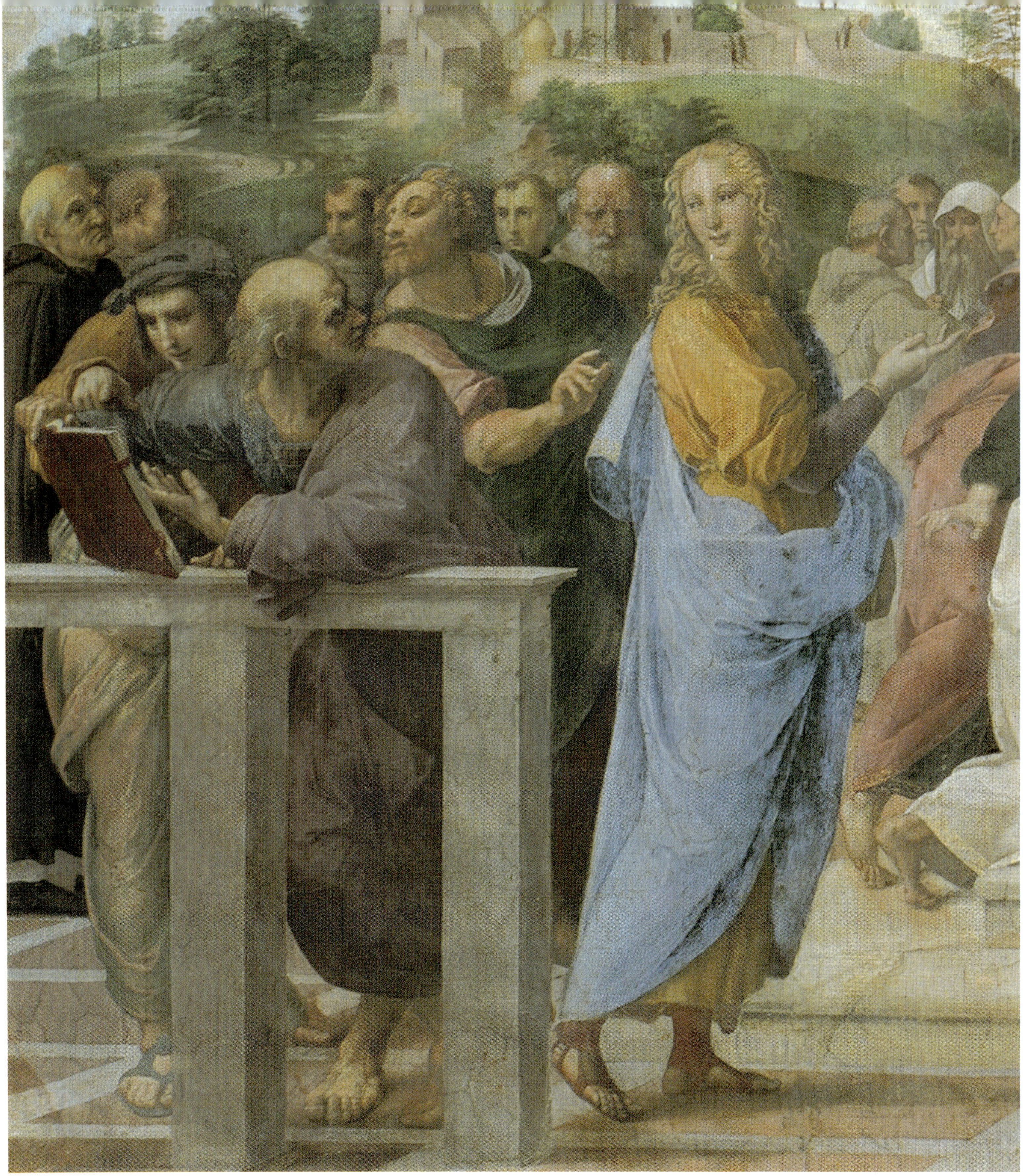

Ausschnitt
La Disputa (S. 108/109)
Gruppe Diskutierender um den Alten mit dem Buch

Ausschnitt S. 111
La Disputa (S. 108/109)
Gruppe mit Papst

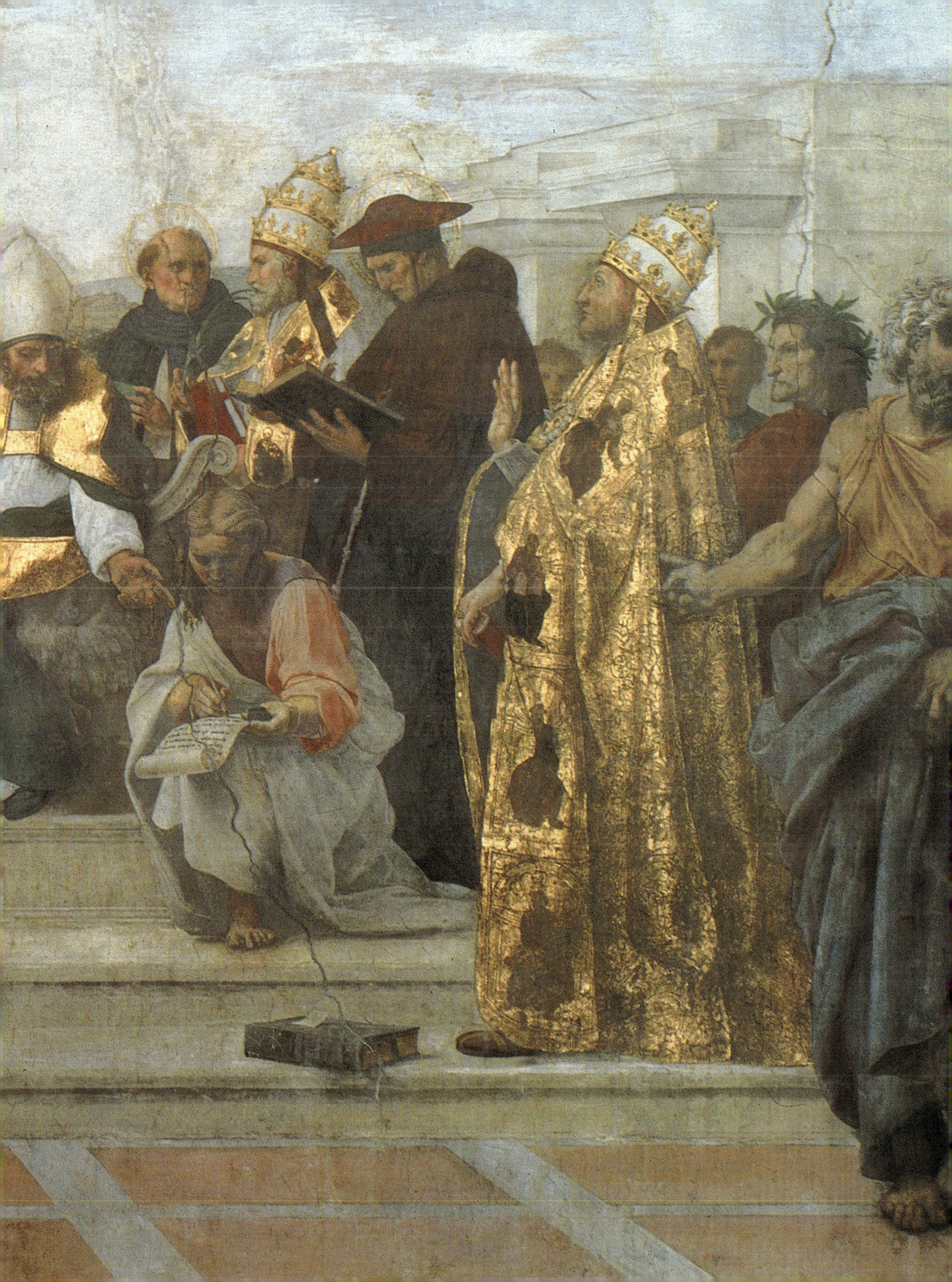

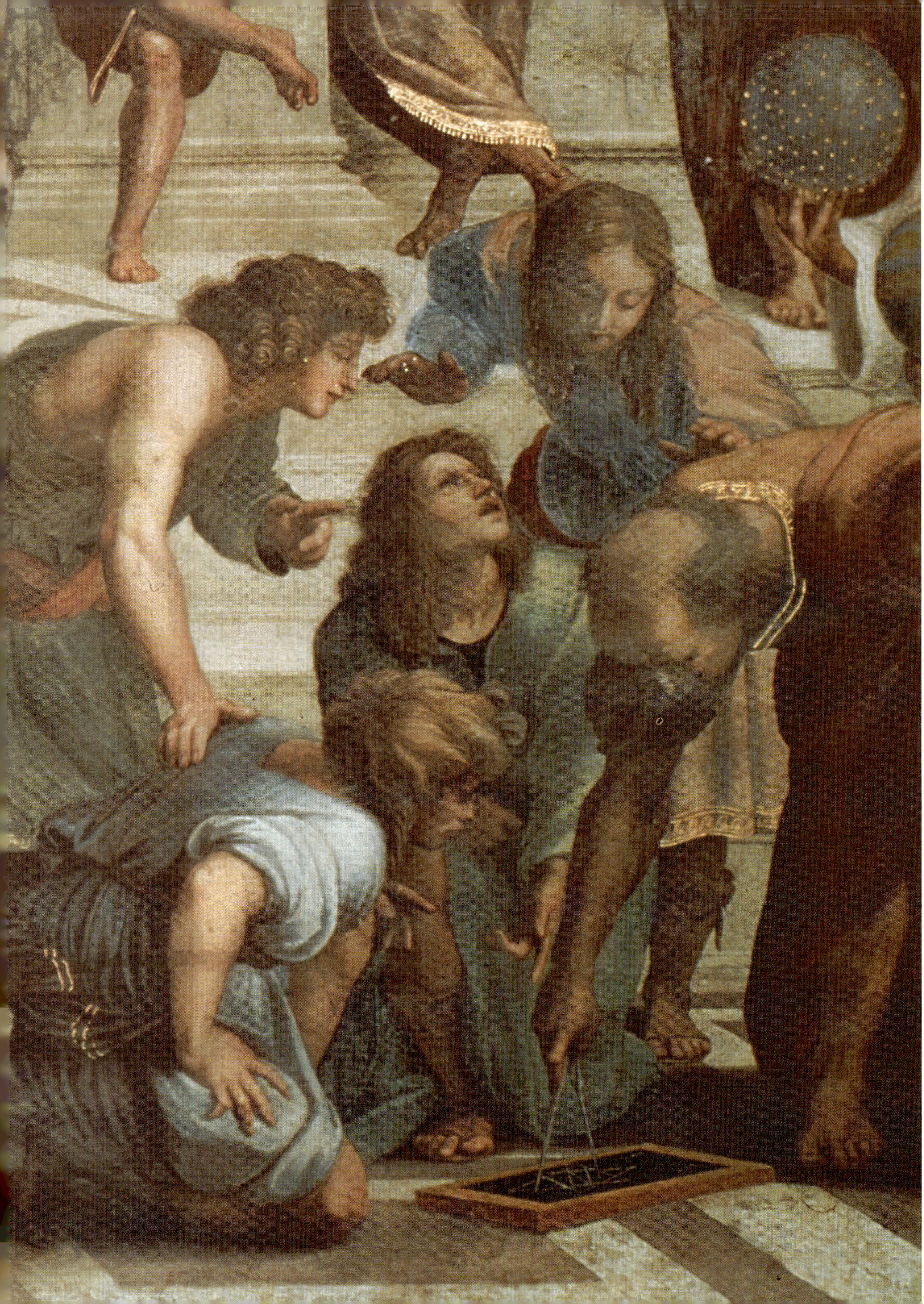

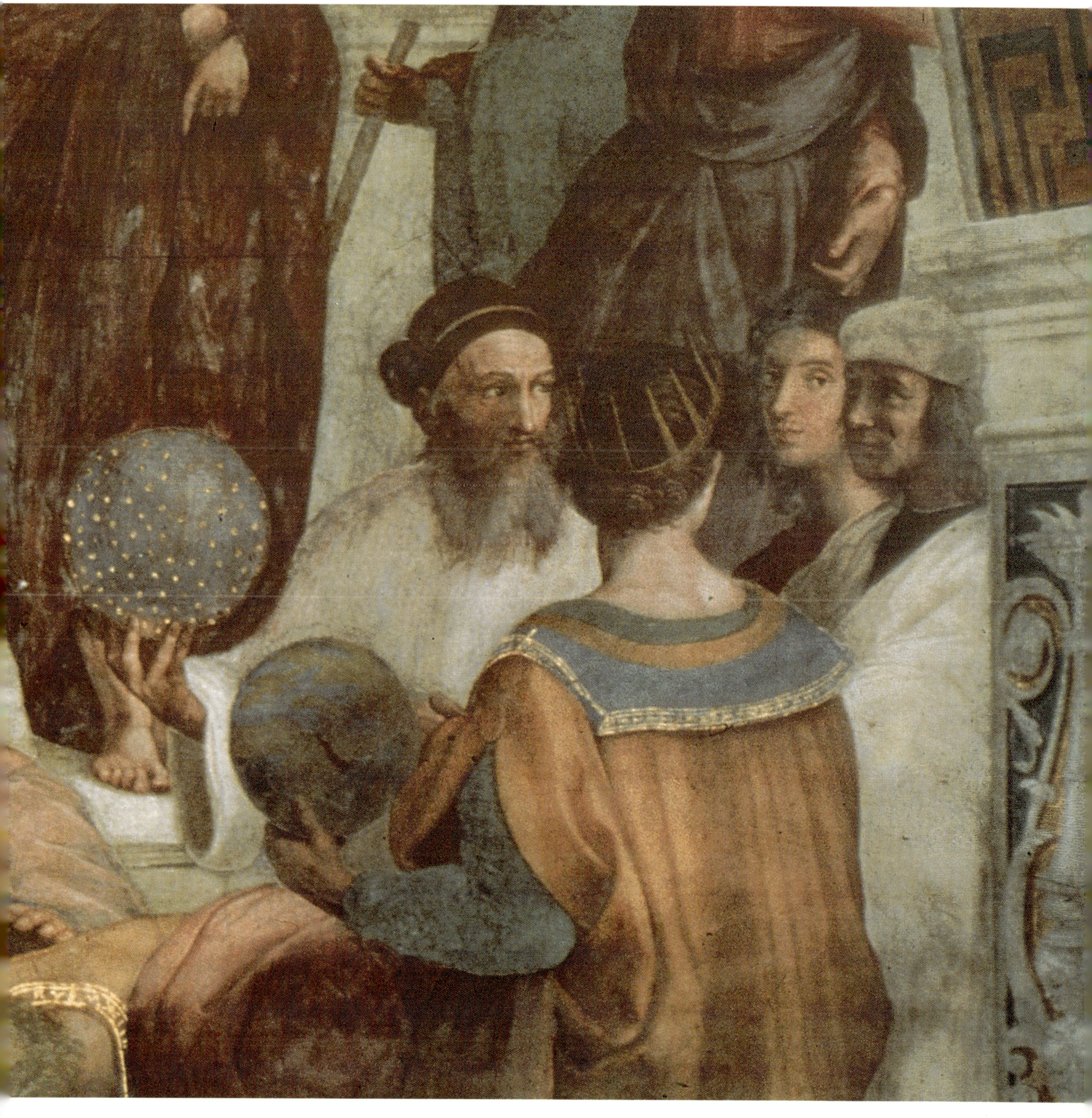

Ausschnitte, Die Schule von Athen (S. 114/115)
Archimedes mit seinen Schülern (S. 112)
Gruppe mit Ptolomäus (S. 113)

Die Schule von Athen (S. 114/115)
Fresko
Stanza della Segnatura

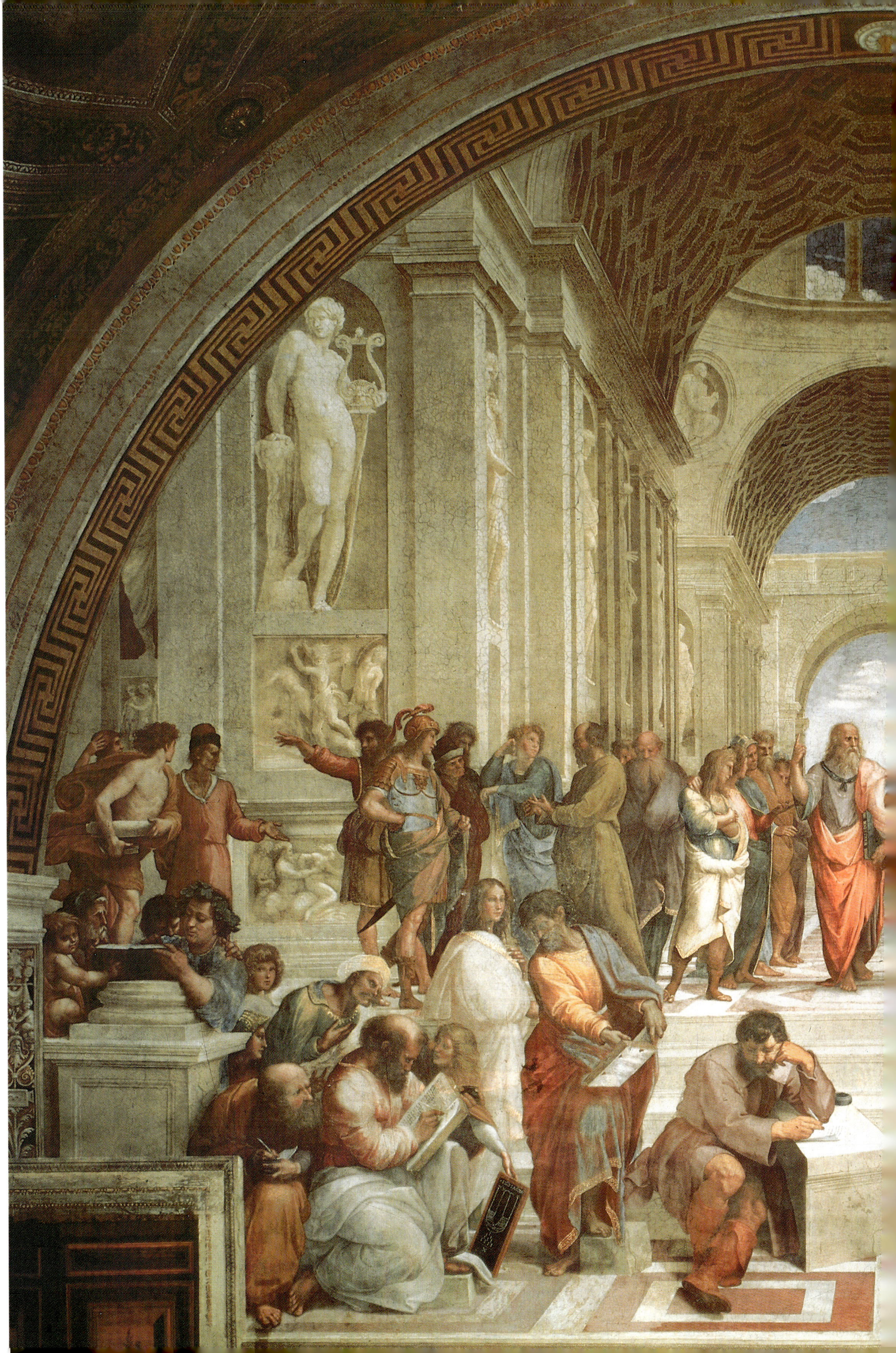

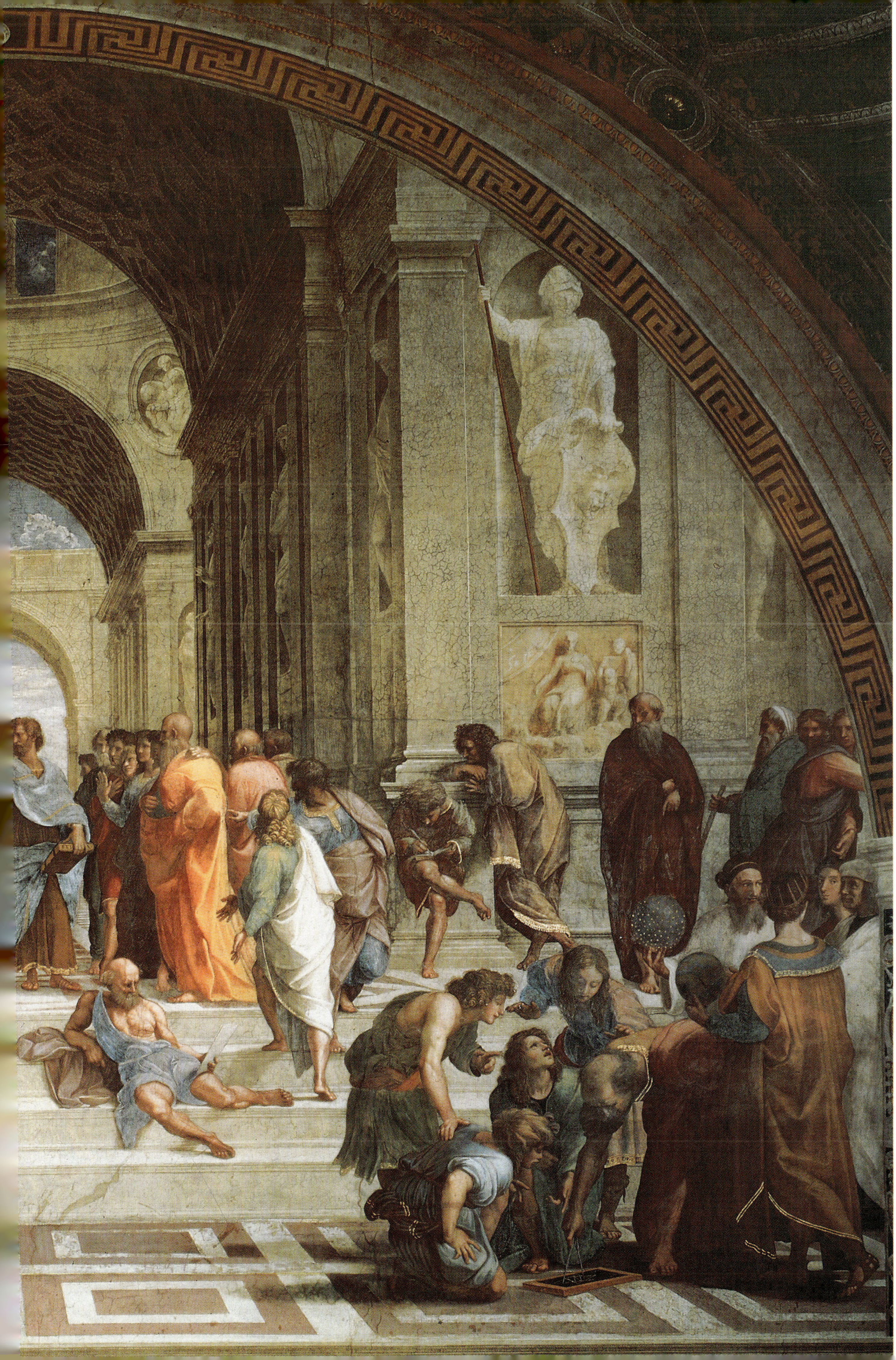

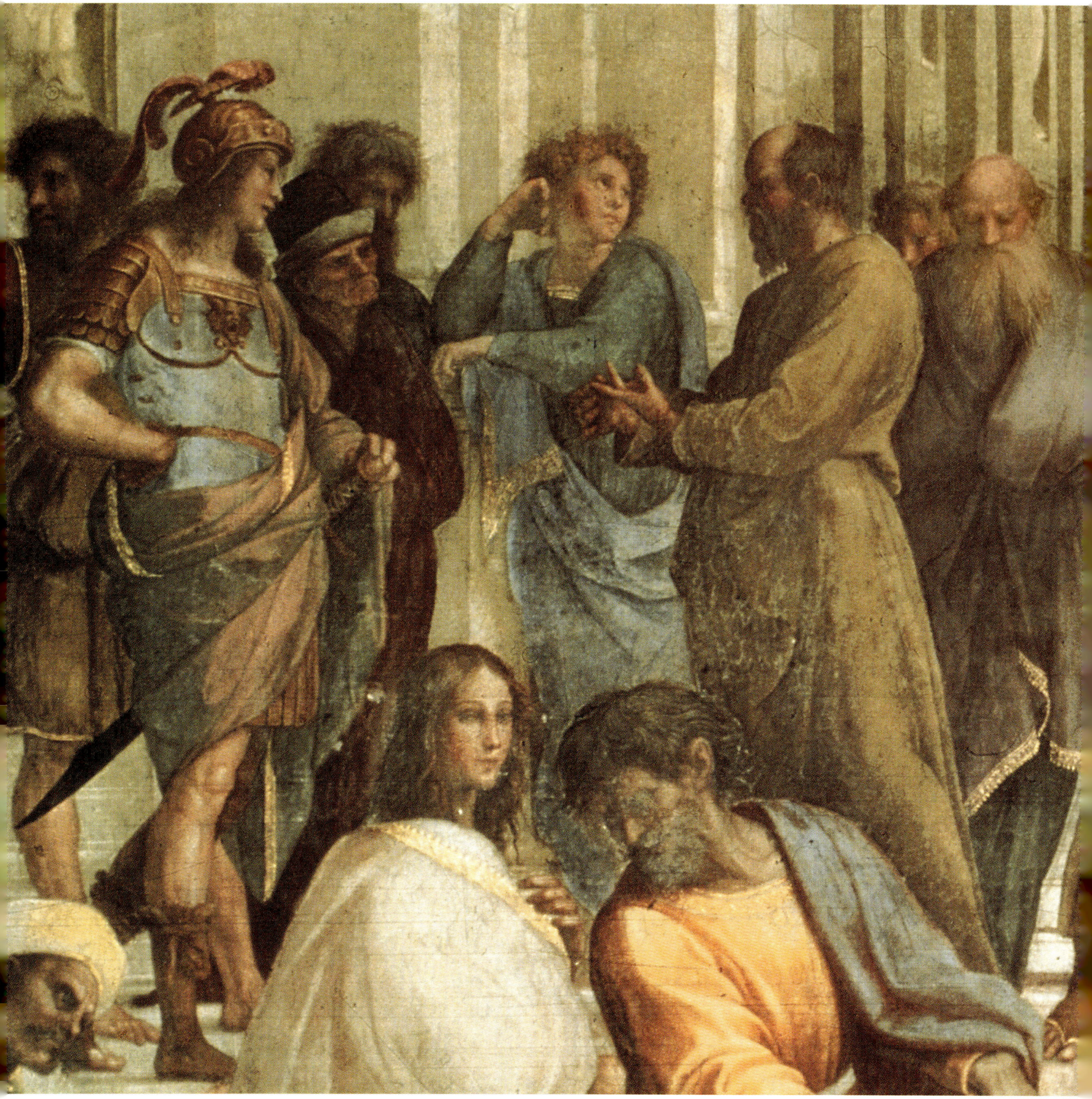

Ausschnitt
Die Schule von Athen (S. 114/115)
Gruppe mit Sokrates

Ausschnitt S. 117
Die Schule von Athen (S. 114/115)
Mittelgruppe mit Plato und Aristoteles

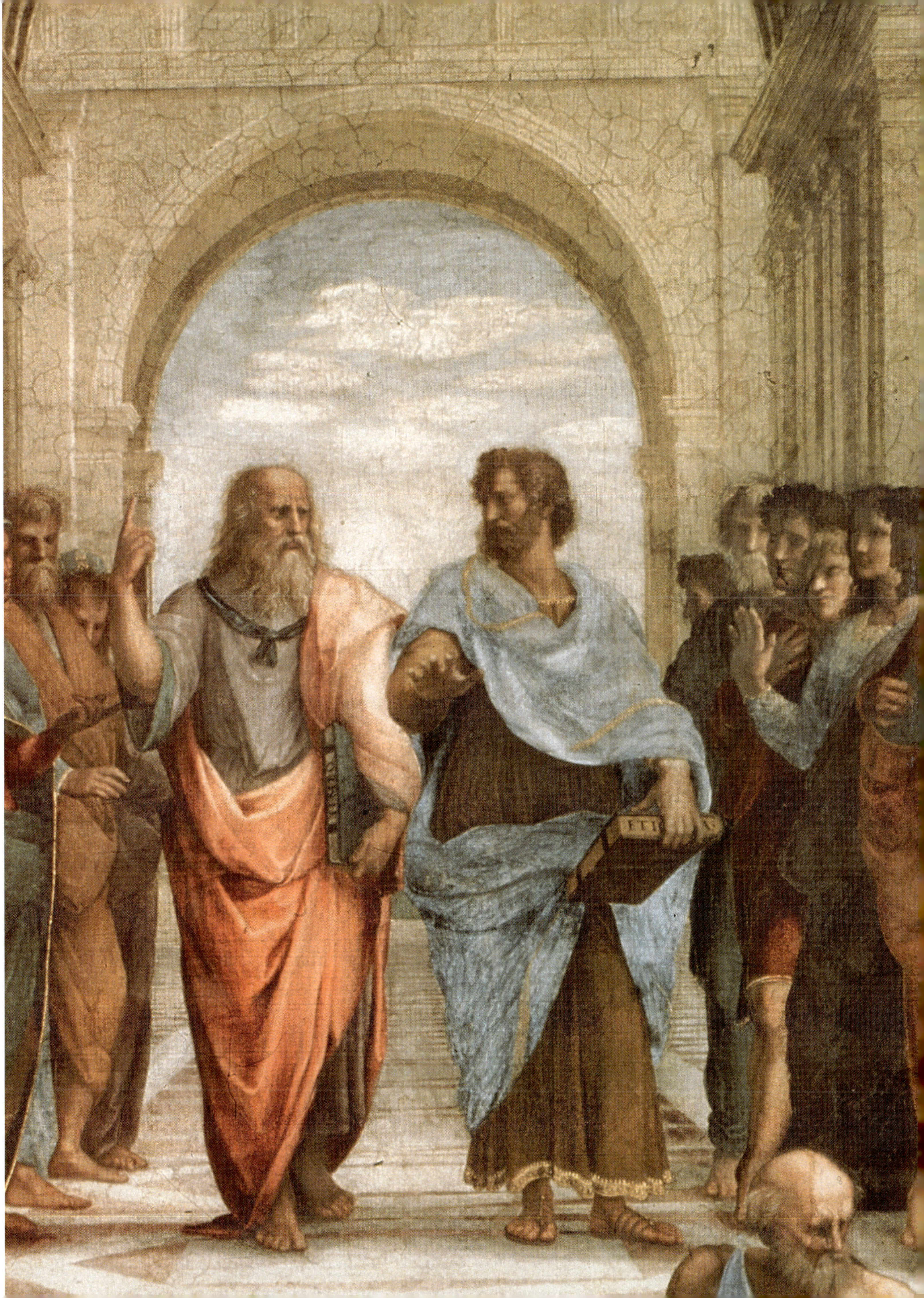

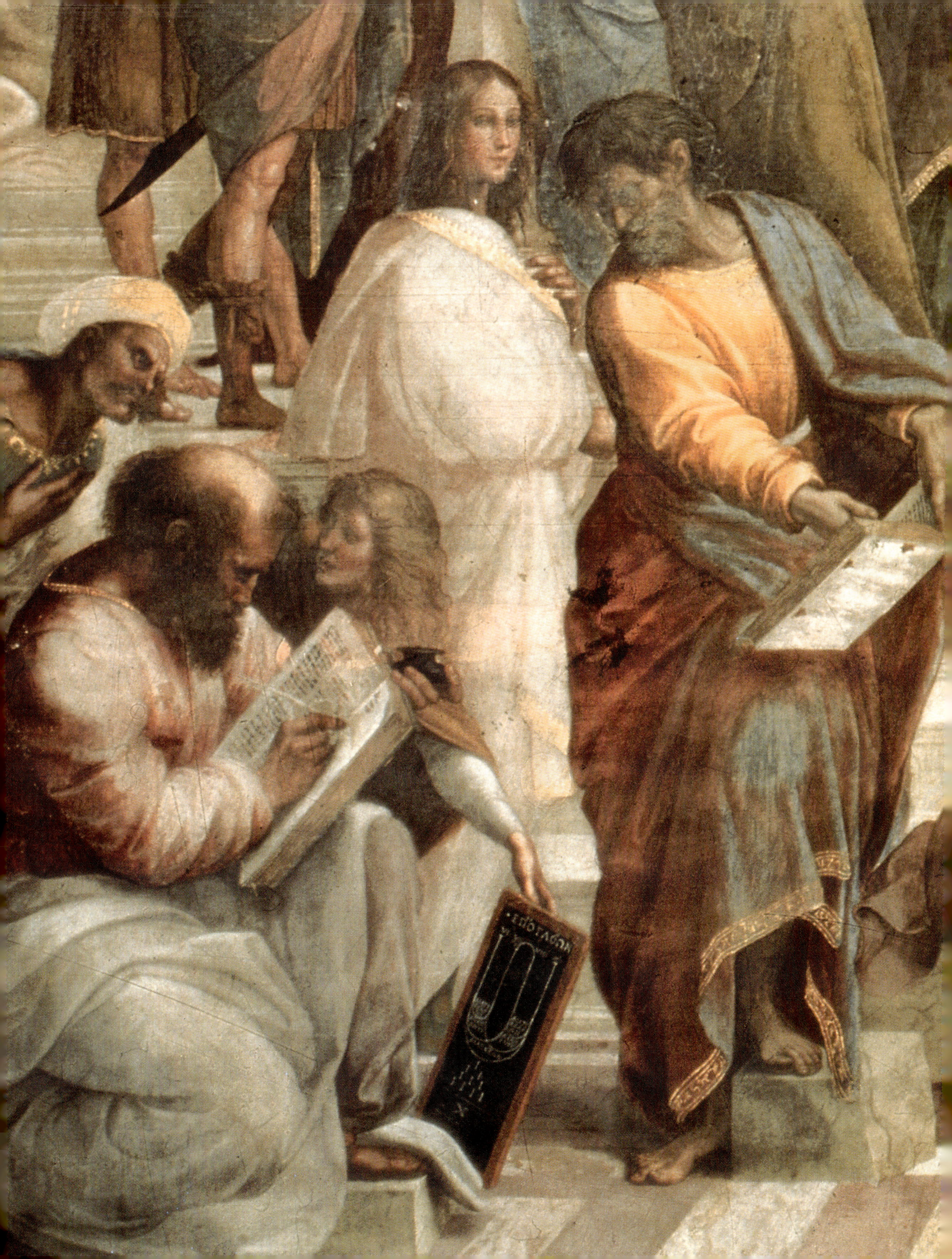

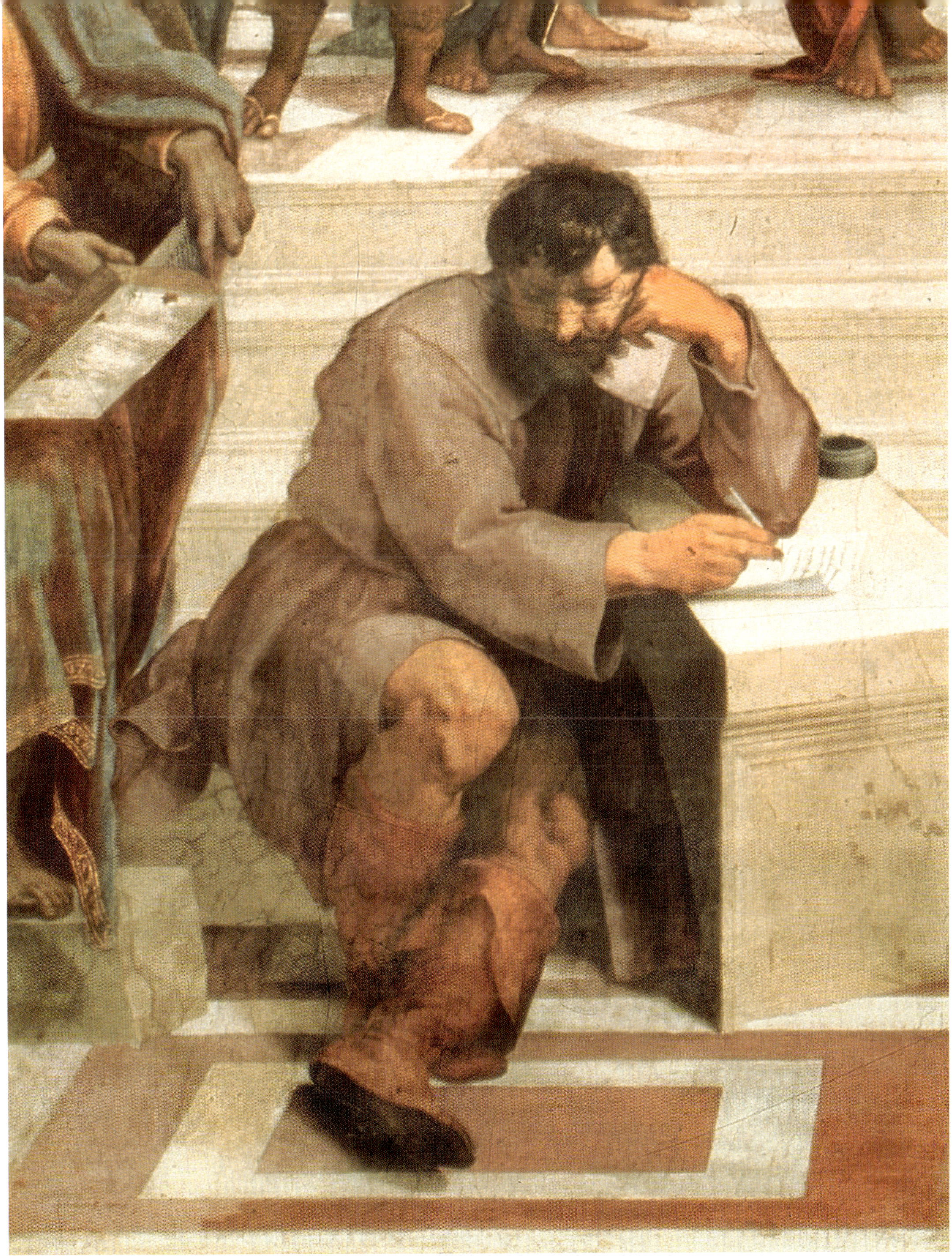

Ausschnitte, Die Schule von Athen (S. 114/115)
Gruppe mit Pythagoras (S. 118)
Heraklit (S. 119)

Der Parnass (S. 120/121)
Fresko
Stanza della Segnatura

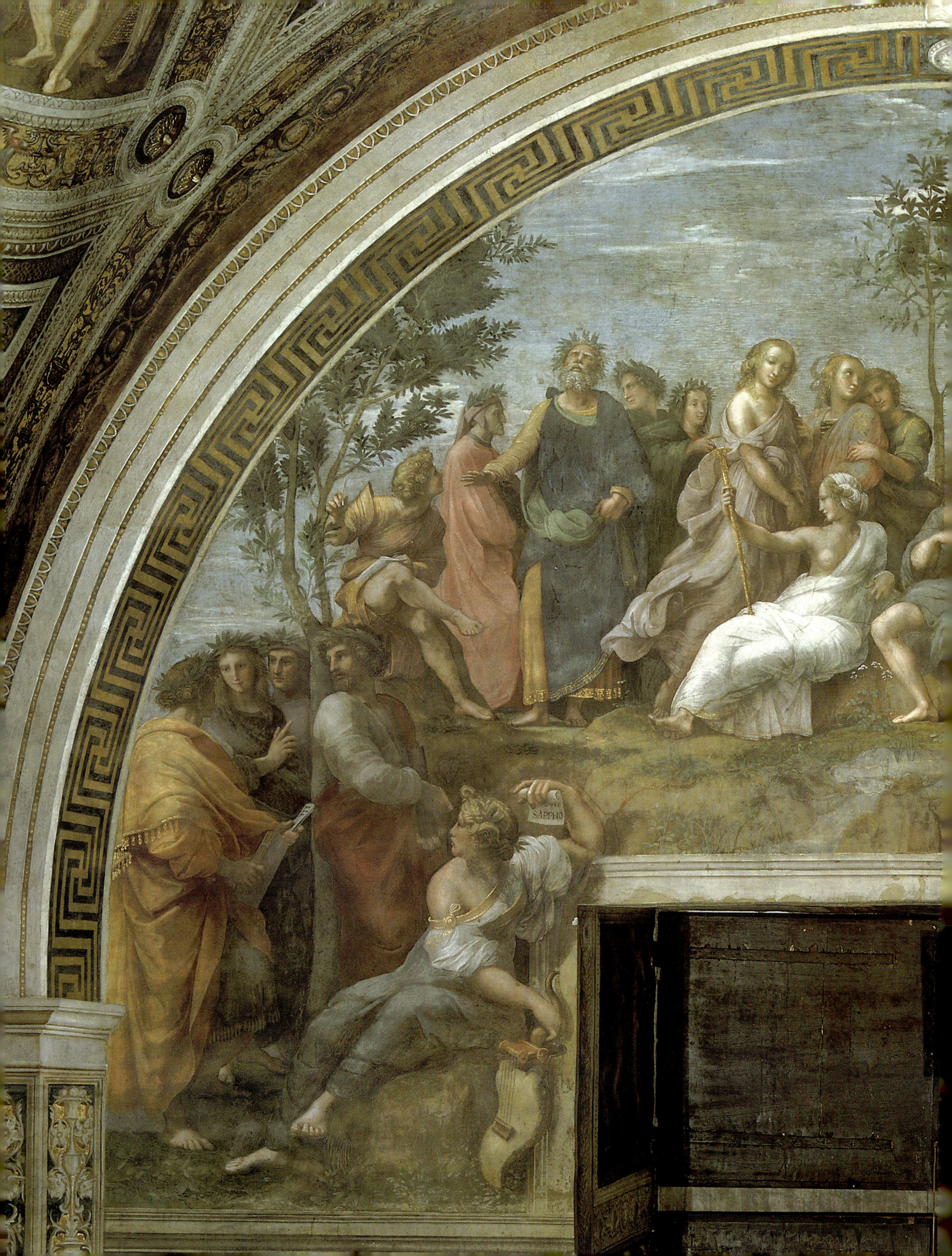
SAPPHO

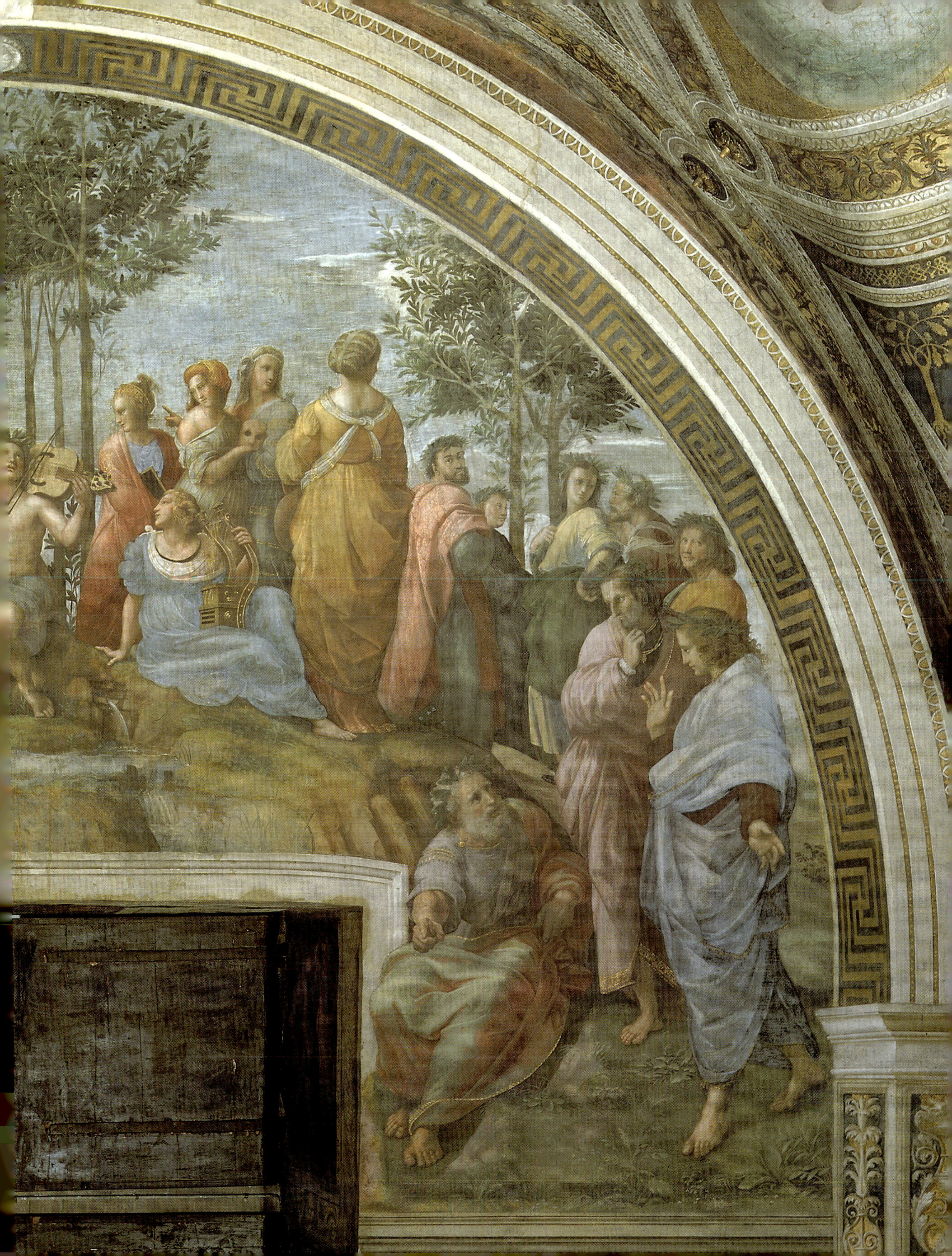

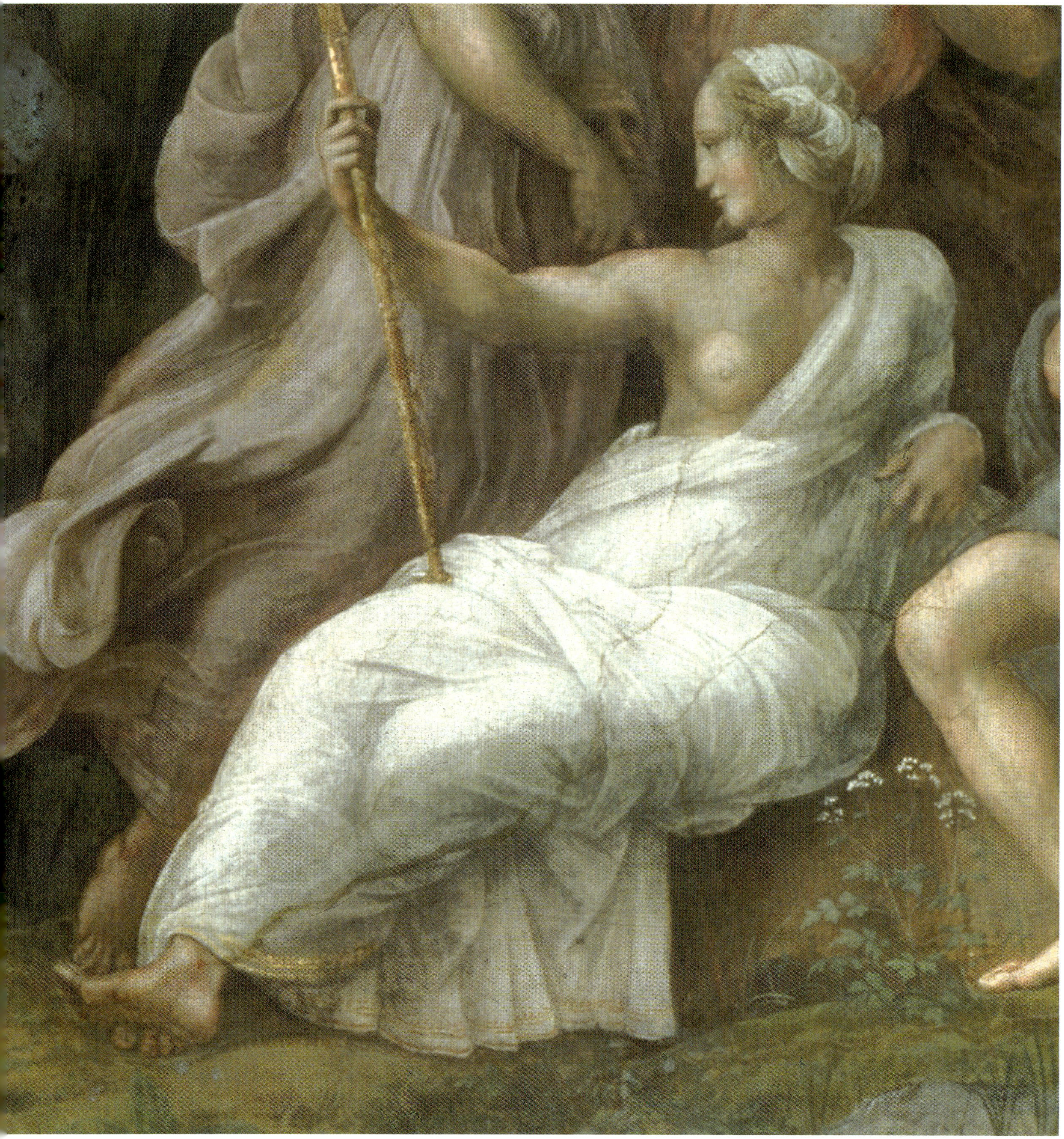

Ausschnitt
Der Parnass (S. 120/121)
Euterpe

Ausschnitt S. 123
Der Parnass (S. 120/121)
Dante, Homer und Vergil

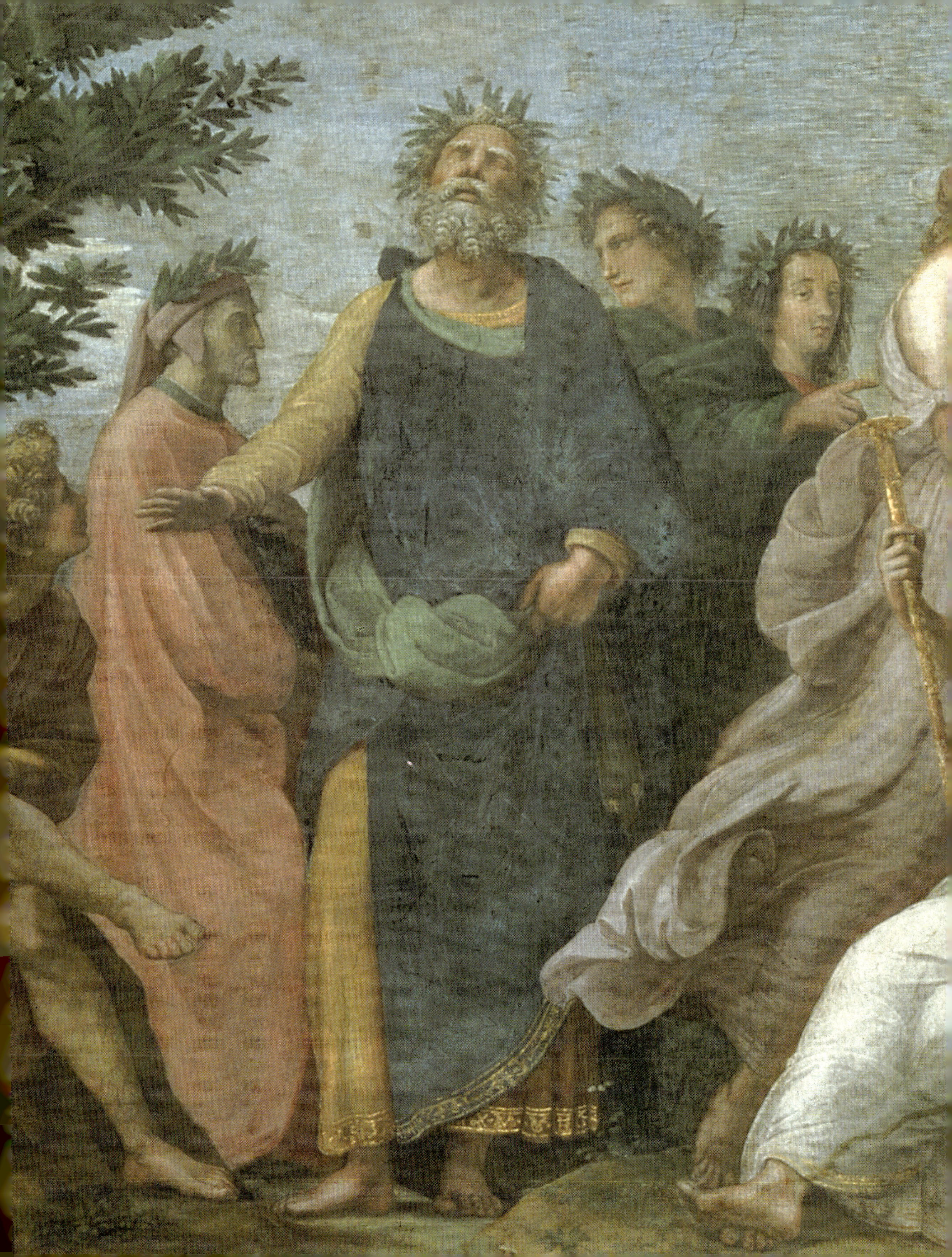

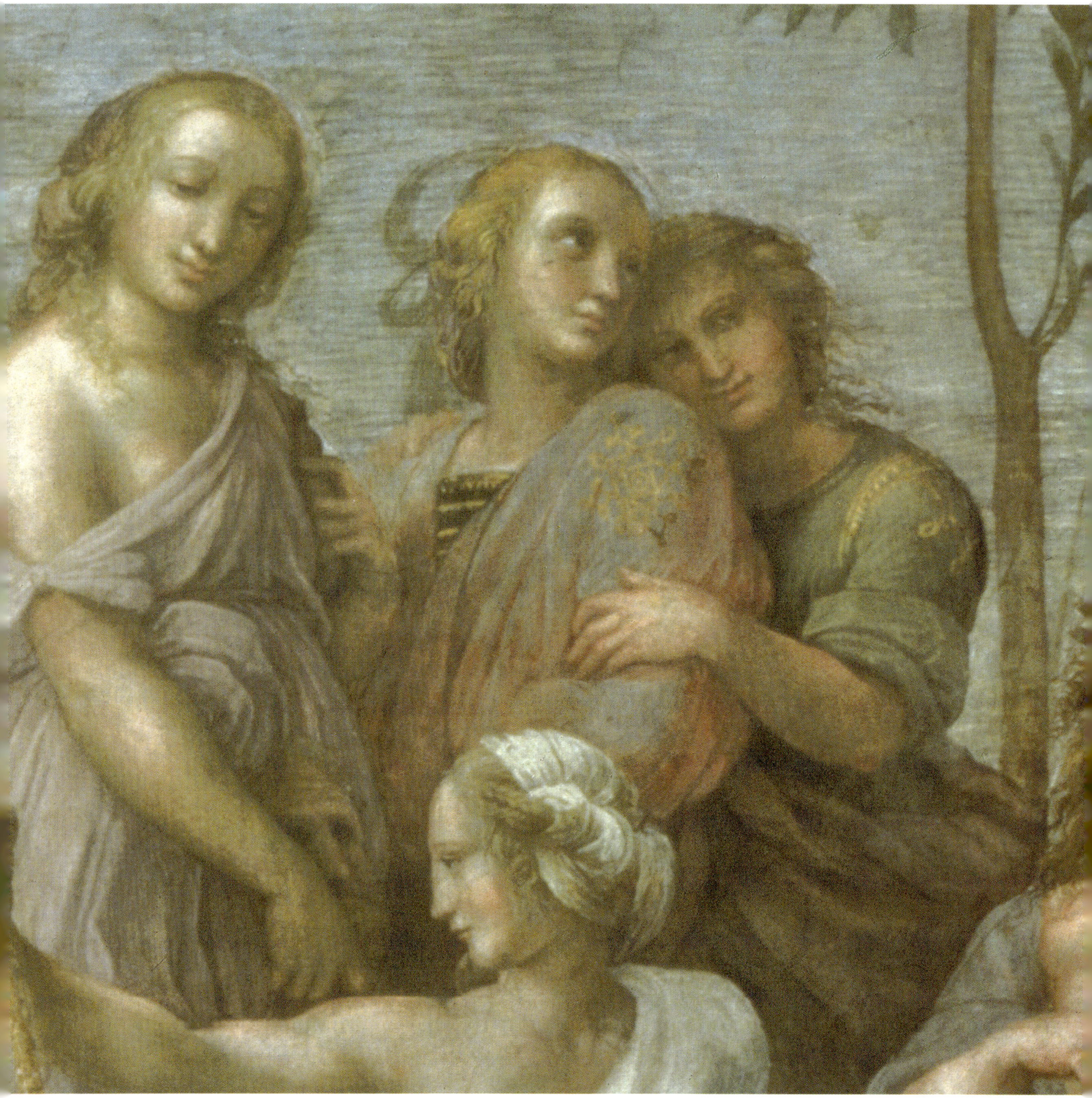

Ausschnitt
Der Parnass (S. 120/121)
Musen

denn auch ihr werdet manchmal erfahren haben, was es heißt, seiner Unabhängigkeit beraubt zu sein und Verpflichtungen gegen Herren zu haben, und dann etc. Ich sende euch inzwischen durch den selben, welcher in sechs Tagen abreist um zurückzukehren, eine andre Zeichnung, und zwar die der Krippe, wenn auch bedeutend abweichend, wie ihr sehen werdet, von dem ausgeführten Gemälde, und das ihr die Gefälligkeit gehabt habt so sehr zu loben, wie ihr unaufhörlich meinen übrigen Sachen tut, so daß ich mich schäme, wie ich auch tue dieser Kleinigkeit wegen, welche ihr deshalb nur als ein Zeichen meiner Ergebenheit und Liebe annehmen werdet. Wenn ich zum Austausche dagegen die der Judith empfange, so werde ich sie zu meinen teuersten und kostbarsten Dingen legen.
Monsignor der Datario erwartet mit großer Ungeduld seine kleine Madonna und der Kardinal Riario seine große, wie ihr alles genauer von Bazotto hören werdet. Auch ich werde sie mit dem ganz besonderen Vergnügen sehen, mit dem ich alle anderen sehe und lobend anerkenne, da ich von Niemand anders schönere, andachtsvollere und besser gearbeitete kenne. Hofft inzwischen auf das Beste, tretet mit eurer gewöhnlichen Vorsicht auf und seid gewiß, daß ich an eurem Wohl und Wehe teilnehme, als sei es mein eigenes. Fahrt fort, mir gut zu sein, wie ich es euch von ganzem Herzen bin.
Rom, den 5. September 1508.

Immer zu euren Diensten bereitwilligst
eurer Raphael Sanzio.«

(Nach Herman Grimm)

Mag auch manches in dem Briefe nur höfliche Floskel sein, die, wie jene von dem täuschend lebensnahen Porträt, die Humanisten bereits der antiken Kunstliteratur entnommen hatten, so bezeugt der Brief doch Raffaels Verbindungen zu Bologna und insbesondere zu Francia, mit dem er Arbeiten tauschte; auch ist den Zeilen zu entnehmen, daß Raffael sich inzwischen in einem festen Dienstverhältnis befunden haben muß, denn er fühlte sich »seiner Unabhängigkeit beraubt« und hatte »Verpflichtungen gegen Herren«.
Raffael erwarb sich sehr rasch die Zuneigung des Papstes, der ihm den Kosenamen »il ragazzo« – der Knabe, das Bürschlein – gab. Die darin enthaltene Wertschätzung fand auch bald eine offizielle Bestätigung. Am 14. Oktober 1509, also ein reichliches Jahr nach seiner Ankunft, ernannte ihn der Papst zum »Schreiber der apostolischen Erlasse«, er übertrug ihm ein Ehrenamt, das dem Künstler regelmäßige Bezüge und die Zugehörigkeit zum päpstlichen Hofe sicherte, ihm aber kaum besondere Leistungen abverlangte.
Über Raffaels Leben wissen wir wenig. Sein engerer Freundeskreis umfaßt Männer, mit denen er schon in Urbino bekannt geworden war. Es waren dies Graf Castiglione, der im Dienste Francesco Marias I. von Urbino stand, Pietro Bembo, der Geheimschreiber des Papstes, und Kardinal Bibbiena. Hinzu kam noch der Humanist Fabius Calvus. Sie haben das Denken des Malers so geformt, daß er die Programme seiner großen Freskenzyklen geistig durchdringen und für ihre Inhalte die adäquate Form finden konnte.
Graf Castiglione stand Raffael besonders nahe. Er war fünf Jahre älter als der Maler, war in Mantua und Mailand aufgewachsen und lebte als Diplomat seit 1504 in Urbino und ab 1510 in Rom. Diplomatische Missionen führten ihn in verschiedene europäische Länder. Er besaß eine umfassende humanistische Bildung, die vor allem auf dem Studium Platos beruhte. Mit seinem »Cortegiano« schrieb er, der auch ein namhafter Dichter von Sonetten und Elegien war, das grundlegende Werk höfischen Verhaltens für seine Zeit.
Pietro Bembo, der unter Leo X. Hausprälat, Notar des Hl. Stuhles und Pfalzgraf, unter Paul III. Kardinal wurde, war 1470 in Venedig geboren worden. An der dortigen Aldinischen Akademie hatte er eine vorzügliche humanistische Bildung erhalten. Er hatte Ausgaben von Petrarca und Dante besorgt und galt in Rom als bester Latinist, dessen Stil dem des Cicero und des Vergil gleichgeachtet wurde. Päpstlicher Geheimschreiber wurde er, weil Leo X. wünschte, daß die Erlasse der päpstlichen Kanzlei in klassischem Latein abgefaßt würden. Kardinal Bibbiena, der eigentlich Bernardo Dovizio hieß, meist aber nach seinem Heimatorte genannt wurde, war gleichaltrig mit Pietro Bembo. Sehr früh schon begann er mit humanistischen Studien und wurde der Lehrer des fünf Jahre jüngeren Giovanni de' Medici in Florenz. Von da an blieb er diesem eng verbunden und bereits als Kardinal ernannte ihn Giovanni zu seinem Geheimsekretär. Er begleitete diesen auch 1494 in die Verbannung, als seine Familie aus Florenz vertrieben wurden. Unter Julius II. vertrat er den Kardinal im Vatikan, und er gehörte zu denen, die im Konklave im März 1513 die Wahl des Medici zum Papst bewirkten. Leo dankte es ihm, verlieh ihm das Schatzmeisteramt und erhob ihn zum Kardinal.
Von Fabius Calvus schrieb der päpstliche Sekretär Caelio Calcagnini dem Augsburger Mathematiker Jakob Ziegler: »Fabius von Ravenna ist ein Greis von stoischer Rechtschaffenheit, ein Mann, von dem Du nicht

Die Dame mit dem Schleier

leicht sagen kannst, ob er freundlicher sei oder gelehrter. Durch ihn spricht nun der ganze Hippokrates lateinisch (Im Auftrage Kardinals Giulio de' Medici hatte Fabius Calvus 1510–1515 die Schriften des Hippokrates ins Lateinische übersetzt. E. U.) und hat jene alten schlechten Ausdrücke jetzt abgelegt. Eine Eigenheit hat dieser sehr heilige Mann, die gar selten ist: Das Geld so zu verachten, daß er es ausschlägt, wenn man es ihm anbietet, es sei denn, daß er von der höchsten Not gedrängt sei. Sonst hat er von Papst Leo eine monatliche Rente, die er seinen Freunden und Verwandten zu verteilen pflegt. Er selbst führt mit Kraut und Lattich das Leben der Pythagoräer in einem Loche, das man mit Recht das Faß des Diogenes nennen könnte, bei den Studien nicht sowohl verweilend als ersterbend, ja wahrhaft ersterbend, weshalb der schon 80jährige Mann sich eine schwere und gefährliche Krankheit zugezogen hat. Ihn ernährt und pflegt, gleichsam wie sein Sohn, der sehr reiche und beim Papste wohl gelittene Raphael von Urbino; ein junger Mann von der größten Güte und bewunderswürdigem Geiste, der sich durch alle großen Eigenschaften der Seele auszeichnet ... Dieser ehrt und würdigt den Fabius als einen Lehrer und Vater; vor ihn bringt er alles und befolgt seinen Rat.«
Von Calvus, den er in seinen Palast aufgenommen hatte, ließ sich Raffael den Vitruv ins Italienische übersetzen, von ihm dürfte er nicht nur bei der Restaurierung des antiken Rom beraten worden sein, sondern wohl auch bei der Arbeit an den Fresken der Stanzen. So finden wir Raffael in einer Gesellschaft vorzüglicher Humanisten, die durch gleichen Geist verbunden sind, während sich ihre Lebensweise durchaus recht drastisch unterscheiden kann. Denn neben dem ehrwürdigen Greis, der das Leben eines zweiten Diogenes führt, stehen der Graf Castiglione, den Kaiser Karl V. als den vortrefflichsten Kavalier der Welt bezeichnete, der Kardinal Bibbiena, dessen Liebenswürdigkeit ebenso gepriesen wurde wie sein scharfer toskanischer Geist, und Pietro Bembo, der mit seinem eleganten und geistvollen Wesen alle Welt bezauberte. Schließlich scheint auch der Dichter Antonio Tebaldeo jenem Kreise von Humanisten nahegestanden zu haben.
Einen eigenen Hausstand hat Raffael nicht gegründet. Den Versuch seines Onkels Simone, ihn zu verheiraten, lehnte er ab. In einem Briefe an diesen vom 1. Juli 1514 heißt es: »Was erstlich das Frauennehmen angeht, so antworte ich Euch, daß ich in betreff derjenigen, die ihr mir früher geben wolltet sehr zufrieden bin und Gott beständig danke, daß ich weder diese noch eine andere genommen habe.« Mit der Nichte des Kardinals Bibbiena, Maria, kam es zwar nach langen Verhandlungen zu einem Verlöbnis, doch nicht zu einer Heirat, da Maria starb. Nach Raffaels Tode erbte Bibbiena als ihr nächster Verwandter Raffaels Palast am Petersplatz, und Maria wurde, nach dem letzten Willen des Künstlers, neben seinem Grab im Pantheon ein Denkmal gesetzt. In Raffaels Hause lebte »una donna«, die wahrscheinlich Margherita hieß und die Raffael bis ans Ende liebte. Noch auf dem Sterbebette versorgte er sie mit reichlichen Mitteln und trug seinem Diener Beviera auf, für sie zu sorgen. Ihr Bildnis ist sehr wahrscheinlich in der »Dame mit dem Schleier« (Florenz, Gall. Pitti) auf uns gekommen. Daneben wissen wir von einer anderen Dame, der er seine fünf Sonette widmete, die in den ersten Jahren in Rom auf Skizzenblättern zur Disputa entworfen wurden.
Einiges nach der Übersetzung von Herman Grimm soll zitiert werden, da es einen kleinen Einblick in Raffaels Gefühlswelt zu geben vermag.

Erstes Sonett, zweite Fassung

»Ein süßer Gedanke ist, sich zu erinnern
jenes Angriffes; viel bedrückender aber der Verlust
des Fortgehens, daß ich zurückblieb wie jene,
die auf dem Meere den Stern verloren haben, wenn
ich recht berichtet bin.
Jetzt, Zunge, löse die Fesseln der Sprache,
zu reden von jenem unerhörten Betruge,
den die Liebe mir antat zu meinem schweren Schaden:
aber dennoch danke ich ihr dafür und lobe sie darum.
Die sechste Stunde war es, da eine Sonne längst
untergegangen war
und eine andere stieg empor an ihrer Statt,
geschaffen mehr für Taten als für Worte.
Ich aber blieb zurück, überwältigt von meiner großen
Glut,
die mich quält, weil, wo man
sich sehnt zu reden, man umsomehr die Stimme
verliert.«

Zweites Sonett, zweite Fassung

»Wie Gottes Geheimnisse nicht aussprechen konnte
Paulus, als er vom Himmel herabgestiegen war,
so hat mein Herz in einem Schleier aus Liebe
alle meine Gedanken eingehüllt.
Und so, was ich gesehn und was ich getan,
aus Entzücken trag ich es schweigend in meinem Busen:
Eher soll mir das Haar auf der Stirne erbleichen,
als daß ich schuldvollen Sinnes meinen Schwur bräche.

Und wenn diese hochgeborene Seele sich zur Tiefe
neigt,
wirst du sehn, daß es nicht mir zu Teil werde, sondern
meiner großen Glut,
die alle anderen an brennender Gewalt übertrifft. ...
Aber ich habe ein edles Herz bei niedrer Geburt,
das zu großen Dingen emporzusteigen sucht, und deshalb vertraue ich,
deine Vortrefflichkeit werde mich allmählich zu sich
emporziehen –
deshalb besser, zu schweigen, als nicht Alles zu sagen –
Aber bedenke, daß mein Geist langsam, langsam
den Körper verlassen wird, wenn deine Milde
ihn nicht zu Hilfe kommt zur rechten Zeit und am
rechten Ort.«

Drittes Sonett

»Liebe, du hast mich in's Garn gelockt mit zwei
schönen Lichtern,
zweier Augen, an denen ich mich quäle, und mit einem
Glanze,
aus weißem Schnee und lebendigen Rosen,
schöner Sprache und edelfrauenhaftem Benehmen.
So daß ich so in Flammen stehe, daß weder Meer noch
Ströme
diese Glut zu löschen vermöchten, aber sie bereitet mir
keinen Schmerz,
da dies Brennen mir so wohl tut,
daß ich brennend immer mehr im Brande mich
verzehre.
Wie war süß das Joch und die Kette
deiner weißen Arme um meinen Hals geschlungen,
daß ich mich losreißend tödliche Qual empfinde.
Vom Andren sag ich nichts, das mir genommen ward,
da zu große Trauer tödlich ist.
Und deshalb schweig ich, zu dir lenkend die
Gedanken.«

Fünftes Sonett

»Törichter Gedanke! Was quälst du dich ab mit
Nachforschen,
Wozu dein Herz dahingeben? um größeren Frieden zu
gewinnen?
Siehst du nicht die herben und hartnäckigen Gefühle
Dahingeschwunden, die mir die schönsten Jahre
rauben?
Harte Mühen und ihr ruhmreiche Kümmernisse
erweckt den Gedanken, der in Untätigkeit daliegt,
zeigt ihm jenen erhabenen Weg, welcher
emporklimmen läßt bis zu den höchsten Stufen.«

Die schöne Unbekannte muß eine hochstehende Dame gewesen sein, die nur einmal um Mitternacht – »Die sechste Stunde war es, da eine Sonne längst untergegangen war« – in sein Leben trat, um danach für immer aus seinem Blickfeld zu verschwinden. Raffael scheint ihr nachgeforscht zu haben, aber ohne Erfolg. Und so hat er wohl auch die letzte Arbeit an den Sonetten unterlassen, da er wußte, daß sie nie die schöne Adressatin erreichen würden. Er riß sich von den Gedanken an seine verlorene Liebe los, lenkte sein Denken auf mühevolle Tätigkeit, um so aufzusteigen »bis zu den höchsten Stufen«.
Diesen Weg »ruhmreicher Kümmernisse« hatte er gerade mit der Arbeit an den Stanzen weiter beschritten.

Die Stanzen des Vatikan

Als Raffael im Spätsommer des Jahres 1508 nach Rom kam, war der vatikanische Palast noch ein kleiner, unfertiger Bau, der unter Papst Nikolaus V. begonnen worden war. Noch standen die Fassade und die Vorhalle der alten Peterskirche, dahinter waren jüngst die Fundamente für den Neubau Bramantes gelegt worden. Nördlich, im Garten, lag das Belvedere, das Innozenz VIII. hatte errichten lassen. Bramante baute gerade an dem langen Trakt, der Palast und Belvedere verbindet. Die Päpste wohnten noch im Nikolaus-Bau; im ersten Obergeschoß lagen die Gemächer Alexanders VI., im darüber liegenden Geschoß ließ sich Julius II. drei Zimmer und einen Saal einrichten. Es sind die Stanzen des Vatikan, die heute durch das dritte Geschoß des Loggienbaues verbunden sind, den Bramante und Raffael errichteten.
Raffael muß sich schnell hohes Ansehen erworben und eine gewichtige Empfehlung an den Papst besessen haben, daß er den Auftrag zur Ausmalung der Stanzen erhielt, denn hier arbeiteten bereits ältere und erfahrenere Künstler.
Es ist anzunehmen, daß Raffael sofort nach seiner Ankunft in Rom mit den Entwürfen für die noch freien Wände des ersten Saales begann. Diese scheinen den Papst so beeindruckt zu haben, daß er sich entschloß, dem Künstler den ganzen Raum zu übertragen. In den durch Sodomas Deckeneinteilung vorgegeben acht kleinen Deckenfeldern schuf er seine ersten Fresken, die Decke mußte ja aus technischen Gründen vor den Wänden gemalt werden. Daran schloß sich sofort die Arbeit an den Wänden an, die mit dem Fresko der »Disputa« begann. Raffael arbeitete sehr rasch, und das Ausgeführte

gefiel Papst Julius II. so gut, daß er anordnete, die in den andern Räumen erst jüngst ausgeführten Malereien herauszuschlagen und auch diese von Raffael ausmalen zu lassen. Der Urbinate verdrängte damit – sicher ungewollt – seinen ehemaligen Lehrer Perugino und andere namhafte Meister und war mit einem Male der bedeutendste Künstler Roms.

Zunächst waren in den Stanzen Bramantino da Milano und Bartolommeo della Gatta tätig gewesen. Was von ihnen geschaffen wurde, ist unbekannt. Danach arbeiteten hier Signorelli, Sodoma und Perugino. Von Sodoma blieben die Deckeneinteilungen in der Stanza della Segnatura, von Perugino die Deckenbilder der Stanza dell' Incendio erhalten. Der erste Raum, in dem Raffael noch Ende 1508 zu arbeiten begann, war die Stanza della Segnatura. Sie hat ihren Namen nach der Segnatura (= Unterschriften), die der Papst hier vollzog. Der Raum war wohl zunächst als Privatbibliothek des Papstes vorgesehen, wurde dann aber immer mehr als Arbeits- und Geschäftszimmer genutzt. Die bald nach Abschluß der Malereien durch den päpstlichen Zeremonienmeister bezeugte Bezeichnung als »Camera della Segnatura« deutet möglicherweise auch darauf hin, daß hier der päpstliche Gerichtshof tagte, das heißt, daß die Signatura Gratiae und die Signatura Justitiae in diesem Raume ihre Sitzungen abhielten. Das Programm hat die vier klassischen Fakultäten Theologie, Philosophie, Jurisprudenz und – anstelle der Medizin – die Poesie zum Thema, was für Bibliotheksräume bereits eine Tradition hatte. Die Wahl der Stoffe geht auf Julius II. selbst zurück: »pinxit (R) in Vaticano nec adhuc stabili authoritate cubicula duo ad praescriptum Julii Pontificio«, verbürgt Paolo Giovio in seiner Raffael-Biographie. Die eigentlichen theologischen Berater Raffaels, die die Bildprogramme in ihren Einzelheiten festlegten, sind unbekannt.

La Stanza della Segnatura Decke

Das Gesamtprogramm beginnt mit der Darstellung des christlichen Weltbildes in umfassendster Weise. In der ersten Stanze erscheinen Gottesgelehrte, Weltweise, Dichter und Gesetzgeber als Hüter der höchsten Güter der Menschheit, christlicher Glaube und antikes Erbe sind in humanistischem Sinne vereinigt. Der zweite Saal bringt Beispiele dafür wie Gott seine Kirche schützte, und Zeugnisse für die göttliche Autorisierung des Papsttums.

Der dritte Zyklus schildert Ereignisse, in denen sich der Papst als Retter des Christentums und der Stadt Rom erwies. Die Geschichte wird zitiert, um den Primatsanspruch des Papstes gegenüber den weltlichen Großen zu bestätigen und um die Hoffnung zu wecken, der Papst würde in den gegenwärtigen gefahrvollen Zeiten die Seinen ebenso erretten wie in vergangenen Tagen. Der letzte Saal schließlich ruft Kaiser Konstantin als Zeugen dafür auf, daß der Sieg auf der Seite des rechten christlichen Herrschers ist. Zugleich aber verherrlichen die Bilder den Gründer des Kirchenstaates, der die Voraussetzungen für die weltliche Herrschaft der Päpste schuf. Nachdem im 15. Jahrhundert bereits Nikolaus von Kues und Lorenzo Valla die Konstantinische Schenkung als Dokumentenfälschung erkannt hatten, wird hier noch einmal das Ziel der Bildzyklen deutlich, die keineswegs nur zur persönlichen Erbauung des Kirchenoberhauptes bestimmt waren.

In der Stanza della Segnatura begann Raffael mit der Ausmalung der Medaillons und der Rechteckfelder in der von Sodoma für die Decke geschaffenen Dekoration. Hier ist zu beobachten, wie rasch Raffaels monumentaler Stil zur Reife gedieh und wie der Meister den Stil der Florentiner Periode abstreift und zur Größe der Hochrenaissance gelangt. Die Medaillons geben das Thema der ihnen zugeordneten Wandbilder an und, wenn der Raum wirklich als Bibliothek diente, der diesen zugeordneten Buchbestände. In ihnen sind allegorische Frauengestalten dargestellt, die von je zwei Putten begleitet werden. Theologie, Justitia und Poesie thronen auf Wolken, die Philosophie aber sitzt auf einem Throne, dessen Wangen bekrönte weibliche Wesen mit vielen Brüsten und säulenartigem Unterkörper bilden. Es sind Nachbildungen der Diana polymasthos aus dem Mysterientempel von Ephesus.

Die Putten tragen Tafeln mit einer Devise. Bei der Theologie lautet sie »DIVINAR/RER – NOTI/TIA« (»Divinarum rerum notitia« – Die Kunde von der göttlichen Welt) nach Justinians »Corpus juris civilis I«. Zur Philosophie gehört die Inschrift »CAVSA/RUM – COGNI/TIO« (Die Erforschung der Ursachen) nach Vergils »Georgica VI, V«.

Auf der Tafel bei der Justitia ist zu lesen: »IVS/SVVM – VNICVIQVE/TRIBVIT« (»Jus suum unicuique tribuit« – Sie teilt jedem sein Recht zu), nach dem gleichen Text Justinians. Der Poesie schließlich sind die Worte beigegeben »NVMI/NE – AFFLA/TVR« (Sie wird vom Geiste angehaucht), Vergils »Aeneis« (VI, V 50) entnommen.

Die Theologie trägt einen Olivenkranz ums Haupt. Die Philosophie ist mit einem Diadem ausgezeichnet und hält zwei Bücher. Die Justitia, charakterisiert durch Schwert und Waage, hält die Augen geschlossen, ist aber ohne Binde dargestellt. Leier, Buch, Maske und eine Lorbeerkrone kennzeichnen die Poesie. Die Ge-

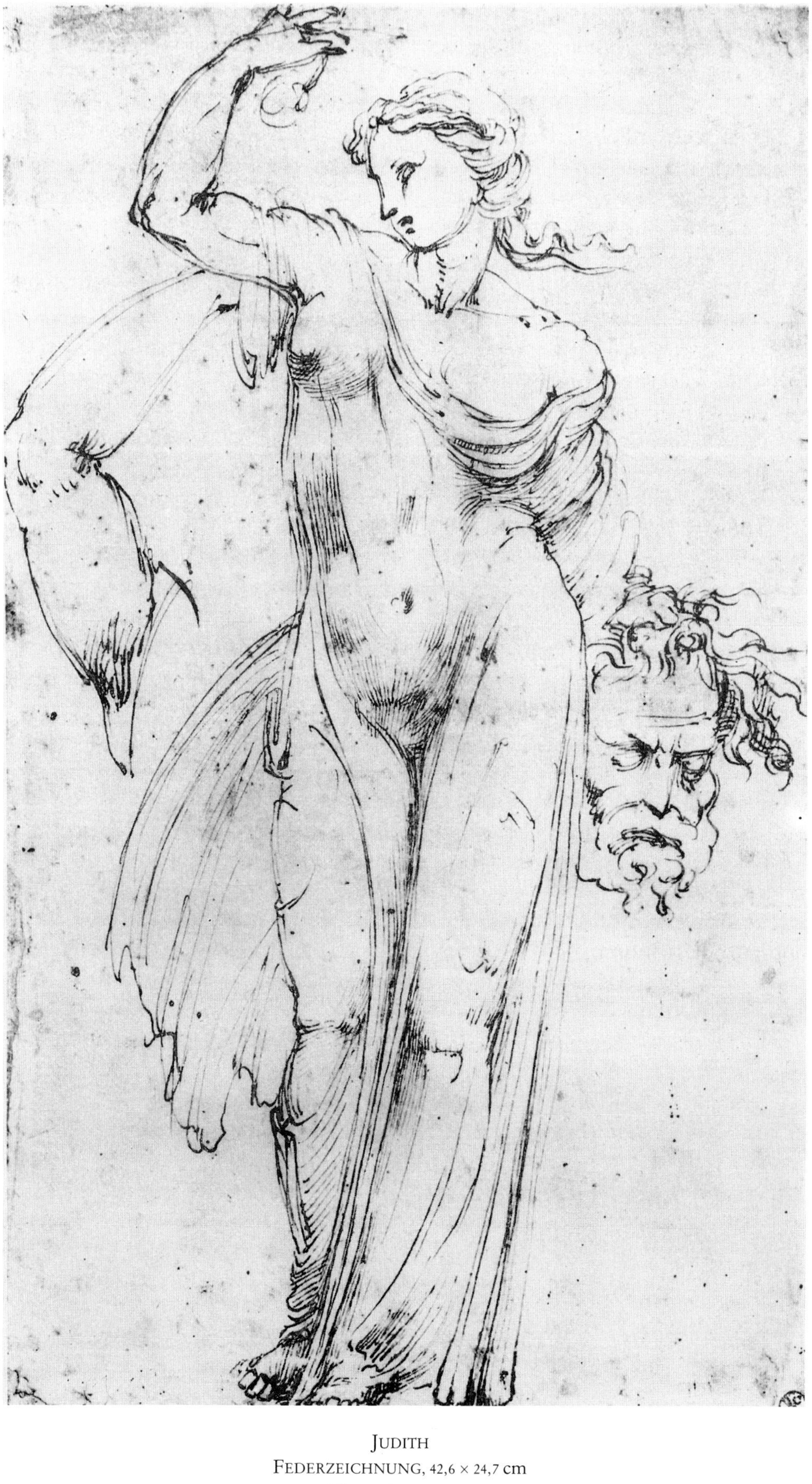

JUDITH
FEDERZEICHNUNG, 42,6 × 24,7 cm
WIEN, ALBERTINA

stalten sind vor einem Goldmosaikgrund gemalt. Die Theologie verbindet tiefen Ernst und unendliche Milde, die Poesie erscheint von wahrhaft himmlischer Begeisterung erfüllt. Die Philosophie aber wirkt höchst geheimnisvoll, ihr liegen möglicherweise Auffassungen zugrunde, die antiken Ursprungs sind und auf die ephesischen Mysterien zurückgehen. Raffael meinte mit diesem Bilde nicht die Wissenschaft vom abstrakten Denken im modernen Sinne, sondern verstand unter Philosophie jenes unerklärliche Denken und Tun, das aus vorgeschichtlichen Mysterien entspringt. Diese Auffassung könnte von Fabius Calvus vermittelt worden sein.
Die Themen der Rechteckfelder in den Ecken der Dekke sind so gewählt, daß Beziehungen zu den großen Geistesgebieten geschaffen werden, die in den Medaillons als Allegorien dargestellt sind und denen die darunter befindlichen Wandmalereien entsprechen. Zwischen Theologie und Justitia befindet sich das Bild des Sündenfalls. Adam und Eva sind durch ihre Tat dem Gericht Gottes verfallen, aber die göttliche Gnade hebt die menschliche Schuld auf.

La Disputa

Zwischen Justitia und Philosophie ist das Urteil Salomonis dargestellt als Beispiel höchster Gerechtigkeit und Weisheit zugleich. Das folgende Rechteckfeld, zwischen Philosophie und Poesie zeigt eine weibliche Gestalt über die Kristallsphäre des Himmels gebeugt, in der um die Erde die Planeten kreisen. Das Bild, das auch als »Universum«, »Urania« oder »Astronomie« bezeichnet wird, versinnbildlicht den Trieb zu tieferer Erkenntnis allen Weltgeschehens und zugleich das staunende Erschauern vor dem Wunder des Weltenablaufs. So werden gleichermaßen die Quellen von Wissenschaft und Kunst in poetischer Umschreibung angedeutet. Auf die Poesie folgt dann der Sieg Apollos über Marsyas, er spielt ebenso auf den Triumph der Kunst wie auf die Verletzung göttlicher Autorität an. Poesie und Theologie werden gleicherweise berührt. Hier könnte auch eine Einwirkung aus dem ersten Gesang von Dantes »Paradies« spürbar werden; Raffael war ein guter Dantekenner. Es heißt dort:

> »O gütiger Apollo, mache du mich
> So zum Geräte für die letzte Arbeit,
> Wie du verlangst zur werten Lorbeerspende.
> Der eine von den Gipfeln des Parnasses
> Genügte mir bisher; nun muß mit beiden
> Ich auf den Plan, der noch zurück ist, treten.
> So zeuch denn ein in meine Brust, und hauche,
> So wie du tatest, als den Marsyas
> Du aus der Scheide seiner Glieder zogest!«

Die Deckengemälde stehen unter sich und mit den Wandbildern in einem großen Ideenzusammenhang, stets bezog Raffael dabei seine biblischen oder mythologischen Themen auf menschliche Bewußtseinsprozesse und Seelenkräfte. Sie sind übrigens vorzüglich erhalten, da sie dank ihrer Lage nicht ausblichen, nicht von Staub bedeckt wurden und auch von mechanischer Beschädigung, so etwa durch die Spieße der Landsknechte während des Sacco di Roma 1527, verschont blieben. In ihrem vollen Farbklang geben sie noch eine Ahnung von der ursprünglichen Schönheit der Säle.
Die Arbeit an den Wänden begann Raffael mit jenem Fresko, das der Theologie zugeordnet ist und seit dem späten 17. Jahrhundert als »Disputa« bezeichnet wird. Das rundbogig schließende Lünettenfeld nimmt sofort durch seine groß angelegte und klar überschaubare Komposition gefangen. Die Gestalten sind auf weiten Halbkreisen angeordnet, wobei die beiden oberen enger zusammenrücken und vom unteren durch eine Zone hellen Himmels getrennt sind. Die Mittelachse wird gebildet durch die Gestalten der Trinität und den Altar mit der in der Monstranz zur Schau gestellten Hostie. Diese erweist sich als Zentrum der Gesamtkomposition, in ihr liegt z. B. der Fluchtpunkt der in die Tiefe führenden Fliesen, die Halbkreise, aber auch jede einzelne Figur, jeder Gestus ist auf die Hostie bezogen. Unter dem Scheitel des Rundbogens der Lünette erscheint vor plastisch aufgelegten Strahlen und Goldpunkten die mächtige Gestalt Gottvaters, der die Weltkugel in der Linken hält und die Rechte zum Segen erhoben hat. Ihn umschweben auf beiden Seiten je drei Engel. Auch aus dem Wolkensaum, der diese oberste Sphäre nach unten begrenzt, und aus deren Grunde lösen sich immer wieder Engelsgestalten, deren Körper bar jeder Materialität sind. Sie nehmen nur soweit Gestalt an, daß sie gerade noch erfaßbar werden. Unter Gottvater thront vor einer Strahlenglorie, die ein Kranz von Cherubimköpfen säumt, Christus, der die Wundmale vorweist. Ihm zur Seite sitzen fürbittend Maria und Gerechtigkeit fordernd Johannes der Täufer, das alte Motiv der Deësis-Gruppe ist aufgenommen. Diese zentrale Gruppe ist durch eine Wolkenbank gegenüber der zweiten Sphäre etwas erhoben und schafft so die Verbindung zur obersten Sphäre der Engel und Gottvaters.
Unter Christus schwebt vor einer Goldglorie die Taube des Heiligen Geistes. Daneben weisen vier Kinderengel die vier Evangelienbücher vor.
Auf der Wolkenbank, die ebenfalls von Engelsgestalten gebildet und getragen wird, sitzen zu Seiten Christi hei-

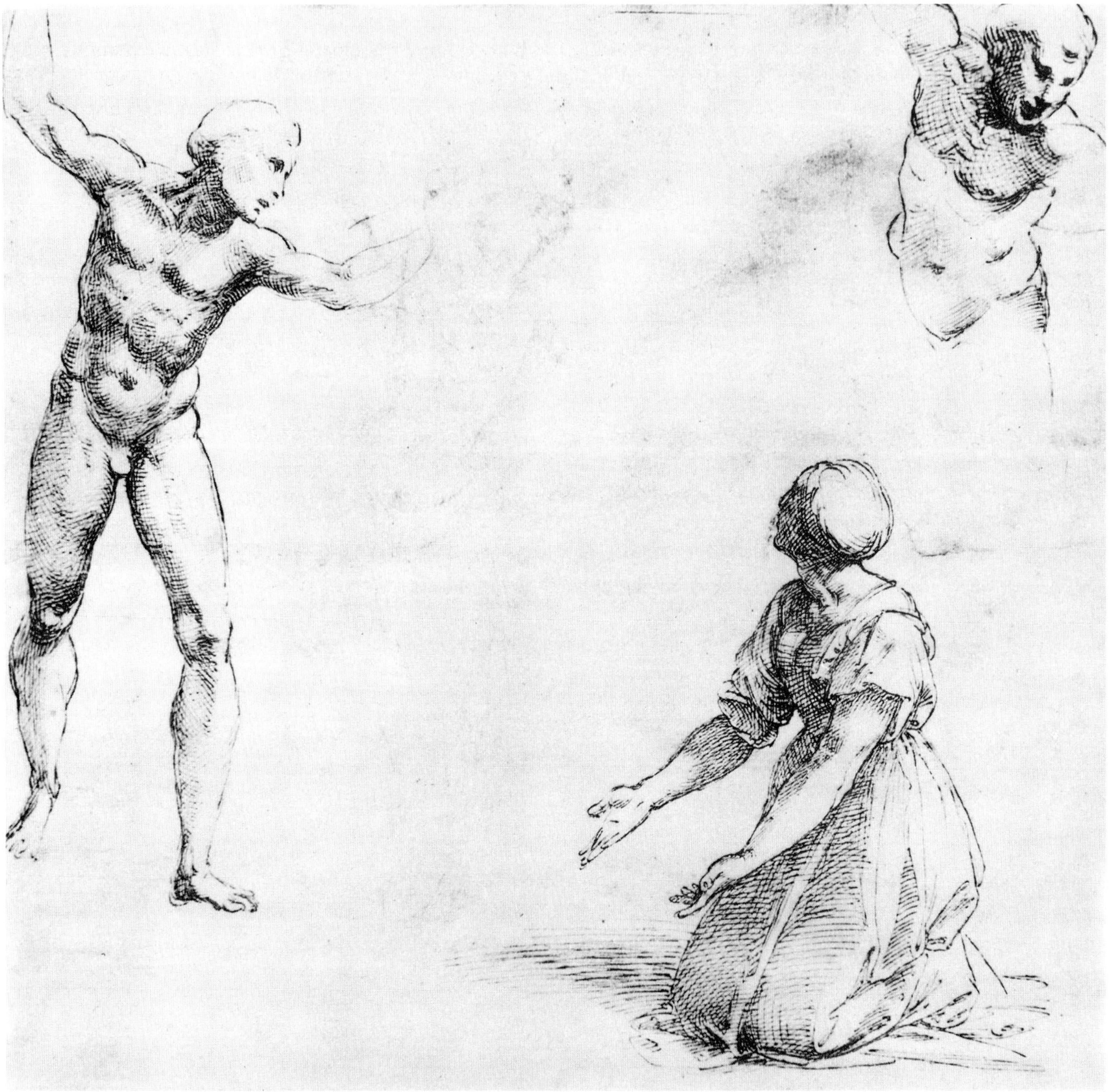

Studie zum Urteil Salomos
Federzeichnung, 26,4 × 28,7 cm
Wien, Albertina

lige Glaubenszeugen des Alten und Neuen Bundes. Links sind dies, außen beginnend, Petrus, Adam, Johannes Evangelista, David, Laurentius und ein durch die Deësis halb verdeckter, nicht näher zu bestimmender Prophet. Rechts bilden die Reihen, ebenfalls außen beginnend, Paulus, Abraham, Jacobus minor, Moses, Stephanus und, wiederum etwas verdeckt, ein Krieger des Alten Bundes, vielleicht Josua.

Darunter steht um fünf Stufen über dem gefließten Boden erhöht der Altar mit der Monstranz. Zu dessen Seiten haben sich im Halbkreise Männer der Kirche und des Glaubens versammelt, Kirchenfürsten und einfache Geistliche, Mönche und Laien, würdige Greise, kraftvolle Männer und zarte Jünglinge. Über sie hinweg fällt der Blick auf zwei Landschaftsausschnitte, links eine Hügellandschaft mit Bäumen, Gebäuden und einer im

Bau befindlichen Kirche, rechts ein mächtiger Felsblock. Nicht alle der in dieser gläubigen Schar Dargestellten sind sicher zu identifizieren.
Neben dem Altare sitzen auf Stühlen die vier lateinischen Kirchenväter, links Gregor und Hieronymus, rechts Augustinus und Ambrosius. Im Anschluß an Augustinus stehen Thomas von Aquino, der Märtyrerpapst Clemens I. und der Franziskanerkardinal Bonaventura. Die mächtige Gestalt des segnenden Papstes ist wohl Sixtus IV., hinter dem im Profil mit lorbeerbekränztem Haupt Dante erscheint. In dem aus dem Hintergrund hervorblickenden Kopf eines Mönches mit Kapuze könnte vielleicht Savonarola dargestellt sein. Von der linken Gruppe sind nur zwei näher zu bestimmen: der Alte mit kahlem Kopf, der sich auf die Brüstung stützt und auf eine Textstelle in einem Buche weist, ist wohl Bramante, der alte Mönch dahinter, der sein Antlitz emporhebt, gilt als Fra Angelico.

Das Bild veranschaulicht den christlichen Glauben, will eine Darstellung der Ecclesia sein, der Gemeinschaft von Trinität und himmlischen Heerscharen, von Propheten, Aposteln und Heiligen sowie den auf Erden für Kirche und Glauben wirkenden Männern. Diese haben durch das Wunder der Eucharistie teil an der göttlichen Gegenwart. Alle Stufen des menschlichen Verhaltens gegenüber der göttlichen Offenbarung sind in einzigartiger Weise zu individuellem Ausdruck gebracht, von dumpfem Zweifel und bohrendem Fragen in der Menschengruppe links im Vordergrund, die man schon seit langem als die der Häretiker bezeichnet, bis zu bedingungslosem Glauben, von gefühlsbetonter Hingabe bis zum Bekenntnis aus theologischem Wissen heraus, von andächtiger Versenkung bis zum streitbaren Eifer. In überlegtem Einsatz der künstlerischen Mittel wird eine fortschreitende Vergeistigung und zugleich eine hierarchische Rangordnung der einzelnen Sphären darge-

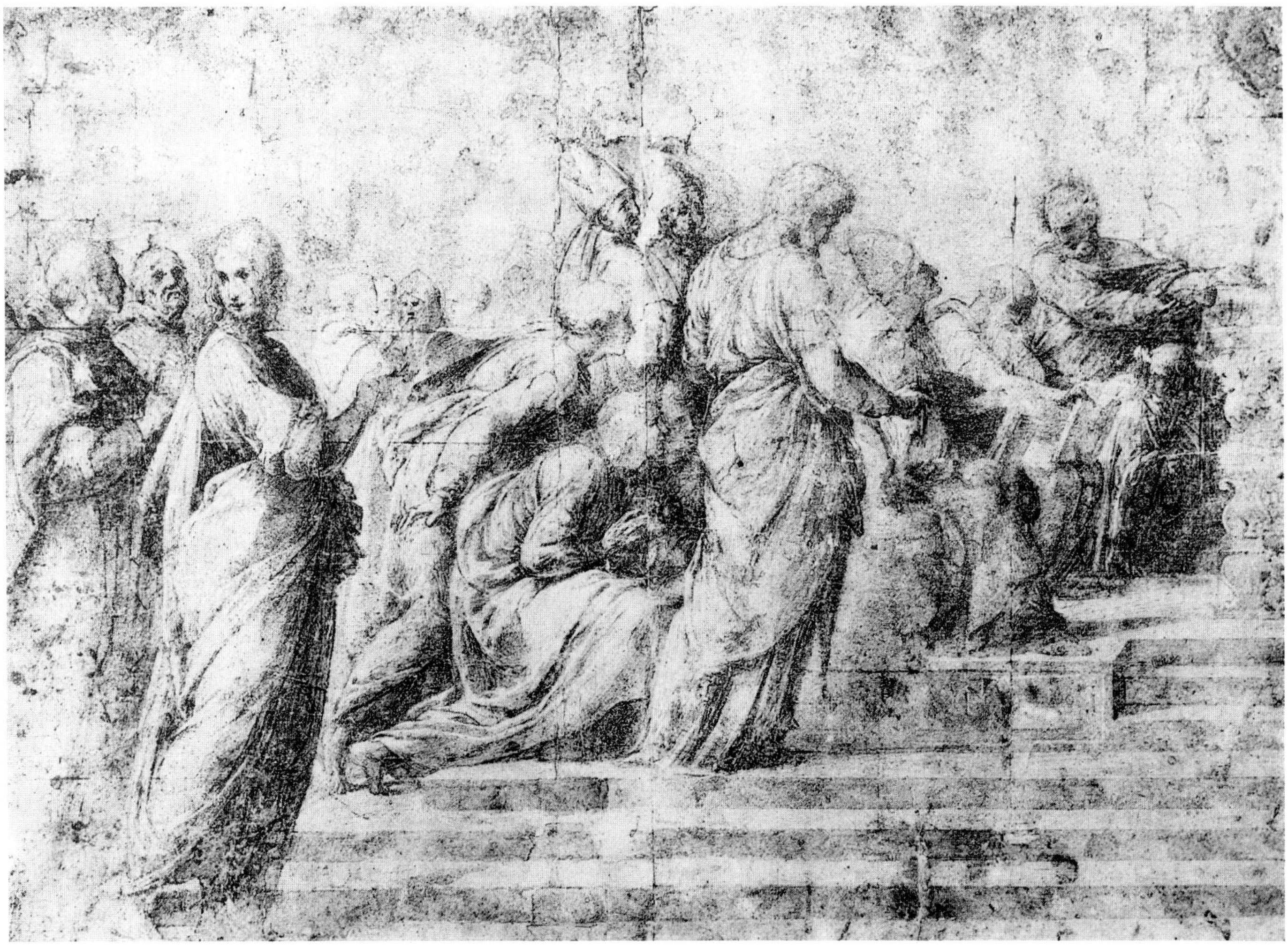

Teilstudie zur Disputa
Zeichnung, 29,8 × 43,2 cm
Wien, Albertina

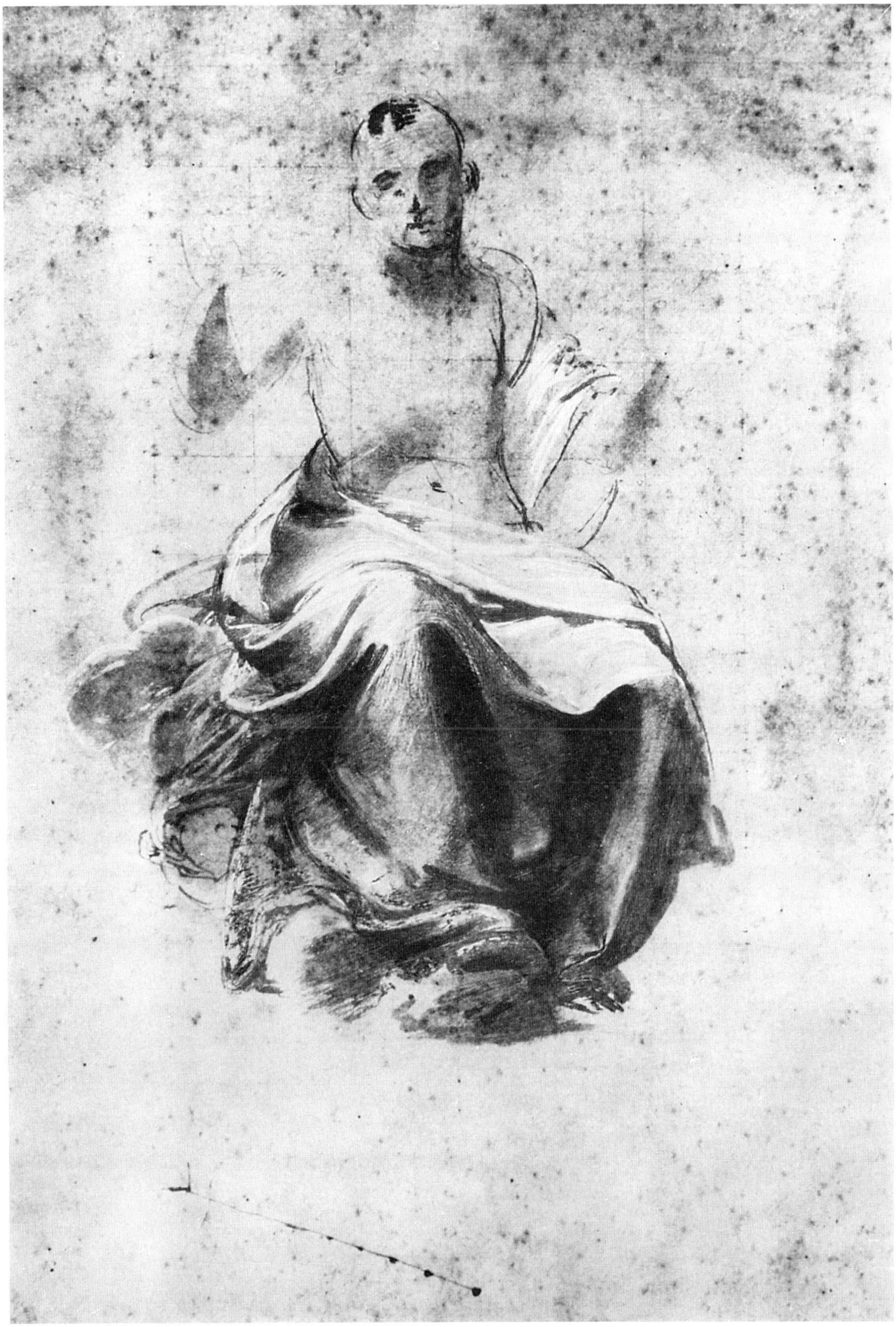

STUDIE FÜR DEN THRONENDEN CHRISTUS IN DER DISPUTA
LAVIERTE ZEICHNUNG, 40,7 × 26,5 cm
LILLE, PALAIS DES BEAUX ARTS

stellt. In der unteren Zone ist alles von greifbarer, tastbarer Realität, mit menschlichen Leibern aus Fleisch und Blut. Darüber erscheinen die Seelen der Auserwählten, die Menschen waren und nach der Auferstehung wieder einen Leib haben werden. Ihre Körper erscheinen heller, wie von Licht durchleuchtet. Die Engel darüber sind schwebende Lichtgestalten, oft genügt schon ein geflügelter Kopf als Zeichen. So will Raffael andeuten, daß es Bereiche des Göttlichen gibt, die menschlicher Wahrnehmung und sinnlicher Erfahrung entzogen sind.

Die Bezeichnung »Disputa« ist erst später entstanden und geht auf eine – mißverstandene – Stelle bei Vasari zurück, wo es heißt: »scrivono la messa e sopra l'ostia che è sulla altare disputano«. Sie feiern die Messe und disputieren über die Hostie, die auf dem Altar steht. Fälschlicherweise wurde »disputare« als »ein Streitgespräch führen« verstanden, das Verhalten der Gestalten aber zeigt, daß es weit mehr im Sinne bekennender Zustimmung zu verstehen ist. Selbst bei den Zweiflern geht es doch offensichtlich um ein Suchen nach Gründen zur Bestätigung der Offenbarung, nicht aber um Einwände und Gegengründe. Die Bildtratitionen, in denen Raffaels Fresko steht, sind nicht mehr eindeutig zu fassen. Sicher dürften frühchristliche Apsismosaiken, die der Maler in Rom sah, Anregungen gegeben haben. Auch könnte Fra Bartolommeos Weltgerichtsfresko in San Marco in Florenz dem Meister vor Augen gestanden haben, das ja schon sein Wandbild in San Severo in Perugia beeinflußte. Und eben bei diesem ersten Fresko Raffaels klingen bereits die Grundgedanken der Komposition an.

Auf die Arbeit an der Wand hat sich Raffael ungewöhnlich gründlich vorbereitet. Zahlreiche Zeichnungen lassen noch erkennen, wie die endgültige Bildidee allmählich reifte und wie er in Detailstudien die einzelnen Gestalten entwickelte, sie reichen von flüchtig skizzierten Blättern über Modellstudien bis zu Zeichnungen, die der endgültigen Ausführung ganz nahe stehen.

Die der »Disputa« gegenüberliegende Lünette ist der Philosophie gewidmet. Zeigt jene, wie sich Gott der Welt offenbart, so stellt diese dar, wie die Philosophen die Welt erkannten. Seit der Beschreibung G. P. Belloris (Descrizioni, p. 25ff., 1695), der dem Bilde den Titel »Ginnasio di Atene, ovvero la Filosofia« gab, ist es unter dem Namen »Schule von Athen« bekannt.

Die Schule von Athen

Der Rundbogen gibt den Blick in eine gewaltige Hochrenaissance-Architektur frei. Durch eine mächtige Querhalle geht der Blick in einen Kuppelbau mit Tonnenkreuz und eine zweite, abschließende Querhalle. Hier ist ein Raumideal gemalt, wie es die besten Architekten der Zeit in ihren Bauten anstrebten. Sicher ist dabei manches von Bramante angeregt, das Ganze aber doch Raffaels Eigentum, das auf älteren Traditionen aufbaut. Traditionen, die von Brunelleschi über Alberti bis in Raffaels Tage reichen und sich auch schon früher auf Bildkompositionen ausgewirkt hatten. Zugleich weist die Architektur über das zeitgenössische Bauen hinaus auf Späteres. Die Statuen von Apollo und Athena in den Nischen neben dem mächtigen Rundbogen geben gewissermaßen zusammengefaßt das Programm des Freskos.

Aus der Tiefe des Raumes kommen Plato und Aristoteles geschritten. Ihrem Disput hat sich im Halbrund eine Zuhörerschaft beigesellt. In der Querhalle davor schwingt die Bewegung nach den Seiten zu aus. Links steht eine diskutierende Gruppe, zu der drei weitere Männer hinzueilen, rechts finden sich Grübler, Zweifler und Männer, die die Halle verlassen wollen. Im Vordergrund schließt den großen Kreis der Figurenkomposition links und rechts je eine weitere große Gruppe ab. Raffael hat es verstanden, den Raum in monumentaler Größe darzustellen, zugleich aber die Gelehrten, die Weisen und Grübler als das eigentlich Bedeutsame in diesem Raume zur Geltung zu bringen. Er hat sie in den Raum gestellt und doch dem Raum übergeordnet, die Architektur ist ein zwar prachtvolles, aber doch nur ein Gehäuse für ungleich Wertvolleres: Das Sein des Menschen erweist sich als höchster aller Werte. Die Figuren sind nur z. T. genauer zu bestimmen. Die beiden zentralen Gestalten gelten als Plato – in seiner Linken hält er ein Buch mit der Aufschrift »TIMEO« – und Aristoteles, ausgewiesen durch den Buchtitel »ETICA«. Wiederholt ist die Vermutung ausgesprochen worden, daß Plato die Züge des damals 60jährigen Leonardo da Vinci trüge. Die Profilfigur, die von der Mittelgruppe zur linken vermittelt, ein Alter, der seine Argumente an den Fingern herzählt, ist Sokrates. Ob der Jüngling vor ihm Alkibiades ist und der Mann in der Rüstung Alexander der Große, läßt sich kaum entscheiden. Der darunter kniende Greis, der in ein Buch schreibt und vor dem ein Knabe die Tafel der Harmonielehre hält, ist Pythagoras, der Stehende, der in sein Buch weist, vielleicht Epikur. Daneben sitzt, in schwerem Nachdenken auf einen Quader gestützt, Heraklit, in ihm hat Raffael offenbar ein Porträt des Michelangelo gegeben. Auf der rechten Seite im Vordergrund bückt sich Euklid, um mit dem Zirkel eine Figur auf eine Tafel zu reißen. Er, der im Aussehen Bramante gleicht, trägt am Gewandsaum die Inschrift: »R. V. S. M.« (Raphael Vrbinas Sua Manu).

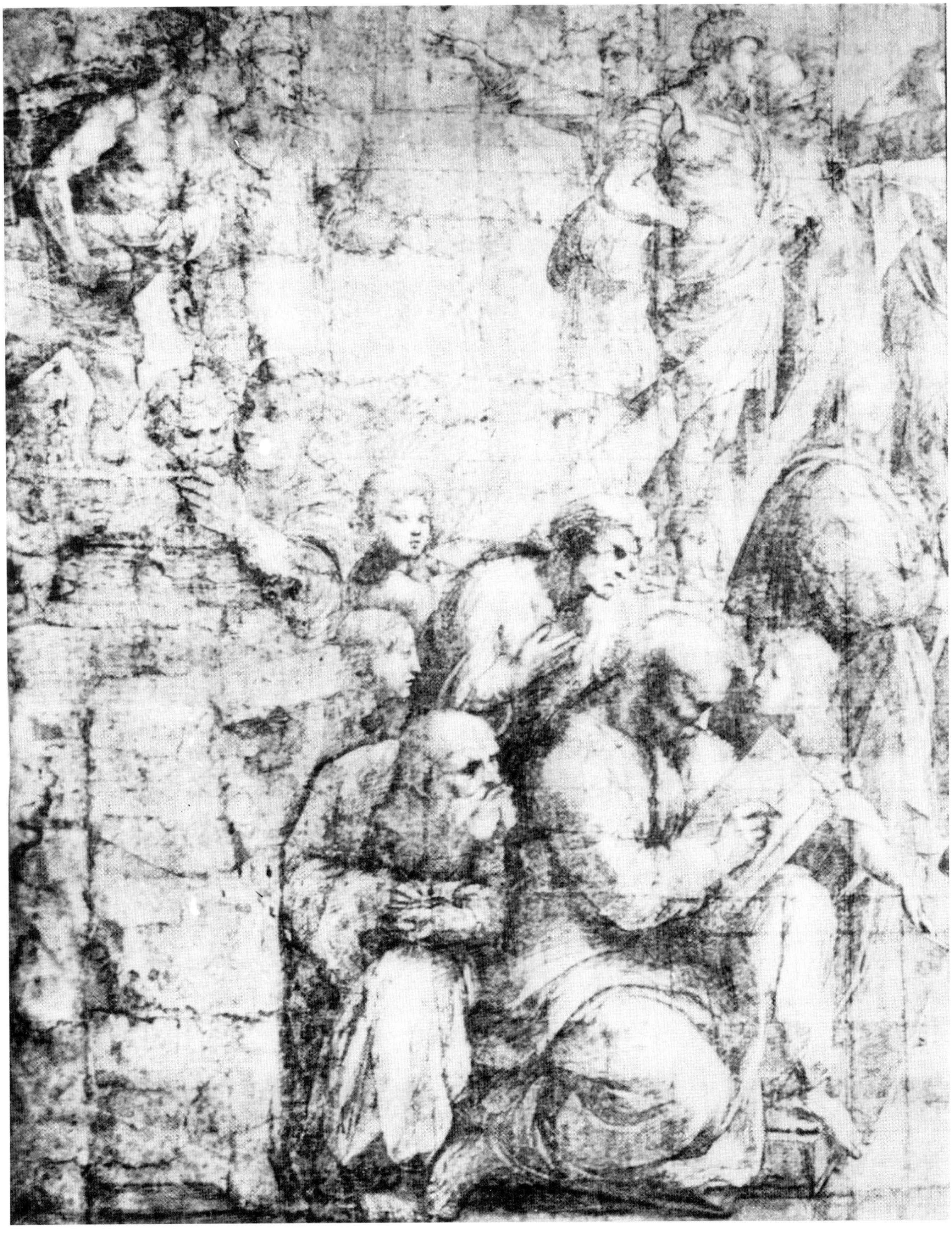

Ausschnitt
Karton zur Schule von Athen (S. 114/115)
Mailand, Ambrosiana

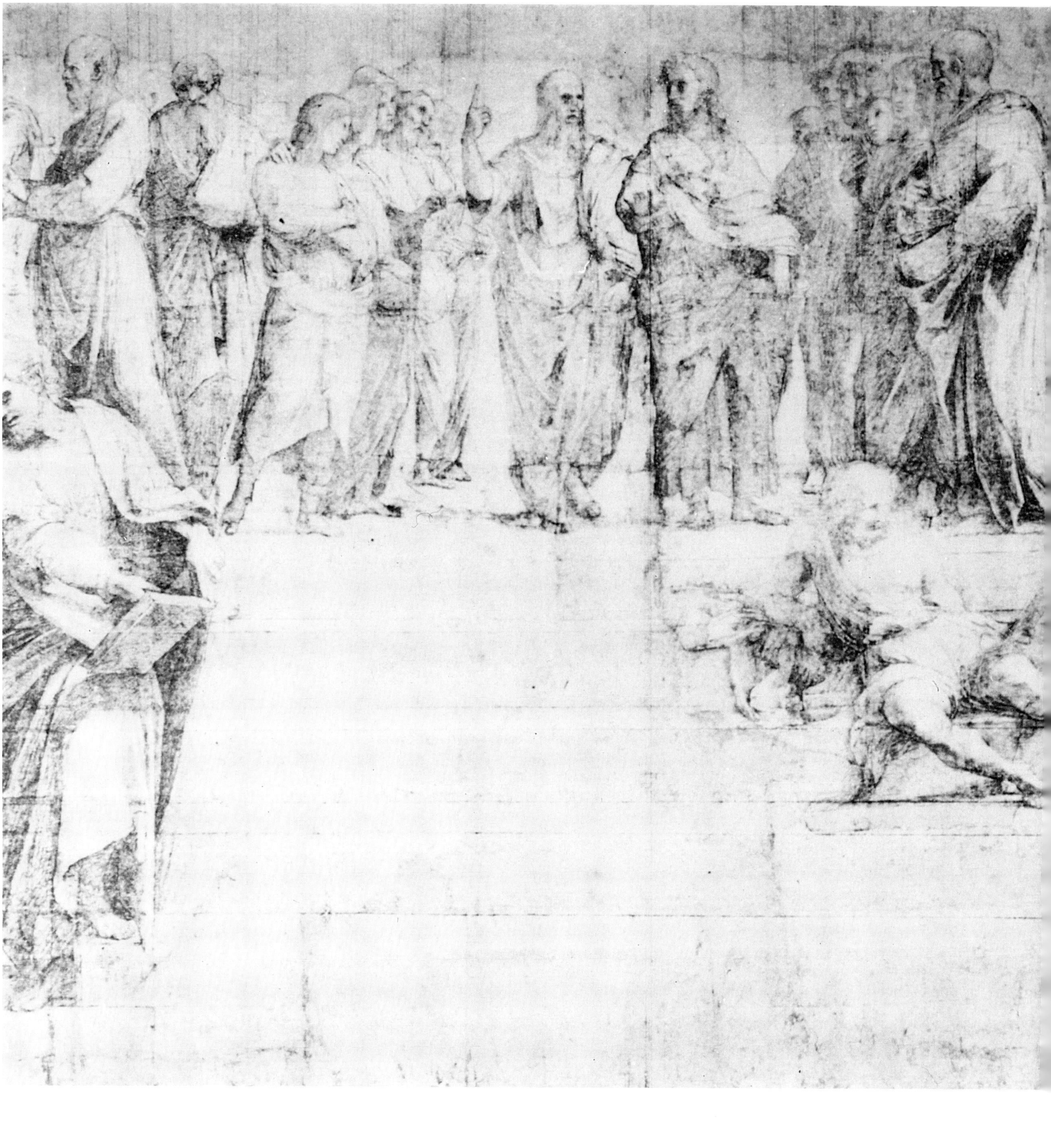

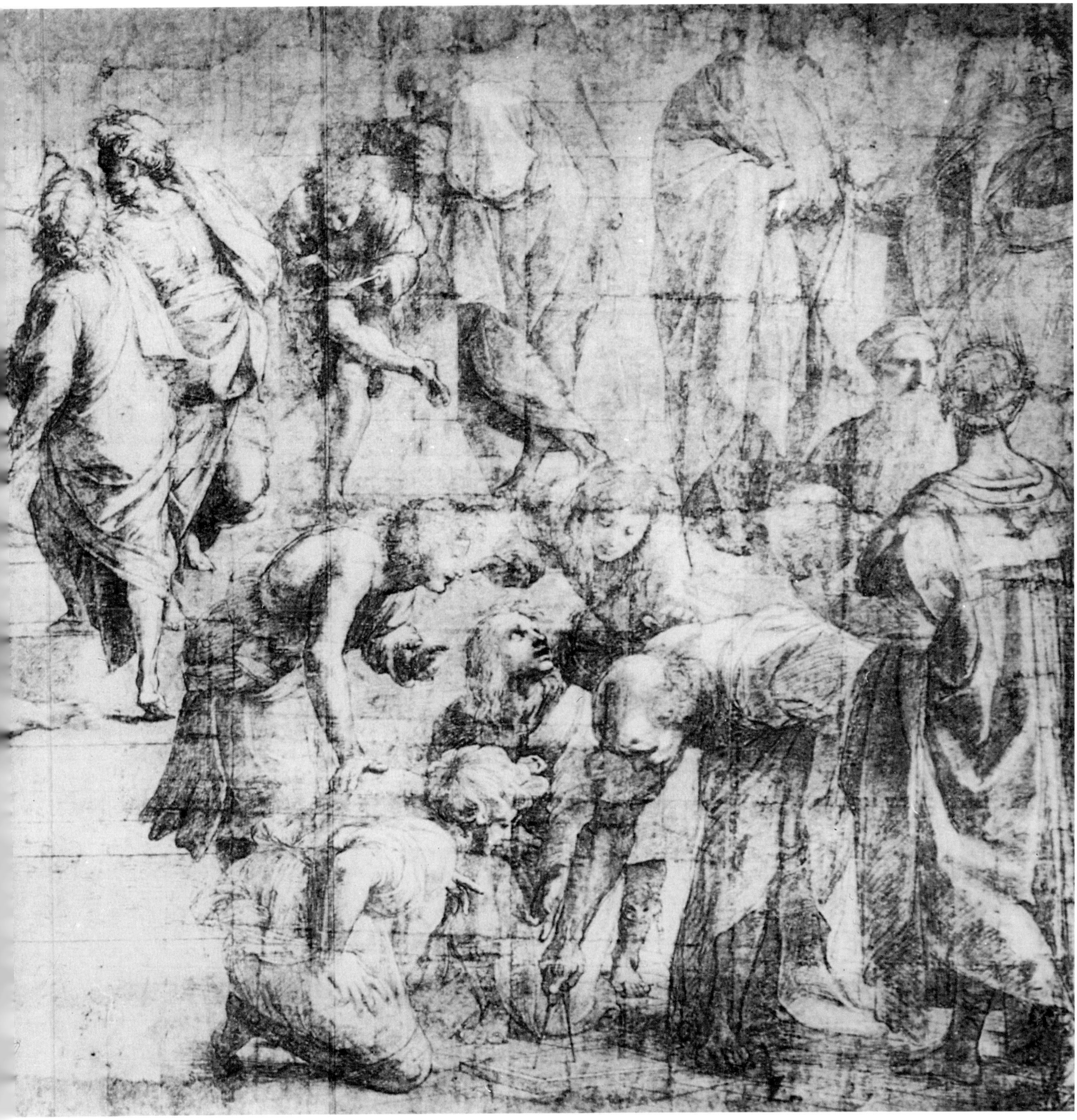

Ausschnitt
Karton zur Schule von Athen (S. 114/115)
Mailand, Ambrosiana

Von den beiden hinter ihm Stehenden ist die Rückenfigur mit Diadem und dem Globus in der Linken Ptolemäus, der Bärtige mit der Himmelskugel in der Rechten der Astronom Zoroaster. In den beiden Jünglingen hat man Porträts von Raffael selbst – mit dunklem Barett, aus dem Bilde herausblickend – und Sodoma erkannt. Der Liegende auf der Treppe wird allgemein als Diogenes bezeichnet.

Wie aus den hier gegebenen Hinweisen ersichtlich, sind in den einzelnen Gestalten des Bildes immer wieder Porträts berühmter Zeitgenossen und Freunde Raffaels vermutet worden; genaue Aussagen hierzu sind jedoch kaum möglich.

Die sieben freien Künste, – Grammatik, Rhetorik und Dialektik, Arithmetik, Geometrie, Astronomie und Musik – bilden die Grundlage für Ordnung und Charakterisierung der Figuren in den verschiedenen Gruppen in der Vorhalle. In Gestalten und Köpfen hat es Raffael meisterhaft vermocht, die verschiedensten Formen von Lehren und Lernen, von Forschen und Begreifen anschaulich zu machen. Gleichzeitig aber hat er gewissermaßen die Entwicklung des menschlichen Denkens in einem großen Kreislauf dargestellt. Links im Vordergrunde, herrschen dumpfes Brüten und schweres Grübeln vor, Erkenntnis und Mythologie beginnen sich eben erst zu trennen. Das Haupt einer Sphinx, ein Orientale mit Turban und ein bekränzter Dionysier deuten hin auf Mysterien, auf die Anfänge der Wissenschaft im Schoße von Kult und Götterlehre, sie vertiefen den Eindruck, den die Figurengruppe vermittelt. Darüber haben sich Männer zum Streitgespräch um Sokrates versammelt, der ihnen seine Argumente vorträgt; das Denken ist zu Logik und Dialektik emporgestiegen. In den beiden zentralen Gestalten ist die höchste Stufe des Denkens und der Erkenntnis erreicht, doch auch sie birgt gegensätzliche Tendenzen. Der ältere, Plato, weist mit der Rechten empor, er sieht in der Idee das Höchste, das dem Menschengeist faßbar ist. Der jüngere, Aristoteles, deutet mit der Bewegung des rechten Armes an, daß er die Weite des Raumes mit allen ihren Erscheinungen, daß er die Dinge dieser Welt begreifen und erfassen möchte. Rechts davon setzt eine Bewegung ein, die zur Auflösung der Gruppe führt; ein Greis, hoch aufgerichtet, hüllt sich in den dunklen, schweren Mantel und blickt im Weggehen noch einmal zur zentralen Gruppe zurück. Er scheint zu resignieren. Die Gruppe rechts im Vordergrund hat sich neuen Wegen der Erkenntnis zugewandt. Sie steht über Globen und geometrische Figuren gebeugt und strebt nach sachlicher Erkenntnis auf dem Gebiet der Naturwissenschaften. So rundet sich der Kreis von der Geburt des Gedankens über die im Meinungsstreit sich befreiende Vernunft zum Triumph der Philosophie, danach beginnt der Zweifel gegenüber den »ewigen Wahrheiten« und schließlich die Wahrheitssuche dort, wo diese überprüfbar ist.

Für die Komposition hat Raffael ein Vorbild in Lorenzo Ghibertis Relief mit der Begegnung der Königin von Saba und König Salomo an der Paradiesestür des Florentiner Baptisteriums gefunden. Einzelne Figuren hat er in Zeichnungen vorbereitet, ebenso Gruppen wie die der Geometer um Euklid und auch Details der Architektur, namentlich der schmückenden Reliefs. Der Karton für die Figurenkomposition wird in Mailand (Ambrosiana) bewahrt. Die Gestalt des Heraklit-Michelangelo setzt die Kenntnis von Michelangelos Propheten Jesaias und Jeremias an der Decke der Sixtinischen Kapelle voraus. Das Wandbild kann demnach erst nach der Enthüllung des ersten Teils der Sixtinischen Decke, also nach dem 14. August 1511, vollendet worden sein.

Hatte Raffael bei den beiden Lünettenbildern der »Disputa« und der »Schule von Athen« ungeteilte Wandflächen zur Verfügung, so sah er sich bei den beiden übrigen Flächen vor das Problem gestellt, daß diese durch einen Fenstereinbruch gestört waren und, sollte die untere Bildgrenze der der anderen Lünette gleichen, eine komplizierte Malfläche boten. Bei der Wand, die für die Poesie bestimmt war, konnte er den Fensterdurchbruch geschickt für die Komposition nutzen und eine in sich geschlossene Szene malen. Unter dem Fenster brachte er noch zwei Sockelbilder an. Auf der vierten, der Justitia zugeordneten Wand stellte er über dem Architrav des Fensters die drei Kardinaltugenden dar, denen er in den Fensterlaibungen und im Sockel je zwei Szenen zuordnete.

Der Parnaß

Der Poesie ist der »Parnaß« gewidmet, der Musensitz des Alten. Am Fensterarchitrav ist die Inschrift angebracht: »JVLIVS II. LIGVR. PONT. MAX. ANN. CHRIST. MDXI. PONTIFICAT. SVI. VIII.« Danach wäre das Wandbild 1511 datiert, sein Stil aber spricht dafür, daß es noch vor der »Schule von Athen«, also schon 1510 ausgeführt worden sein dürfte.

Über dem Fenstersturz erhebt sich das Gipfelplateau des Parnaß. Im Schatten von vier schlanken Lorbeerbäumen sitzt Apollo und spielt ein altertümliches Streichinstrument. Um den Gott sind die Musen versammelt, rechts von ihm sitzt Erato, links Euterpe. Die Muse, die links den Chorus rahmt und die eine tragische Maske in der Hand hält, ist Melpomene; hinzu kommen Clio und Calliope. Die Trägerin der heiteren Mas-

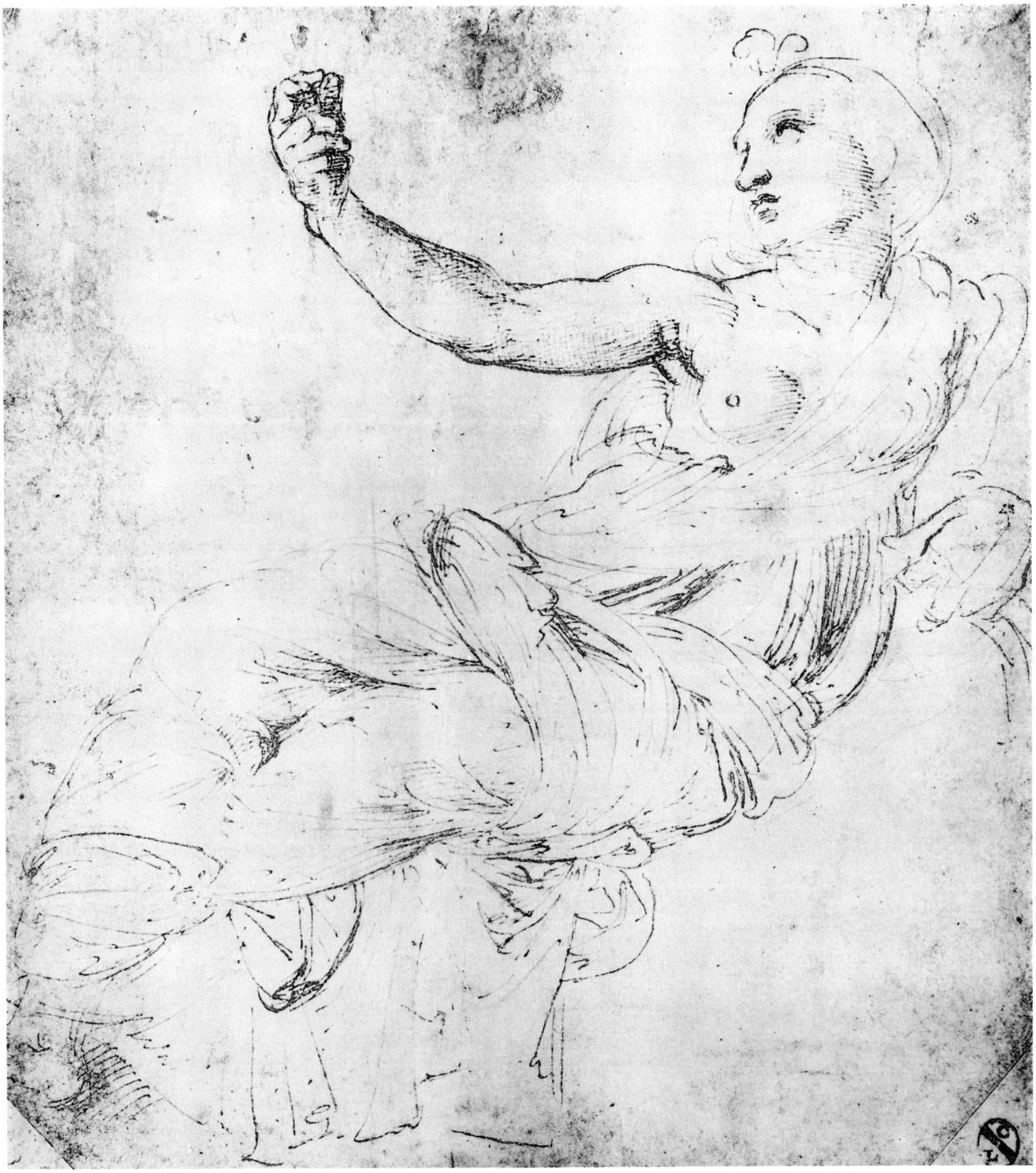

Studie zur Muse Euterpe
Federzeichnung, 24,4 × 21,7 cm
Wien, Albertina

ke rechts erweist sich als Thalia; die Rückenfigur ist wohl Urania. Die beiden anderen sind Polyhymnia und Terpsichore. Links auf dem Gipfel des Berges sind um den blinden Sänger Homer, der das Antlitz gen Himmel hebt und seine Worte mit ausdrucksvoller Geste begleitet, andere Dichter versammelt: der sitzende Jüngling Enneus, Dante – im Profil dargestellt –, rechts von Homer Vergil, der Dante, den er in der Göttlichen Kommödie als Führer begleitete, zuwinkt, und neben Vergil dann Statius. Eine zweite Gruppe von Dichtern befindet sich links unten im Vordergrund zu Seiten von Sappho, die ein Musikinstrument hält, sich auf den Architrav aufstützt und durch eine Innschrift bezeichnet ist. Sicher zu erkennen ist hinter dem Baumstamme Petrarca. Die jugendliche Gestalt neben ihm wird als die Thebanerin Corinna gedeutet, die Bestimmung der anderen schwankt. Vielleicht ist der an dem Baum gelehnte Dichter Anacreon, vielleicht aber auch Pindar. Auf der rechten Seite ist Boccaccio sicher zu bestimmen, der als zweiter unter dem Musenberge vor einem Baumstamme steht. In dem dunkelbärtigen Laureaten zwischen Boccaccio und Urania hat man ein Porträt Michelangelos gesehen. Der Jüngling vor Boccaccio könnte Ovid sein, der im Profil gegebene bärtige Greis neben ihm wird als Catull bezeichnet. Der folgende Kopf, der aus dem Bilde herausblickt und von besonderer Lebendigkeit und Porträthaftigkeit ist, ist wohl der zeitgenössische Dichter Tebaldeo, mit dem Raffael durch seinen humanistischen Freundeskreis bekannt war und den er bereits einmal porträtiert hatte. Der sitzende Alte rechts wird meist als Horaz, aber auch als Pindar gedeutet. In der Profilfigur am Bildrande hat man den Dichter Sannazaro gesehen, der seinerseits wiederum auch als Horaz bezeichnet wird. Den älteren Mann zwischen beiden, der den Finger wie Schweigen heischend an den Mund legt, hat man als Porträt des Ariost gedeutet, was die Ähnlichkeit mit Tizians Bildnis des Dichters in Ferrara bestätigt. Es ist auch vorgeschlagen worden, in den Gruppen die Vertreter der Gattungen Epik, Lyrik und Drama zu sehen.

Vasari berichtet, Raffael malte »um den Berg herum einen schattigen Lorbeerhain, in dessen Grün man gleichsam das Zittern der von zarten Winden bewegten Blätter erkennt; eine Menge nackter Liebesgötter mit den lieblichsten Gesichtern schweben in der Luft, pflücken Lorbeerzweige, winden Girlanden und streuen sie über den Berg aus. Dort scheint fürwahr der Hauch der Gottheit in der Schönheit der Figuren und dem Adel der Malerei zu wehen; ... «

Allerdings ist möglich, daß Vasari sich weniger auf eigene Anschauung als auf den Stich des Marcantonio Raimondi (um 1475 bis 1534) stützte, der in manchem von Raffaels Fresko abweicht. In den Zeichnungen scheint der Puttenreigen nicht vorbereitet gewesen zu sein. Wie bei den anderen Bildern auch lassen Zeichnungen in verschiedenen Sammlungen das Reifen der kompositorischen Idee und das Ringen um die einzelne Figur erkennen. Bei der Ausführung hat vermutlich bereits Raffaels Werkstatt mitgewirkt.

Das Bild gibt nicht nur eine Allegorie der Poesie und eine Huldigung an die großen Dichter der Antike und aus Raffaels jüngster Vergangenheit und Gegenwart, es schildert auch ein Stück römischen Lebens. So hat man sich in den Gärten römischer Villen versammelt, um Dichtungen, eigene und fremde, vorzutragen, um preisgekrönte Dichter zu ehren. Julius II., der selbst Verse schrieb, setzte einem Dichter die geweihte Lorbeerkrone aufs Haupt, auch wenn er sich als Papst für diese heidnische Handlung entschuldigte. Und die antiken Autoren waren den Gebildeten jener Tage ebenso vertraut wie ihre zeitgenössischen Dichter.

Unter dem Fenster an der Wand des »Parnaß« sind in Grisaille zwei Sockelbilder gemalt. Einmal ist dargestellt, wie Augustus verhindert, daß Vergils »Aeneis« verbrannt wird, zum anderen wie Alexander der Große die Schriften Homers im Sarkophag des Achill bergen läßt. Die Entwürfe dafür könnten noch von Raffaels Hand stammen, ausgeführt wurden die Bilder aber erst in den zwanziger Jahren, vermutlich von Penni, dessen Stil sie nahekommen.

Für die vierte Wand war ursprünglich eine Szene der Apokalypse (Offenb. Joh. VIII, 3–5) vorgesehen, die unter dem siebenten Siegel schildert, wie vor dem Altare Räucherwerk verbrannt und Feuer auf die Erde ausgegossen wird mit »Donner und Stimmen und Blitze und Erdbeben.«

Stärke Weisheit Mäßigung

Eine Zeichnungskopie in Paris, die im Stile der »Disputa« nahesteht, bestätigt das. Auf diesem Blatt ist auch Julius II. kniend dargestellt, und zwar bartlos, sie muß also vor dem Herbst 1511 entstanden sein. Der verworfene Concetto ist dann bei der »Bolsena-Messe« wieder aufgegriffen worden. An Stelle dieses Entwurfs hat Raffael die drei Kardinaltugenden Stärke, Weisheit und Mäßigung gemalt. Die vierte Wand schließlich, am Fensterarchitrav ebenfalls bezeichnet: »JVLIVS II. LIGUR. PONT. MAX. ANN. CHRIST. MDXI. PONTIFICAT. SUI. VIII.« ist als letzte in der zweiten Hälfte des Jahres 1511 gemalt worden, erste Entwürfe aber gehen bereits auf das Jahr 1509 zurück. Bei der Ausführung hatte die Werkstatt erheblichen Anteil.

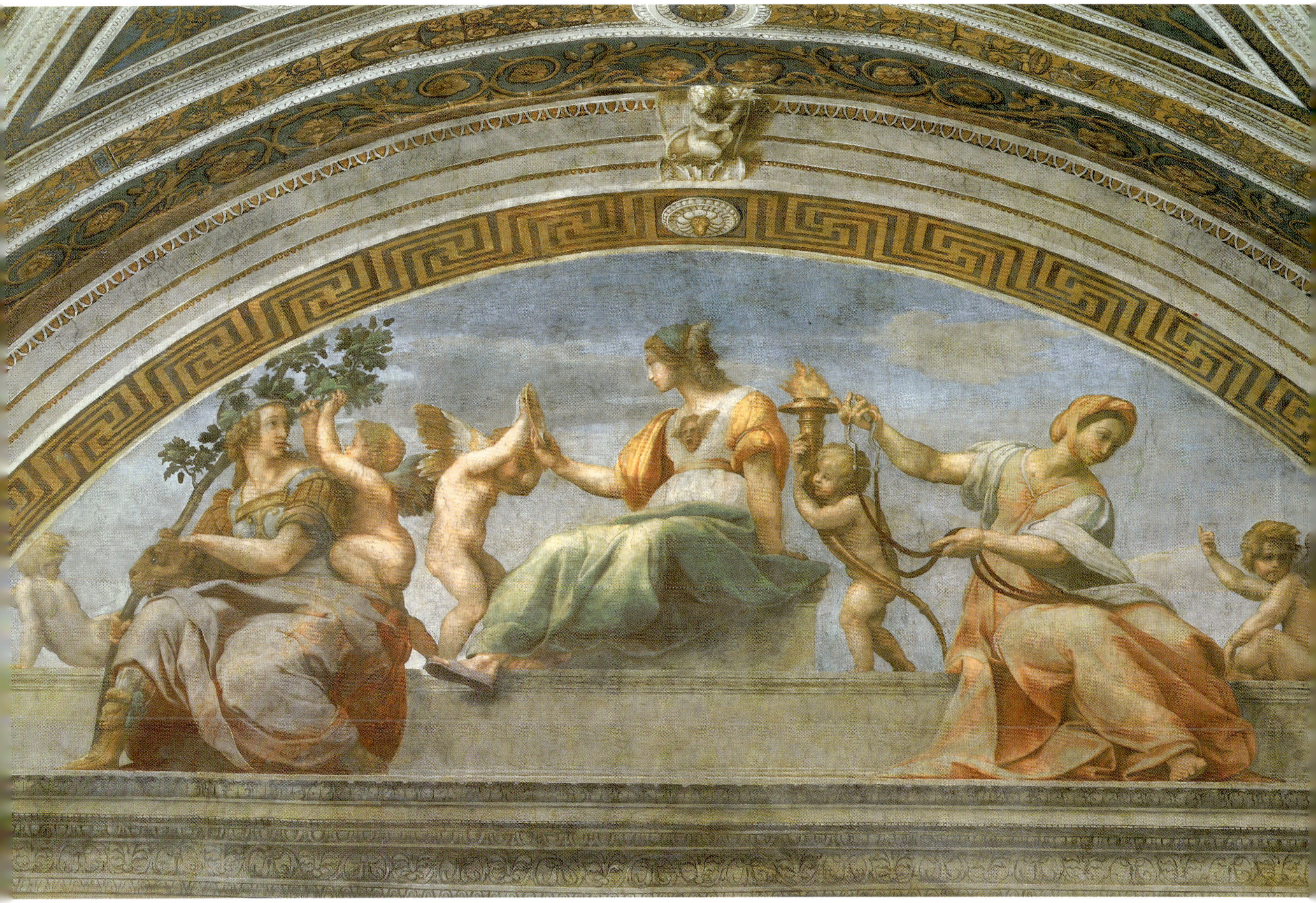

Stärke, Weisheit, Mässigung
Fresko
Stanza della Segnatura

Die Befreiung Petri (S. 142/143)
Fresko
Stanza d'Eliodoro

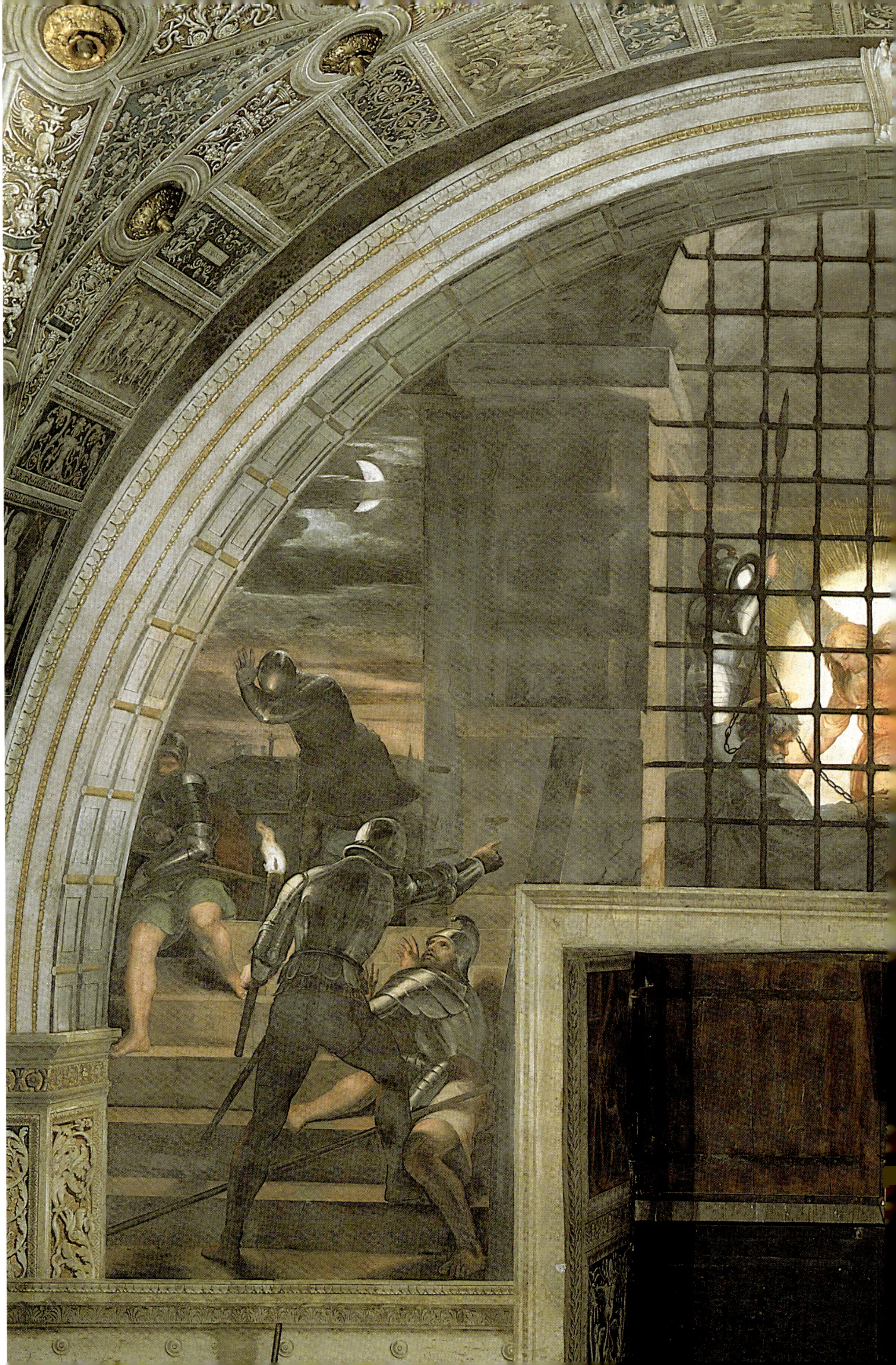

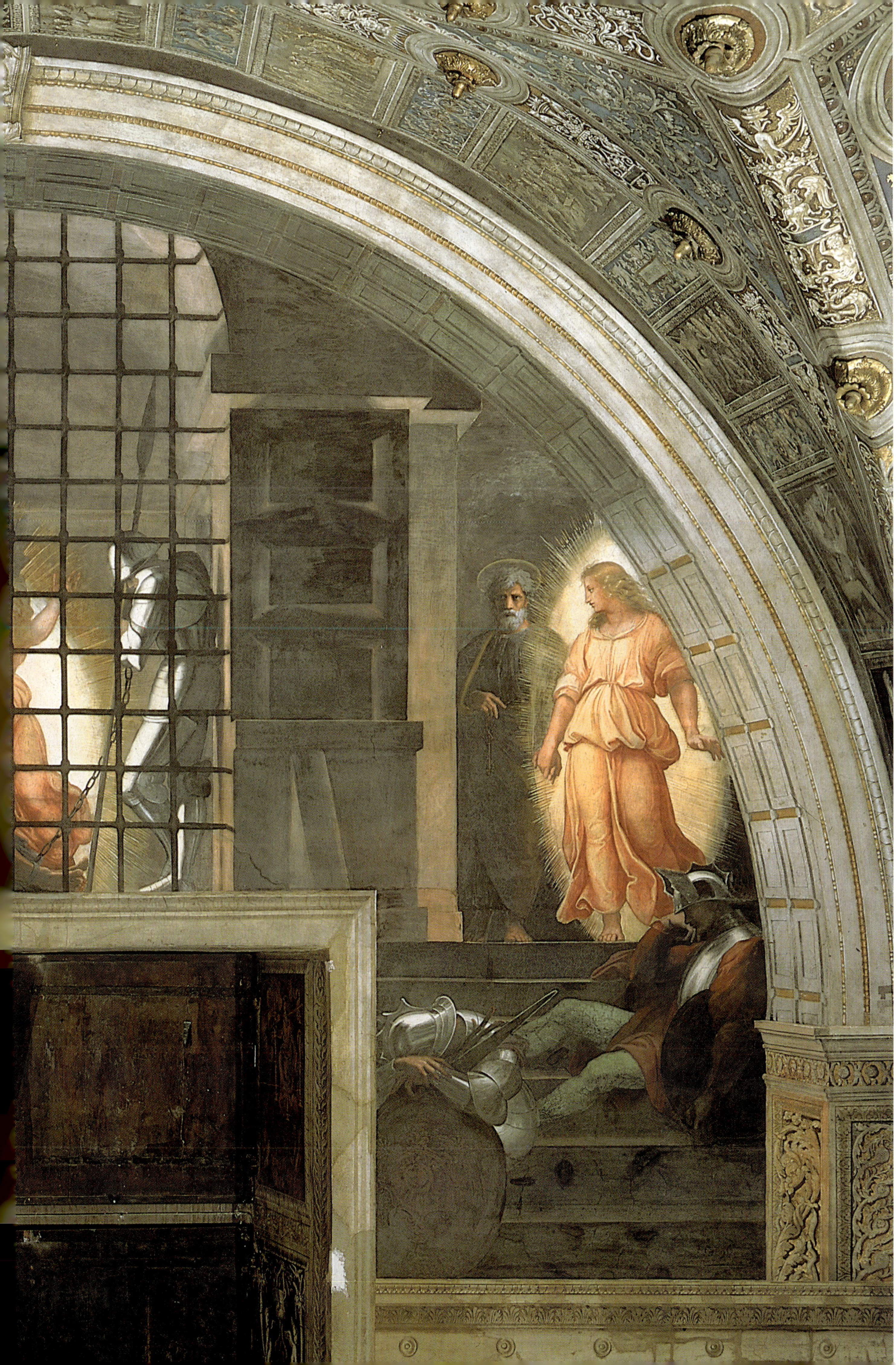

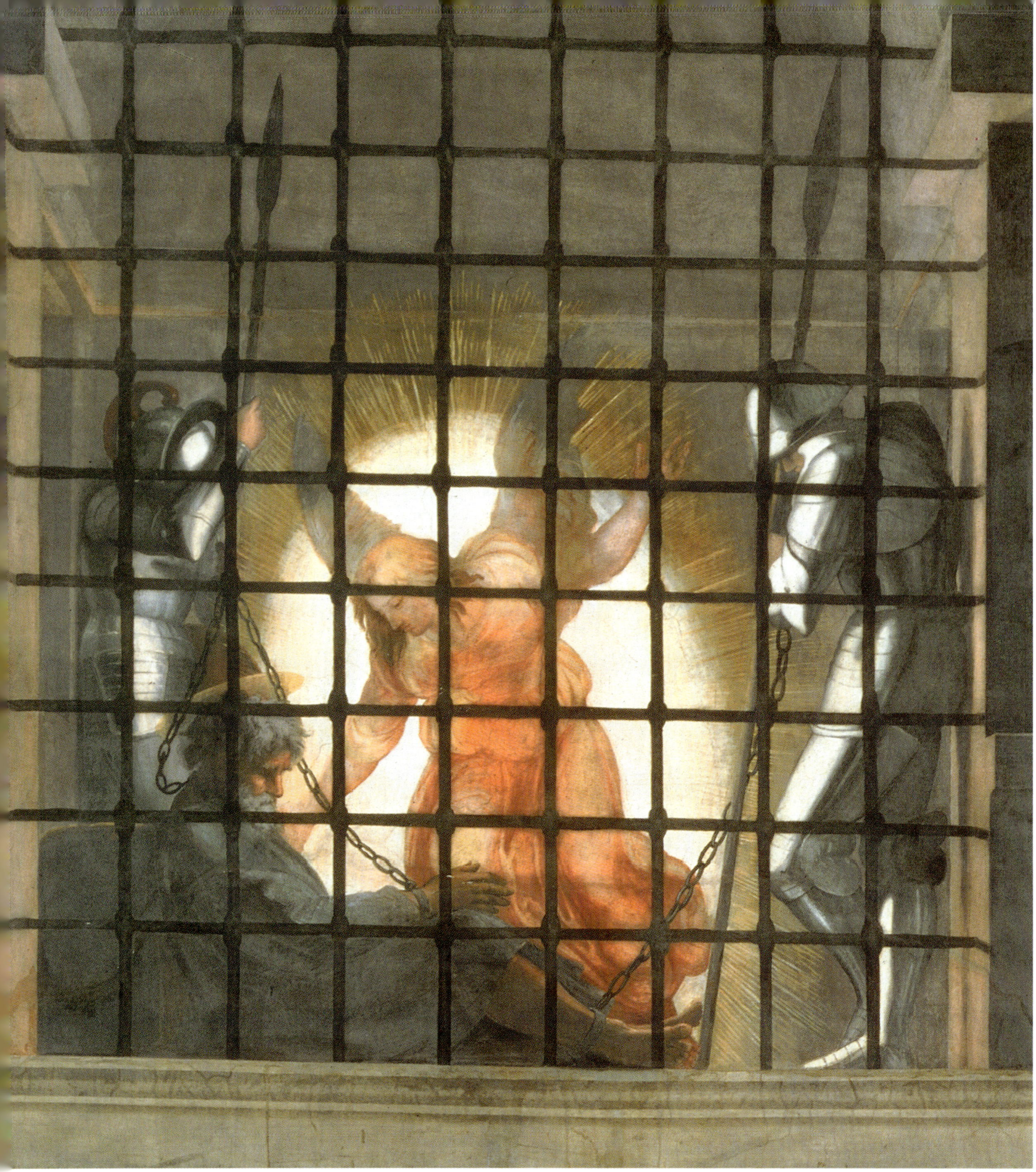

Ausschnitt
Die Befreiung Petri (S. 142/143)
Der Engel kommt zu Petrus in den Kerker

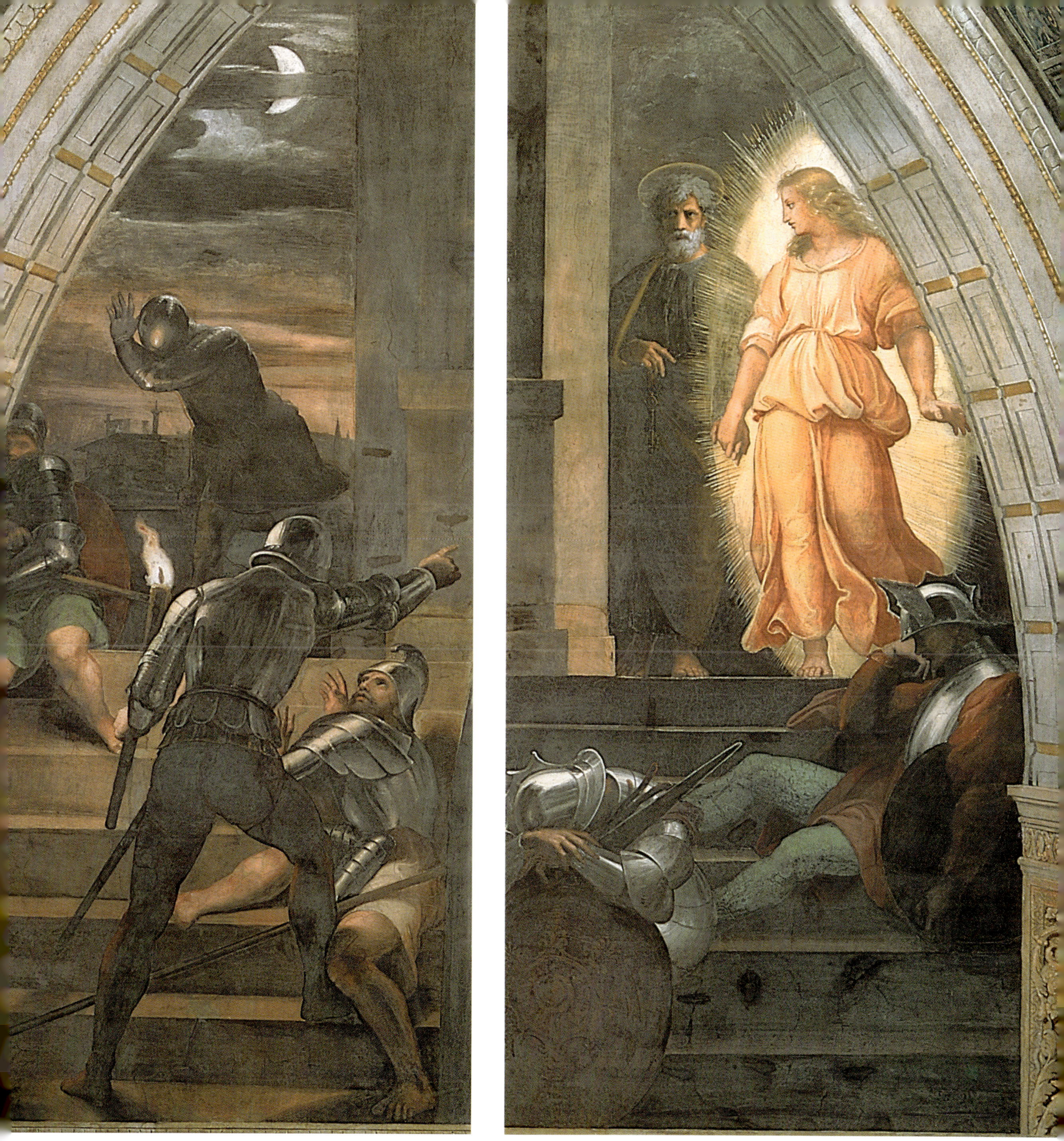

AUSSCHNITTE
DIE BEFREIUNG PETRI (S. 142/143)
DIE WACHEN

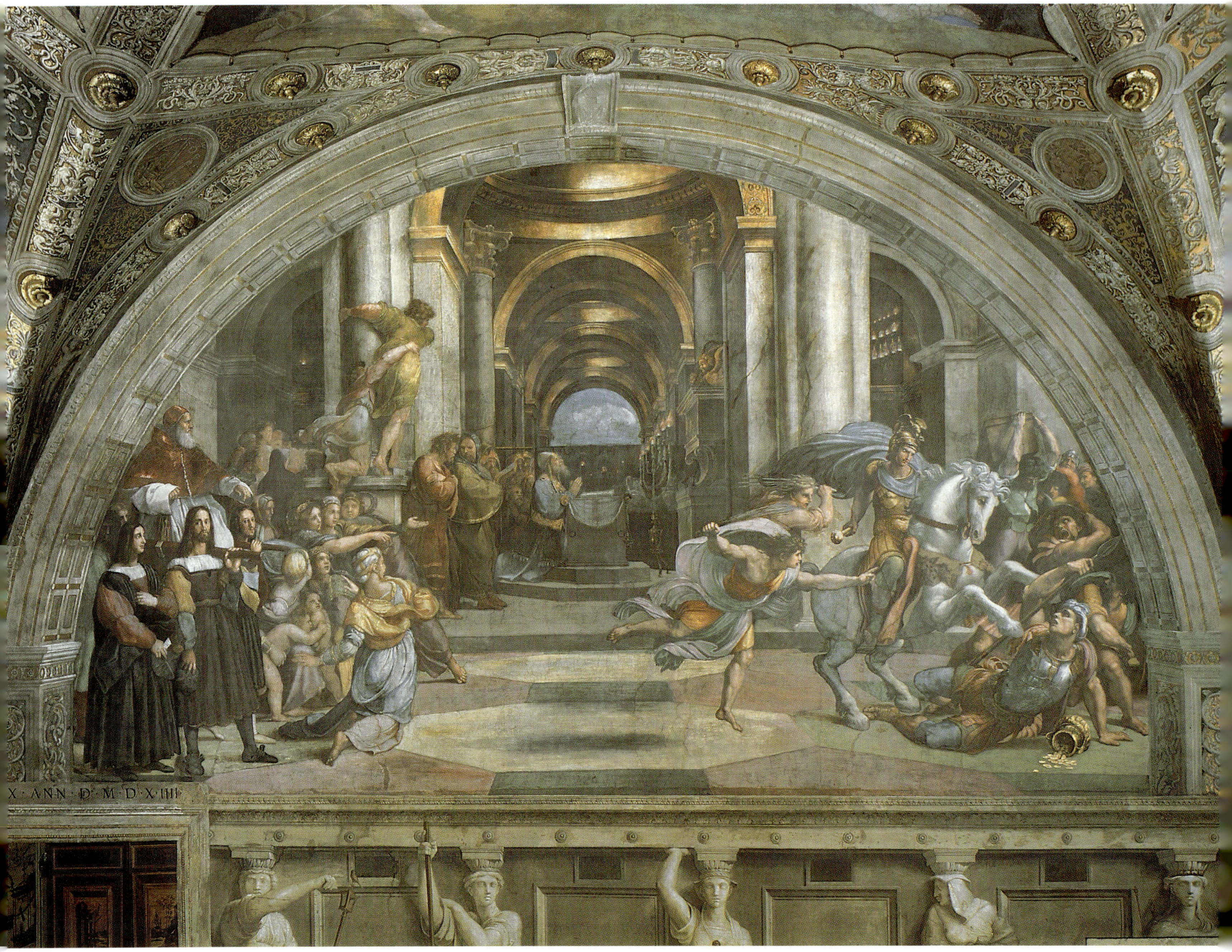

Die Vertreibung des Heliodor
Fresko
Stanza d'Eliodoro

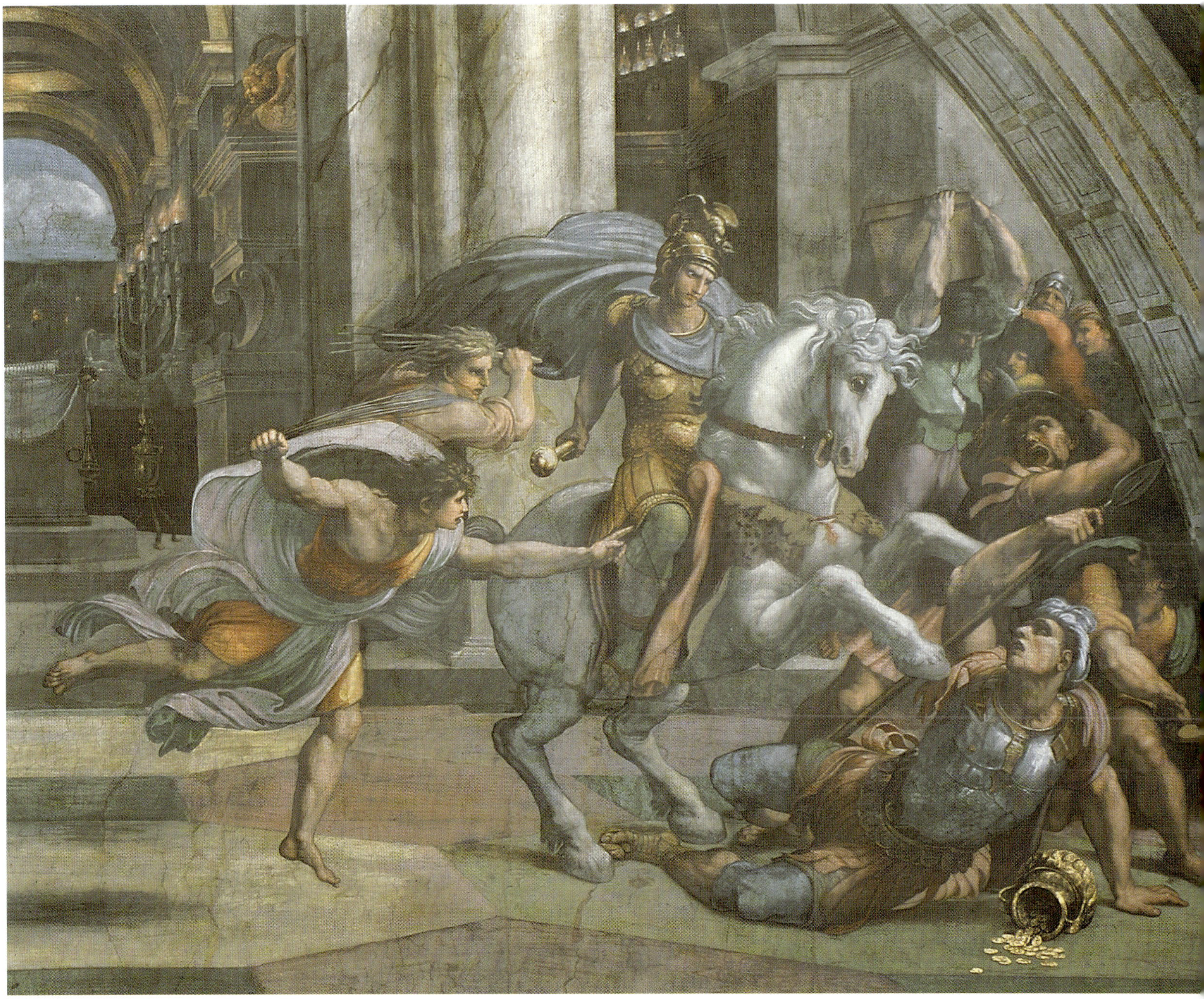

Ausschnitt
Die Vertreibung des Heliodor (S. 146)
Gruppe mit Heliodor

Papst Leo I. gebietet Attilla Einhalt (S. 148/149)
Fresko
Stanza d'Eliodoro

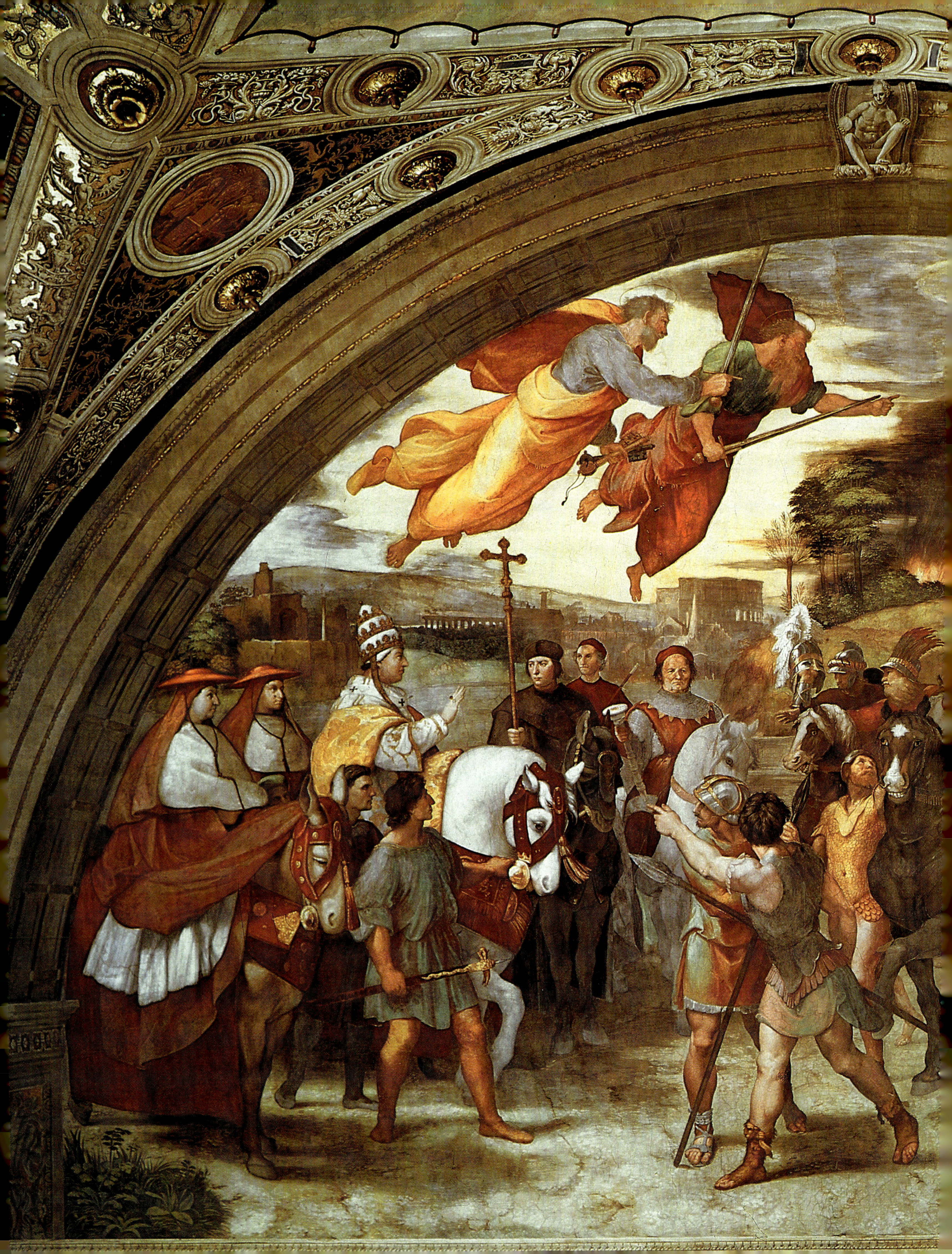

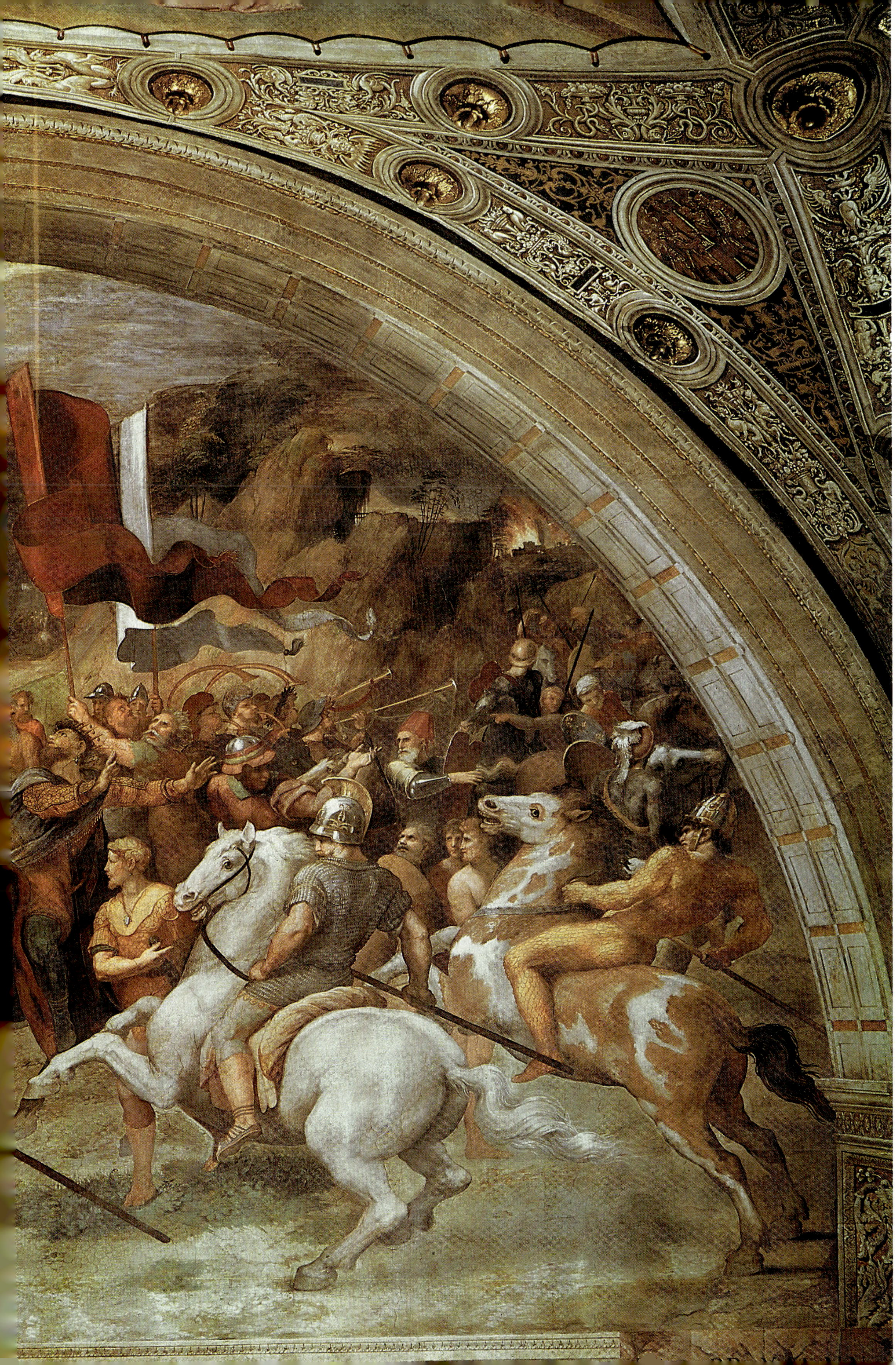

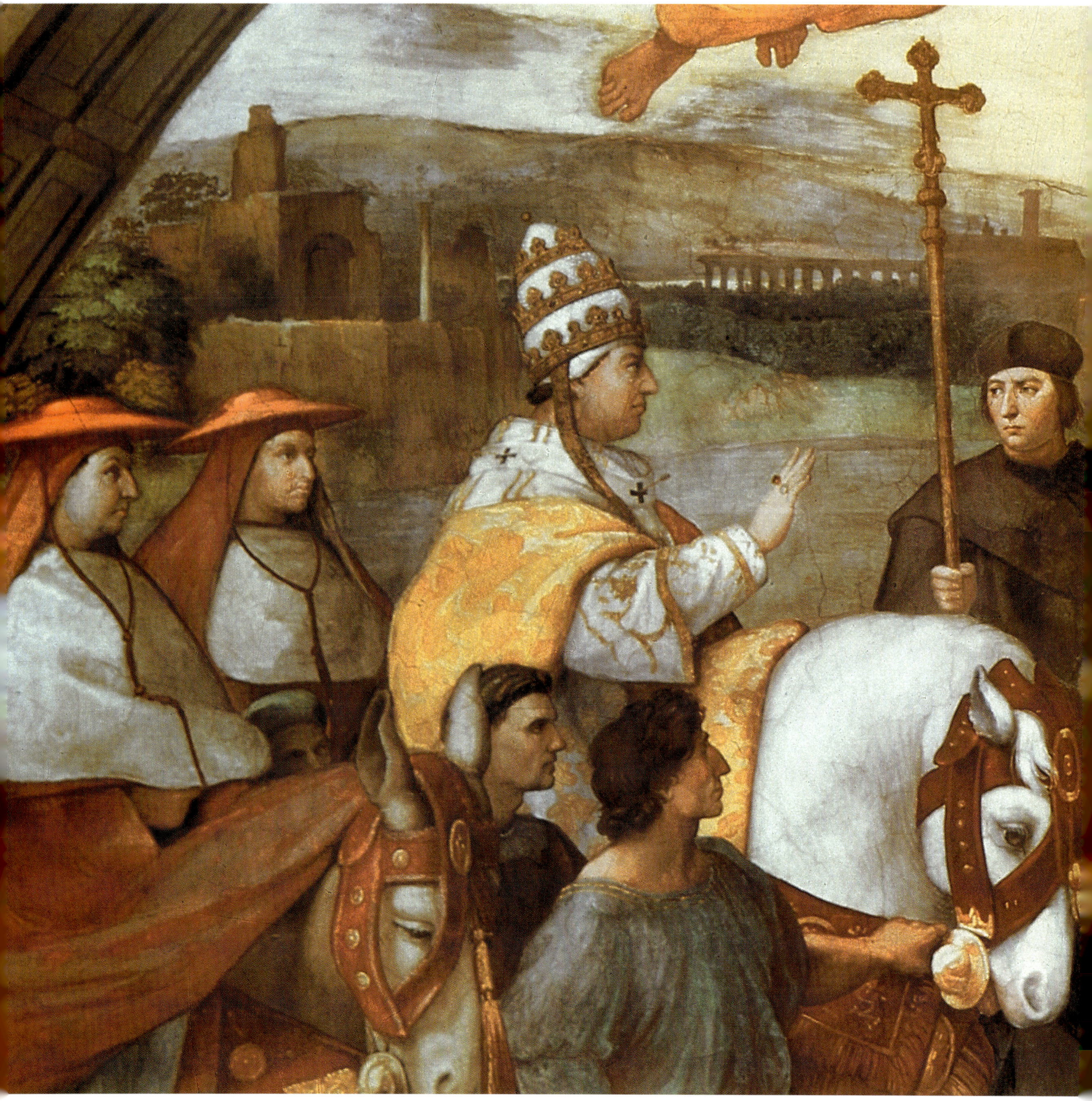

Ausschnitt S. 151
Papst Leo I. gebietet Attila Einhalt (S. 148/149)
Attila und Hunnen

Ausschnitt
Papst Leo I. gebietet Attila Einhalt (S. 148/149)
Papst Leo I.

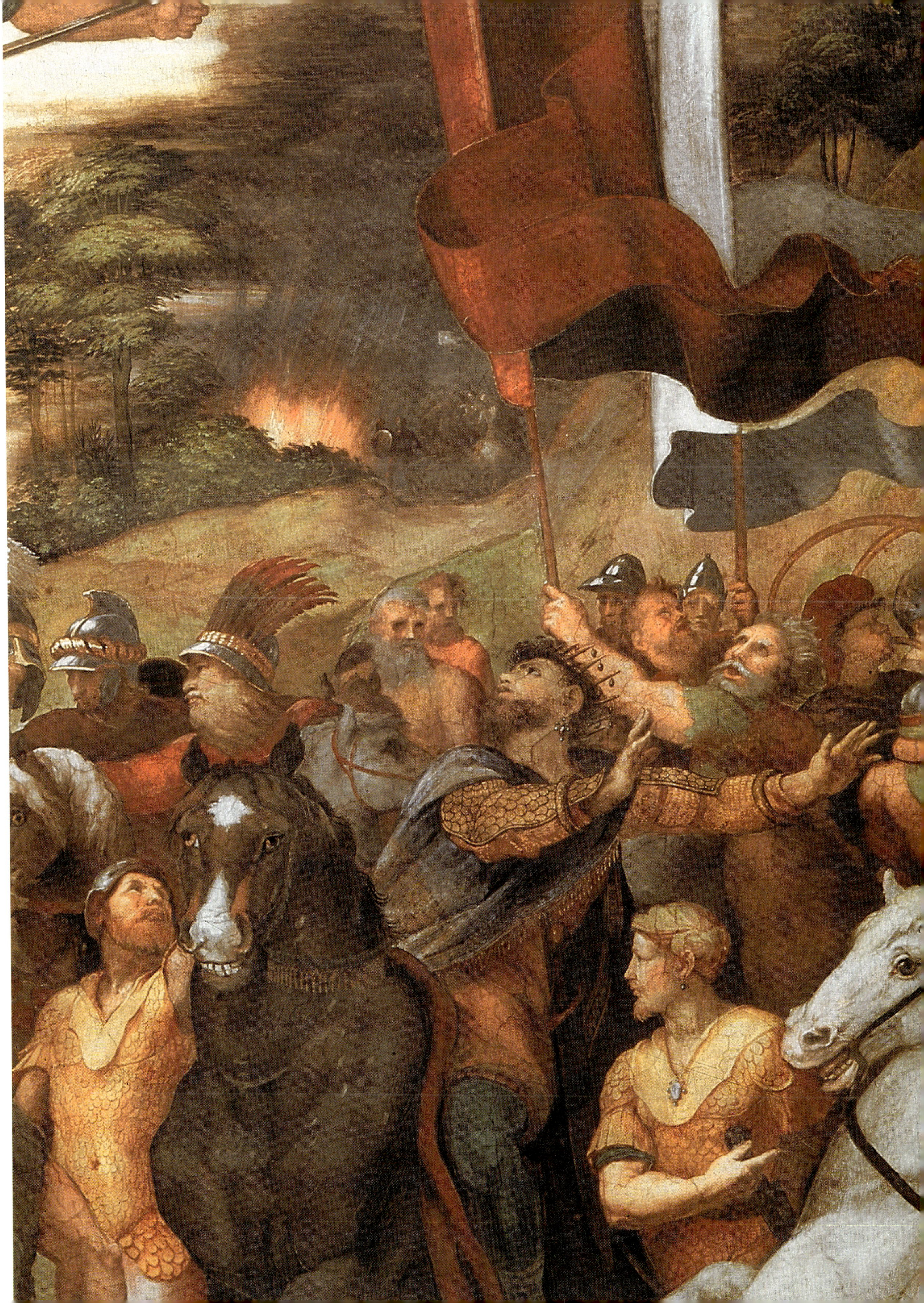

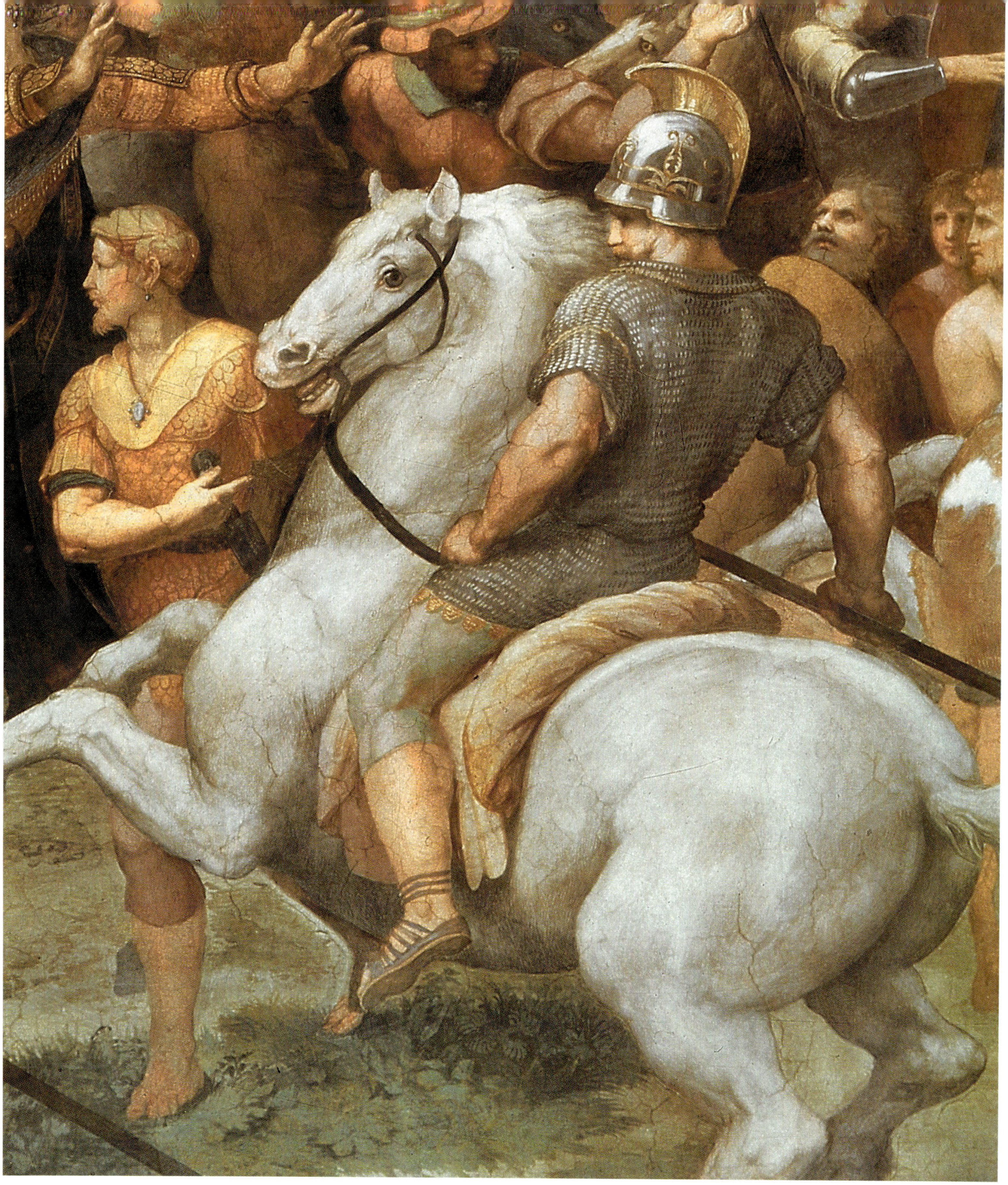

Ausschnitt
Papst Leo I. gebietet Attila Einhalt (S. 148/149)
Reiter Attilas

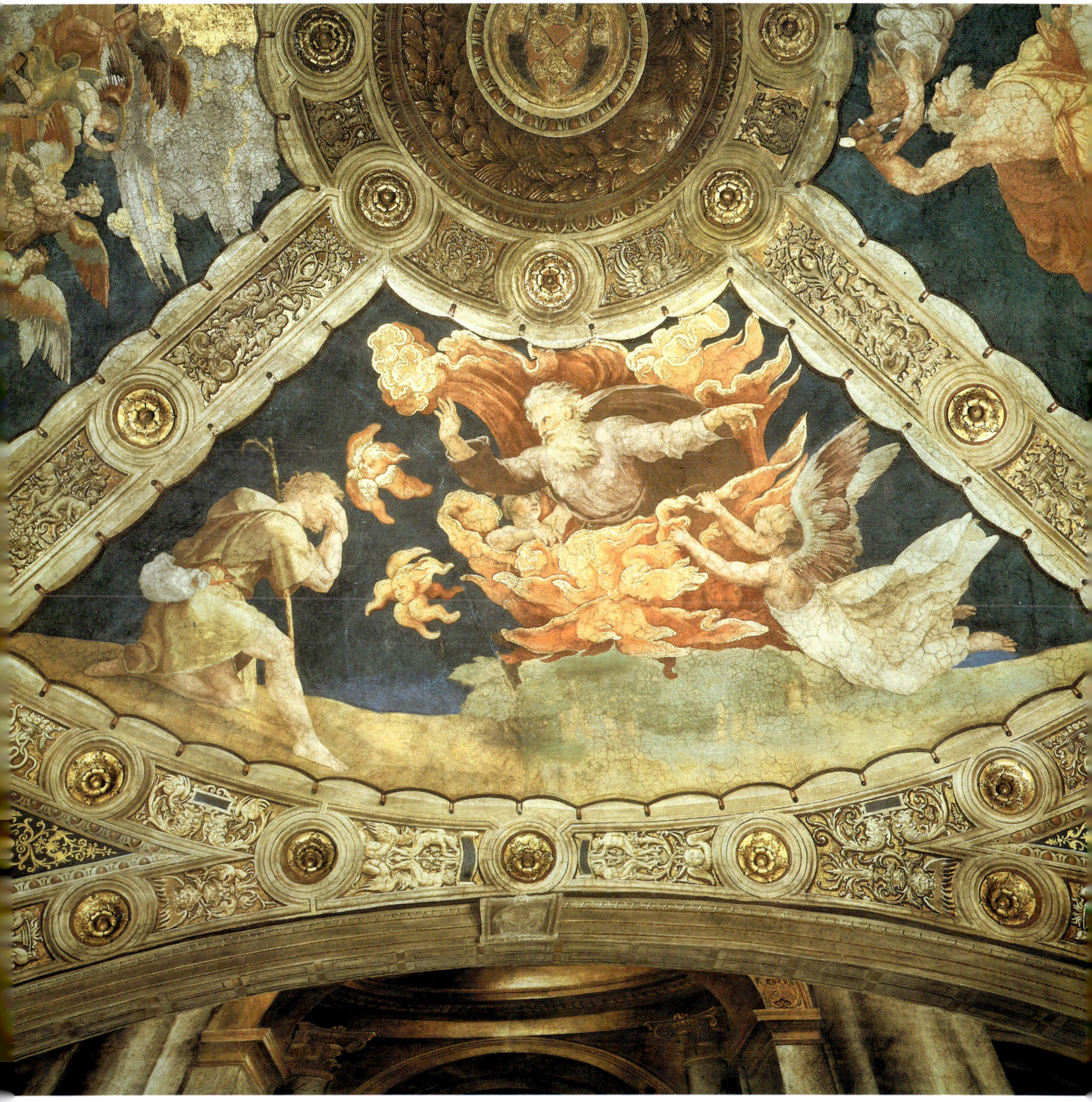

Gottvater und Moses
Deckenfresko
Stanza d'Eliodoro

Die Messe von Bolsena (S. 154/155)
Fresko
Stanza d'Eliodoro

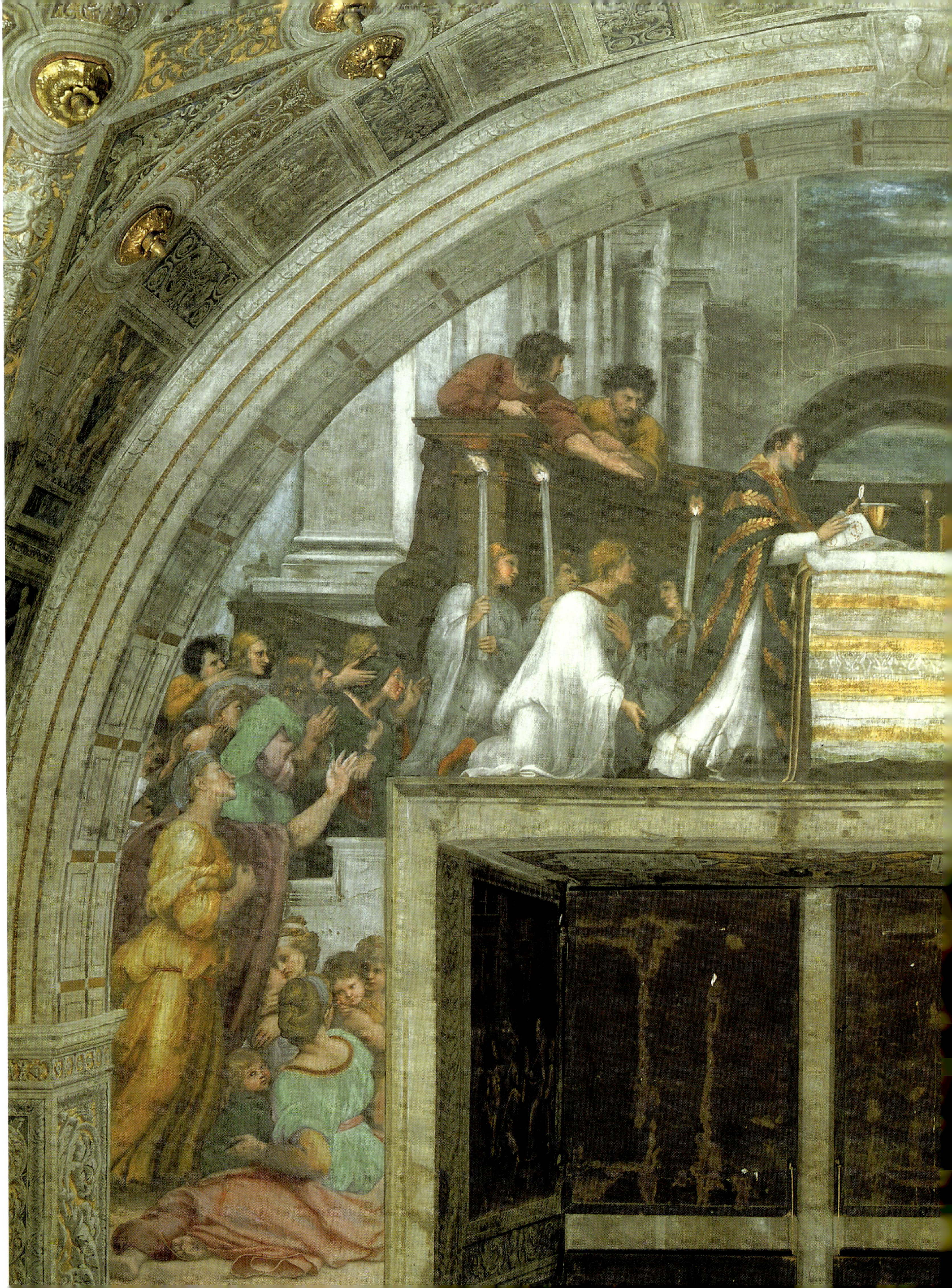

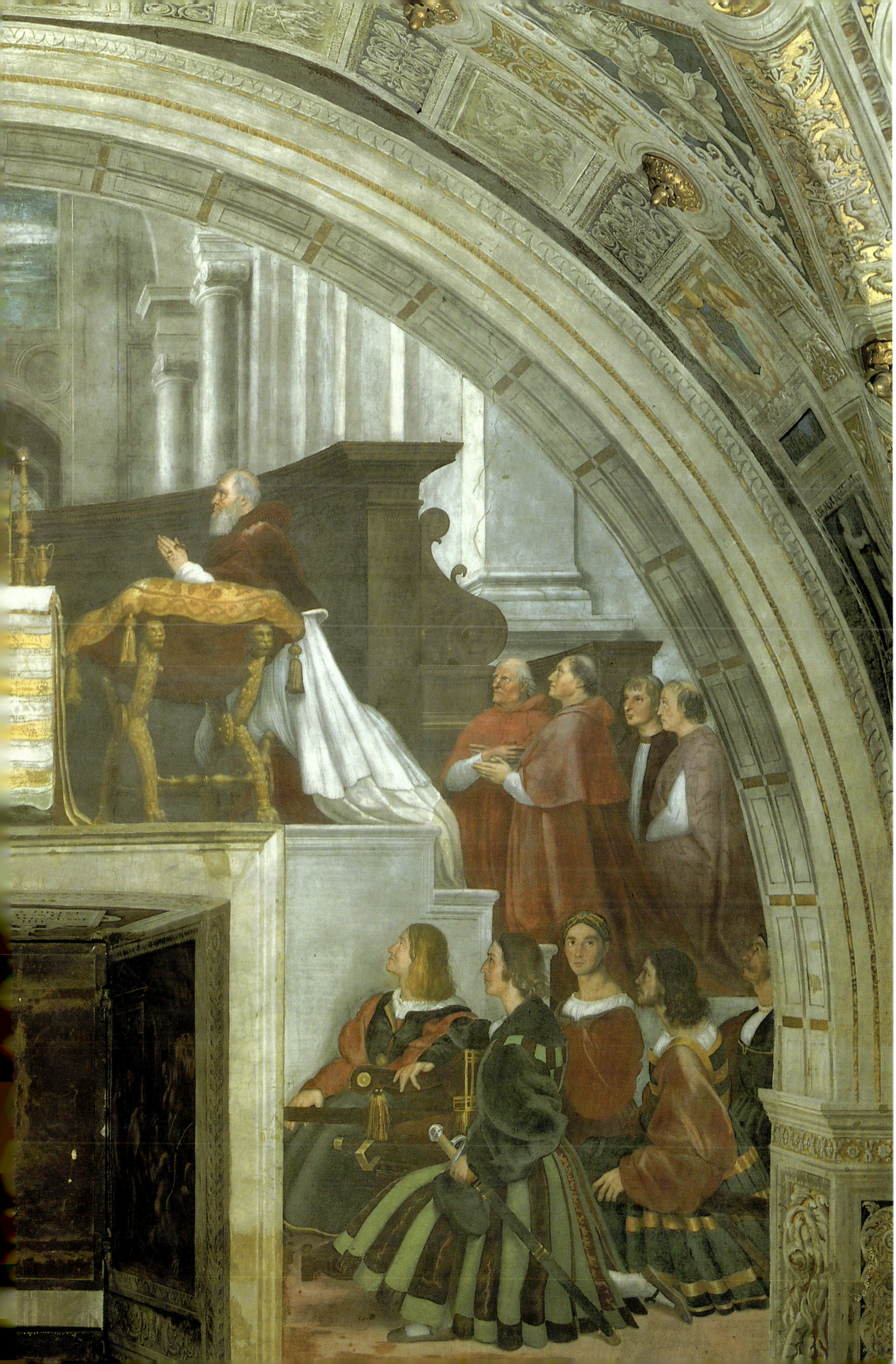

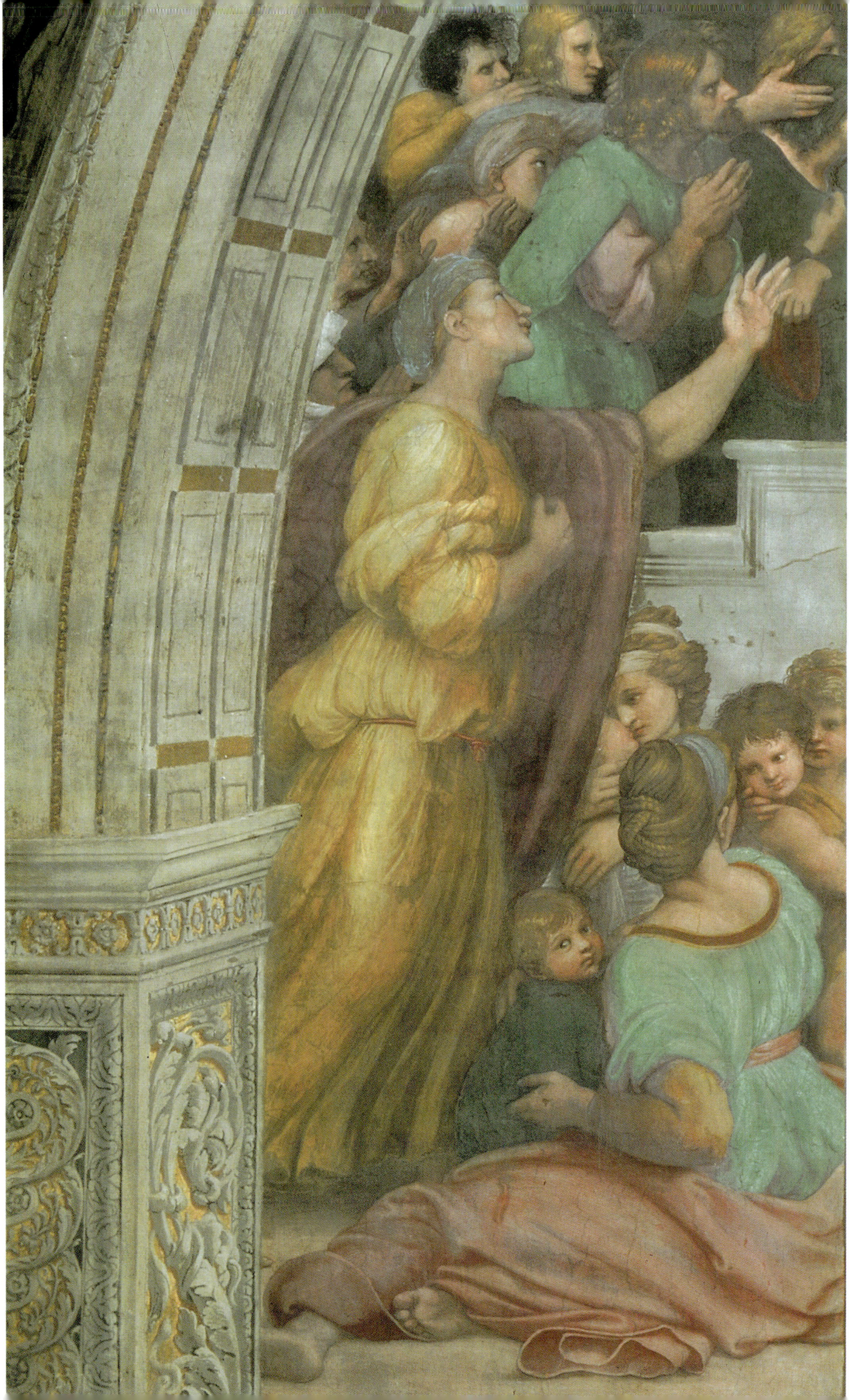

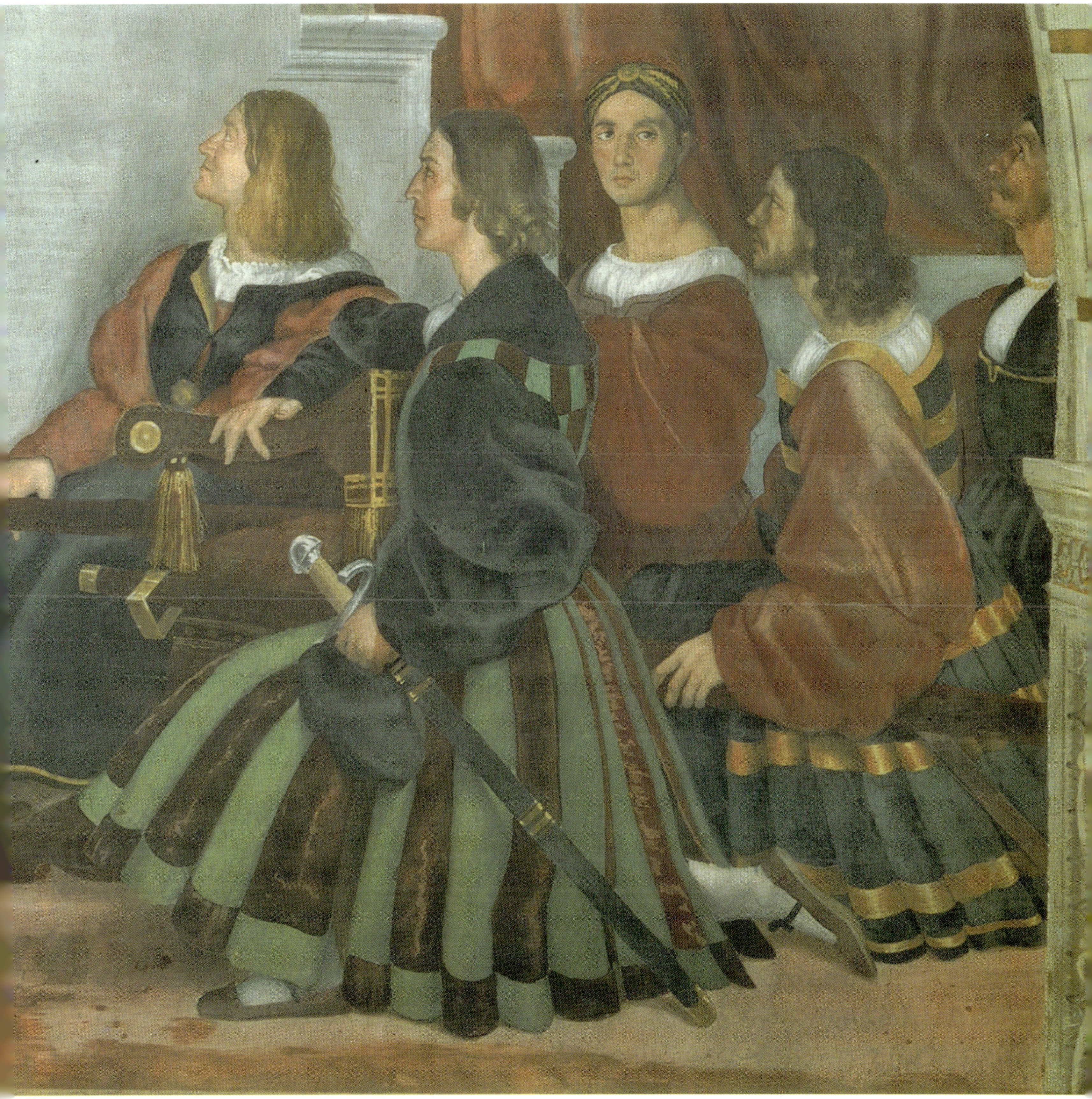

Ausschnitt S. 156
Die Messe von Bolsena (S. 154/155)
Gruppe der Frauen und Kinder

Ausschnitt
Die Messe von Bolsena (S. 154/155)
Rechte Gruppe

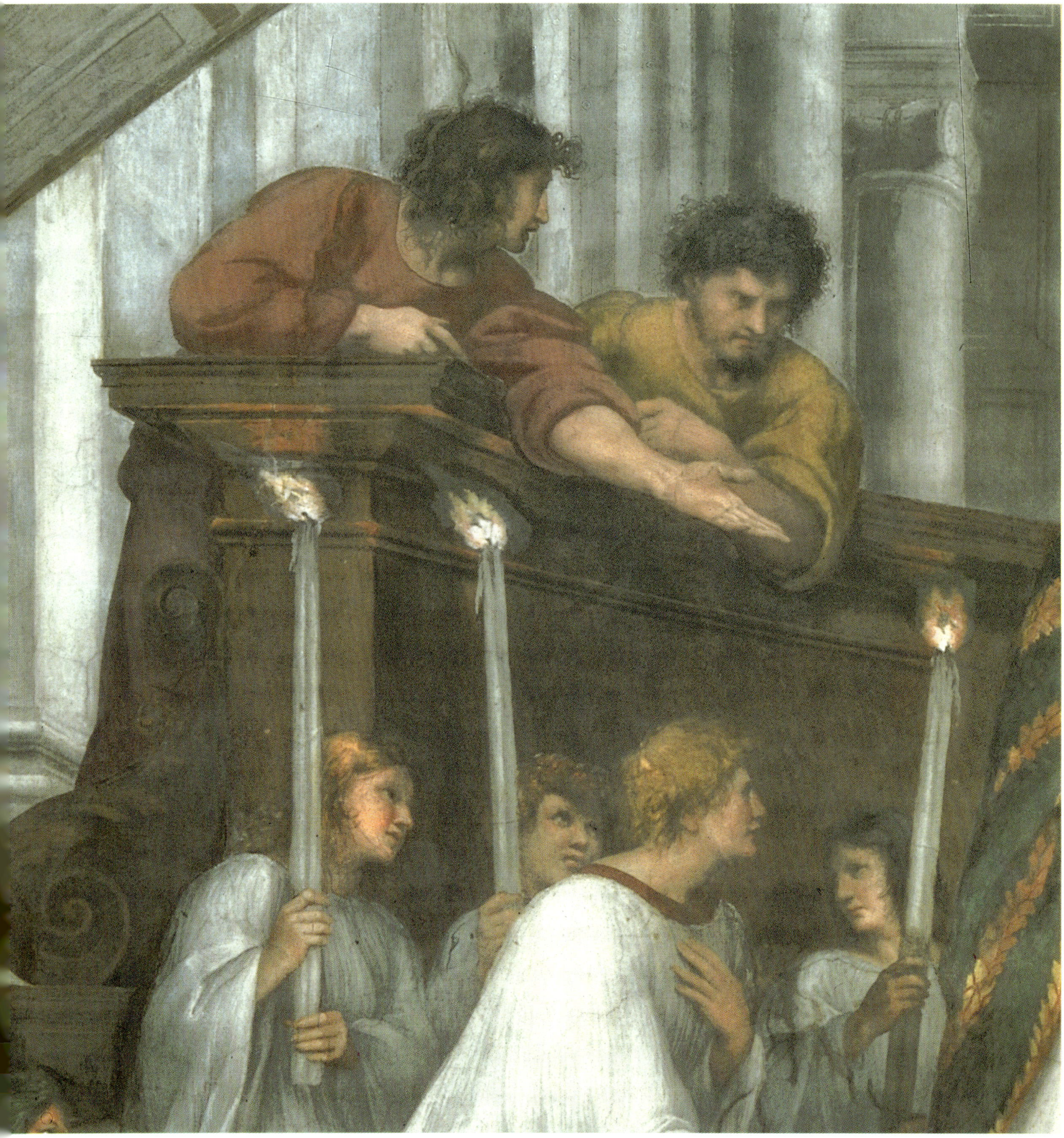

Ausschnitte, Die Messe von Bolsena (S. 154/155)
Zuschauer und Ministranten (S. 158)
Der Betende Papst (S. 159)

Der Brand im Borgo (S. 160/161)
Fresko
Stanza dell'Incendio

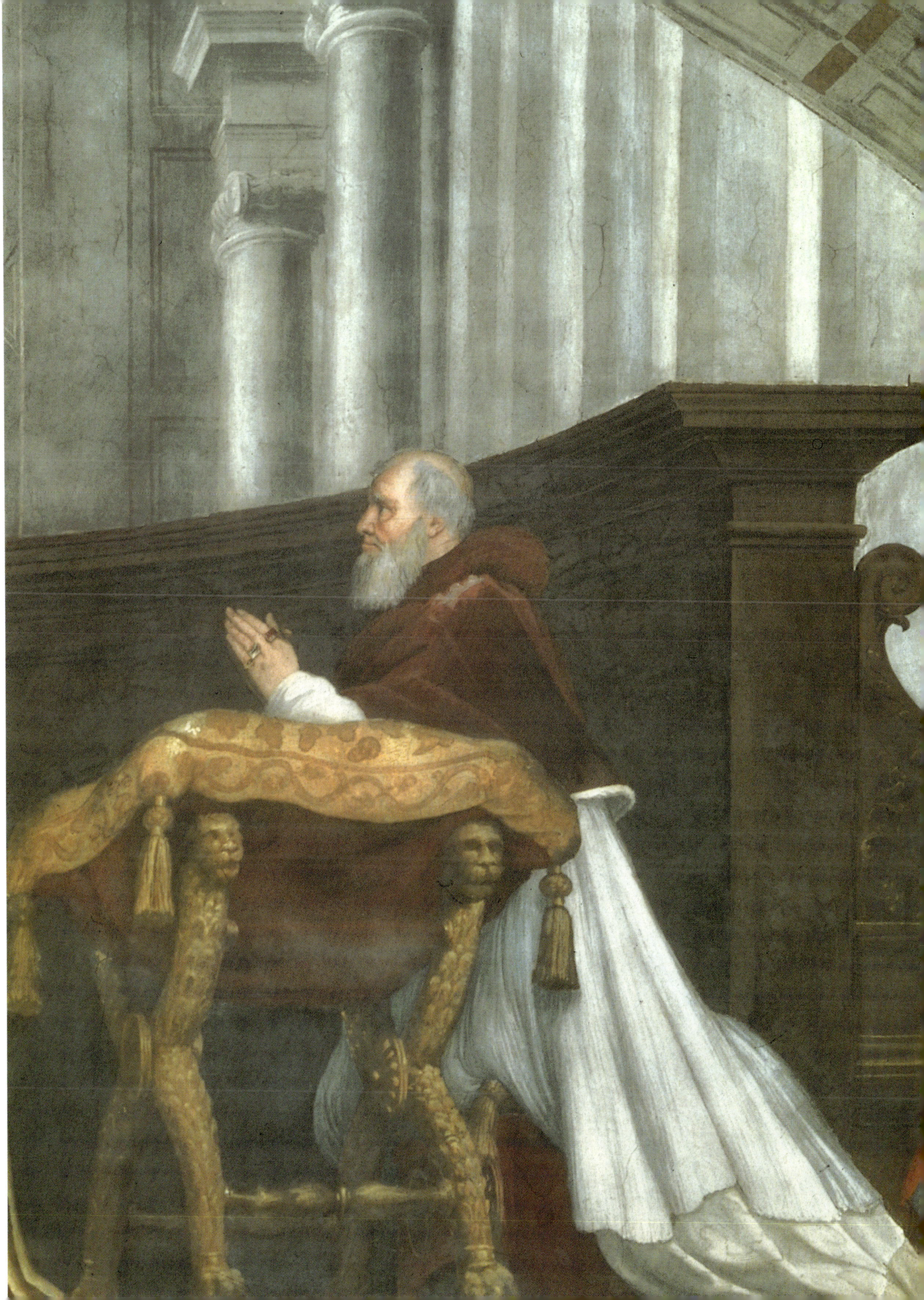

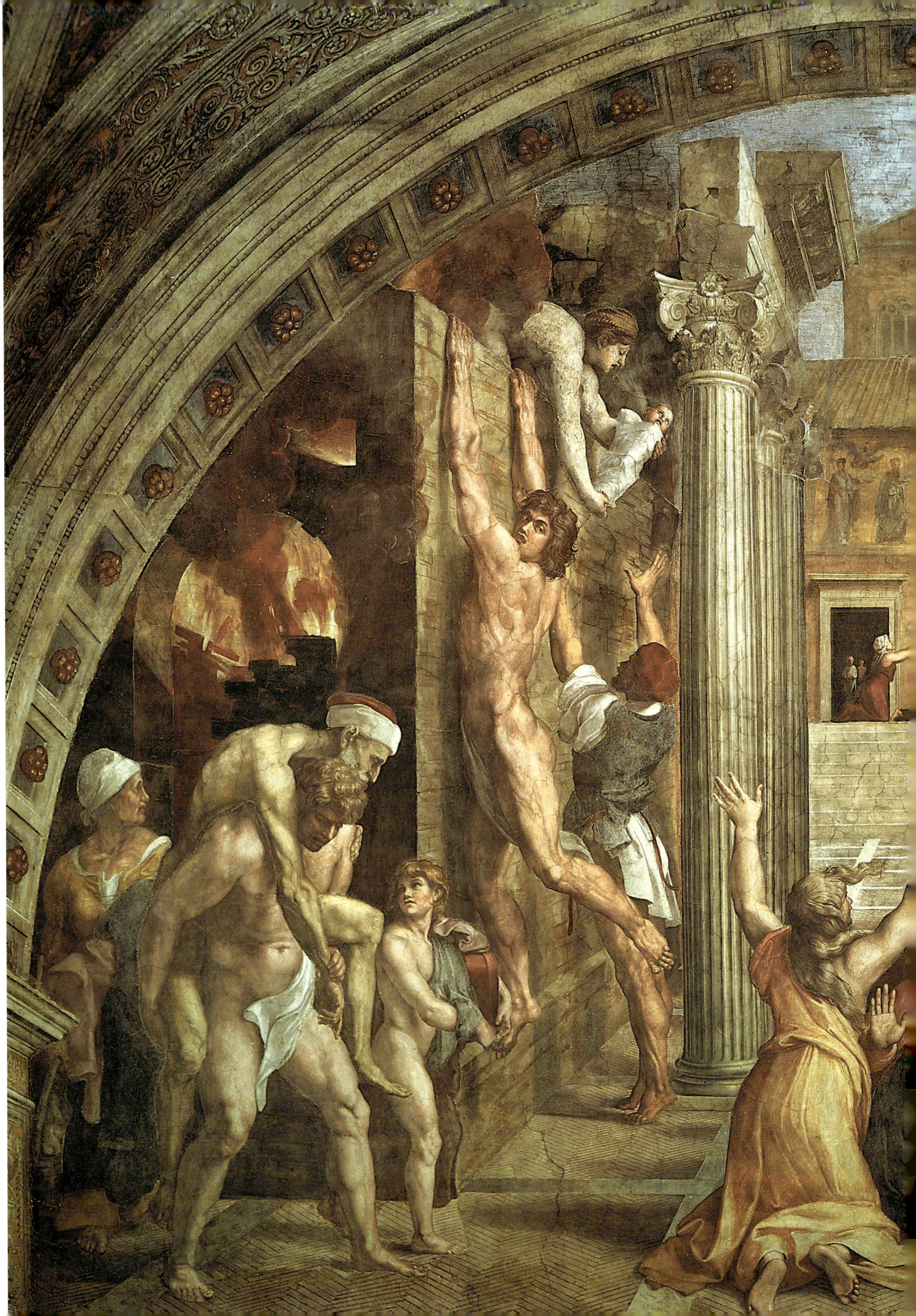

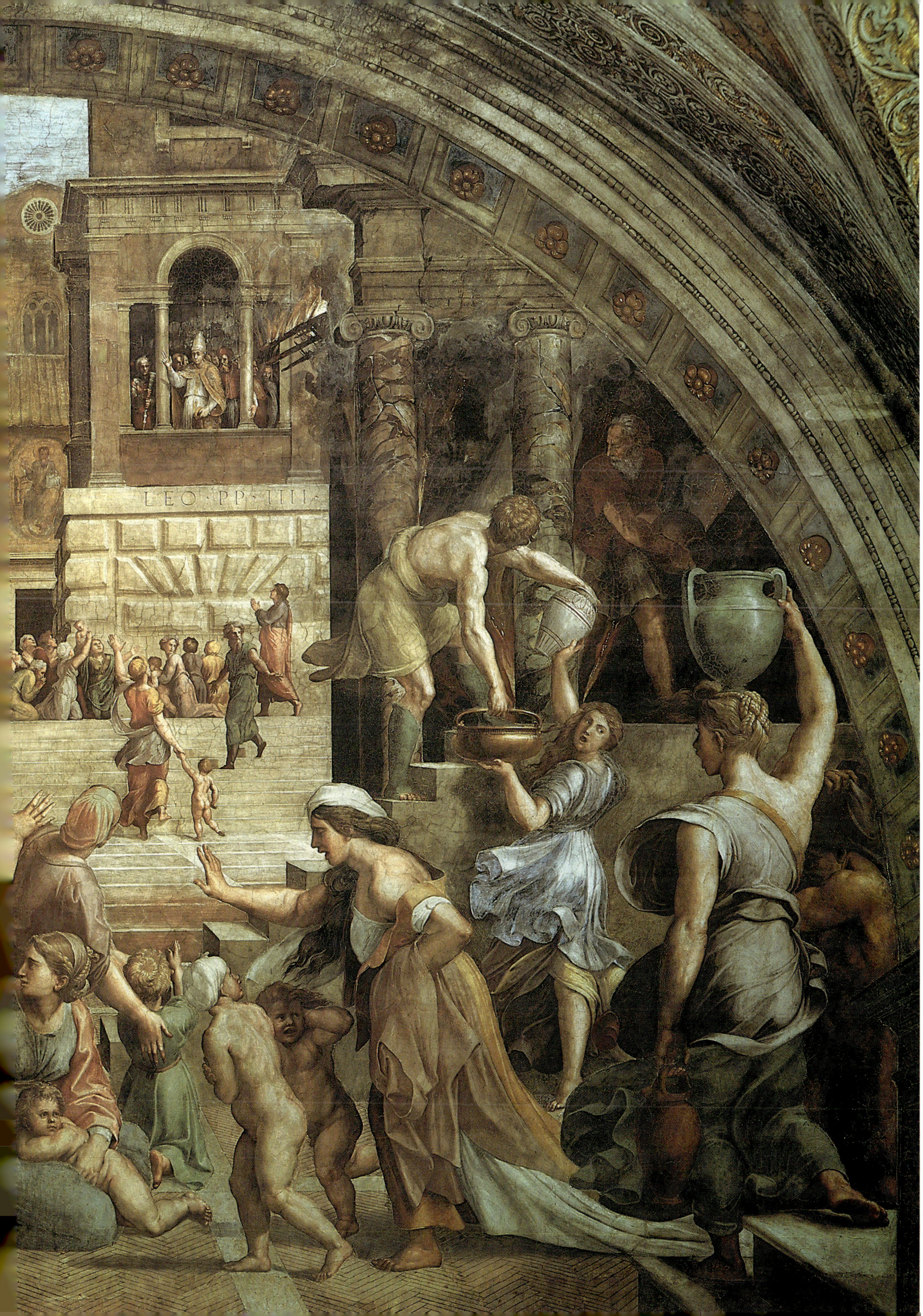
LEO PP IIII

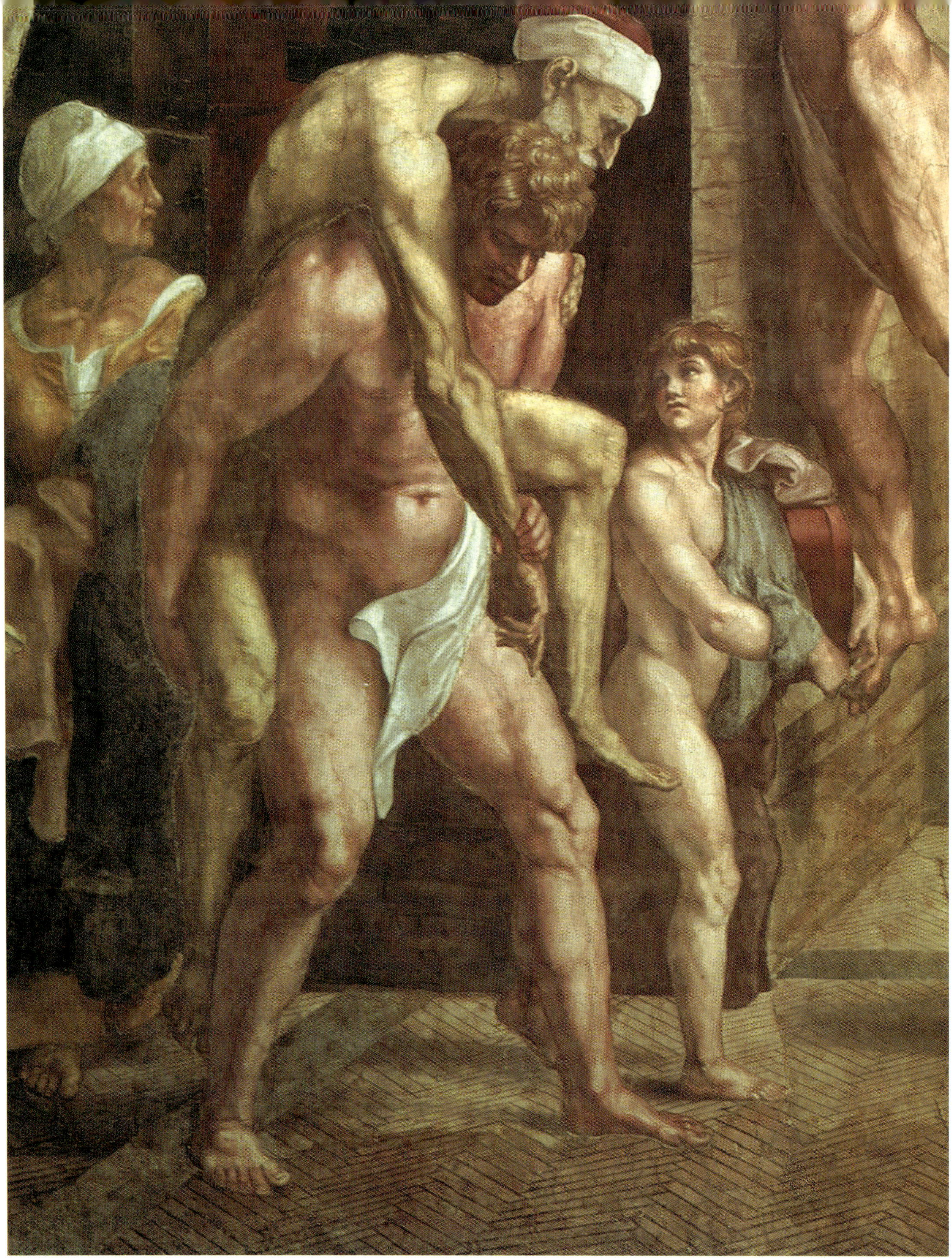

Ausschnitt
Der Brand im Borgo (S. 160/161)
Flüchtende

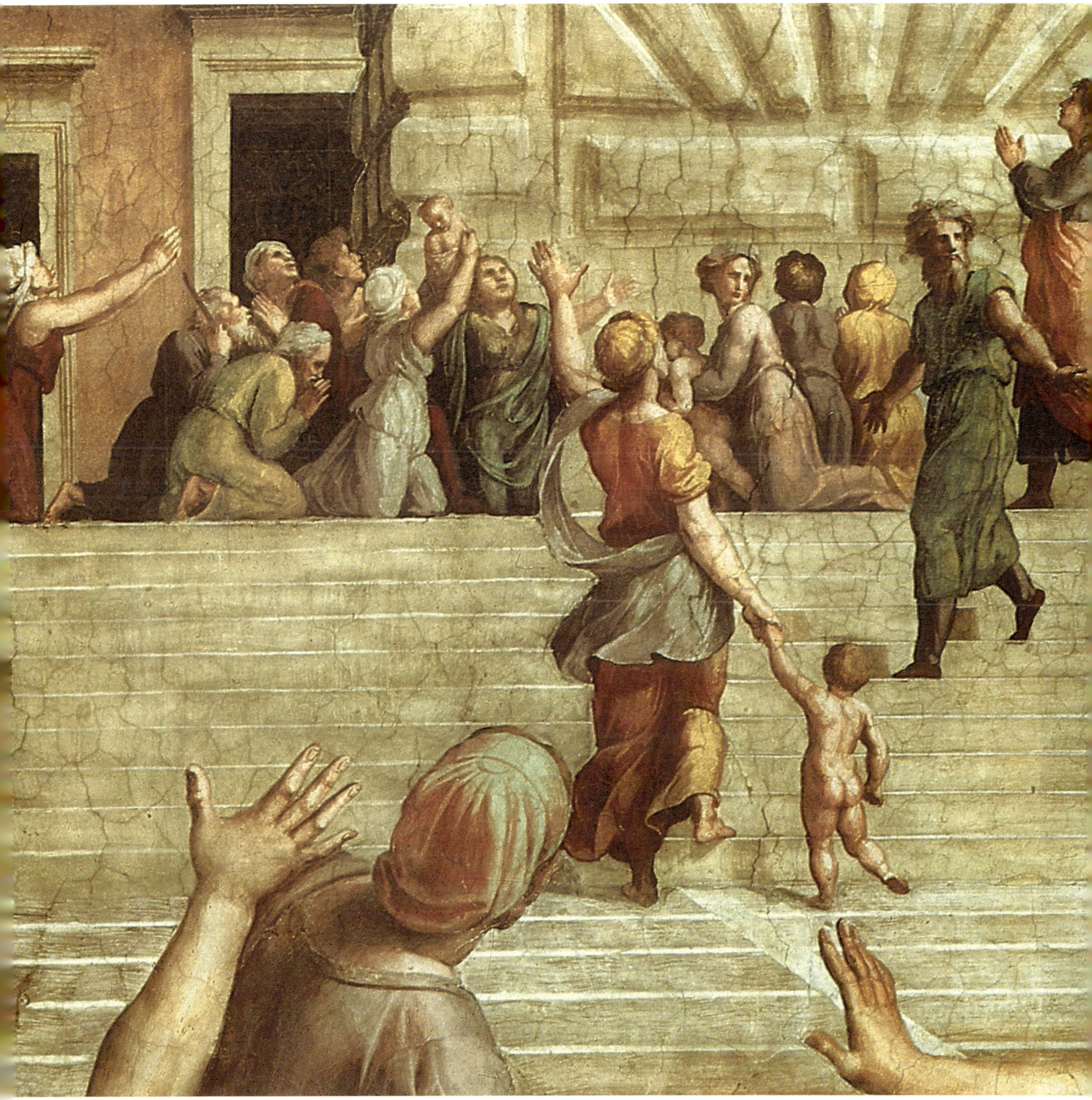

Ausschnitt
Der Brand im Borgo (S. 160/161)
Ausblick in den Hof

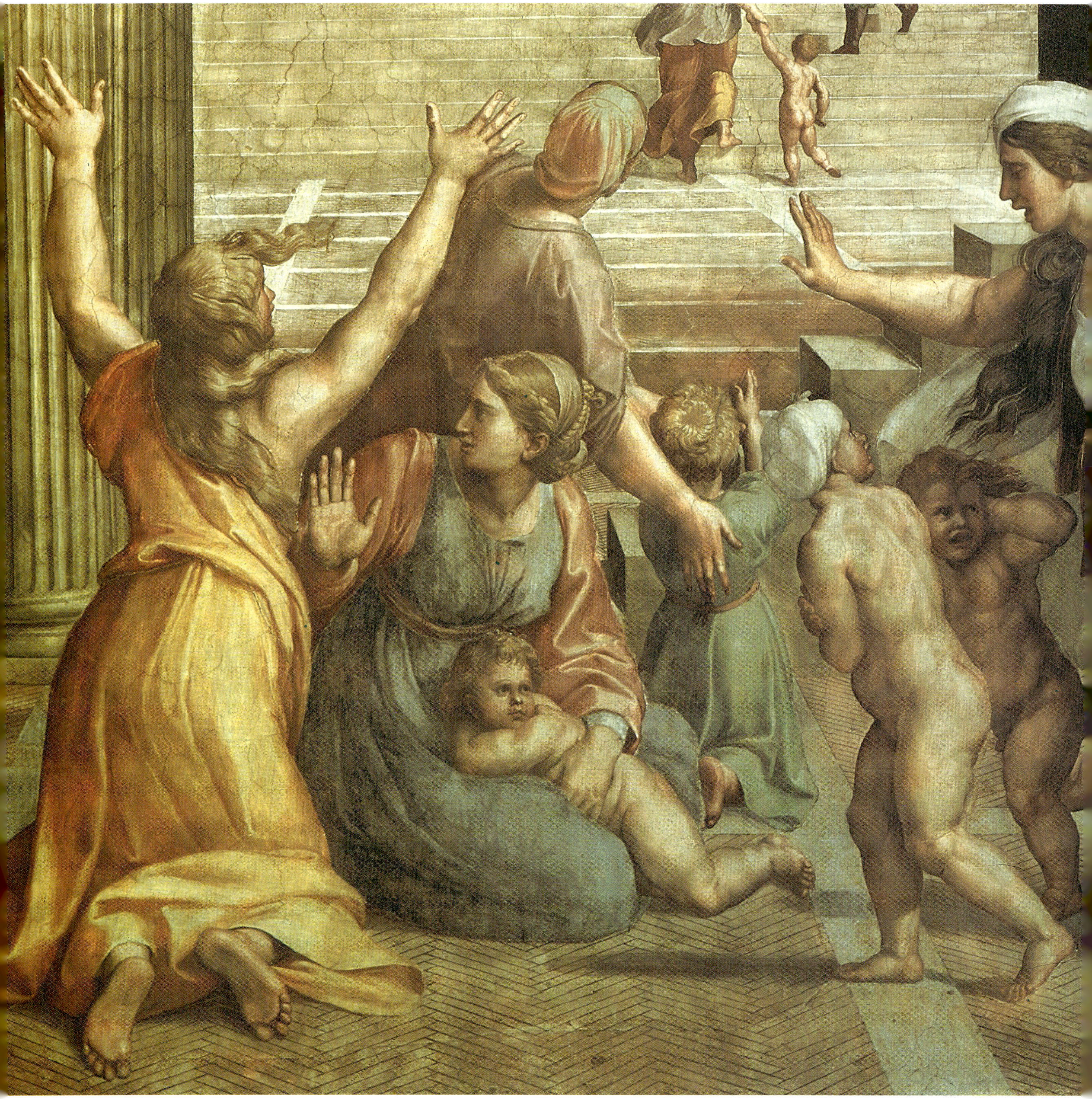

Ausschnitt
Der Brand im Borgo (S. 160/161)
Frauen und Kinder

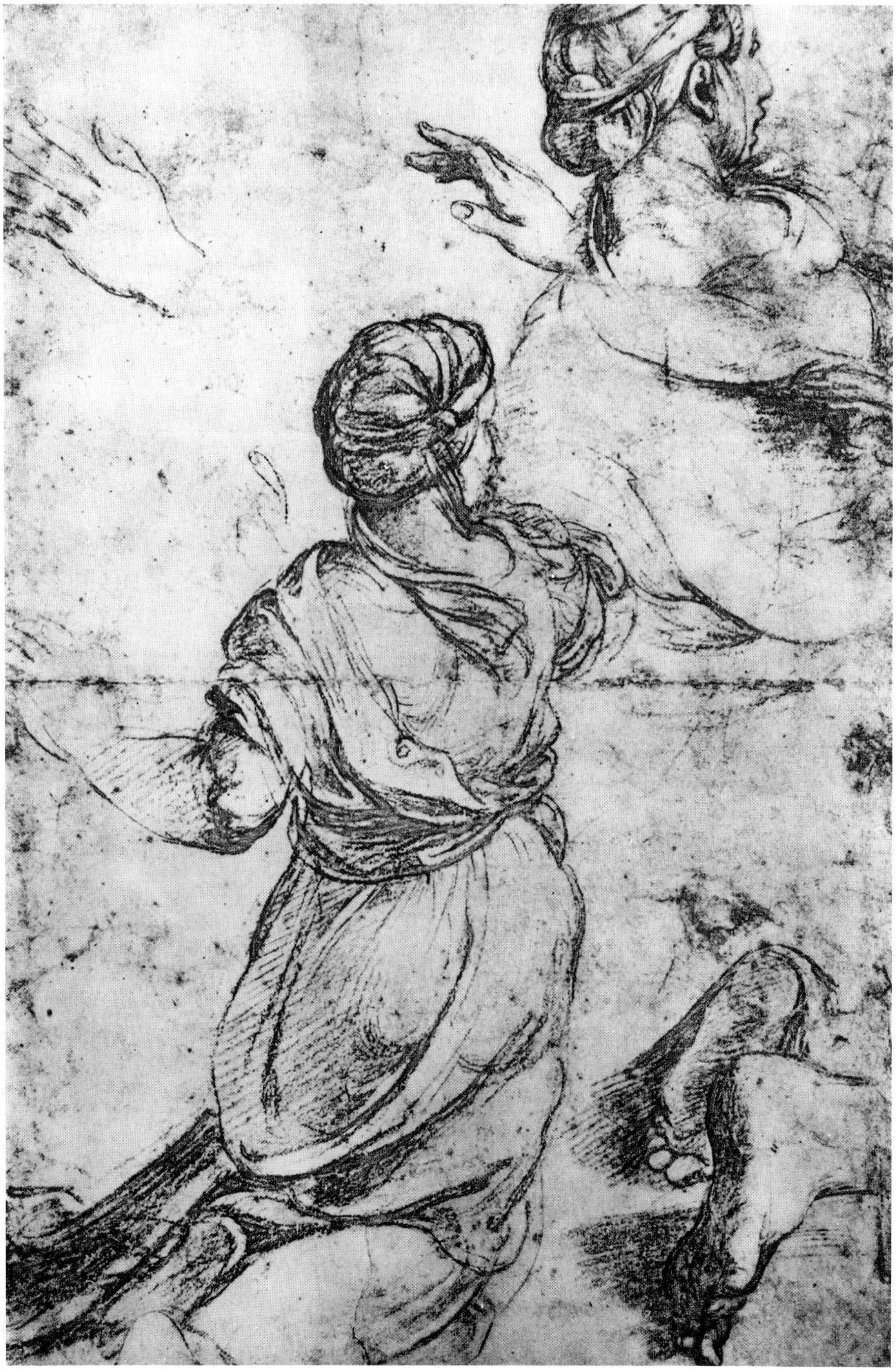

Studien zu einer knienden Frau
Federzeichnung, 39,5 × 25,9 cm
Oxford, Ashmolean Museum

Daß Raffael auf eine besondere Darstellung der Justitia verzichtet hat, wurde mit einem Hinweis auf Platos »Res publica« erklärt. Danach ist die Gerechtigkeit eine so grundlegende Macht, daß sie in jeder anderen Tugend gleichsam auch gegenwärtig ist.

In den Putten, die die allegorischen Frauengestalten begleiten, hat man Sinnbilder der theologischen Tugenden gesehen. Der Knabe mit der aufwärtsweisenden Gebärde verkörpert danach die Hoffnung, der Fackelträger den Glauben, dessen Allegorie auch der spiegelhaltende Putto vor der Prudentia ist. Der Eicheln pflückende Putto schließlich bedeutet die Caritas. Darüberhinaus ist der Eichstamm in den Händen der Stärke ein huldigender Hinweis auf Julius II. und sein Geschlecht, führten die Rovere doch den Eichbaum im Wappen. Die Figuren verraten die Kenntnis der Sixtinischen Decke, können also erst Ende 1511 entstanden sein.

La Stanza d'Eliodoro Decke

Als Sockelbilder sind dargestellt rechts »Papst Gregor IX. übergibt die Dekretalien dem Hl. Raimund von Penaforte«, links »Kaiser Justinian übergibt die Pandekten an Trebonianus«, also zwei Akte der Gesetzgebung. Das Historienbild der Übergabe der Dekretalien ist dadurch aktualisiert, daß der Papst die Züge Julius' II. trägt und auch in seiner Umgebung Zeitgenossen dargestellt zu sein scheinen. So steht zur Linken des Papstes Giovanni de'Medici und rechts vor einem Pilaster Alessandro Farnese. Julius II. ist bärtig gegeben, das Bildnis somit erst nach dem 16. August 1511 gemalt worden.

Dem Bild der Übergabe der Pandekten liegt ein eigenhändiger Entwurf Raffaels zu Grunde, der in Frankfurt a. M. aufbewahrt wird, die Ausführung aber scheint ganz der Werkstatt übertragen gewesen zu sein. Ebenso von Schülern ausgeführt wurden die Grisaillen der Fensterlaibungen, die einmal den Richterspruch des Zaleukos nach den Memorabilien des Valerius Maximus schildern, zum anderen die auf das Lukas-Evangelium (XXII, 38) zurückgehende Lehre von den zwei Schwertern. Diese Lehre war von der Kirche am 18. November 1302 durch die Bulle »Unam Sanctam« von Papst Bonifaz VIII. verkündet worden. Auch hier geht nur der Entwurf auf Raffael zurück.

Die Vertreibung des Heliodor

Die untere Wandzone der Stanza war ursprünglich mit Täfelungen des besten Intarsienkünstlers der Zeit, Fra Giovanni da Verona, versehen. Nach ihrer Zerstörung beim Sacco di Roma 1527 wurden sie ganz entfernt und durch ein gemaltes Ornament von Perino del Vaga ersetzt.

Die Stanza d'Eliodoro geht im Programm ihrer Wandmalereien noch unmittelbar auf die Wünsche und Überlegungen Julius' II. zurück, einzelne Szenen spielen recht deutlich auf Ereignisse im Leben dieses Papstes an, und auch sein Bildnis kommt mehrfach vor. Der Auftrag für die Malereien in diesem Raum ist bereits im Frühsommer des Jahres 1511 erteilt worden, wie aus einem Brief des Gesandten von Ferrara an Isabella d'Este hervorgeht. Begonnen aber wurden die Arbeiten erst Anfang des folgenden Jahres. In diesem entstand das Fresko, das dem Raum den Namen gab die »Vertreibung des Heliodor«, und auch die »Messe von Bolsena«, die laut Inschrift vor dem 26. November 1512 vollendet wurde. Die übrigen Arbeiten dauerten bis zur Mitte des Jahres 1514. Dieses Datum steht unter dem Bilde der »Befreiung Petri«. Zum gleichen Zeitpunkt erhielt Raffael die letzten Zahlungen für die Malereien in der Stanza d'Eliodoro.

Der Raum ist mit vier Deckenbildern und vier Wandbildern geschmückt. Ursprünglich war an der Decke ein ähnliches System geplant wie in der Stanza della Segnatura. Dies wurde aber aufgegeben, die Rippen des Gewölbes wurden abgeschlagen und die vier Deckenmalereien ausgeführt. Sie zeigen durchweg alttestamentliche Szenen, die in Zusammenhang mit den darunter angebrachten Wandbildern stehen.

»Gott erscheint dem Noah« ist über der »Begegnung Papst Leos I. mit Attila« dargestellt, »der brennende Dornbusch« über dem Wandbild der »Vertreibung des Helidor«, »Abrahams Opfer« ist der »Messe von Bolsena« zugeordnet und die »Jakobsleiter« der »Befreiung Petri«. Die Bilder lassen erkennen, daß Raffael bei ihrem Entwurfe und ihrer Ausführung unter dem Eindruck der Sixtinischen Decke von Michelangelo stand. Da diese im Ganzen erst Ende Oktober 1512 enthüllt wurde, können die vier Deckenbilder erst danach, das heißt aber auch erst nach dem ersten Wandbild des Raumes, der »Vertreibung des Helidor«, das diesen Einfluß noch nicht zeigt, entstanden sein. Sicher gehen die Entwürfe der Deckenbilder auf Raffael zurück, in welchem Maße die Ausführung eigenhändig ist, ist nicht mehr zu entscheiden.

Von den Wandbildern ist das mit der »Vertreibung des Heliodor« als erstes ausgeführt worden. Ihm liegt eine Erzählung aus dem apokryphen 2. Buch der Makkabäer (III, 13ff.) zugrunde. Dort heißt es, nachdem berichtet wurde, welche Schätze im Tempel zu Jerusalem angesammelt waren, daß der Verräter Simon davon dem König von Syrien berichtet und dieser seinen Kämmerer Heliodor ausgeschickt habe, den Schatz zu rauben: »Aber Heliodorus bestand auf dem Befehl des Königs, er müßte es an sich nehmen; und kam auf einen bestimmten Tag in den Tempel, und wollte es besehen. Da erhob sich ein großer Jammer durch die ganze Stadt. Die Priester lagen in ihrem heiligen Schmuck vor dem Altar, und riefen Gott im Himmel an, ...« Es folgt eine Schilderung der Ängste des Hohepriesters und der Klagen und Gebete der Leute und heißt dann weiter (21 ff): »Es war beides zum Erbarmen, daß das Volk untereinander so gar erschrocken, und der Hohepriester so in Ängsten war. Wie sie also den allmächtigen Gott anriefen, daß er das Gut denen, so es dahin hinterlegt hatten, erhalten wollte; Gedachte Heliodorus, sein Vornehmen auszurichten. Und da er bei dem Gotteskasten stehet mit Kriegsknechten; That der allmächtige Gott ein groß Zeichen, daß er und die, so um ihn waren, sich vor der Macht Gottes entsetzten und in eine große Furcht und Schrecken fielen. Denn sie sahen ein Pferd, das wohlgeschmückt war, darauf saß ein schrecklicher Reiter, der rennet mit aller Macht auf den Heliodorus zu, und stieß ihn mit den vorderen zwei Füßen; und der Reiter auf dem Pferde hatte einen ganz goldnen Harnisch an. Sie sahen auch zwei junge Gesellen, die stark und schön waren, und sehr wohl gekleidet; die standen dem Heliodorus zu beiden Seiten, und schlugen getrost auf ihn, daß er vor Ohnmacht zur Erde sank, und ihm das Gesicht verging. ... Und er lag also für tot, und redete kein Wort. Die Juden aber lobten Gott, daß er seinen Tempel also geehrt hatte. Und der Tempel, der zuvor voll Furcht und Schrecken gewesen war, ward voll Freude und Wonne nach diesem Zeichen des allmächtigen Gottes.«

Verweist das Deckengemälde mit dem brennenden Dornbusch darauf, wie Gott sich den Seinen offenbart, so zeigt das Wandbild die Errettung des Tempels, das heißt aber der Kirche durch Gottes Eingreifen. Der Rundbogen des Gewölbes gibt den Blick frei auf den Vorplatz des Tempels zu Jerusalem, eine gewaltige Pfeilerbasilika, mit dreifacher Wiederholung des Kuppelmotivs im Mittelschiff.

In der Tiefe des Bildes kniet der Hohepriester, umgeben von den Priestern des Tempels, vor dem Altar und dem siebenarmigen Leuchter im Gebet. Rechts im Vordergrund hat der himmlische Reiter in prachtvoller Rüstung auf seinem Schimmel Heliodor zu Boden geworfen, ein Gefäß mit Goldmünzen ist diesem entfallen. Hinter dem Reiter stürmen die beiden Jünglinge herbei, von denen der Makkabäertext spricht. Die Tempelräuber versuchen in panischer Angst zu fliehen. Links beobachtet eine Gruppe von Frauen und Kindern das Geschehen. Die Gefühlsskala schwankt zwischen der eben noch durchlebten Furcht über Erstaunen ob des Wunders göttlicher Hilfe bis zum freudigen Triumph über die Rettung aus der Not. Ganz am linken Bildrande tragen Sänftenträger Papst Julius II. ins Bild. Er wohnt als Zeuge dem Sieg der gerechten Sache Gottes und seiner Kirche bei: Das Geschehen erscheint somit auch unmittelbar auf ihn bezogen. Seit Belloris Beschreibung wurde die Szene mit der Vertreibung der Franzosen aus dem Kirchenstaat im Jahre 1512 in Verbindung gebracht, neuerdings aber ist darauf hingewiesen worden, daß der Sieg über Ludwig XII. von Frankreich seine Entsprechung in dem Bilde der Begegnung von Papst Leo I. und Attila hat, hier dagegen der Sieg des Papstes über die rebellierenden, schismatischen Kardinäle gemeint ist, die im Bündnis mit Frankreich versuchten, in Pisa ein Konzil einzuberufen. Der Versuch mißlang Ende 1511, und der Papst gewann erneut an Ansehen und Autorität.

In den Sänftenträgern hat man schon immer Porträts von Zeitgenossen Raffaels vermutet. Der Hofmann ganz links vorn wurde als Giovanni Pietro de Foliariis aus Cremona bezeichnet, weil dies die Inschrift auf dem Zettel ergibt, den er in der Hand hält. Nun hat sich aber erwiesen, daß diese Beischrift auf Ölgrund ausgeführt und nicht zeitgenössisch ist. Auch hat es keinen Sekretär Julius' II. mit diesem Namen gegeben. Manche Forscher glauben hier ein Selbstbildnis Raffaels zu sehen, andere wieder meinen, im hintern Sänftenträger ein solches erkennen zu können. Der aus dem Bilde herausblickende Träger gilt seit Vasari als Marcantonio Raimondi, der seit 1510 in Rom Stiche nach Kompositionen Raffaels schuf. Es sei allerdings angemerkt, daß auch eine nicht zu übersehende Ähnlichkeit mit Bildnissen Albrecht Dürers besteht. Raffael und der Nürnberger könnten sich, wie schon gesagt, in Bologna im Jahre 1506 begegnet sein, aber auch durch Zeichnungen oder ein »gemaltes Tüchlein« könnte Raffael Kenntnis von Dürers Aussehen erhalten haben, wissen wir doch, daß beide Künstler Arbeiten austauschten.

Ein erster Entwurf der Komposition ist in einer lavierten Federzeichnung von Beccafumi in Wien erhalten, der Raffael kopierte. Hier fehlt noch die Gruppe mit dem Papste. Für einzelne Figuren sind Studien überliefert. Das Wandbild ist weitgehend eigenhändig.

Die Messe von Bolsena

An Ereignisse aus dem Leben Julius' II. knüpft das im Anschluß an die »Vertreibung des Heliodor« gemalte Wandbild der »Messe von Bolsena« an. Dem Bilde liegt eine Legende von einem Hostienwunder zugrunde, das sich unter Papst Urban IV. im Jahre 1263 in Bolsena ereignet haben soll. Ein deutscher oder, wie es an anderer Stelle heißt, ein böhmischer Priester, der an der Lehre von der Transsubstantiation, der Wandlung der Hostie in Christi Fleisch und des Weins in Christi Blut

während des Altarsakraments, zweifelte, zelebrierte zu Bolsena die Messe. Sobald er die Worte der Wandlung gesprochen hatte, traten aus der Hostie Blutstropfen hervor und tränkten das Kelchtuch. Von dem wunderbaren Zeichen beeindruckt überwand der Priester seine Zweifel. Das Wunder war Anlaß zur Stiftung des Fronleichnam-Festes.
Schon der Oheim Julius II., Papst Sixtus IV., hatte für die Verehrung der Reliquie von Bolsena, das in einem kostbaren Schrein im Dom zu Orvieto verwahrte blutgetränkte Kelchtuch, 1477 und 1481 Ablässe gewährt. Als Julius II. gegen Bologna zog, erwies er am 7. September 1506 im Dom von Orvieto der Reliquie seine Verehrung. 1510 erfolgte des Papstes Einzug in Bologna unter dem Schutz des Altarsakraments. Das Bild ist, ähnlich dem des »Parnaß«, um ein Fenster komponiert. Der Altar erscheint auf natürliche Weise erhoben, von beiden Seiten führen Stufen empor. In der Mitte des Bildes, vor einer im Halbkreis geführten Schranke und einer monumentalen Architektur im Hintergrund, zelebriert der zweifelnde Priester die Messe und das Blutwunder geschieht. Hinter ihm knien Diakone und Ministranten, Zuschauer beugen sich über die Chorschranke, von links unten drängt das gläubige, erstaunte Volk die Stufen zum Altare empor.
Rechts, dem Altare gegenüber, kniet der Papst im Gebet. Er, der die Züge Julius' II. trägt, ist in seinem unerschütterten Glauben Zeuge und Bekenner des Wunders. Seine Begleitung bilden zwei Kardinäle und zwei Prälaten, zu Füßen der rechten Treppe knien die vier Sänftenträger des Papstes. Bei den Prälaten erweist sich erneut die Porträtkunst Raffaels. Vasari hat dazu einen Namen überliefert: Der Kardinal von San Giorgio, Raffaelo Riario, steht mit vor der Brust gekreuzten Armen als nächster hinter dem Papste. Die anderen geistlichen Würdenträger sind sicher ebenso Bildnisse wie die der Schweizer Gardisten, doch ist es bisher nicht gelungen, die Dargestellten eindeutig zu benennen. Vom ersten Entwurf sind Atelierkopien erhalten, Studien, die unzweifelhaft mit dem Wandbild in Zusammenhang zu bringen wären, sind nicht bekannt.
Da Julius II. bärtig dargestellt ist, kann der Entwurf zum Bilde erst nach dem August 1511 entstanden sein. Den Abschluß der Arbeiten vermerkt die Inschrift unterhalb des Freskos: »JVLIVS II LIGVR. PONT. MAX. CHRIST. MDXII. PONTIFICAT. SVI. VIIII.«
Die Befreiung Petri
Bereits unter Julius' II. Nachfolger, Papst Leo X., ist das dritte der Wandbilder vollendet worden, die »Befreiung Petri«, die sich auf der Wand gegenüber der »Bolsena-Messe« befindet.
Die Konzeption aber geht noch auf Julius II. zurück, dessen Gesichtszüge Petrus trägt. Auch fügt sich die Thematik der Befreiung Petri in das gesamte Programm des Raumes ein. Schließlich gibt es einen weiteren Hinweis auf die geistige Urheberschaft Julius' II. Der Erinnerung an die Befreiung des Apostels Petrus aus dem Gefängnis ist in Rom die altchristliche Basilika San Pietro in Vincolis geweiht, und Julius II. war als Kardinal Titular dieser Kirche. Im Jahre 1512, in das die ersten Entwürfe Raffaels zu den Bild zurückreichen, am 23. Juni pilgerte Julius II. zu dieser Kirche, um Gott und dem heiligen Petrus für die Befreiung des Kirchenstaates von den Franzosen zu danken, danach hielt er triumphalen Einzug im Vatikan. Die Errettung des ersten römischen Bischofs ist somit unmittelbar auf Zeitereignisse und auf die Person Julius' II. bezogen.
Dem Thema liegt ein Bericht der Apostelgeschichte (XII, 3ff.) zugrunde. Dort heißt es: »Und da Herodes sah, daß es den Juden gefiel, fuhr er fort und nahm auch Petrus gefangen. Es waren aber eben die Tage der ungesäuerten Brote. Da er ihn nun griff, legte er ihn ins Gefängnis und überantwortete ihn vier Rotten, je von vier Kriegsknechten, ihn zu bewachen, und gedachte, ihn nach dem Fest vor das Volk zu stellen. Und Petrus ward im Gefängnis gehalten; aber die Gemeinde betete ohne Aufhören für ihn zu Gott. Und da ihn Herodes wollte vorführen lassen, in derselben Nacht schlief Petrus zwischen zwei Kriegsknechten, gebunden mit zwei Ketten, und die Hüter vor der Tür hüteten das Gefängnis. Und siehe, der Engel des Herrn kam daher, und ein Licht schien in dem Gemach; und er schlug Petrus an die Seite und weckte ihn und sprach: Stehe behende auf! Und die Ketten fielen ihm von seinen Händen. Und der Engel sprach zu ihm: Gürte dich und tu deine Schuhe an! Und er tat es. Und er sprach zu ihm: Wirf deinen Mantel um dich und folge mir nach! Und er ging hinaus und folgte ihm und wußte nicht, daß es Wahrheit war, was durch den Engel geschah, sondern er meinte, er sähe ein Gesicht. Sie gingen aber durch die erste und zweite Wache und kamen zu der eisernen Tür, welche zur Stadt führte; die tat sich ihnen von selber auf. Und sie traten hinaus und gingen hin eine Gasse weit; und alsbald schied der Engel von ihm. Und da Petrus zu sich selber kam, sprach er: Nun weiß ich wahrhaftig, daß der Herr seinen Engel gesandt hat und mich errettet aus der Hand des Herodes und von allem, was das jüdische Volk erwartete.«
Wie bei der Bolsena-Messe stand Raffael für dieses Bild eine Wand mit einem Fenster zur Verfügung, und in ähnlicher Weise wie dort und beim »Parnaß« vermochte

er, diese Gegebenheit für die Komposition zu nutzen. Über dem Architrav ist das Hauptmotiv gemalt, in einer Lichtglorie erscheint der Engel im Gefängnis, um den gefangenen Petrus zu befreien. Durch ein Eisengitter fällt der Blick in den tonnengewölbten Kerker. Petrus liegt in Ketten geschlagen im Vordergrund. An den Seiten stehen, an die Kerkerwände gelehnt und auf ihre Lanzen gestützt, zwei schlafende Wächter. Zum Kerker führen links und rechts Treppen, links fliehen Wächter vor der überirdischen Erscheinung, rechts führt der Engel Petrus aus dem Gefängnis an zwei schlafenden Soldaten vorbei. Höchst bemerkenswert ist, wie Raffael die Lichterscheinung des Engels im Kerker gemalt hat und wie er den Kontrast zum Gitter und zum unbeleuchteten Vordergrund nutzt, um die Leuchtkraft der Glorien zu steigern. Die ungewöhnlich feinen Farbeffekte dürften auf die Bekanntschaft mit dem venezianischen Kolorit zurückgehen, die Sebastiano del Piombo, der 1511 nach Rom kam, vermittelte.
Besonders effektvoll ist die linke Gruppe der Wächter gemalt, Panzer und Waffen spiegeln einen dreifachen Glanz, sie reflektieren das fahle Mondlicht, das von der halbverdeckten Mondsichel vom Nachthimmel fällt, das unruhige Flackern der Fackel, die der in Rückenfigur gemalte Krieger hält, und das überirdische Licht der Engelsglorie, das durch das Gitter bricht. In derartiger Kunstfertigkeit, die größtes Virtuosentum erkennen läßt, zeigt sich zweifellos eine Einwirkung venezianischer Kunst, zugleich aber kündigt sich hier bereits leise der Manierismus späterer Jahrzehnte an.
Die Gesamtkomposition bietet eine Zeichnung in den Uffizien in Florenz. Der Entwurf zeigt noch stärkere Verwandtschaft zur ersten Entwurfsfassung der Szene mit der Messe von Bolsena, Architektur und Lichtführung weichen von der späteren Ausführung ab. Eine Studie zu den fliehenden Soldaten wird in Windsor bewahrt. Die Ausführung ist nicht in allen Teilen eigenhändig, besonders auf der linken Seite scheinen Schüler größere Partien ausgeführt zu haben.
Wenn auch kaum daran zu zweifeln ist, daß die »Befreiung Petri« noch auf Julius II. zurückgeht, so sah auch dessen Nachfolger Leo X. in dem Bilde eine Anspielung auf seine Person und sein Schicksal. Ihm war sie ein Gleichnis für die eigene Befreiung aus der Gefangenschaft, in die der damalige Kardinal Giovanni de'Medici nach der Schlacht von Ravenna im Jahre 1512 geraten war. Dieses Ereignis hatte überhaupt für Leo X. symbolhafte Bedeutung, erfolgte doch ein Jahr später am gleichen Tage, am 11. April 1513, seine Krönung als Papst. Eine Inschrift am Architrav des Fensters bezeichnet den Abschluß der Arbeiten und betont, daß Leo X. das Werk auch als das seine betrachtete: »LEO X. PONT. MAX. ANN. CHRIST. MDXIIII PONTIFICAT. SVI. II«.

Papst Leo I. gebietet Attila Einhalt

Im vierten der Wandbilder wollte Julius II. seinen Sieg über die Franzosen dargestellt sehen, die 1512 nach der Eroberung von Pavia aus Oberitalien vertrieben wurden. Der Triumph wurde in die Historie der Begegung von Papst Leo I., dem Großen, und König Attila im Jahre 452 am Mincio in der Nähe von Mantua gekleidet, durch die der Ansturm der Hunnen auf Rom verhindert wurde. Die Erscheinung der beiden Apostelfürsten Petrus und Paulus, die mit der Waffe als Gotteskrieger zum Schutze Roms und der römischen Kirche herbeieilen, geht auf die Legende zurück.
Ein erster Entwurf Raffaels, der in einer Kopie in Oxford erhalten ist, zeigt in ruhiger, ausgewogener Komposition die Gegenüberstellung der beiden Gegenspieler. Der Papst ist bärtig dargestellt und muß als Porträt Julius' II. gelten. Eine zweite Entwurfsskizze (Paris) geht ausführlicher auf den Zug der Hunnen und die Begleitung Attilas ein, während der Papst mit seiner Gefolgschaft nur im linken Hintergrund erscheint. Die Apostelfürsten treten ebenfalls auf, nur ist Petrus jetzt auch bewaffnet. Mit dem Wandbild verbindet diesen Entwurf die größere Dynamik, die der ersten Ideenskizze fehlte. Als die Arbeiten am Bilde begannen, starb Julius II., und die Gestalt Papst Leos I. erhielt nun die Gesichtszüge des neu gewählten Papstes, Leos X. Der Schauplatz wurde unmittelbar vor die Tore Roms verlegt; im Bildhintergrund ist das Kolosseum zu erkennen, ein lang sich hinstreckender Aquädukt und eine von hoher Mauer umschlossene, von Zypressen überragte Villa. Brennende Häuser am Monte Mario bezeichnen den Weg der Scharen Attilas.
Von rechts jagen die Reiterscharen des Hunnenkönigs ins Bild, Hornbläser und Fahnenträger rufen sie zum Sturm. Der König selbst aber und die Männer seiner unmittelbaren Umgebung reißen ihre Pferde zurück und befehlen dem Heere Halt angesichts der himmlischen Erscheinung der beiden Apostelfürsten und des ihnen ruhig mit kleinem Gefolge entgegenreitenden Papstes. Der »liberator Romae« sitzt auf weißem Zelter, die Tiara auf dem Haupt, die Rechte erhoben in einer Gebärde, die offen läßt, ob sie Einhalt gebieten oder Segen spenden will. Der anstürmenden Gruppe rechts steht der ruhige Trupp auf der linken Seite entgegen. Sicher handelt es sich bei den Begleitern Leos I., den beiden Kardinälen, den Rosseführern und den Prälaten rechts vom Papst um Porträts, doch deren Identifizierung ist bisher

gute Sache sich entschieden hat, und dann werde ich, wenn ich dieses nicht tue, tun was Ihr wollt. Und wenn Francesco Buffa Partien hat, so mag er wissen, daß ich deren auch habe; ich finde in Rom ein schönes Weibchen, nach dem was ich gehört habe, von sehr gutem Ruf sie sowohl wie die Ihrigen, die mir dreitausend Goldtaler Mitgift geben will; und ich wohne im eigenen Haus in Rom, und daß hier hundert Dukaten mehr wert sind als zweihundert dort, dessen seid gewiß. Was das Bleiben in Rom betrifft, so kann ich niemals mehr irgendwo anders bleiben, aus Liebe zum Bau von St. Peter; denn ich bin an Bramantes Stelle; welcher Ort ist aber würdiger auf der Welt als Rom, welches Unternehmen ist würdiger als St. Peter! Das ist der größte Tempel der Welt, und es ist das größte Bauwerk, das man je gesehen hat; es wird auf mehr als eine Million in Gold kommen; und wißt, daß der Papst bestimmt hat, sechzigtausend Dukaten jährlich für diesen Bau auszugeben, und er denkt an gar nichts anderes. Er hat mir einen Gehilfen gegeben, einen sehr gelehrten und mehr als achtzig Jahre alten Mönch; der Papst sieht, daß er nicht mehr lange leben kann, da hat Seine Heiligkeit beschlossen, ihn mir zum Gehilfen zu geben, da er ein Mann von großem Ruhm und großer Weisheit ist, damit ich's lernen könne, wenn er irgendein schönes Geheimnis in der Baukunst hat, damit ich ganz vollkommen in dieser Kunst werde; er heißt Fra Giocondo; und jeden Tag läßt der Papst uns rufen und spricht ein Weilchen mit uns über diesen Bau. Ich bitte Euch, wollet Ihr zum Herzog und zur Herzogin gehen und ihnen dieses sagen; denn ich weiß, es wird ihnen eine Freude sein, zu hören, daß einer ihrer Untertanen Ehre einlege; und empfehlt mich Ihren Herrlichkeiten, und ich empfehle mich Euch beständig. Grüßt alle Freunde und Verwandte von mir, und zumeist Ridolfo, der soviel Güte und Liebe gegen mich hat.

Am 1. Juli 1514.

Euer Raffael, Maler in Rom.«

Der greise Mönch, der Raffael in der Baukunst weiter fördern sollte, war Fra Giocondo aus Verona, der in Italien und Frankreich gebaut, wissenschaftliche Werke geschrieben und auch als Lehrer gewirkt hat.

Julius II., dessen besonderer Förderung sich Raffael erfreuen durfte, starb am 21. Februar 1513. Ihm folgte Giovanni de'Medici, der nach dreitägigem Konklave als Papst Leo X. die Kathedra Petri bestieg. Er war der zweite Sohn von Lorenzo il Magnifico. Mit sieben Jahren empfing er die Tonsur und die Abtei von Passignano im Val de Pesa. Von Papst Innozenz VIII. wurde er zum apostolischen Protonotar ernannt und erhielt, gerade vierzehnjährig, 1489 die Kardinalswürde. Ehe er aber das hohe geistliche Amt übernehmen durfte, mußte er für drei Jahre nach Pisa, um Theologie und kanonisches Recht zu studieren. Am 12. März 1492 konnte er dann erstmals den Kardinalspurpur anlegen. Nach dem Konklave Alexanders VI. Borgia verließ er Rom, um sich in Florenz seinen Studien hinzugeben, doch der Volksaufstand unter Savonarola zwang auch ihn mit seiner Familie ins Exil. Julius II. ernannte ihn zum Stadthalter in Perugia, danach wurde er als Legat nach Bologna gesandt, um an den Kämpfen päpstlicher und spanischer Truppen gegen die Franzosen teilzunehmen. Doch das französische Heer schlug die Verbündeten, und Giovanni, am Kardinalsgewand leicht erkennbar, geriet in Gefangenschaft, aus der er allerdings fliehen konnte.

La Stanza dell' Incendio

Auf dem Stuhle Petri bewies er zwar großes politisches Geschick, doch galten seine Bestrebungen weniger dem Kirchenstaat als der Ausdehnung der Macht seiner Familie. So wollte er seinem Bruder Giuliano, Herzog von Nemours, eine eigene Herrschaft verschaffen, indem er die Herzöge von Urbino ihres angestammten Besitzes berauben wollte. Doch der frühe Tod Giulianos im Jahre 1516 verhinderte dies und damit eine für den Kirchenstaat gefährliche Umklammerung durch das Haus Medici. Als Leo danach seinem Neffen Lorenzo das Herzogtum Urbino übertrug, war dies auch nur von begrenzter Dauer; der abgesetzte Herzog Francesco della Rovere konnte Urbino zurückgewinnen, und als Lorenzo 1519 starb, war ihm nur der Titel geblieben.

Leo X. war ein hochgebildeter Humanist und feinsinniger Kunstfreund. Leidenschaftlich sammelte er Kunstwerke, er förderte die Wissenschaften und die Künste, hielt glanzvoll Hof und war jedem Lebensgenuß zugewandt, doch wußte er stets die Würde seines Amtes zu wahren. Als er am 1. Dezember 1521 starb, war manches von dem vollendet, was sein Vorgänger und er begonnen hatten.

Hatte sich Leo X. in dem Wandbild der »Befreiung Petri« durch die Inschrift auf dem Fensterarchitrav verewigt und das andere, die Begegnung Leos I. mit Attila darstellende Wandbild auf sich selbst und sein Leben dadurch bezogen, daß er sich in dem ersten Träger seines Papstnamens porträtieren ließ, so fiel die Ausgestaltung der weiteren Räume der Stanzen ganz in seine Amtszeit. Schon Mitte des Jahres 1514 ist Raffael, nach dem Bericht an seinen Onkel Simone Ciarla, in der Stanza dell' Incendio tätig gewesen. Auch hier waren die Arbeiten zur Ausgestaltung schon unter Julius II.

begonnen worden. In den Jahren 1508–1510, in denen Raffael die Fresken der Stanza della Segnatura schuf, malte Perugino an der Decke vier Tondi mit allegorischen Szenen, die erhalten blieben. Es ist nicht mehr zu entscheiden, ob dies geschah, weil Raffael seinen ehemaligen Lehrer so schätzte oder ob einfach Zeitnot und die Fülle anderer Aufgaben eine Neugestaltung der Decke verhinderten. Den Raum schmücken, außer den Deckenmalereien, vier Lünettenbilder und Sockelmalereien. An den Wänden werden vier Ereignisse geschildert, drei davon nach dem Liber Pontificalis, die mit zwei Vorgängern des Medici-Papstes verbunden sind, die wie dieser den Namen Leo trugen, nämlich Leo III. und Leo IV. Ihrem Inhalte nach haben sie Beziehung zu Ereignissen im Leben des regierenden Papstes. Allen vier Fresken liegen noch Entwürfe Raffaels zugrunde, aber sein Anteil an deren Ausführung geht zurück. Am ersten der Bilder, dem »Brand im Borgo«, dem der Raum seinen Namen verdankt, hat Raffael noch größere Teile eigenhändig ausgeführt, anderes aber bereits Giulio Romano und Francesco Penni überlassen. Beim zweiten Bilde, dem »Seesieg von Ostia« war offenbar Giulio Romano der ausführende Künstler, in die Ausführung der »Krönung Kaiser Karls des Großen« haben sich Romano und Penni geteilt. Das letzte Bild, den »Reinigungseid Papst Leo III.«, hat Penni mit Gehilfen geschaffen. Vollendet waren diese Fresken vor dem 11. März 1517. In der ersten Hälfte des Jahres 1517 entstanden von der Hand des Giulio Romano die Sockelbilder. Zwischen Grisaille-Hermen sitzen, in Bronzefarbe gemalt, sechs fürstliche Schirmherrn der Kirche; Konstantin der Große, Karl der Große, Gottfried von Bouillon, Astulph von England, Ferdinand der Katholische und Kaiser Lothar.

Der Brand im Borgo

Der »Brand im Borgo« schildert ein Ereignis, das sich im Jahre 847 unter dem Pontifikat Papst Leos IV. zugetragen haben soll. Im Borgo von St. Peter war eine Feuersbrunst ausgebrochen, die nicht zu löschen war. Viele konnten nur mit knapper Not das nackte Leben retten. Erst als das Volk den Papst um Hilfe anrief und dieser das Kreuzeszeichen schlug, erlosch das Feuer.

Zwischen Kolonnaden, die in starker perspektivischer Verkürzung gegeben sind, öffnet sich ein weiter Platzraum, den eine Kirchenfassade und eine Loggienarchitektur abschließen. Links fliehen Menschen vor den Flammen. Ein junger Mann trägt einen Greis ins Freie, ein Knabe und eine alte Frau begleiten ihn. Deutlich ist in der Gruppe das antike Motiv des Aeneas, der seinen Vater Anchises aus dem brennenden Troja rettet, zu erkennen. Die Albertina in Wien bewahrt zu dieser Gruppe eine Studie. Dahinter läßt sich ein nackter Jüngling von einer Mauer herab und eine Mutter reicht dem Manne ihr Wickelkind. In der Mitte hat sich eine Gruppe verzweifelter Mütter mit ihren Kindern versammelt. Rechts schleppen Frauen Gefäße mit Wasser herbei, und Männer versuchen, den Brand zu ersticken. Im Hintergrunde drängt eine Menschengruppe zum päpstlichen Palaste; hier erscheint Papst Leo IV., der die Züge Leos X. trägt, mit Gefolge auf der Loggia, die Hand zum Kreuzeszeichen erhoben. Die Gesamtkomposition Raffaels zeichnet sich durch den vollkommenen Zusammenklang von architektonischer Kulisse und Figurenkomposition, durch deren rhythmische Abfolge und die groß gesehenen Gestalten aus. Selbst da, wo Gehilfen, Romano und Penni werden genannt, mitwirkten; zeigt sich in den Figuren das Vorbild des Meisters. Das Bild scheint in doppelter Hinsicht Bezug auf Ereignisse während des Pontifikats Leos X. zu nehmen. Obwohl in der Literatur beide Deutungen getrennt vertreten werden, scheinen sie mir doch vereinbar. So könnte die Löschung des Feuers sowohl auf die unter Leo X. erfolgte Beilegung des Schismas hindeuten, als auch darauf, daß nach den kriegerischen Zeiten Julius' II. beim Regierungsantritt Leos X. eine allgemeine Befriedung des Landes erreicht war.

Auch das zweite Wandbild verweist auf Bestrebungen Leos X., auf sein Bemühen, einen Kreuzzug gegen die Mohamedaner zu organisieren. Und es knüpft an eine Epidode aus seinem Leben an: Auf einem Jagdausflug war er bei Ostia einem Überfall durch mohamedanische Seeräuber gerade noch entkommen.

Der Seesieg bei Ostia

Dargestellt ist der »Seesieg bei Ostia«, den Leo IV. im Jahre 849 über die Sarazenen errungen hatte. Die eigentliche Seeschlacht spielt im Hintergrunde, links erscheint thronend Papst Leo mit den beiden Kardinälen Bibbiena und Giulio de'Medici; ihnen wird ein besiegter Gegner vorgeführt. In der rechten Bildhälfte geraten weitere Besiegte in Gefangenschaft. Stil und Ausführung des Bildes lassen die Hand Giulio Romanos erkennen, der rhythmischen Komposition der Figurengruppen und der Monumentalität einzelner Gestalten aber liegen sicher Raffaels eigene Erfindungen zugrunde.

Die beiden restlichen Fresken berichten von Ereignissen aus dem Leben Papst Leos III. Das erste schildert die Kaiserkrönung Karls des Großen durch den Papst im Jahre 800. Die komplizierte, kunstreiche Gliederung des Raums und der Figurengruppen geht sicher auf Anweisungen Raffaels zurück, die Ausführung dürfte von Francesco Penni stammen, wobei die Mitwirkung Giulio Romanos am linken Teil möglich erscheint.

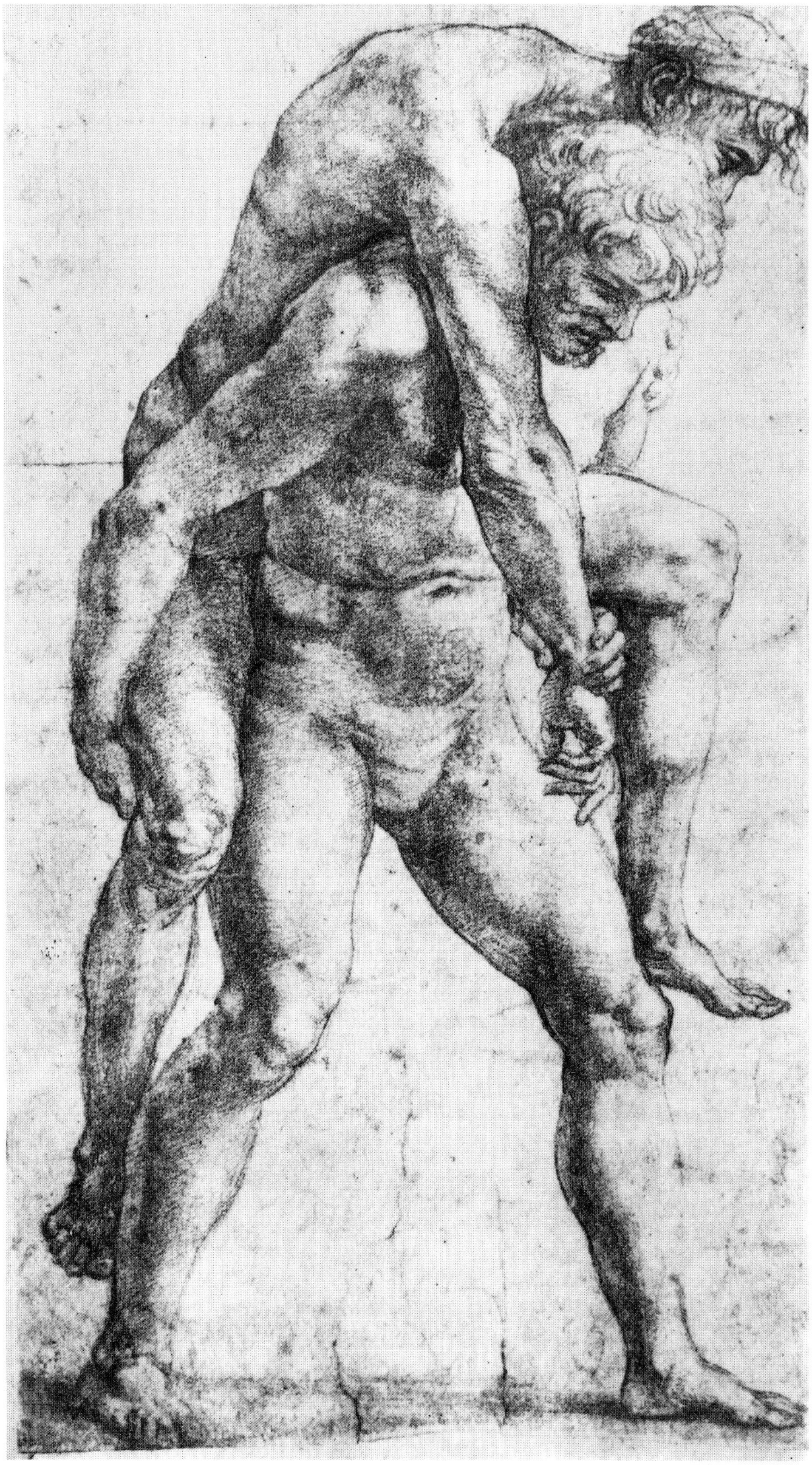

Studie zu den Flüchtenden des Borgobrandes
Zeichnung, 30 × 17 cm
Wien, Albertina

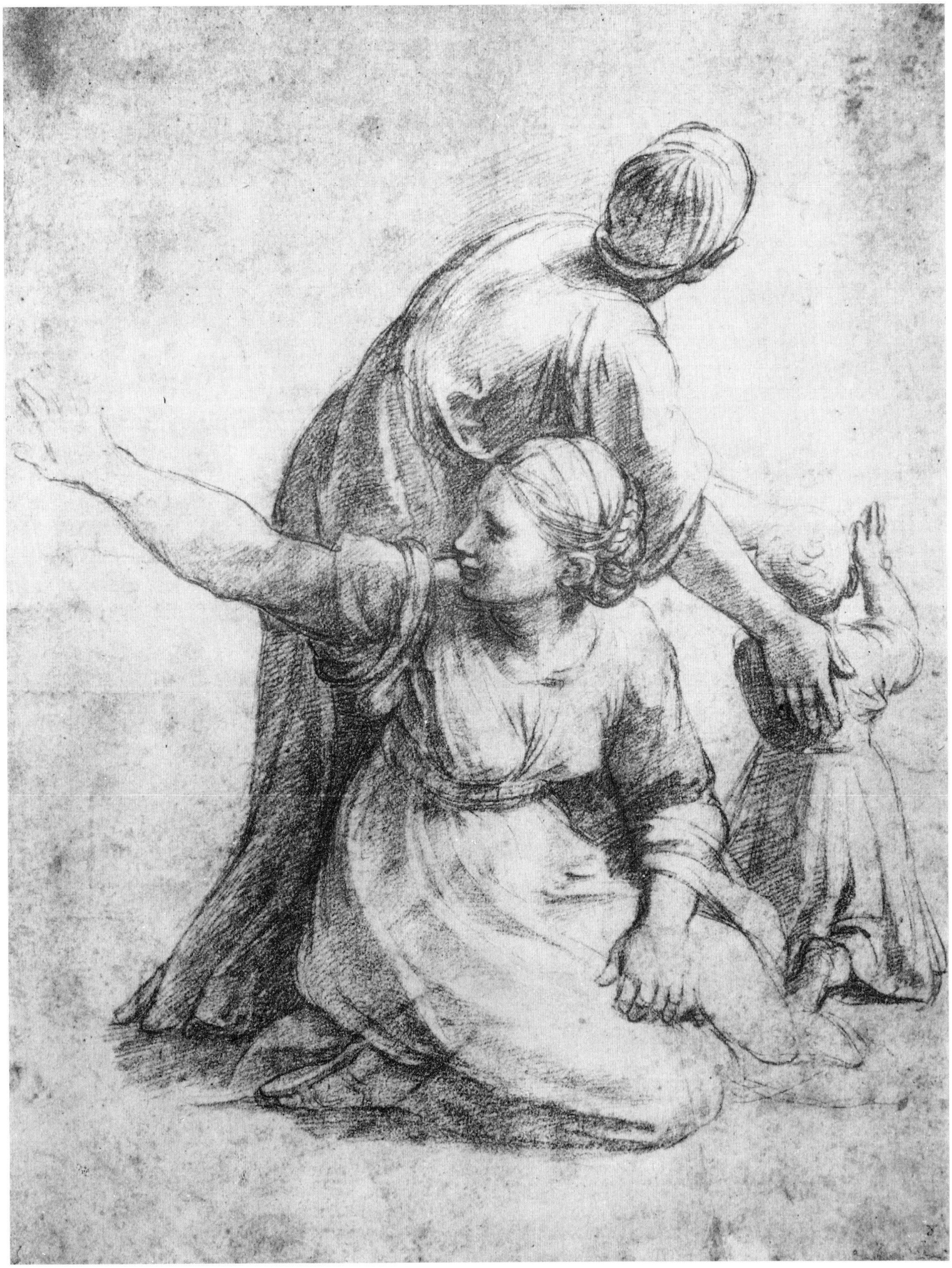

Studie zur Frauengruppe des Borgobrandes
Zeichnung, 33,6 × 25,0 cm
Wien, Albertina

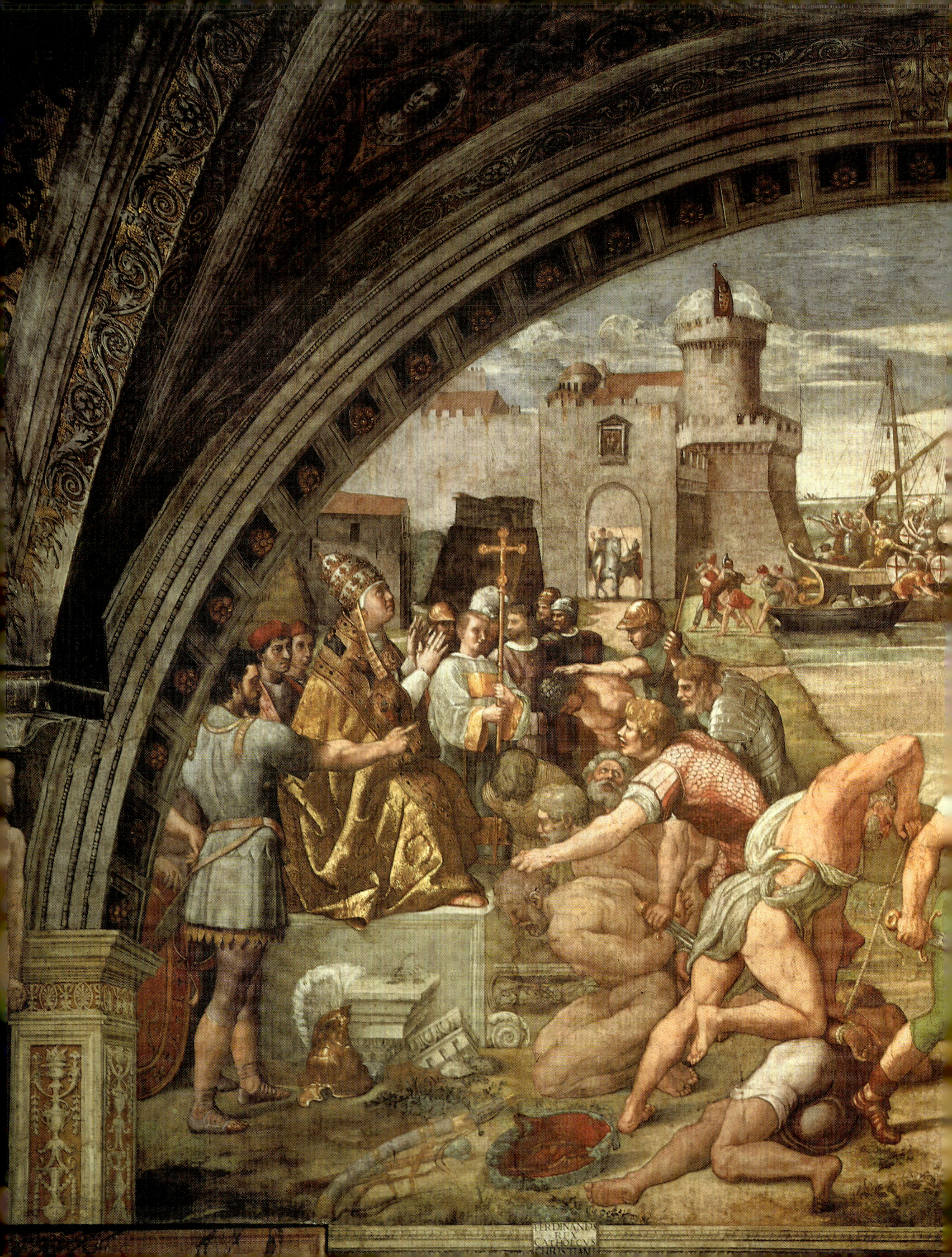
FERDINANDS
REX
CATHOLICVS
CHRISTIAN

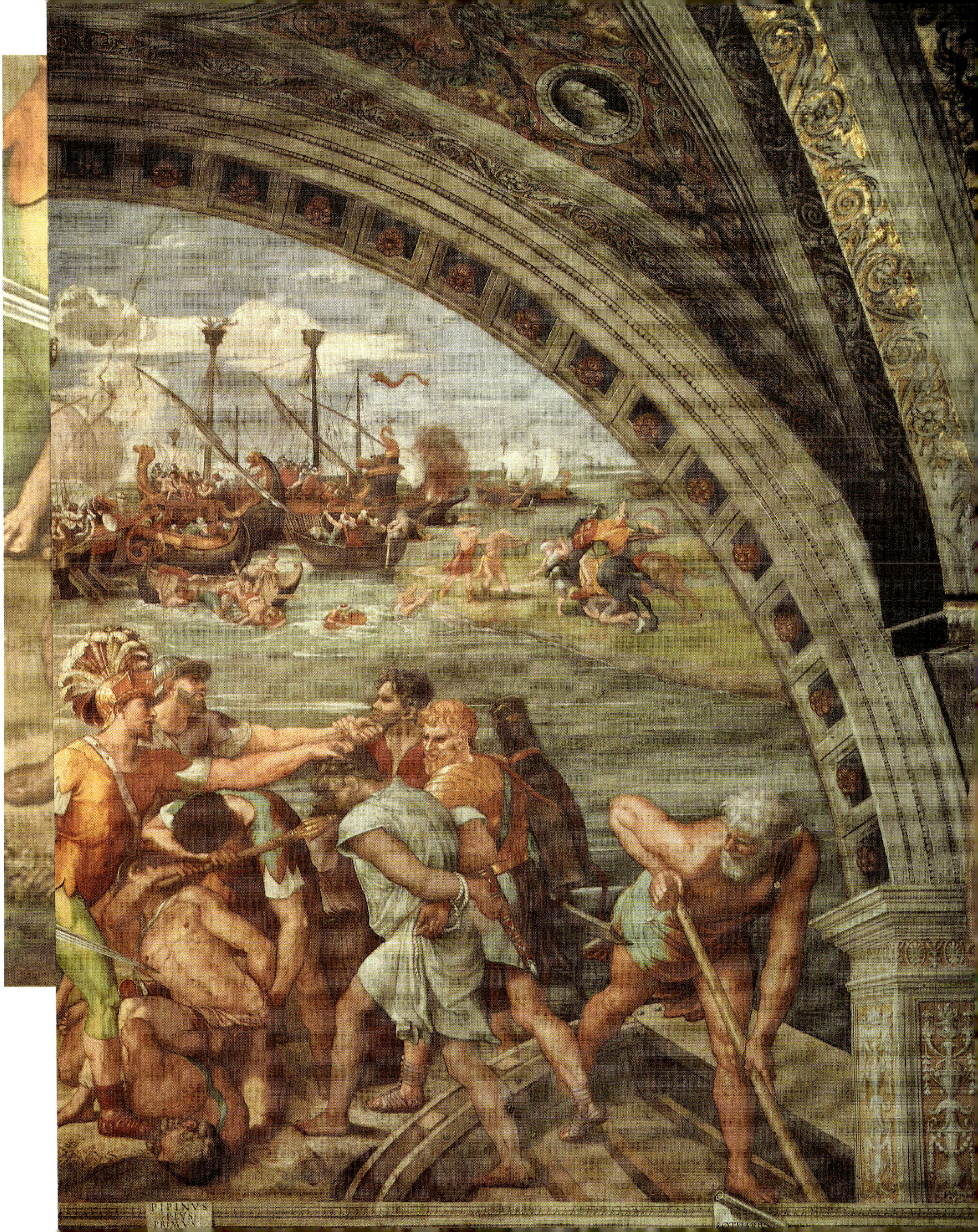
PIPINVS
·PIVS·
PRIMVS

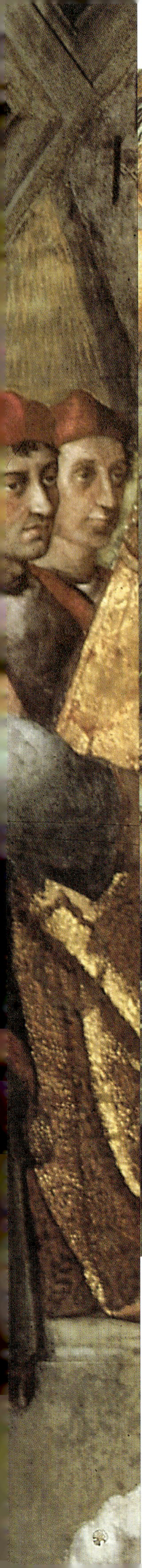

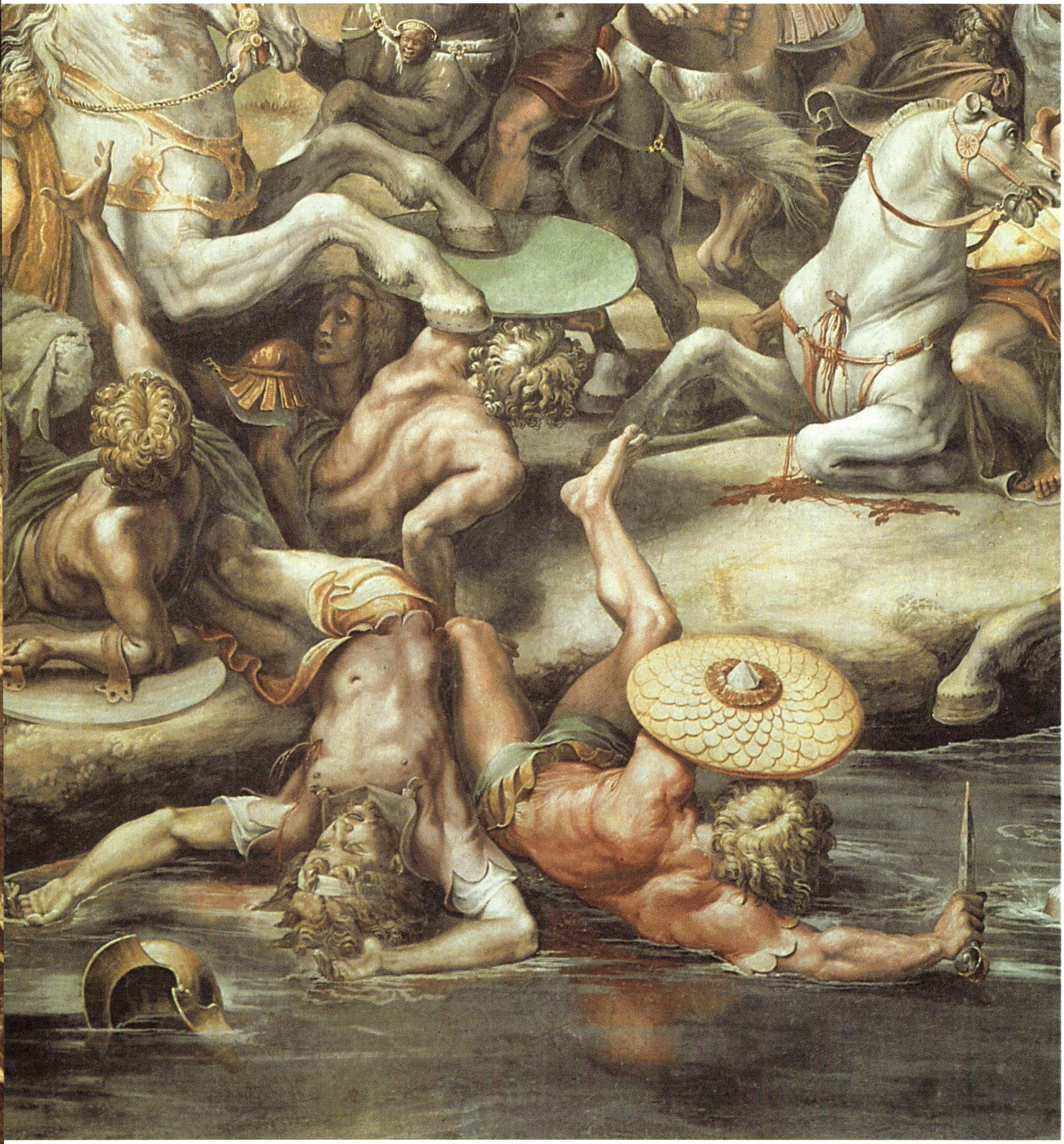

AUSSCHNITTE
KONSTANTINS SCHLACHT AN DER MILVISCHEN BRÜCKE (S. 188/189)
KÄMPFENDE (S. 186/187)

KONSTANTINS SCHLACHT AN DER MILVISCHEN BRÜCKE (S. 188/189)
FRESKO
STANZA DI COSTANTINO

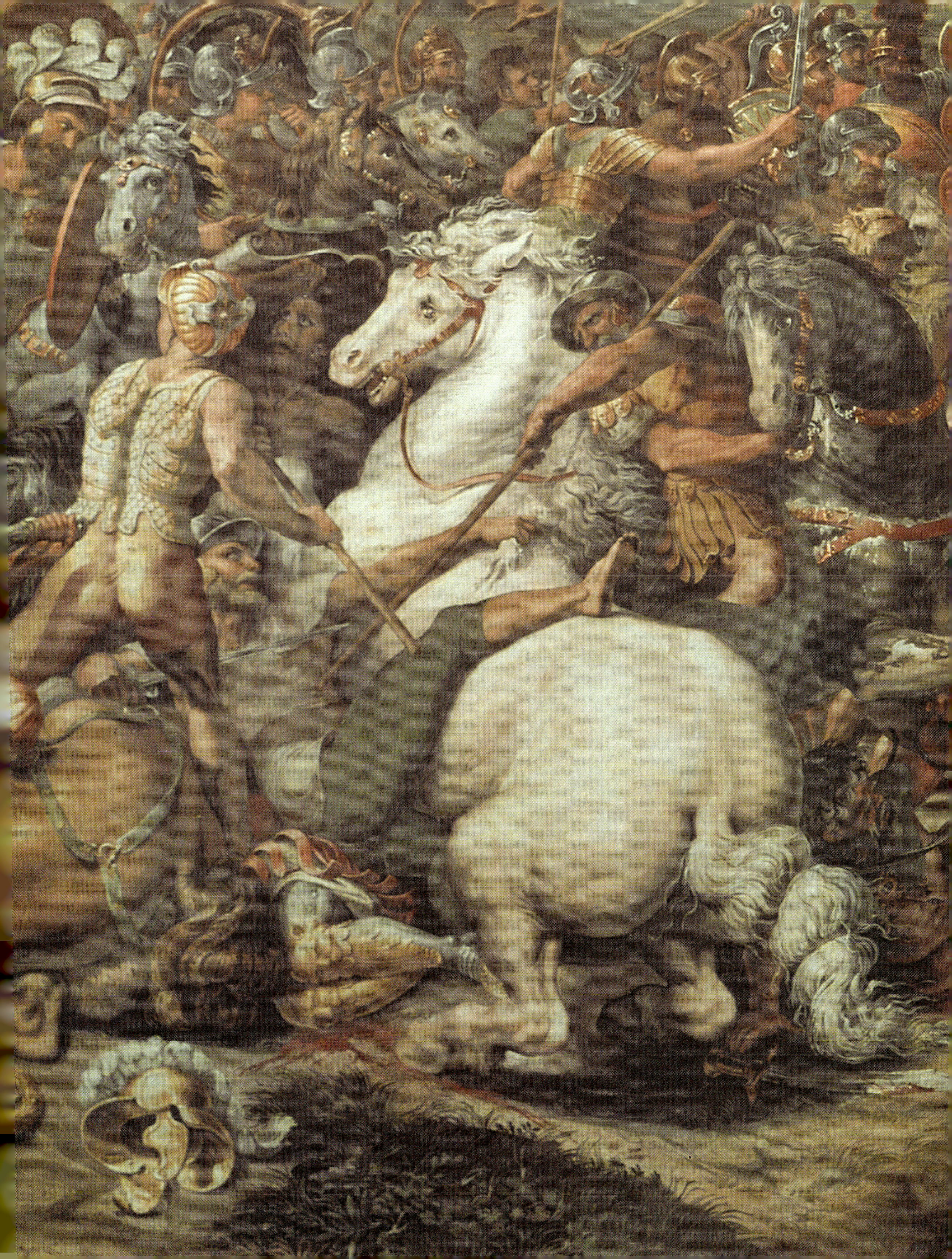

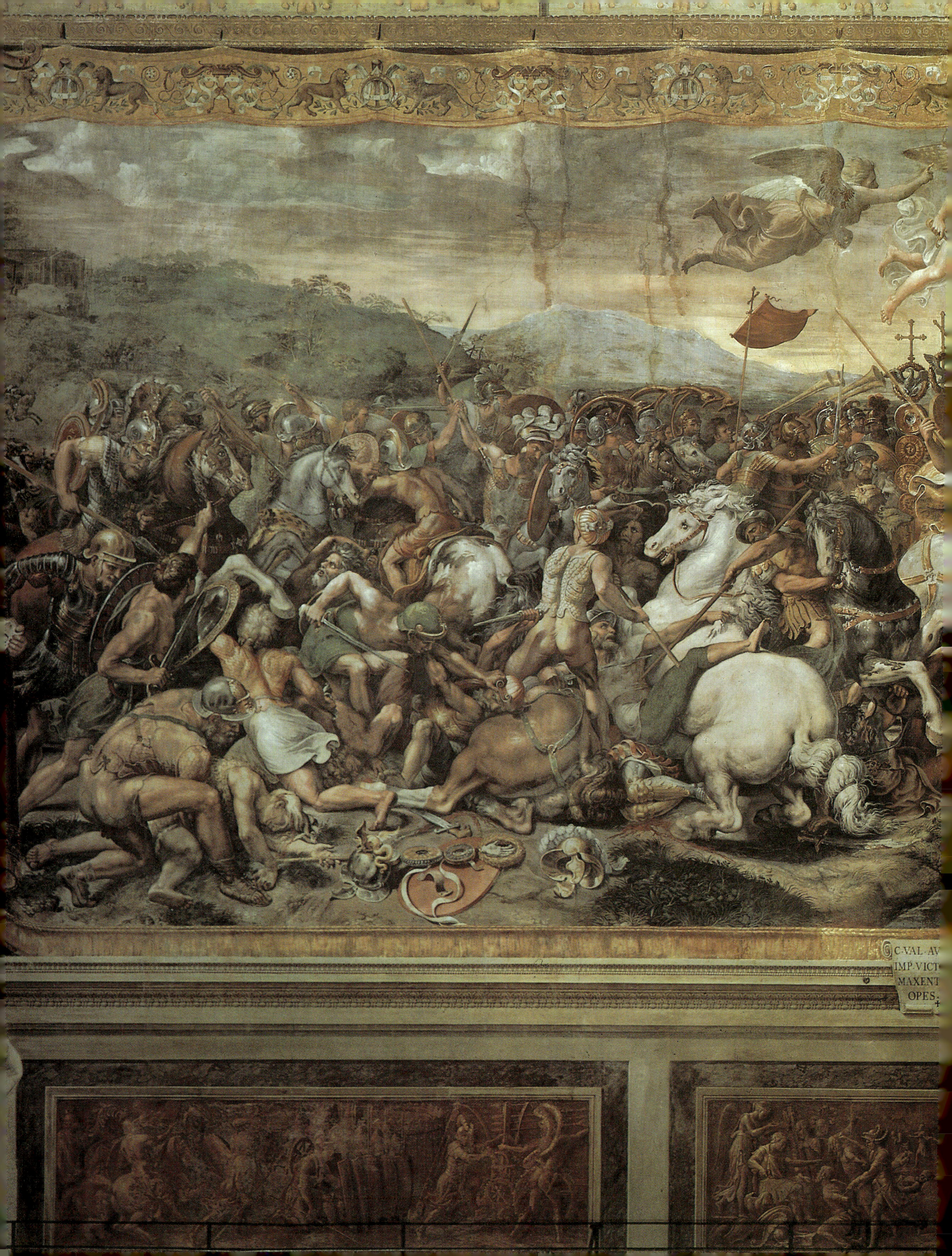
C·VAL·AV
IMP·VICT
MAXENT
OPES.

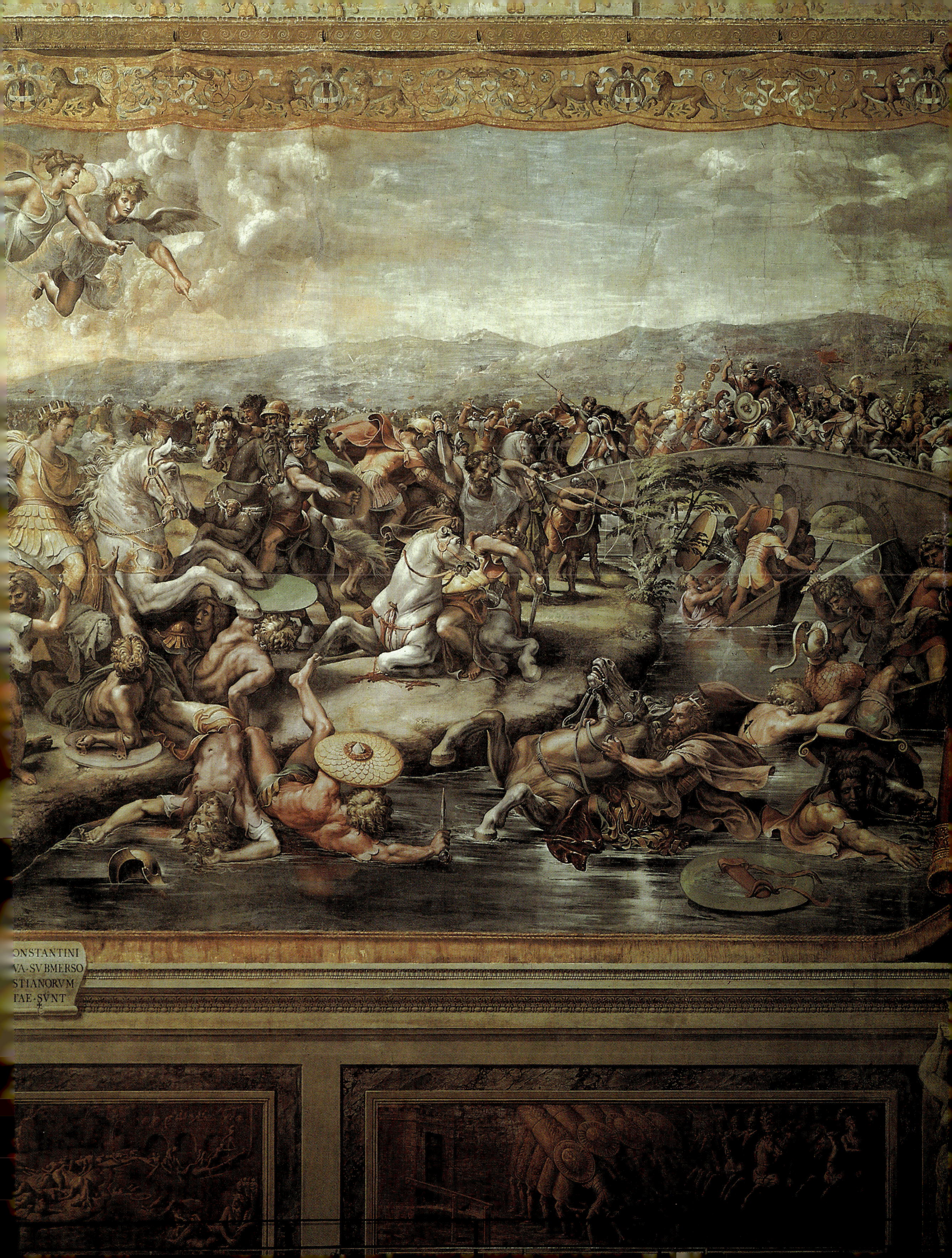
ONSTANTINI
VA·SVBMERSO
STIANORVM
IAE·SVNT

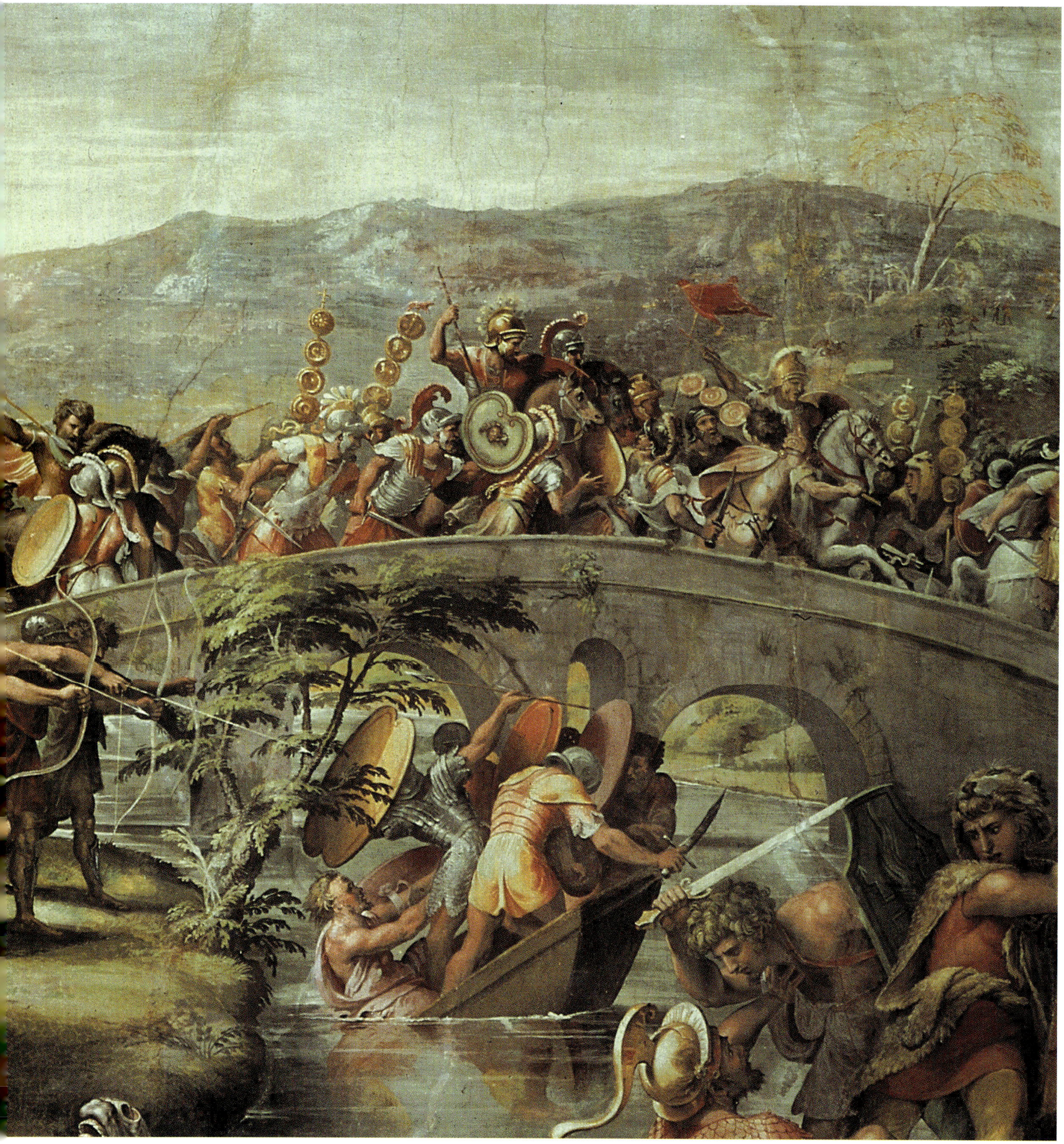

Ausschnitt
Konstantins Schlacht an der Milvischen Brücke (S. 188/189)
Kampf an der Brücke

Die Loggien (S. 191)
Rom
Palazzo Vaticano

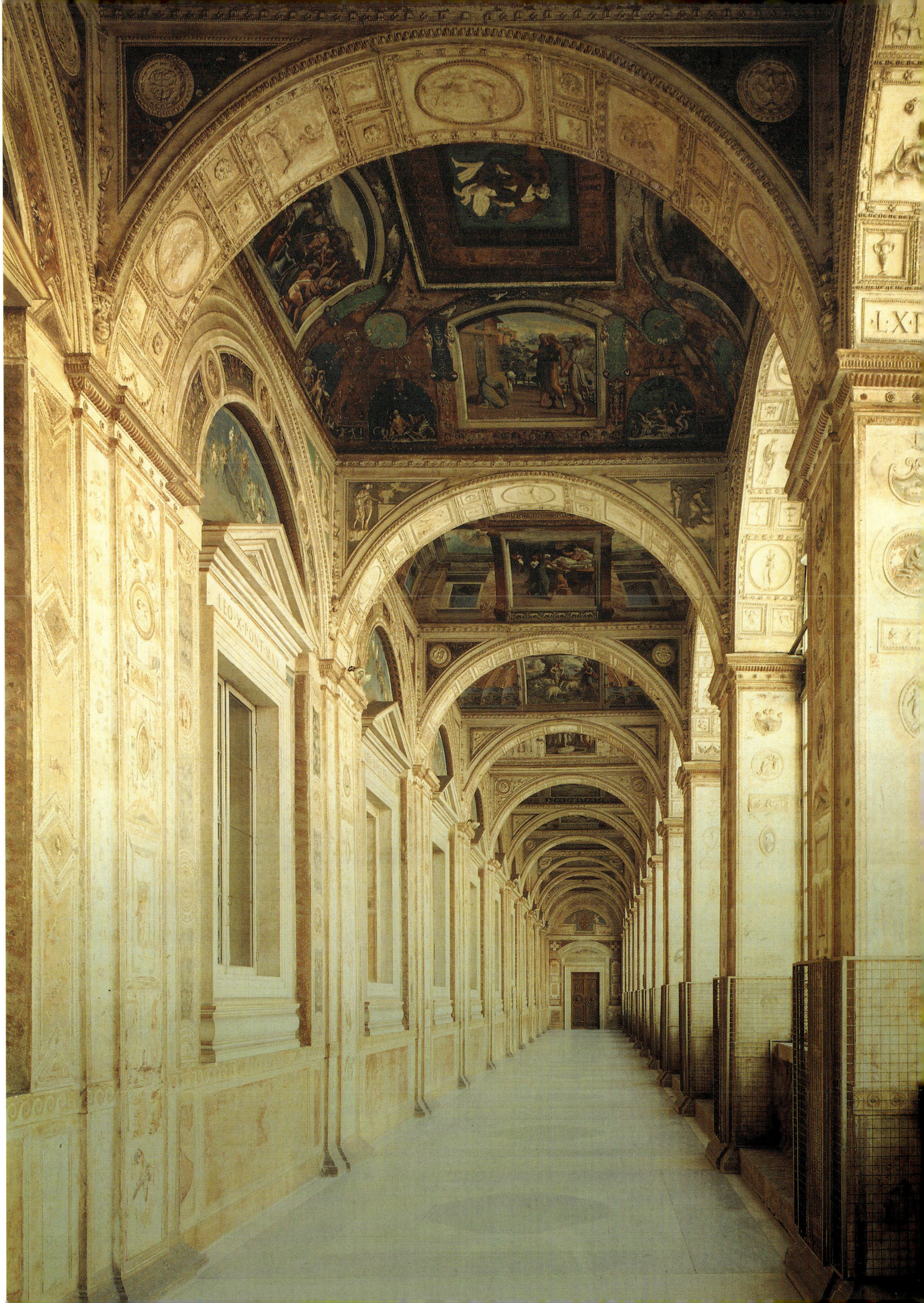
LEO·X·PONT·MAX
·L·X·I·

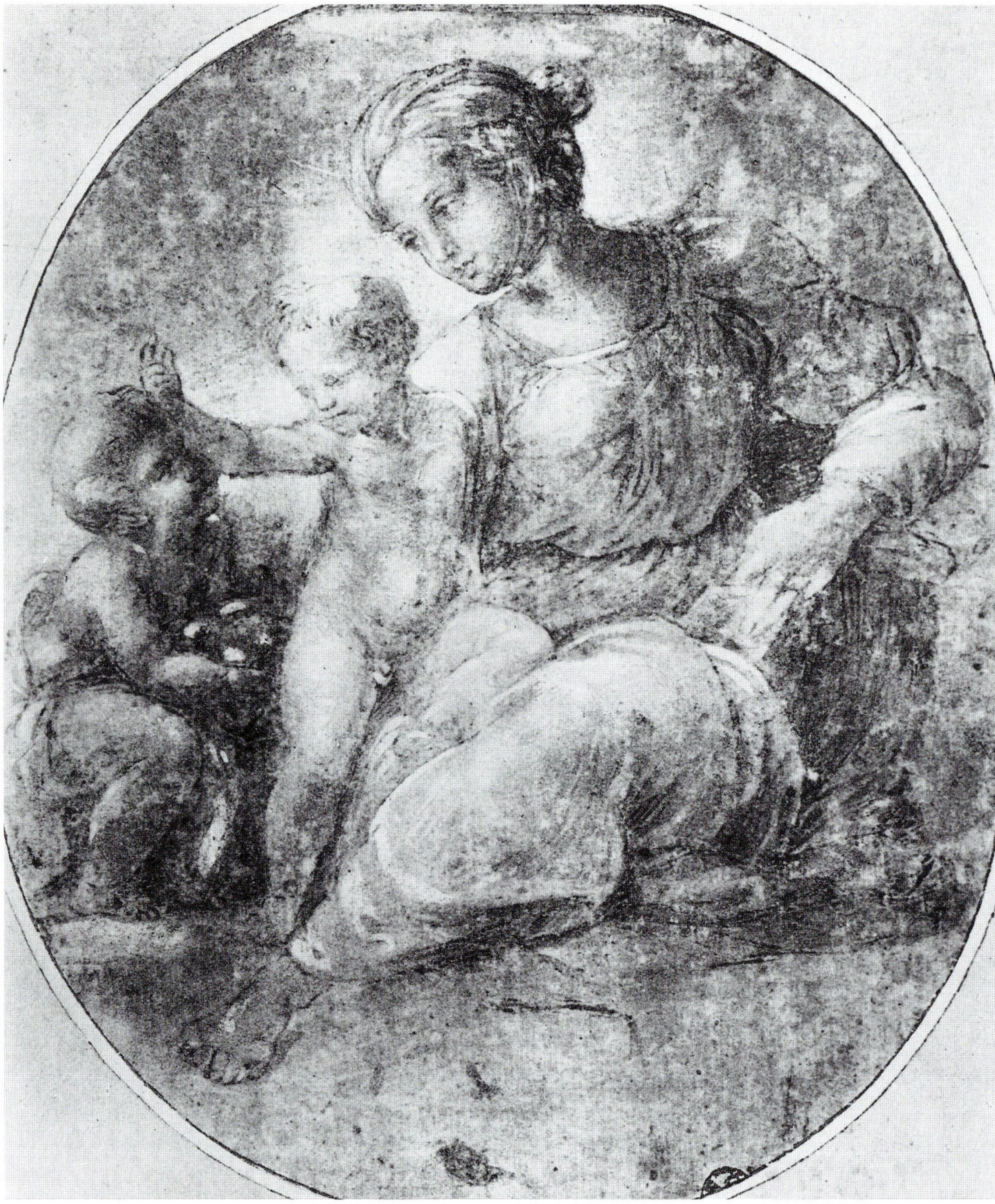

Studie zur Madonna Alba
Zeichnung, 18,6 × 15,8 cm
Wien, Albertina

Madonna della Tenda

eines Fasses gezeichnet. Dabei ist gerade bei diesem Bilde jeder Linienzug, jede Schwingung des Umrisses, jede körperliche Rundung genauestens durchdacht und in ihrer Wirkung innerhalb des Gesamtzusammenhanges berechnet. Im Ergebnis ist ein Werk reichster Harmonie entstanden, das vollkommen natürlich wirkt. Das Bild muß um 1513/14 entstanden sein, im Anschluß an die sixtinische Madonna und in engem Zusammenhang mit der »Madonna della Tenda«. Die »Madonna della Tenda« (München) stimmt im Motiv weitgehend mit der »Madonna della Sedia« überein, ihrem Stile nach, der den Fresken der zweiten Stanza im Vatikan sehr nahe kommt, muß sie ebenfalls um 1513/14 entstanden sein. Vorbereitet ist sie bereits auf jenem Studienblatt in Lille, das die Skizze zur »Madonna Alba« zeigt. Die Haltungen von Maria und Kind sind gegenüber dem

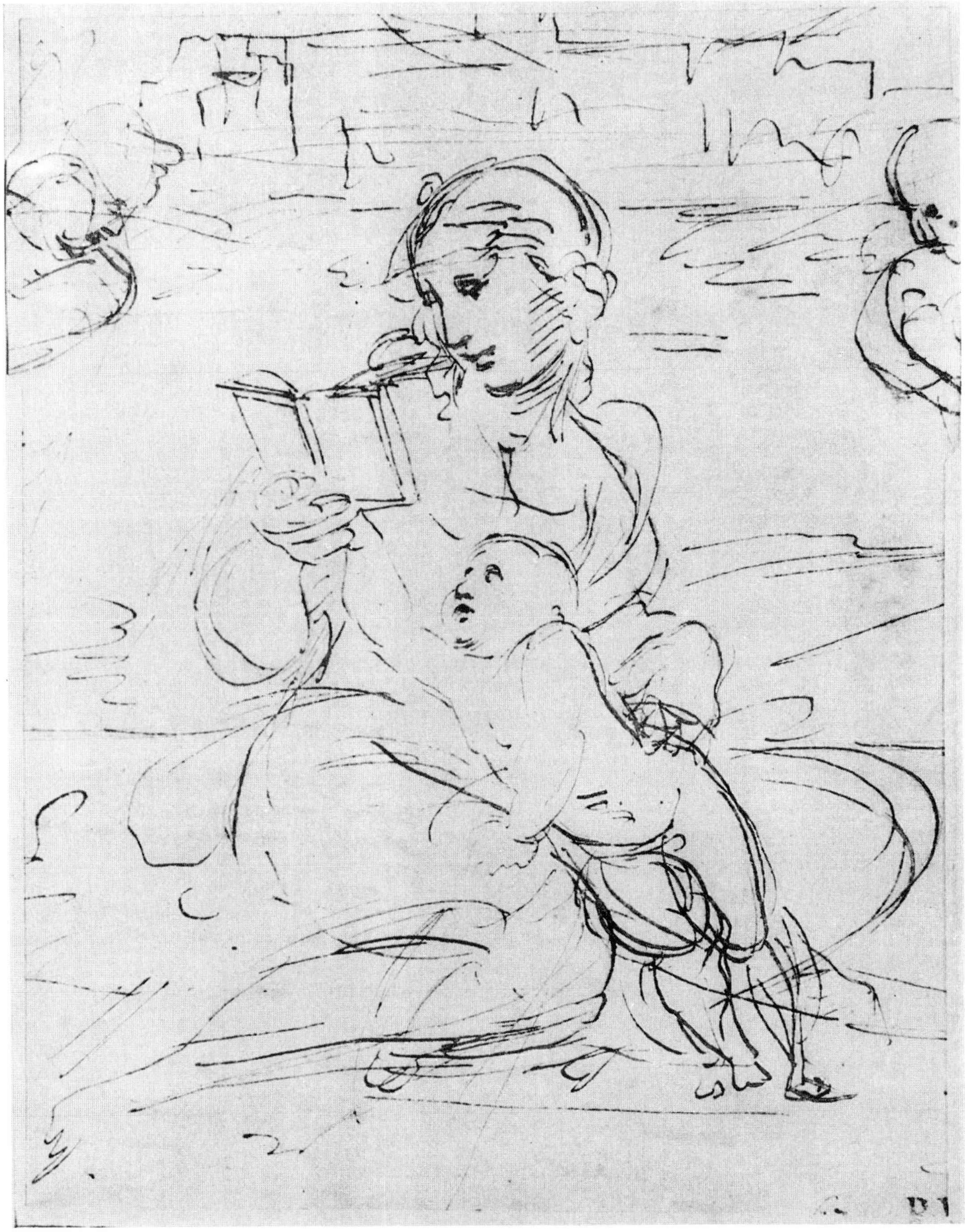

Studie zu einer lesenden Madonna
Federzeichnung, 18,6 × 14,5 cm
Wien, Albertina

Tondo leicht variiert, die Komposition ist von einem Vorhang hinterfangen.

In unmittelbaren Zusammenhang mit den Madonnenbildern gehören auch drei Altartafeln, die Raffael Anfang des zweiten Jahrzehnts des 16. Jahrhunders schuf. Sigismondo de'Conti, der Brevenschreiber und Freund Papst Julius' II., hatte für den Hochaltar der Franziskanerkirche Sa. Maria in Araceli in Rom ein Ex-Voto-Bild an Raffael in Auftrag gegeben, das kurz nach de'Contis Tod am 18. Februar 1512 vollendet gewesen sein muß. Es ist die »Madonna di Foligno« (Rom), die sich von 1565 bis 1797 in San Francesco in Foligno befand und daher ihren Namen hat. Im Hintergrund des Bildes erscheint die Ansicht einer Stadt, in die ein Blitz schlug, ehe sich ein Regenbogen als Zeichen des einkehrenden Friedens darüber wölbte. Im Vordergrunde verehren

Madonna di Foligno

Johannes der Täufer, Franziskus, Hieronymus und der Stifter Sigismondo de'Conti die himmlische Erscheinung, die die obere Bildhälfte füllt: die auf einer Wolkenbank thronende, mit der Sonne bekleidete und von einer Engelsglorie umgebene Madonna mit dem Kinde. Ein Kinderengel mit einem Täfelchen in der Hand steht zwischen den Gruppen der Anbetenden. Mutter und Kind sind wie die anderen Gestalten auch in kräftigen, plastischen Formen gemalt, die dem Stil der ersten Stanza entsprechen, die Gesamtauffassung aber ist wesentlich malerischer und deutet schon auf den Stil der zweiten Stanza hin. Die Anregung mag von dem Apsisfresko in Alt-Sankt-Peter ausgegangen sein, das Perugino 1479 gemalt hatte. Es zeigte eine schwebende Madonna mit Cherubimmandorla, die von Petrus, Franziskus und Papst Sixtus IV. sowie Paulus und Antonius von Padua verehrt wurde. Die Madonna wiederum erinnert an die Maria aus Leonardos »Anbetung der Könige«. Die verschiedenen Anregungen hat Raffael sehr selbständig zu einer besonderen Form des Erscheinungsbildes verschmolzen.

Sixtinische Madonna

Im Schwebemotiv und dem Thema der Epiphanie sind bei der »Madonna di Foligno« bereits jene Probleme aufgegriffen, die dann Raffaels wohl bekanntestes Bild prägen, die »Sixtinische Madonna« (Dresden). Auch dieses war ursprünglich für einen Altar bestimmt, für die Kirche San Sisto in Piacenza, zu dem Papst Julius II. den Auftrag an Raffael gegeben hatte. Der heilige Sixtus war der Schutzpatron des Geschlechtes der Rovere; der Onkel Julius' II. hatte den Papstnamen Sixtus IV. angenommen, Julius selbst noch als Kardinal den Neubau eben dieser Kirche in Piacenza durch einen Ablaß gefördert. Die Stadt wiederum unterstützte den Papst freiwillig im Kampf gegen die Franzosen, zur Sieges- und Dankfeier im Juni 1512 hatte sie eine Gesandtschaft an den Papst gesandt. Damals dürfte auch der Auftrag an Raffael ergangen sein, vollendet war das Bild im Frühjahr 1513. Wie sehr der Papst daran Anteil nahm, wird daran deutlich, daß der heilige Papst Sixtus II. die Gesichtszüge Julius' II. trägt und in den Stickereien am Pluviale und in der Bekrönung der Tiara Eichenblätter und Eicheln, das Wappenmotiv der Rovere, auftreten.

Das Bild ist ein Erscheinungsbild wie die »Madonna di Foligno«. Zwei zur Seite geraffte Vorhänge geben über einer Brüstung, auf die sich zwei Kinderengel stützen, den Blick auf eine Engelswolke frei, auf der Maria schwebt, das Kind in den Armen. Rechts kniet die hl. Barbara, links der hl. Sixtus. Die Madonna berührt mit ihren Füßen kaum die Wolken. In große einfarbige Tücher gehüllt, trägt sie kein menschliches Gewand. Zwar sind ihr alle Züge realer Körperlichkeit und menschlicher Schönheit eigen, doch ist sie über Irdisches hinaus erhoben. Ihr Blick geht geradeaus, über alles Diesseitige hinweg, der Blick des Kindes scheint in sich selbst gekehrt. Auch das Kind ist, trotz seiner Fülle, ohne Schwere, ohne Gewicht. Die beiden Heiligen daneben erhalten schon durch ihre prunkvollen Gewänder ein höheres Maß an irdischer Realität. Schwer sinken sie in die Wolkenbank ein. Schön ist der Kontrast herausgearbeitet zwischen Mann und Frau, Jugend und Alter, Aktivität und Hingabe.

Die Engel scheinen in einem Widerspruch zur Erscheinung der Mutter mit dem Kinde zu stehen, sie blicken aufwärts und nach vorn, während doch die Madonna noch hinter ihnen schwebt. Aber gerade dadurch gewinnt das Heranschweben der Madonna aus der Tiefe an suggestiver Kraft; während sie noch im Bildmittelgrund zu sehen ist, scheinen die Engel sie bereits vor dem Bilde zu schauen. Die Komposition selbst ist von äußerster Klarheit, von einer genialen Einfachheit. Zeichnungen zur »Sixtinischen Madonna« fehlen so gut wie ganz. Vorstufen gibt es gewiß in Werken des 15. Jahrhunderts und bei Raffael selbst in der »Madonna di Foligno«, auch bereiten einzelne Blätter das Motiv des Schwebens und des Erscheinens vor, das Werk selbst aber ist dann ohne größere Vorarbeiten aus einer unmittelbaren Eingebung heraus gemalt worden. Darauf weist auch die einzigartige Impulsivität der Pinselführung hin.

War im Frühwerk Raffaels zu beobachten, wie das Bild der göttlichen Mutter und des Gottessohnes immer mehr ins Menschliche übertragen wurde, bis die göttliche Physis ganz verschwand und inniges Mutterglück und frohes Kinderspiel blieben, so ist Raffael hier, auf höherer Stufe, zum Ausgangspunkt zurückgekehrt. Die Menschlichkeit wird bis zum Göttlichen gesteigert.

Madonna mit dem Fisch

Neben der Qualität der in allen Partien völlig eigenhändigen »Sixtinischen Madonna« erweisen sich andere Altarbilder als Werkstattarbeiten, zu denen Raffael zwar den Concetto lieferte, deren Ausführung er aber seinen Gehilfen übertrug. Dies gilt z. B. für die »Madonna del Pesce«, die »Madonna mit dem Fisch« (Madrid), um 1513/14 wohl zu großen Teilen von Penni und Romano gemalt. Dargestellt ist eine thronende Madonna, die das Kind über ihrem Schoße hält. Von links führt ihr der Erzengel Raphael den jungen Tobias zu, der jenen Fisch in der Hand hält, mit dessen Galle er die Blindheit seines Vaters heilte (Tob. VI, 4,5, 10, und XI, 13–17). Rechts steht der hl. Hieronymus mit Buch und Löwen.

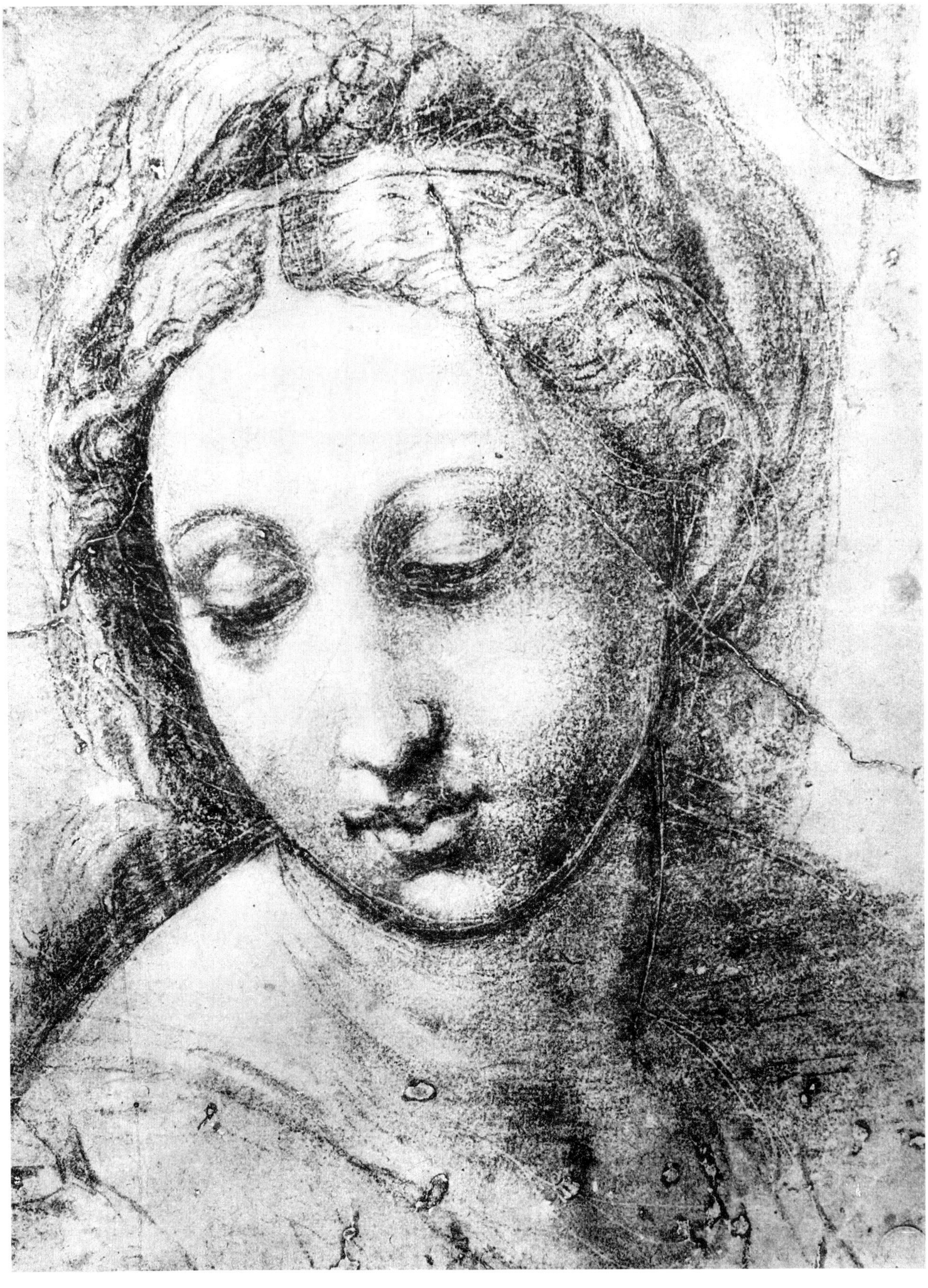

Weibliche Kopfstudie
Zeichnung, 28,7 × 21,3 cm
Lille, Palais des Beaux Arts

Madonna dell'Impannata

Der Altar war für die Cappella del Duca von San Domenico in Neapel bestimmt. In der Auffassung steht das Bild den Fresken der Stanza d'Eliodoro nahe, seine Farben sind von großer Schönheit. Nach Raffaels Entwurf wurde auch die »Madonna dell'Impannata« (Florenz, Pitti) um 1514 im wesentlichen von Francesco Penni gemalt; eigenhändig scheinen nur die Köpfe der Elisabeth und des Christuskindes zu sein. In einem Innenraum, vor dessen Fenster ein Vorhang gespannt ist, sitzen Maria und Elisabeth, das Christuskind gleitet in fröhlichem Spiel aus den Armen der Mutter zu Elisabeth, über deren Kopf hinweg sich die hl. Katharina dem Kinde zuneigt.

Rechts sitzt auf einem Leopardenfell der Johannesknabe und weist hin auf den künftigen Erlöser. Gerade im Kontrast zwischen der großartigen Komposition, der feinen Abstufung im Verhalten der drei Frauen, dem Spiel des Kindes und dem Ausdruck einzelner Köpfe einerseits, der schwachen Ausführung andererseits wird der Unterschied zwischen des Meisters Intuition und dem Vermögen seiner Werkstatt deutlich.

Die heilige Cäcilie mit Heiligen

Als Altarbild ist auch das Bild der »Hl. Cäcilie mit den hl. Paulus, Johannes Ev., Augustinus und Magdalena« (Bologna, Pinacoteca) entstanden. Begonnen wurde es schon 1513, die Vollendung aber scheint sich bis 1515 hingezogen zu haben. Es gilt als eines der vollkommensten Werke Raffaels. Gestiftet wurde das Bild von der selig gesprochenen Elena Duglioli dall' Olio für ihre Familienkapelle im rechten Querschiff von S. Giovanni in Monte in Bologna. Den Auftrag an Raffael vermittelten zwei Verwandte, der Bischof Antonio Pucci und der Kardinal Lorenzo Pucci, der mit Raffael bekannt war. Dem Thema liegt eine Vision der Bologneserin zugrunde. Mit der Verehrung der hl. Cäcilie als Patronin der Musik hängt die Laudes-Antiphon ihres Gedächtnistages, des 22. November, zusammen. Es heißt dort: »Cantantibus organis Caecilia Domino decantabat dicens: fiat cor meum immaculatum, ut non confundar.« Seit dem 15. Jahrhundert hatte es sich eingebürgert, die hl. Cäcilie, die in älteren Darstellungen mit Märtyrerpalme und Buch gegeben wurde, als Schutzpatronin der Musik besonders zu verehren.

Cäcilie steht, den Blick zum Himmel erhoben und dem Gesang eines Engelchores lauschend, in der Bildmitte und hält eine Handorgel. Zu ihren Füßen liegen verschiedene Musikinstrumente, unter denen eine zerbrochene Viola da gamba mit zerrissenen Saiten auffällt, und die, worauf Triangel, Tamburin und Becken deuten, die irdische Musik charakterisieren. Nach welchen Überlegungen die anderen Heiligen beigegeben sind, ist nicht eindeutig zu sagen; Johannes Ev. allerdings war der Schutzpatron der Kirche. Die überzeugendste Deutung des Bildes ist noch immer die von Gurlitt, danach ist »die christliche Idee der Musik« vergegenwärtigt, »das Zurücktreten aller sinnlich wahrnehmbaren Musik vor jener im religiös-theologischen Sinn absoluten Musik, der Musica coelestis, die ... im Musizieren nur Engeln, im Hören nur Heiligen zugänglich ist.«

Neben den Marienbildern nimmt das Porträtschaffen einen breiten Raum ein. In die frühe römische Zeit gehört das Bildnis eines Kardinals (Madrid, Prado), das vor 1511 entstanden sein dürfte. Der Dargestellte konnte bisher nicht eindeutig identifiziert werden, die verschiedenen Namensvorschläge befriedigen kaum. Am ehesten wäre in ihm Ippolito d'Este zu sehen.

Bildnis Papst Julius II.

In der Mitte des Jahres 1511 ist dann das Porträt von Papst Julius II. entstanden, dessen Original sich heute in Florenz in den Uffizien befindet, während die Galleria Pitti eine von Tizian geschaffene Kopie des Bildes bewahrt. Es ist vermutlich das Bild, das Julius im Dezember 1511 für San Marcello in Rom stiftete und das sich dann ab 1513 gemeinsam mit der »Madonna di Loretto« in der Kirche Sa. Maria del Popolo in Rom befand. Das Bildnis bezeugt die großartige Fähigkeit zur Charakterisierung, die Raffaels eigenhändige Bildnisse auszeichnet. Alter und Mühen haben den Papst, der da im Thronsessel sitzt, gebeugt, tiefe Furchen sind in das Gesicht gegraben, die Lider liegen schwer über den Augen, deren Feuer noch nicht erloschen ist. Die mächtige Stirn, die zusammengezogenen Brauen, der fest geschlossene Mund künden von dem gewaltigen Willen dieses Mannes, der sich auf Schlachtfeldern ebenso zu behaupten wußte wie im Intrigenspiel europäischer Diplomaten. Von der Lebenswahrheit dieses Bildes spricht auch der Bericht Vasaris. Es sei »so getreu und lebendig, daß man es fast mit Zagen betrachtete, als ob es wirklich der Lebende wäre.« Vor dem dunklen Grunde wirkt der Farbkontrast zwischen dem Weiß des Talars und dem Purpur von Mozetta und Camauro, die wie eine Kuppel den Greisenkopf überfängt.

Die Dame mit dem Schleier

Im Jahre darauf, 1512/13, entstand eines der schönsten Frauenbildnisse Raffaels, die »Donna velata«, die »Dame mit dem Schleier« (Florenz, Pitti). Es ist jenes Bildnis, von dem Vasari sagt, es zeige »ein Mädchen, das Raffael bis an sein Lebensende liebte. Von ihr malte er ein Bildnis von großer Schönheit und Lebendigkeit, ...« Mit dem warmen Blick ihrer dunklen Augen schaut die junge Frau aus dem Bilde, reich ist sie gekleidet, ein Schleier liegt über dem Haar. Unverkennbar ist es eine Frau aus dem Volke, doch voller Anmut und Würde.

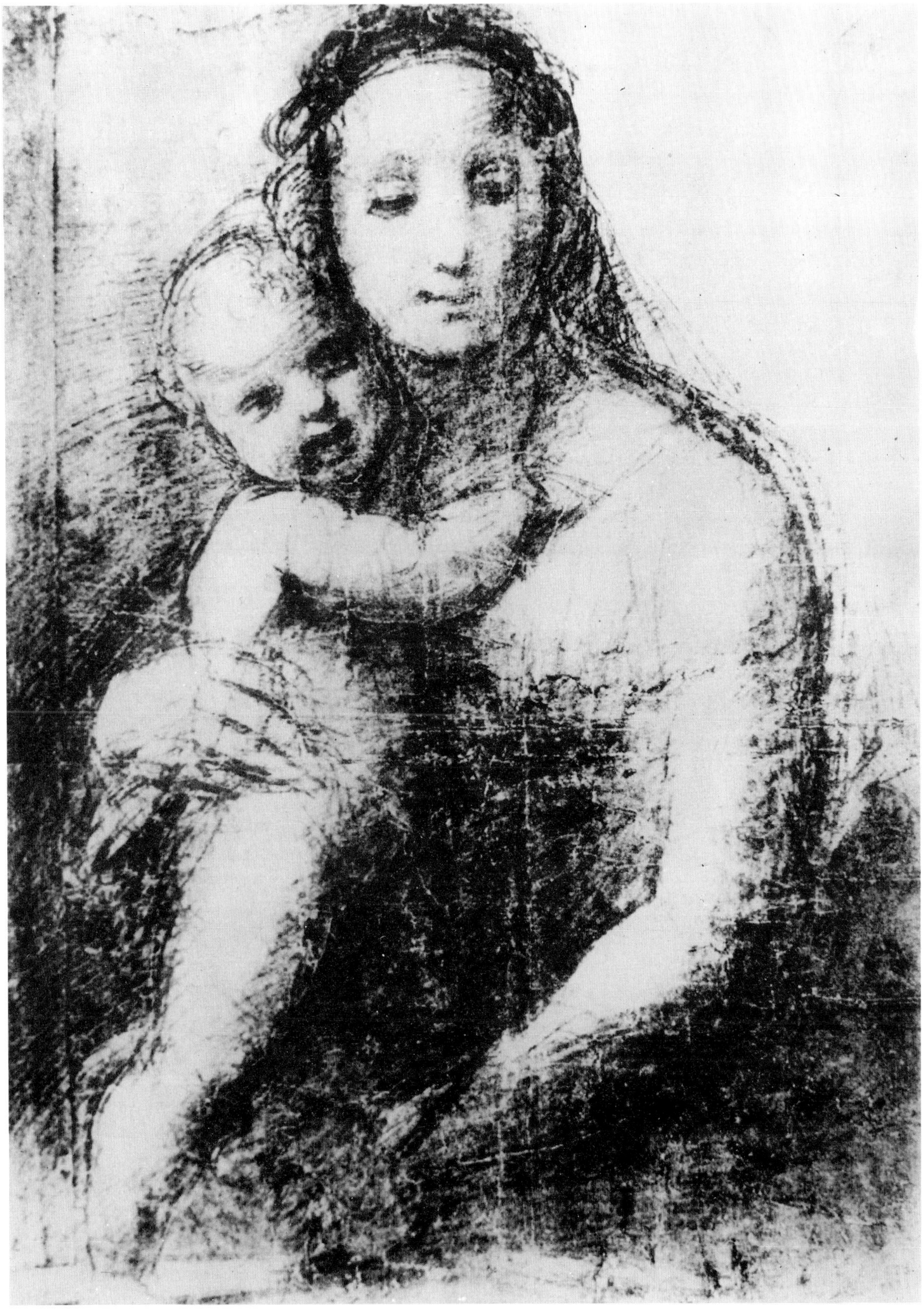

Studie zur Madonna Mackintosh
Zeichnung, 71 × 53,5 cm
London, British Museum

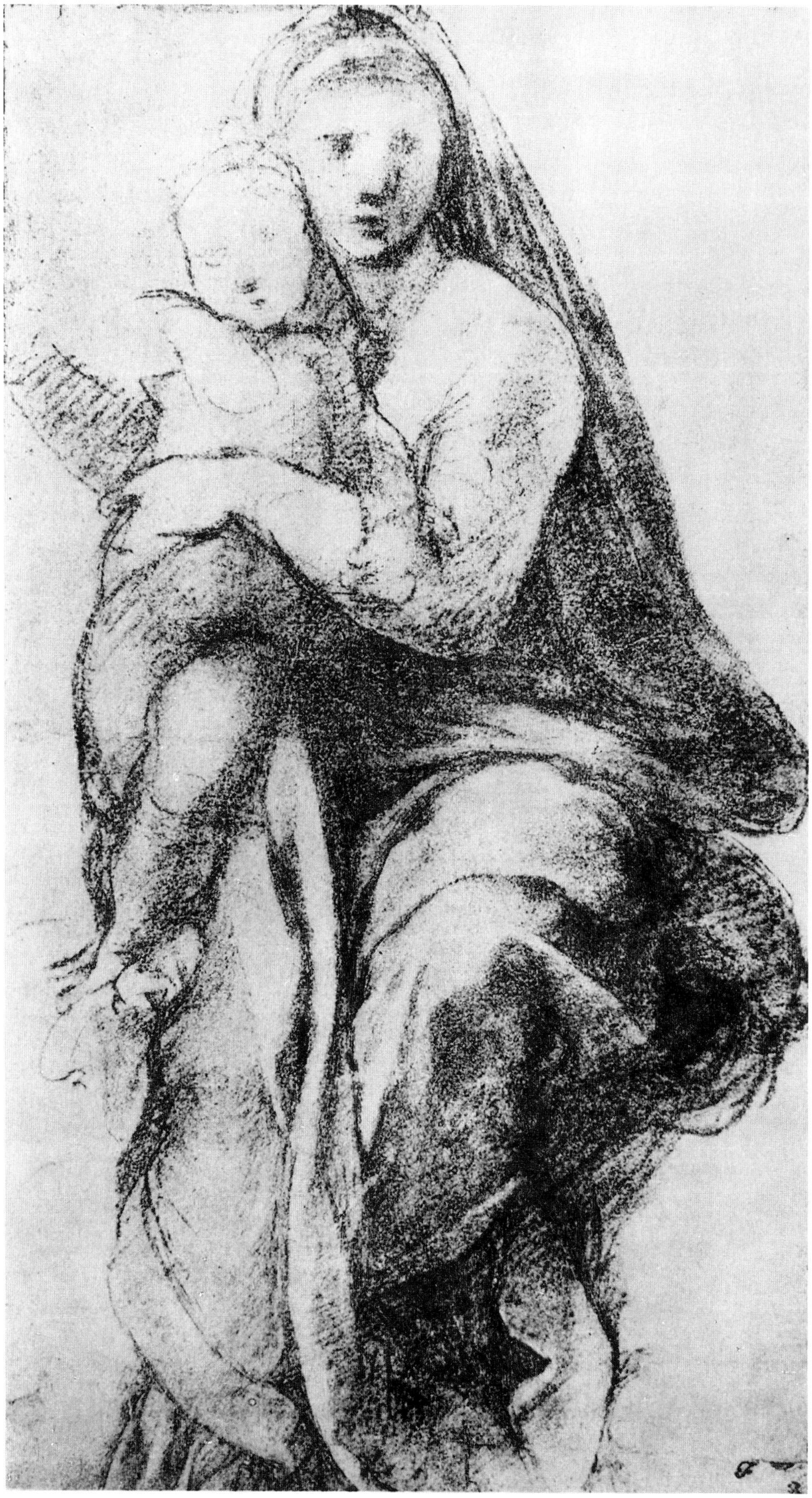

Studie zu einer Madonna
Zeichnung, 41,3 × 22,5 cm
Chatsworth, Devonshire Collection, Duke of Devonshire

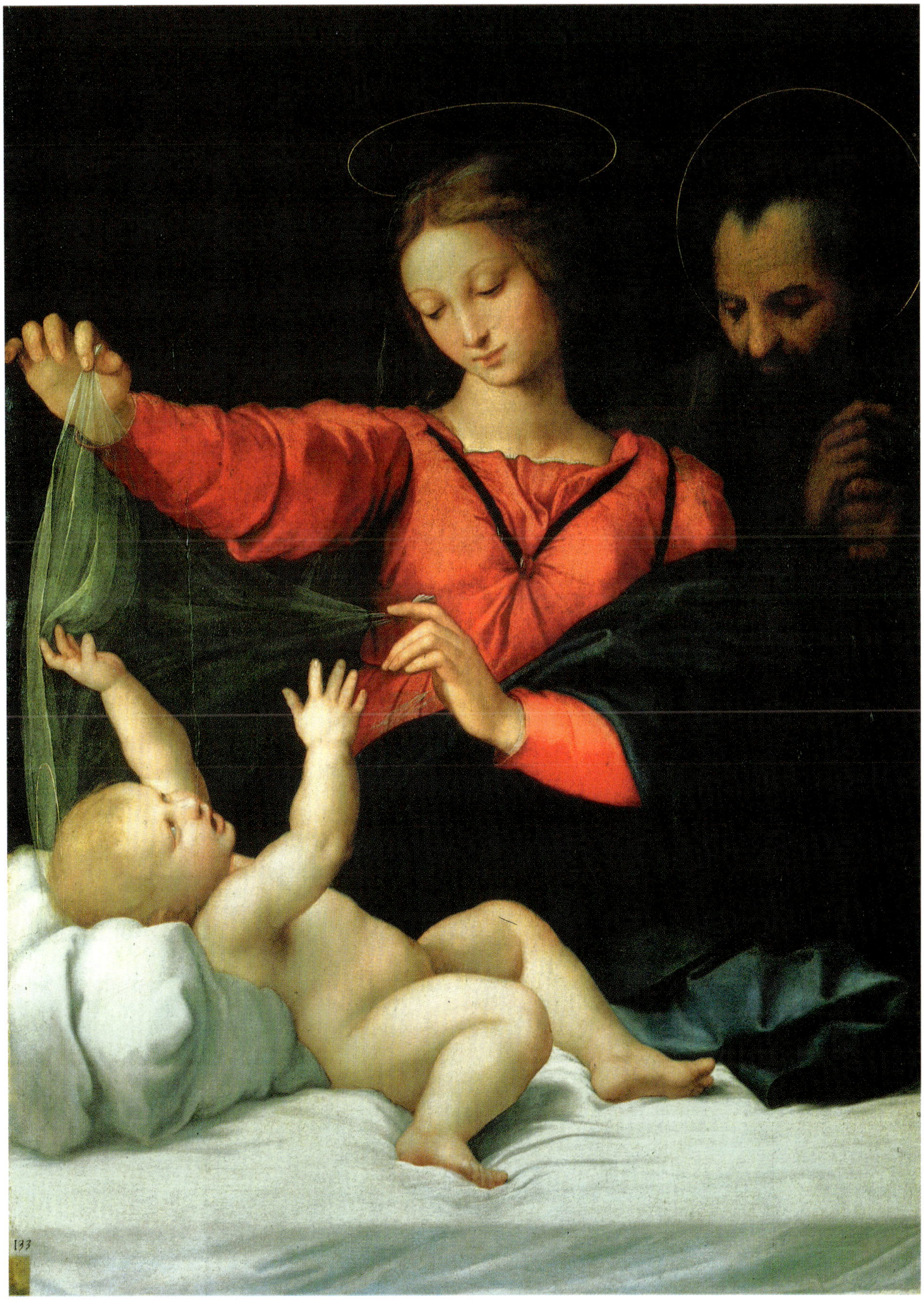

Madonna di Loretto
Holz, 121 × 91 cm
Paris, Louvre

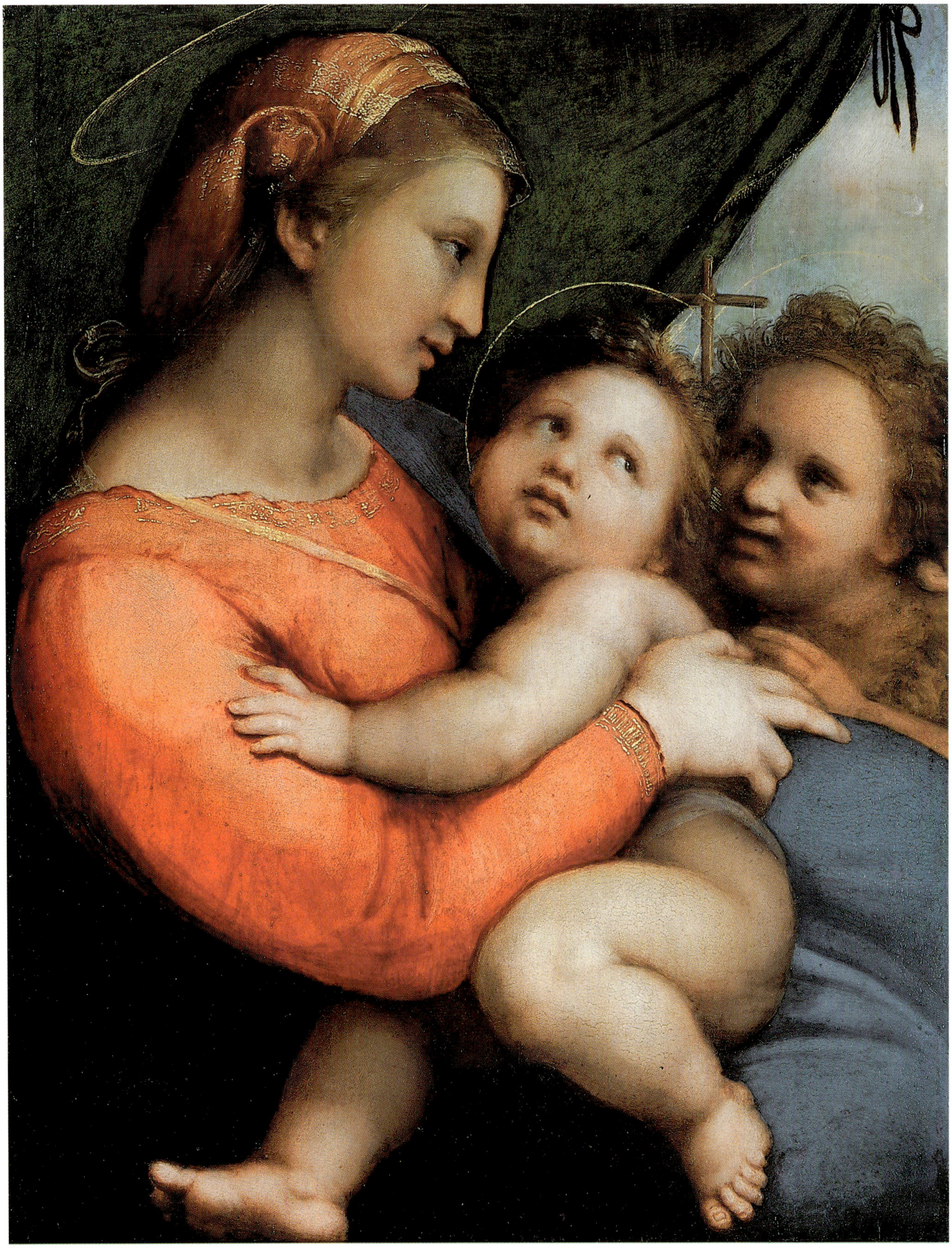

Madonna della Tenda
Holz, 68 × 55 cm
München, Alte Pinakothek

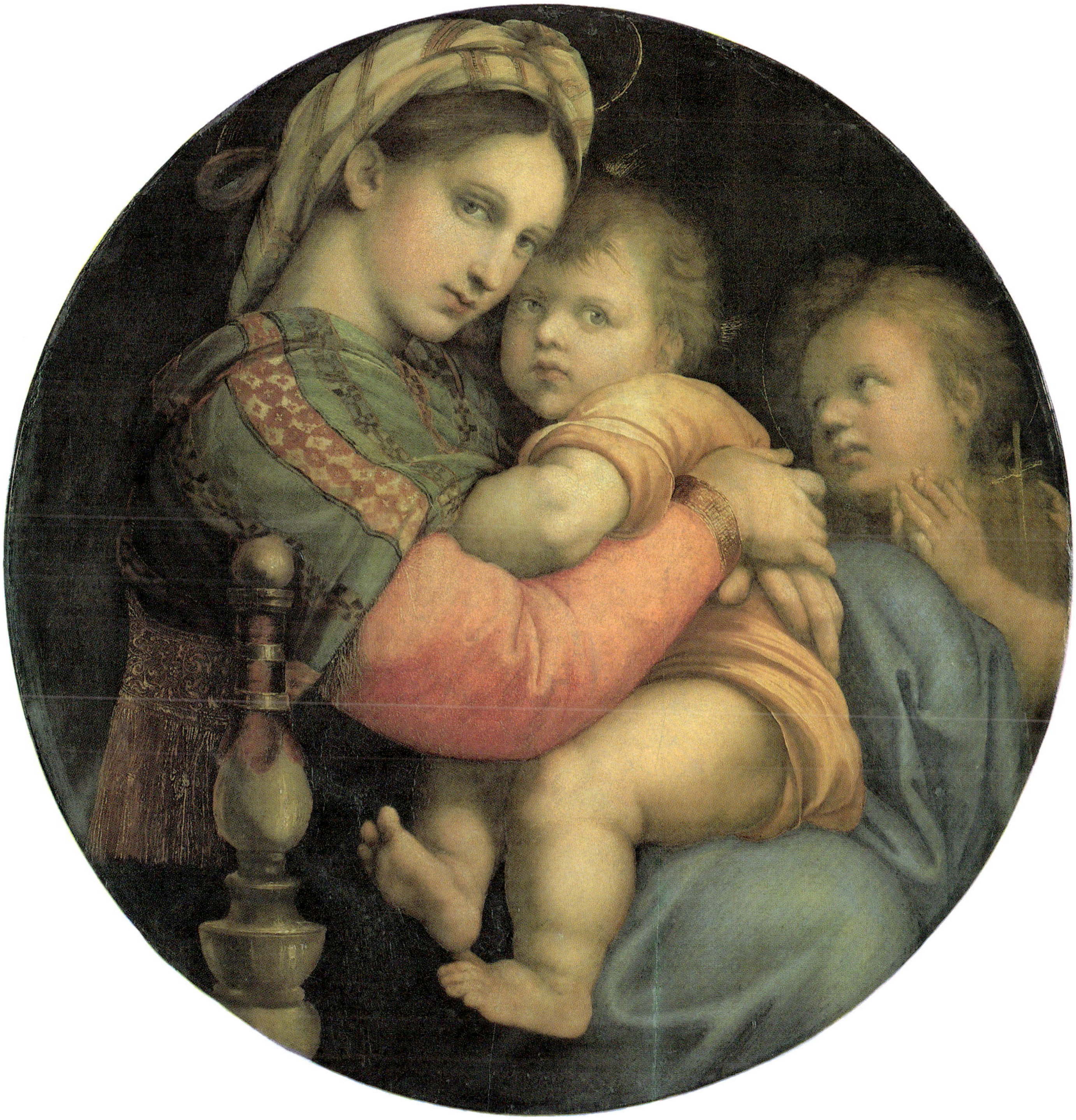

Madonna della Sedia
Holz, Durchmesser 71 cm
Florenz, Galleria Pitti

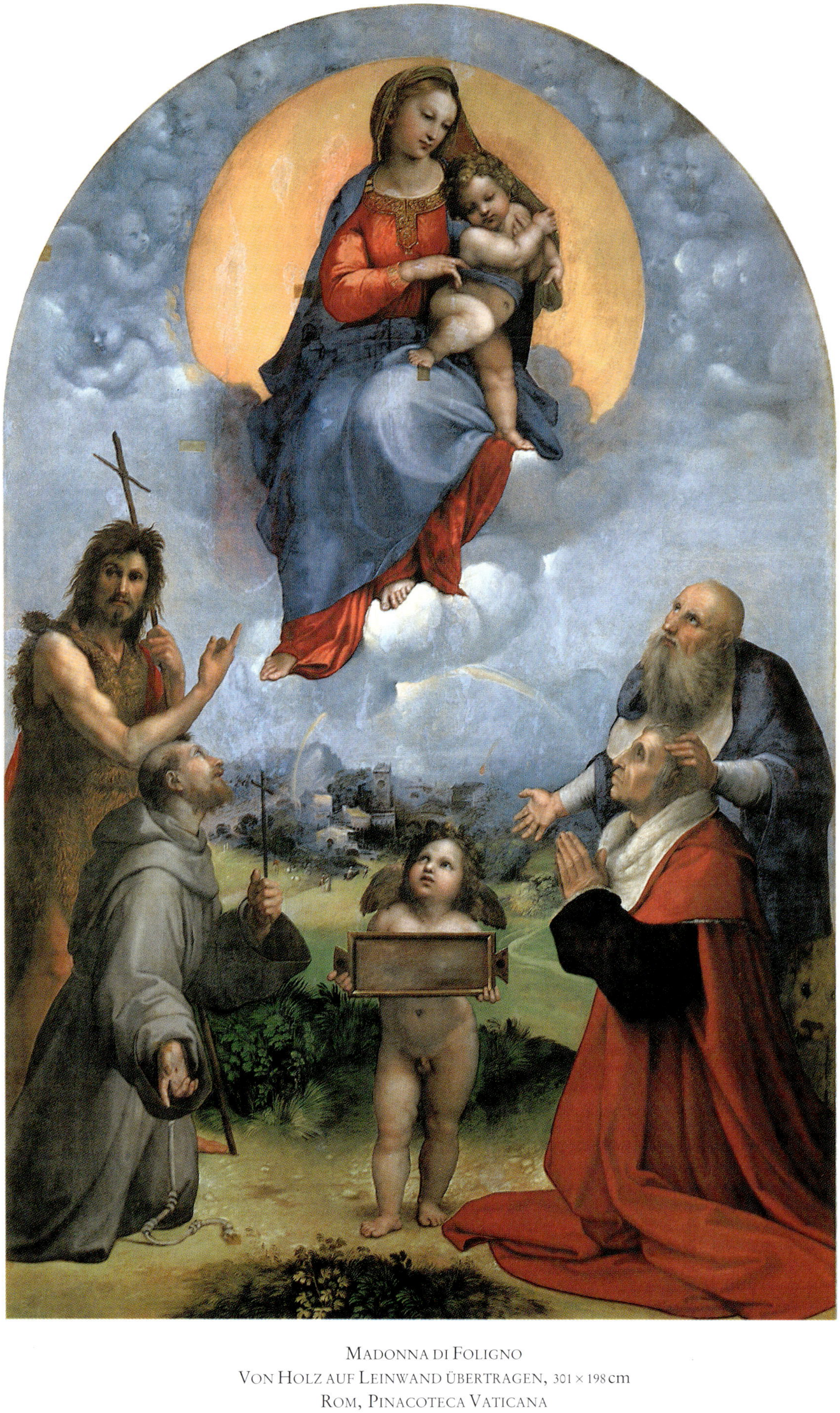

Madonna di Foligno
Von Holz auf Leinwand übertragen, 301 × 198 cm
Rom, Pinacoteca Vaticana

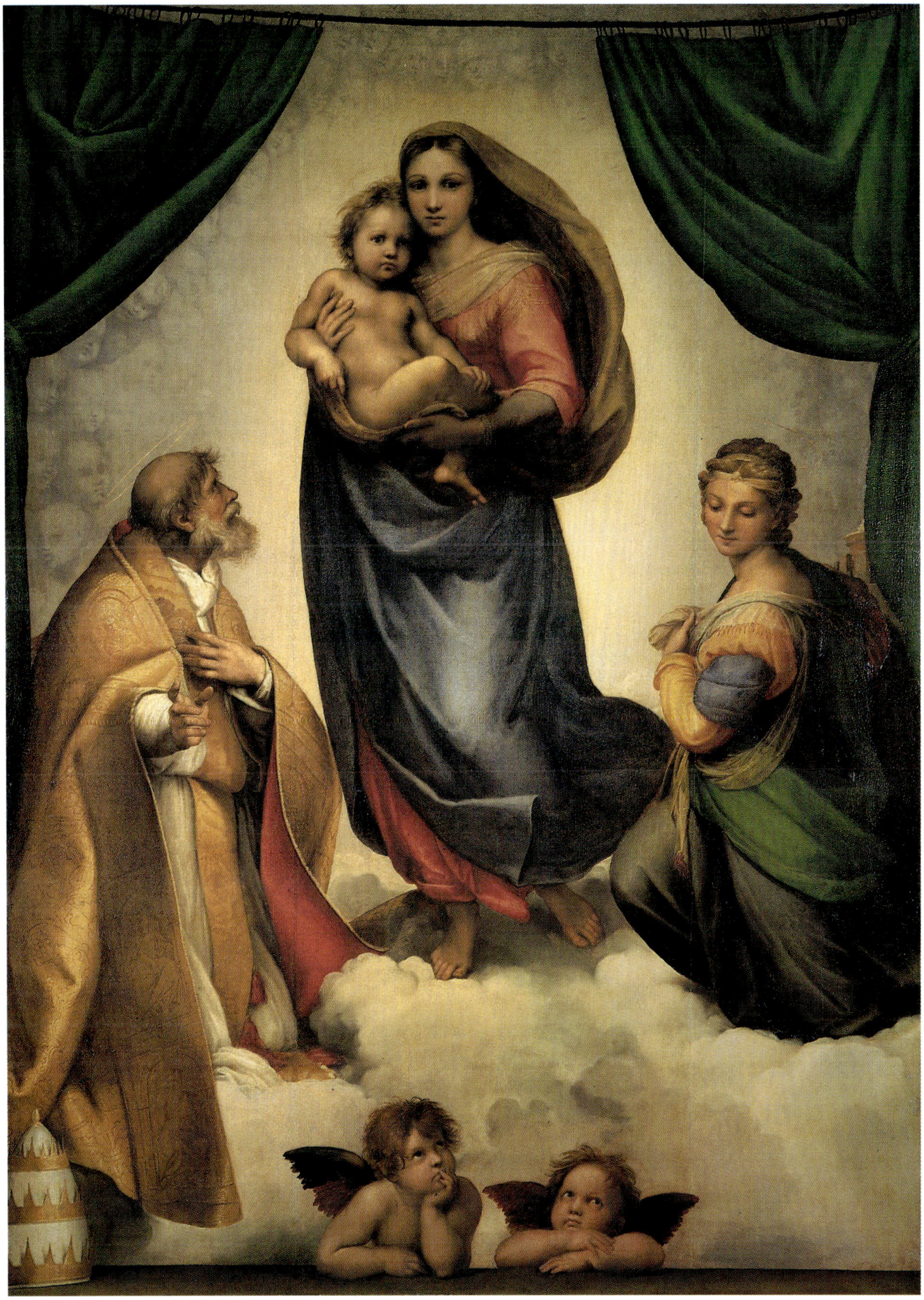

Sixtinische Madonna
Leinwand, 265 × 196 cm
Dresden, Staatliche Kunstsammlungen, Gemäldegalerie Alte Meister

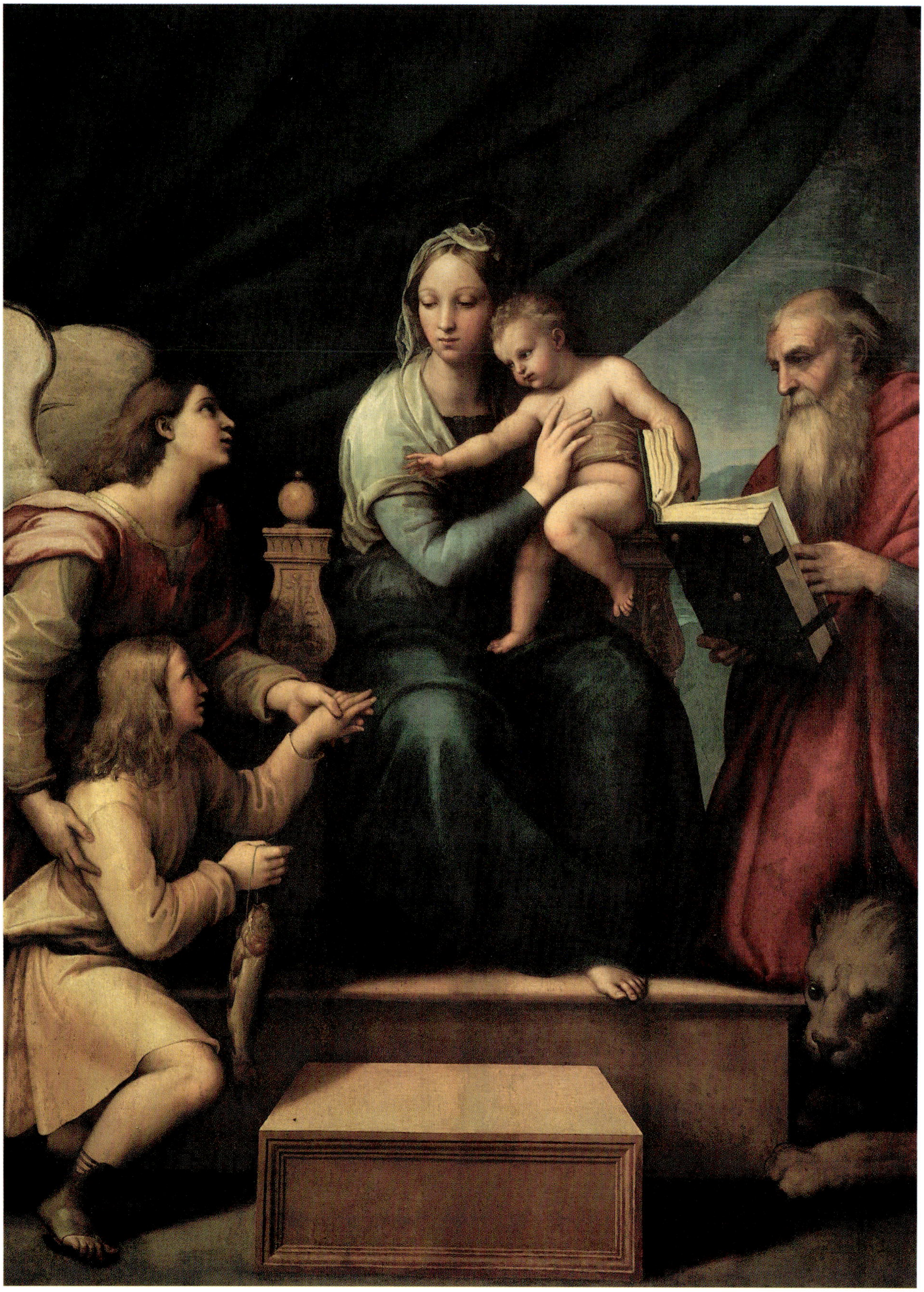

Die Madonna mit dem Fisch
Von Holz auf Leinwand übertragen, 215 × 158 cm
Madrid, Prado

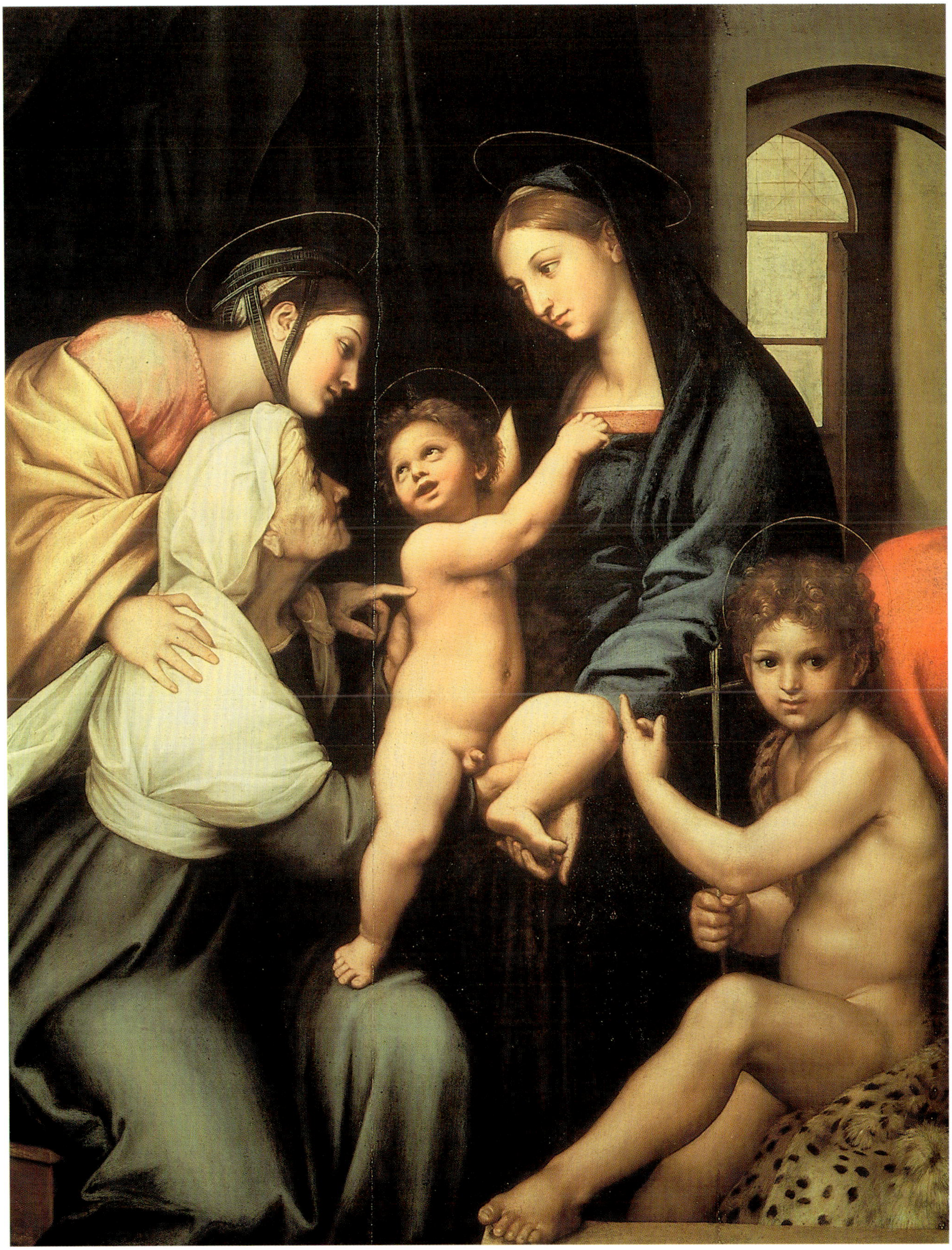

Madonna dell'Impannata
Holz, 158 × 125 cm
Florenz, Galleria Pitti

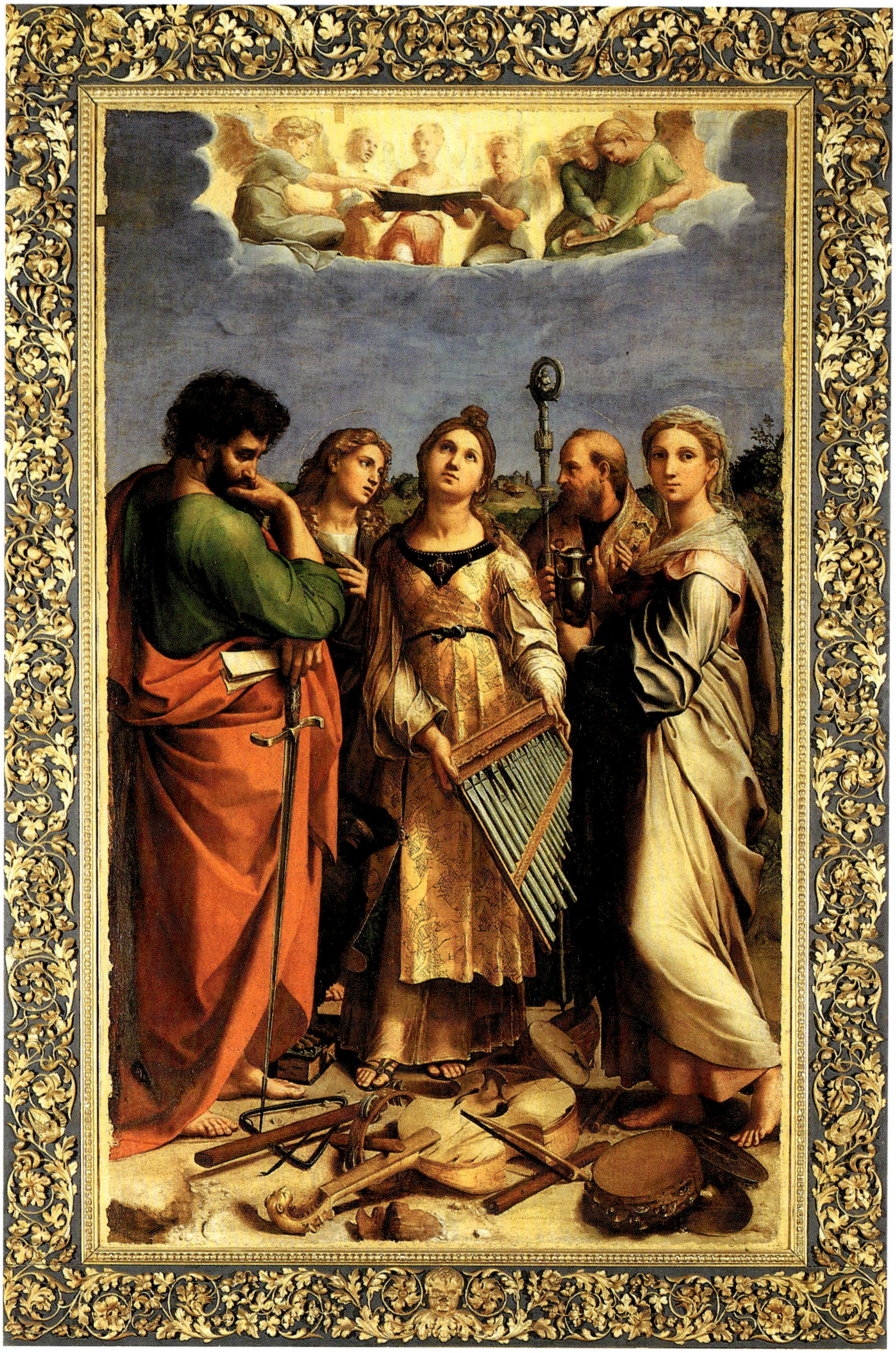

Die hl. Cäcilie mit Heiligen
Von Holz auf Leinwand übertragen, 238 × 150 cm
Bologna, Pinacoteca

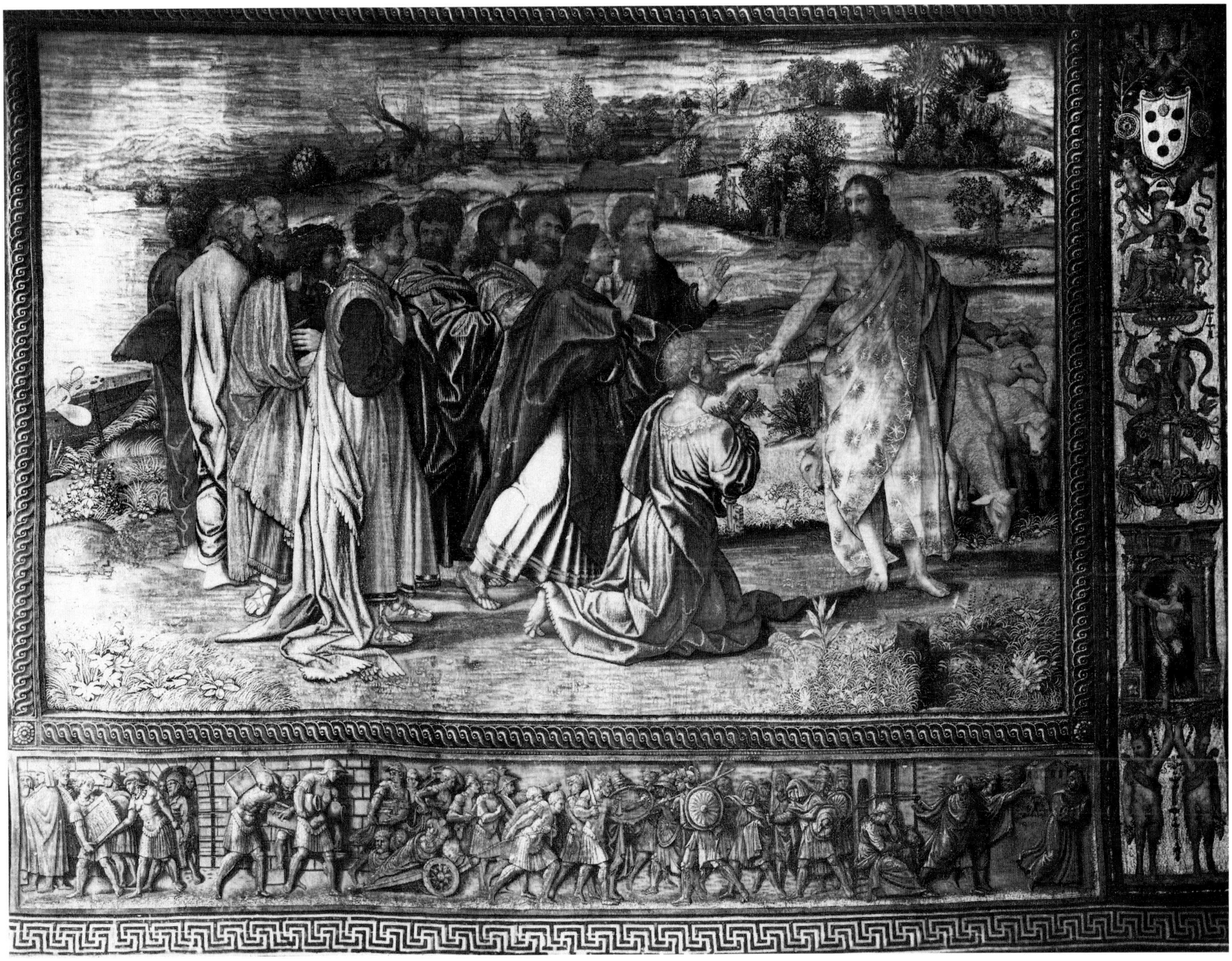

Die Übergabe der Schlüssel an Petrus
Gobelin, Breite ohne Seitenbordüre 560 cm
Rom, Pinacoteca Vaticana

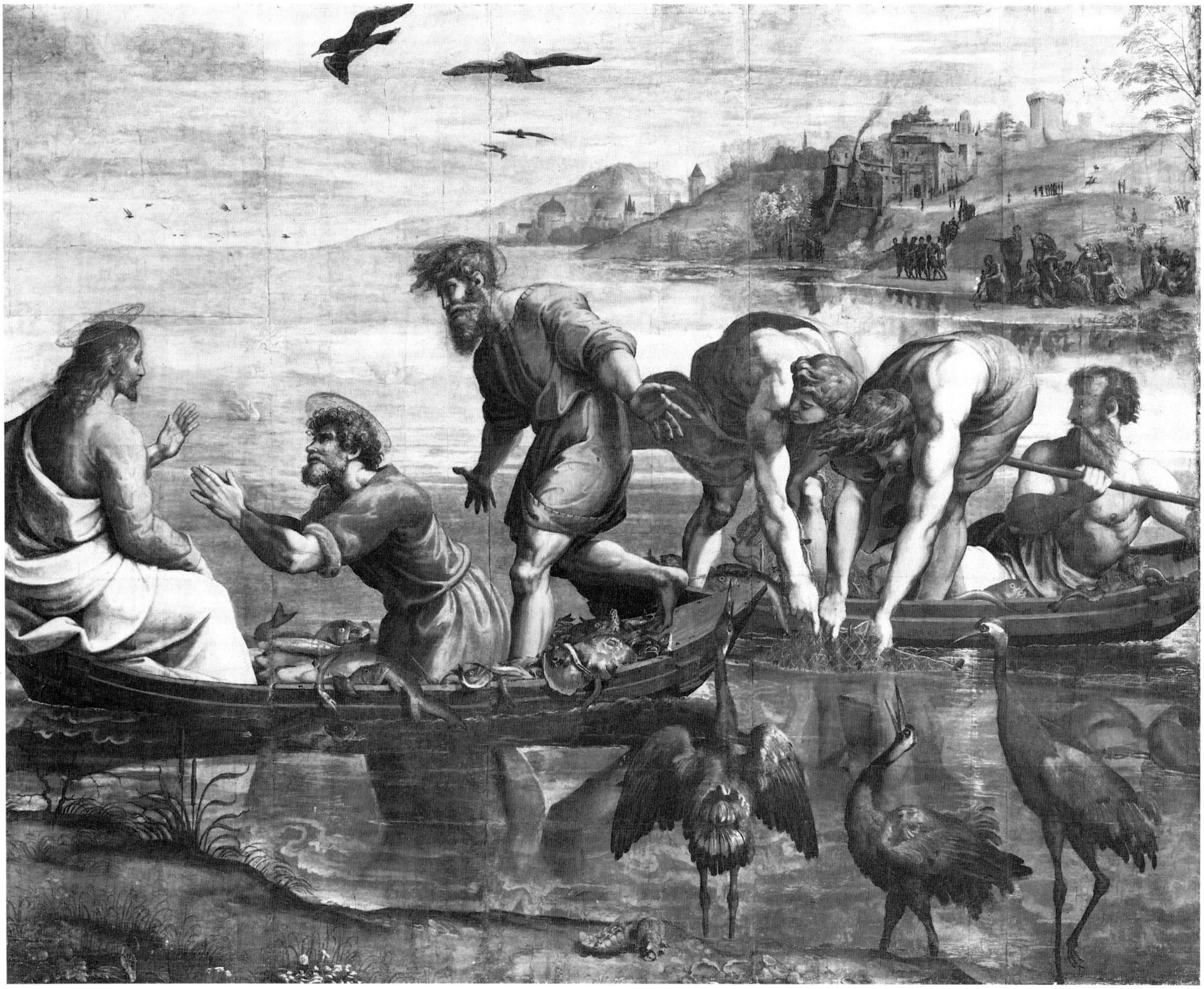

Der wunderbare Fischzug
Karton, 319 × 398,5 cm
London, Victoria and Albert Museum

Der wunderbare Fischzug S. 211
Gobelin, Breite ohne Seitenbordüre 440 cm
Rom, Pinacoteca Vaticana

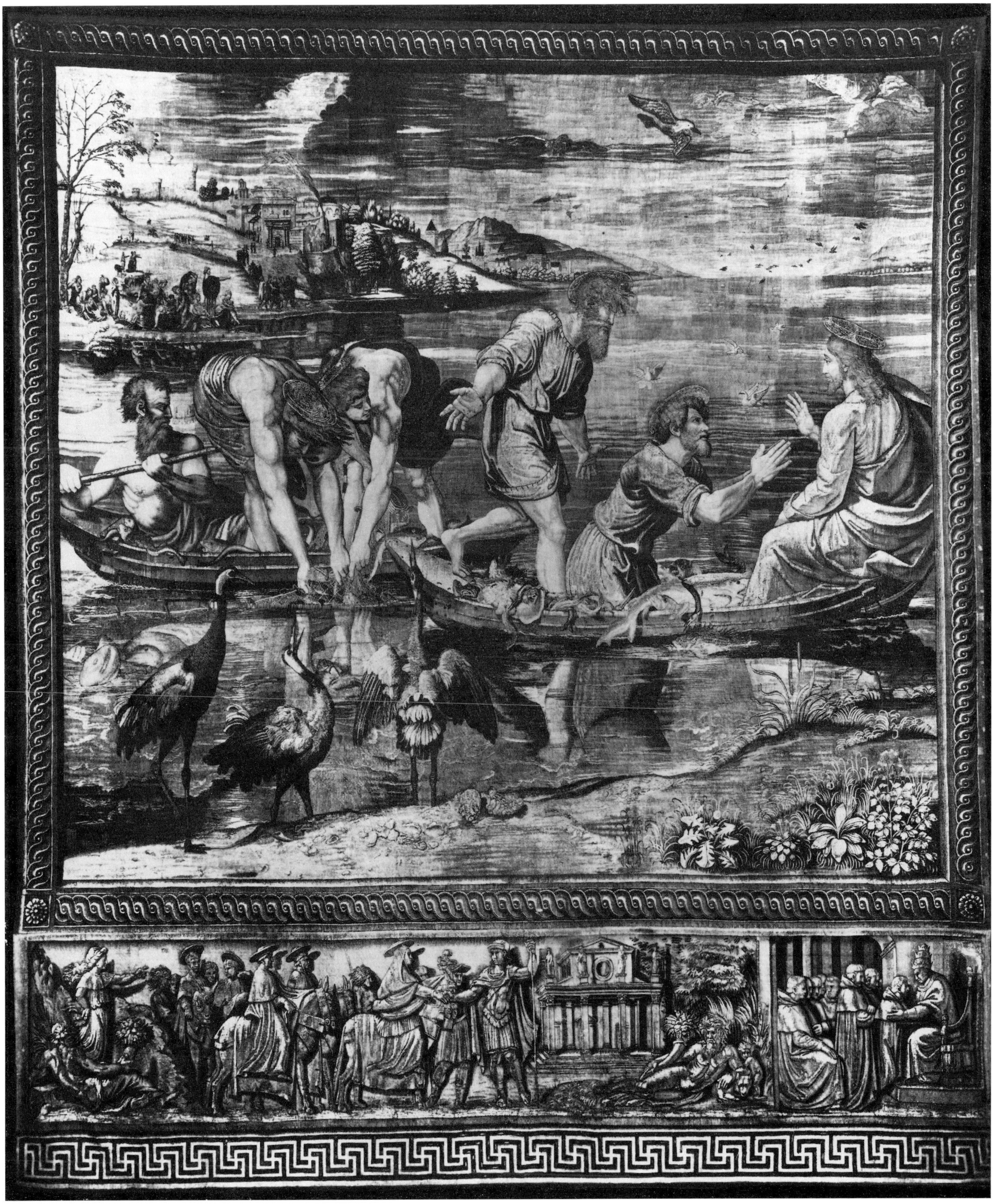

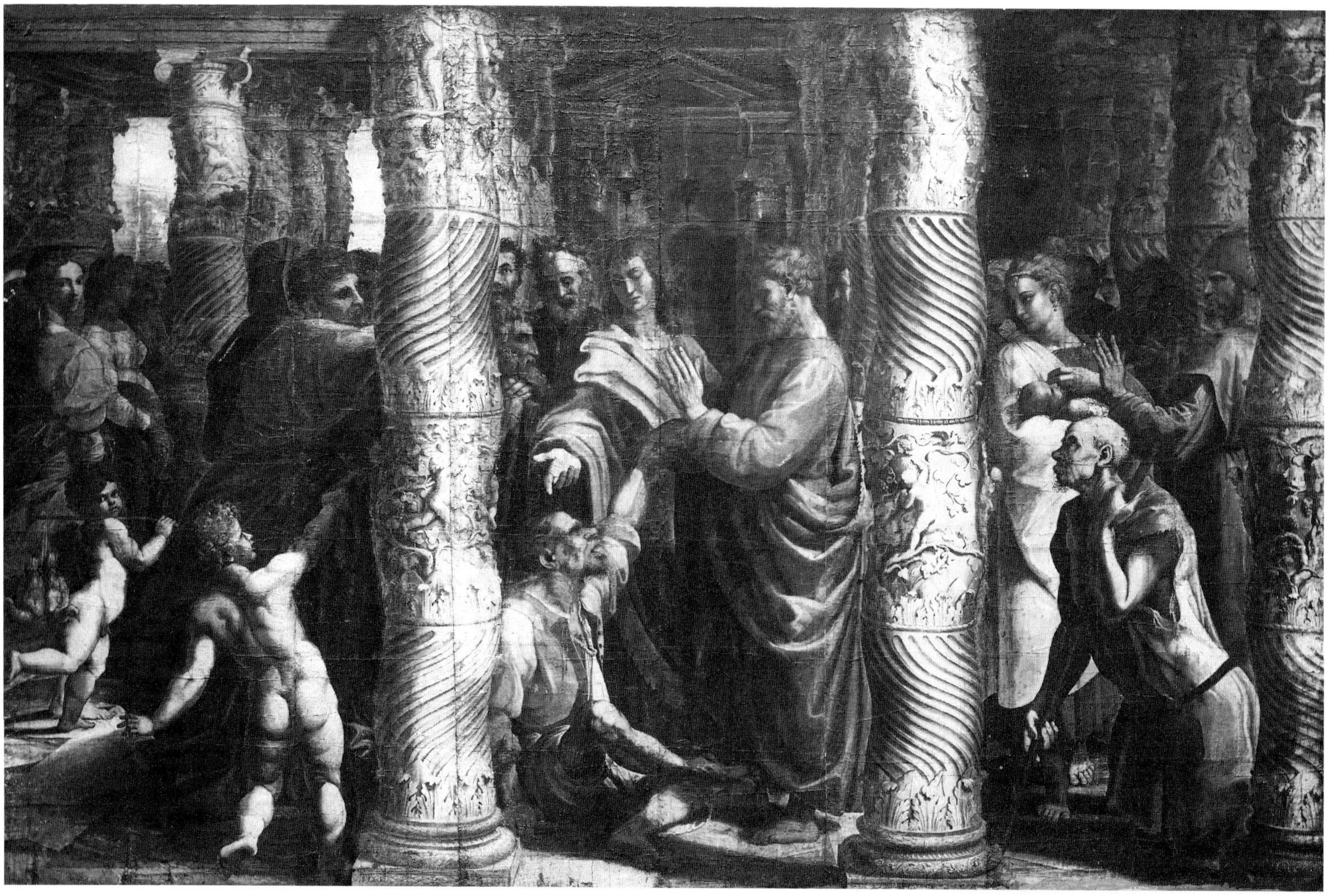

Die Heilung des Lahmen
Karton
London, Victoria and Albert Museum

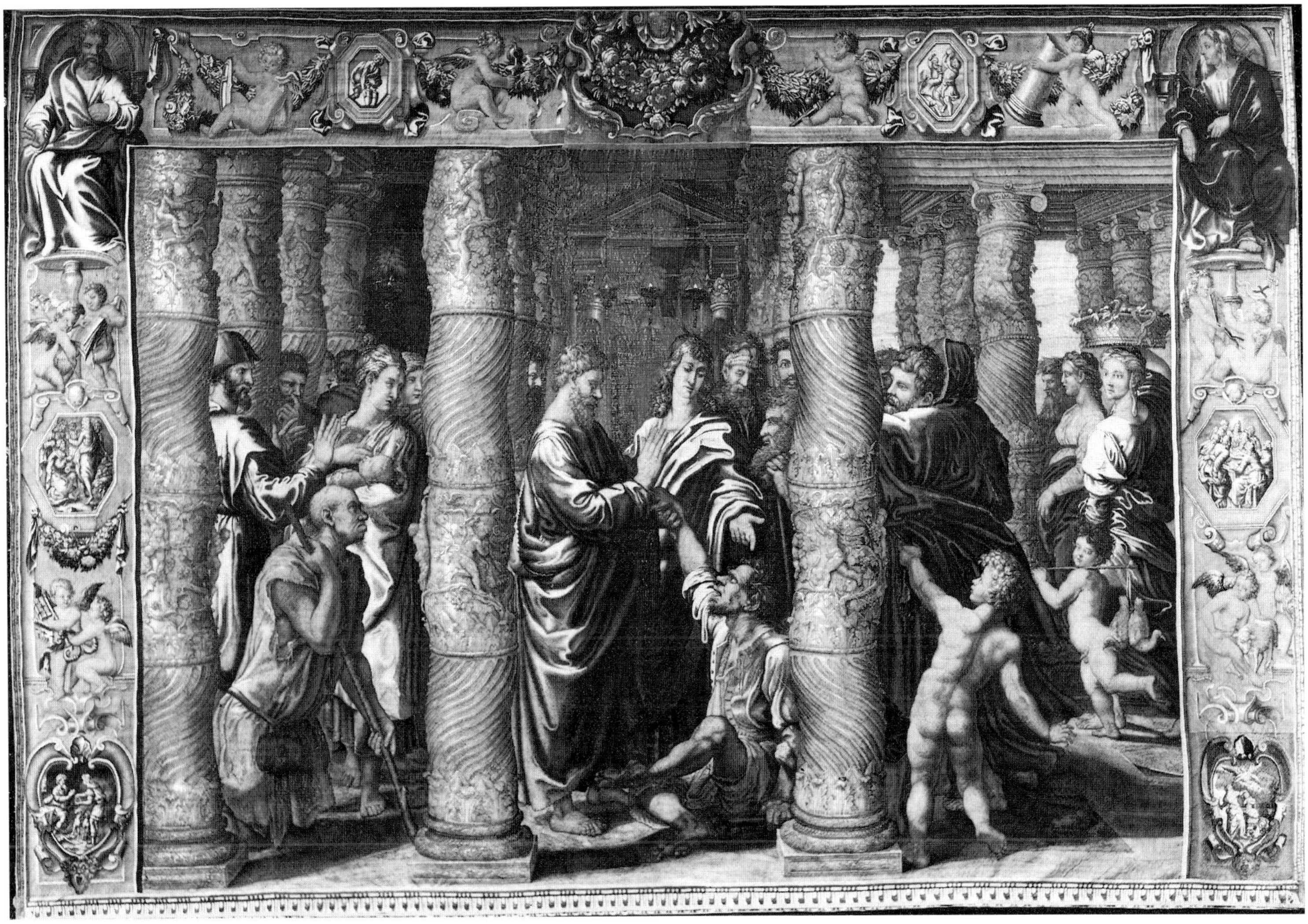

Die Heilung des Lahmen
Gobelin, Breite ohne Seitenbordüre 566 cm
Dresden, Staatliche Kunstsammlungen

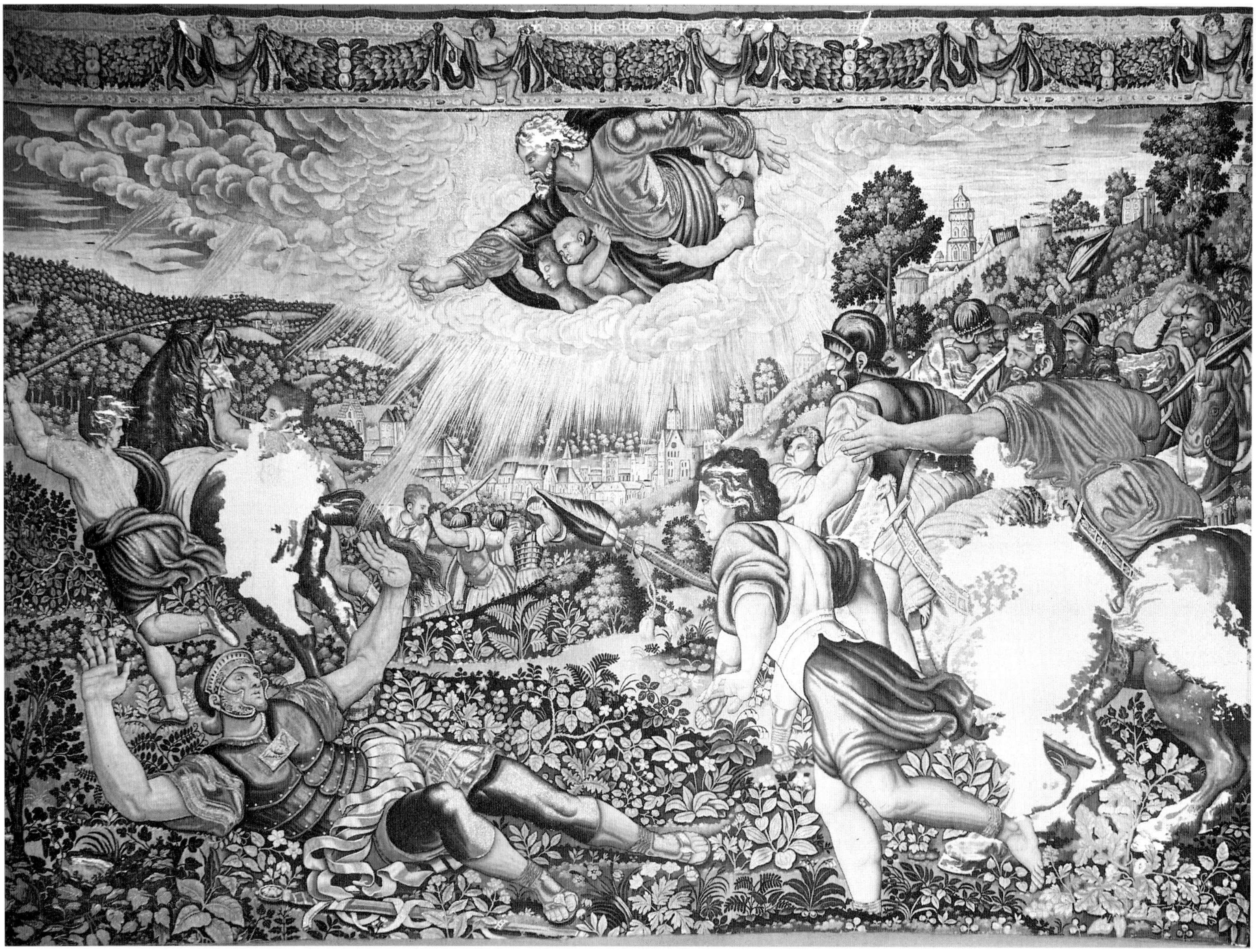

Die Bekehrung des Paulus
Gobelin, Breite ohne Seitenbordüre 557 cm
Rom, Pinacoteca Vaticana

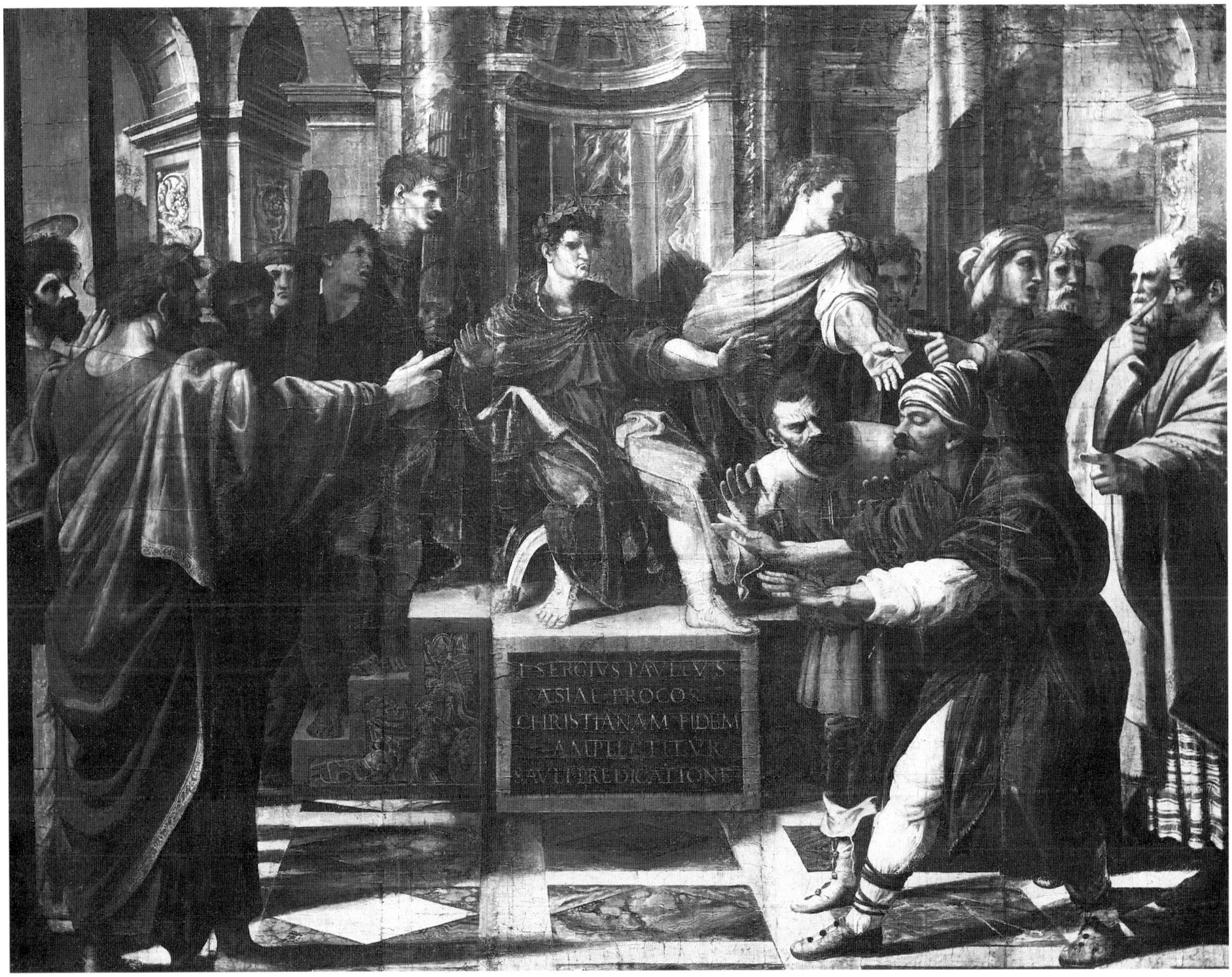

Die Blendung des Zauberers Elymas
Karton
London, Victoria and Albert Museum

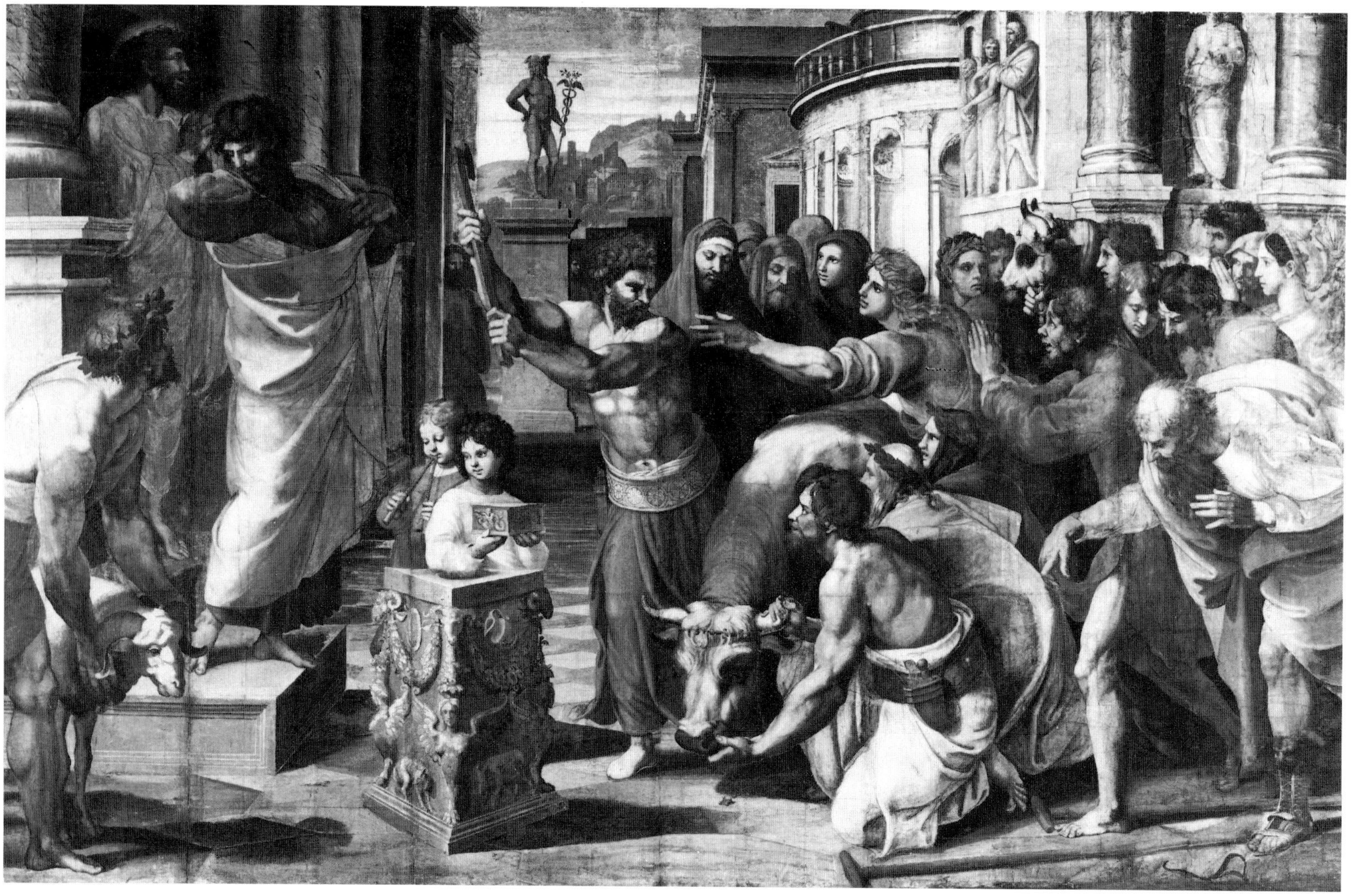

Das Opfer in Lystra
Karton
London, Victoria and Albert Museum

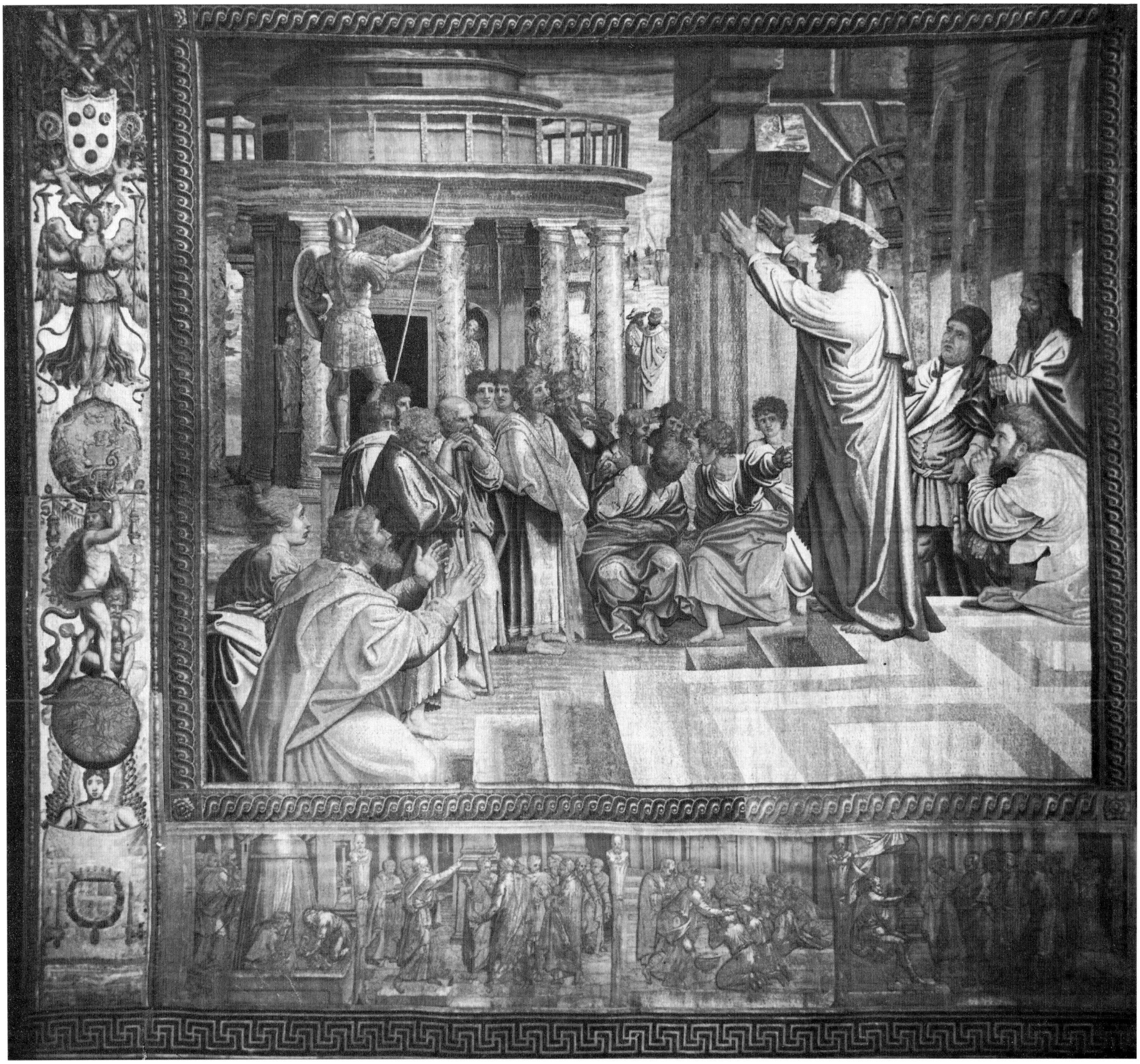

Die Predigt des Paulus in Athen
Gobelin, Breite ohne Seitenbordüre 465 cm
Rom, Pinacoteca Vaticana

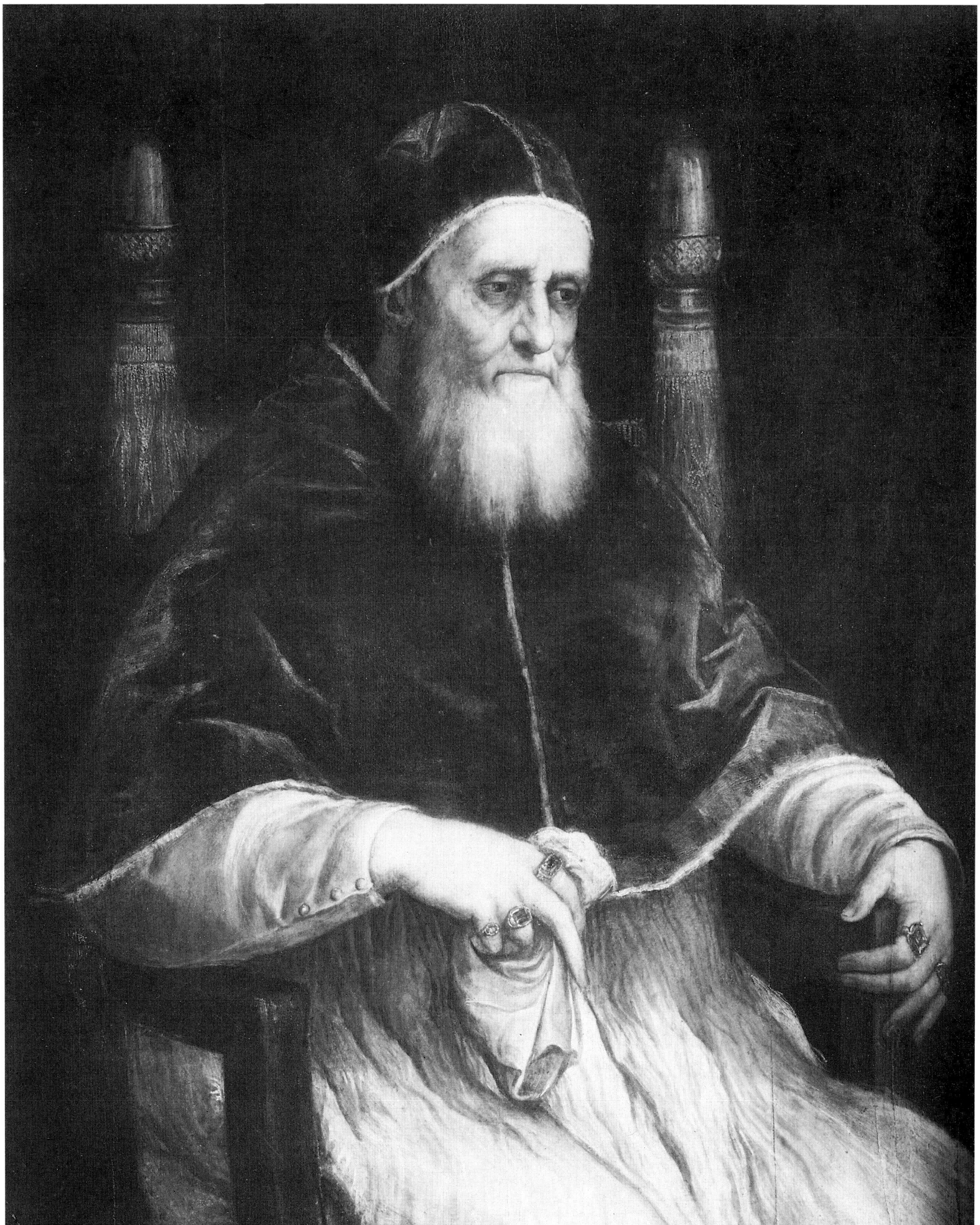

Bildnis Papst Julius II.
Holz, 99 × 82 cm
Florenz, Galleria Pitti

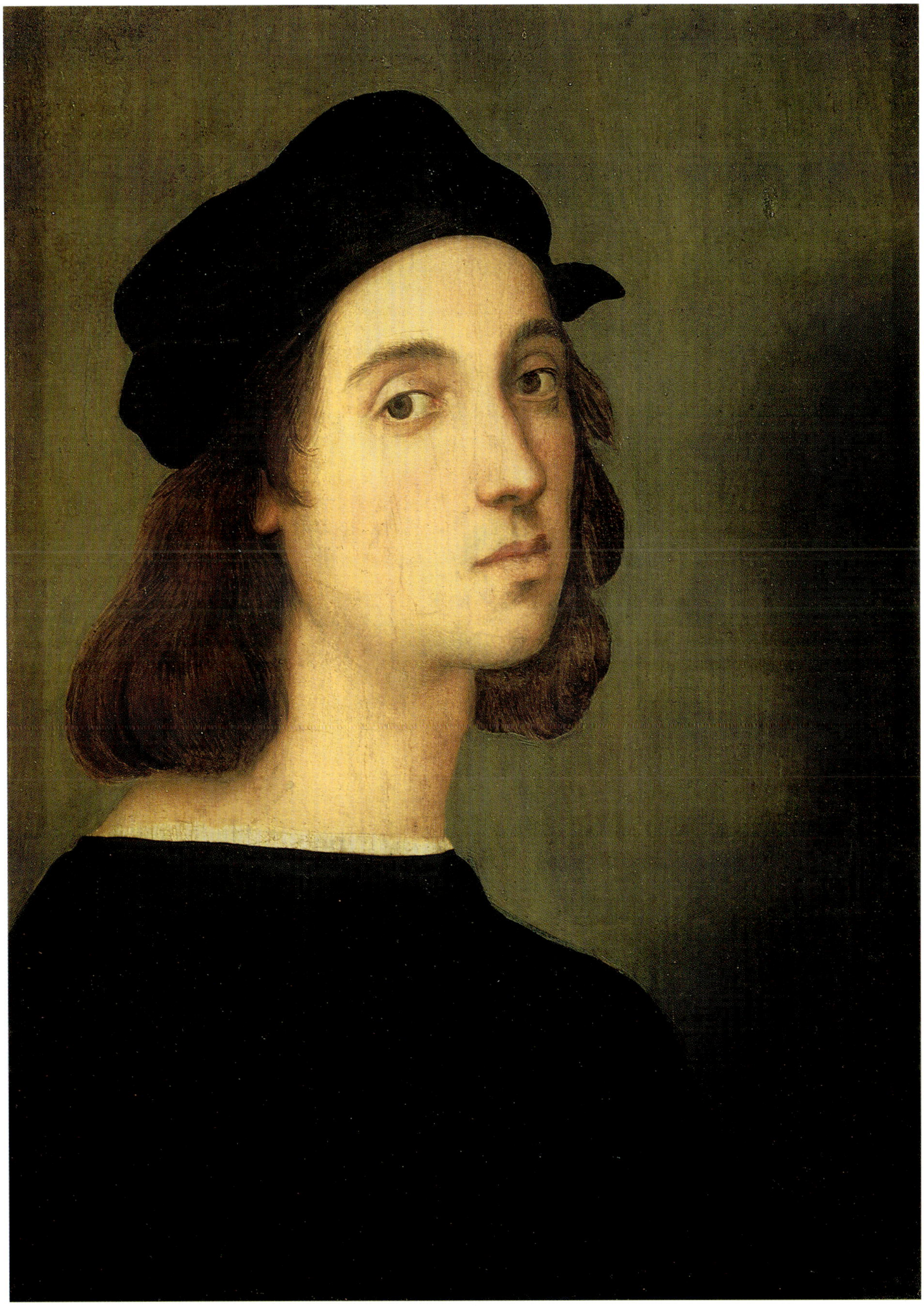

Selbstbildnis
Holz, 45 × 33 cm
Florenz, Uffizien

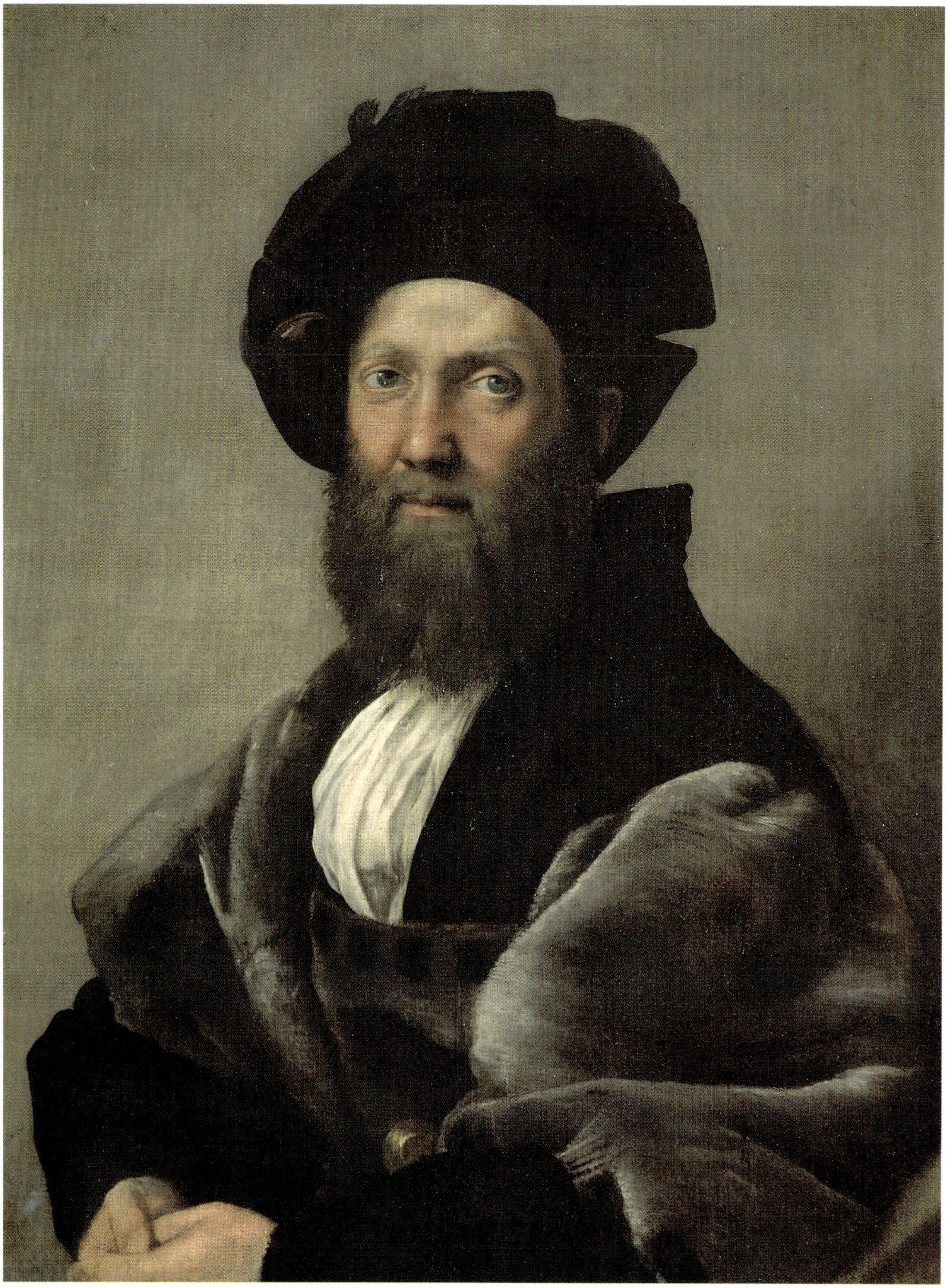

Bildnis des Baldassare Castiglione
Von Holz auf Leinwand übertragen, 82 × 66 cm
Paris, Louvre

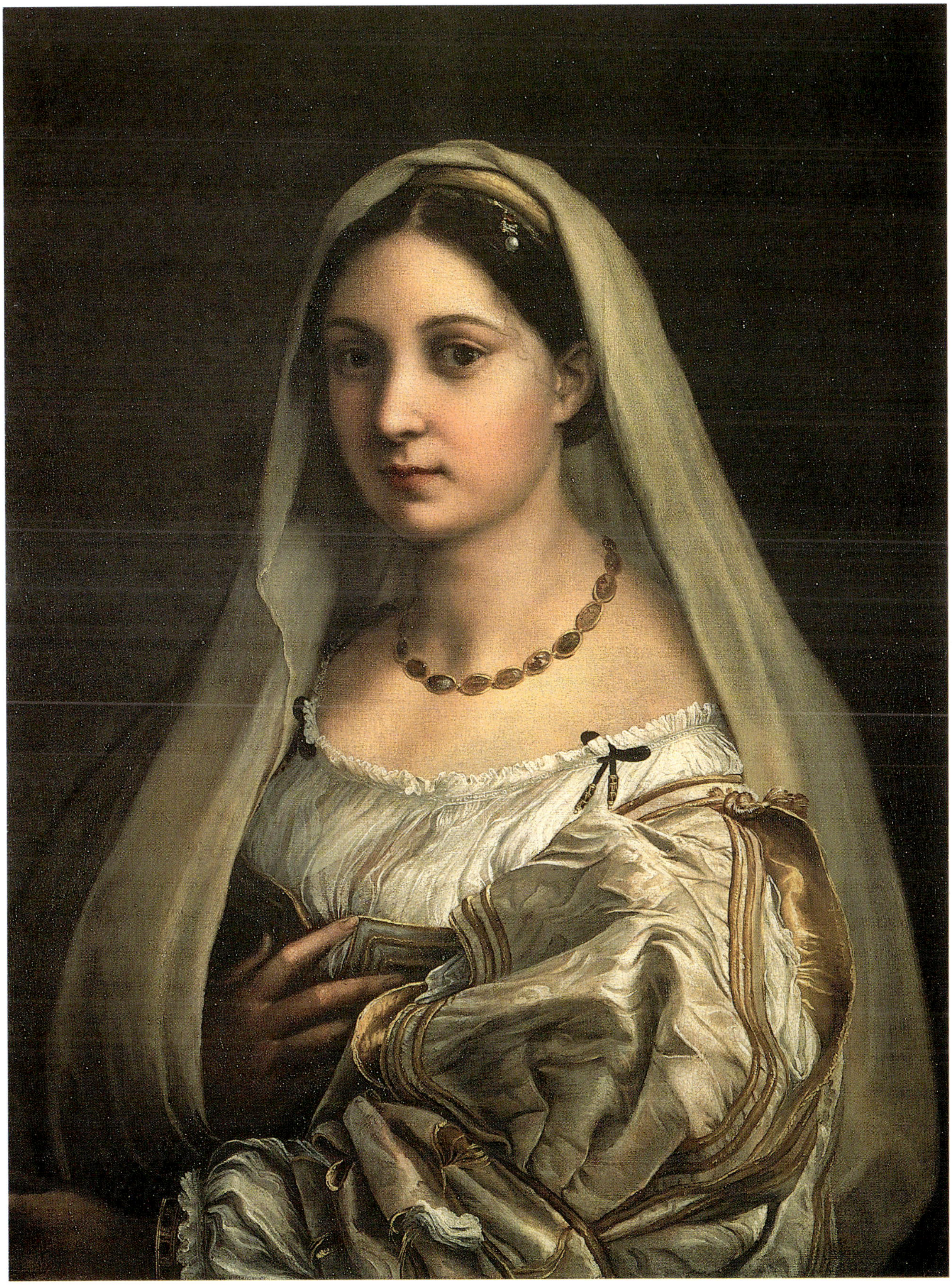

Die Dame mit dem Schleier
Leinwand, 85 × 64 cm
Florenz, Galleria Pitti

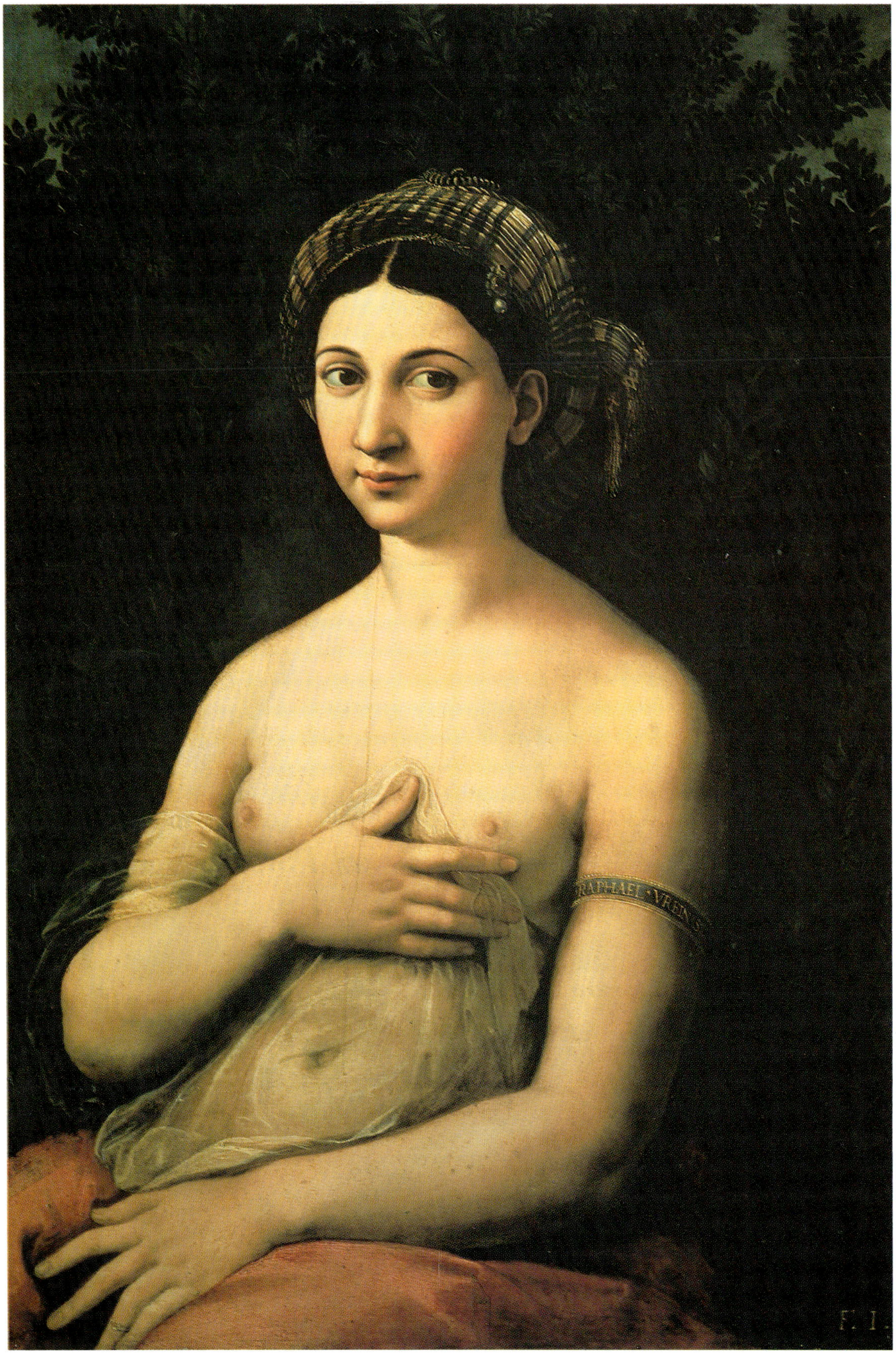

DIE SOGENANNTE FORNARINA
HOLZ, 85 × 60 cm
ROM, GALLERIA NAZIONALE

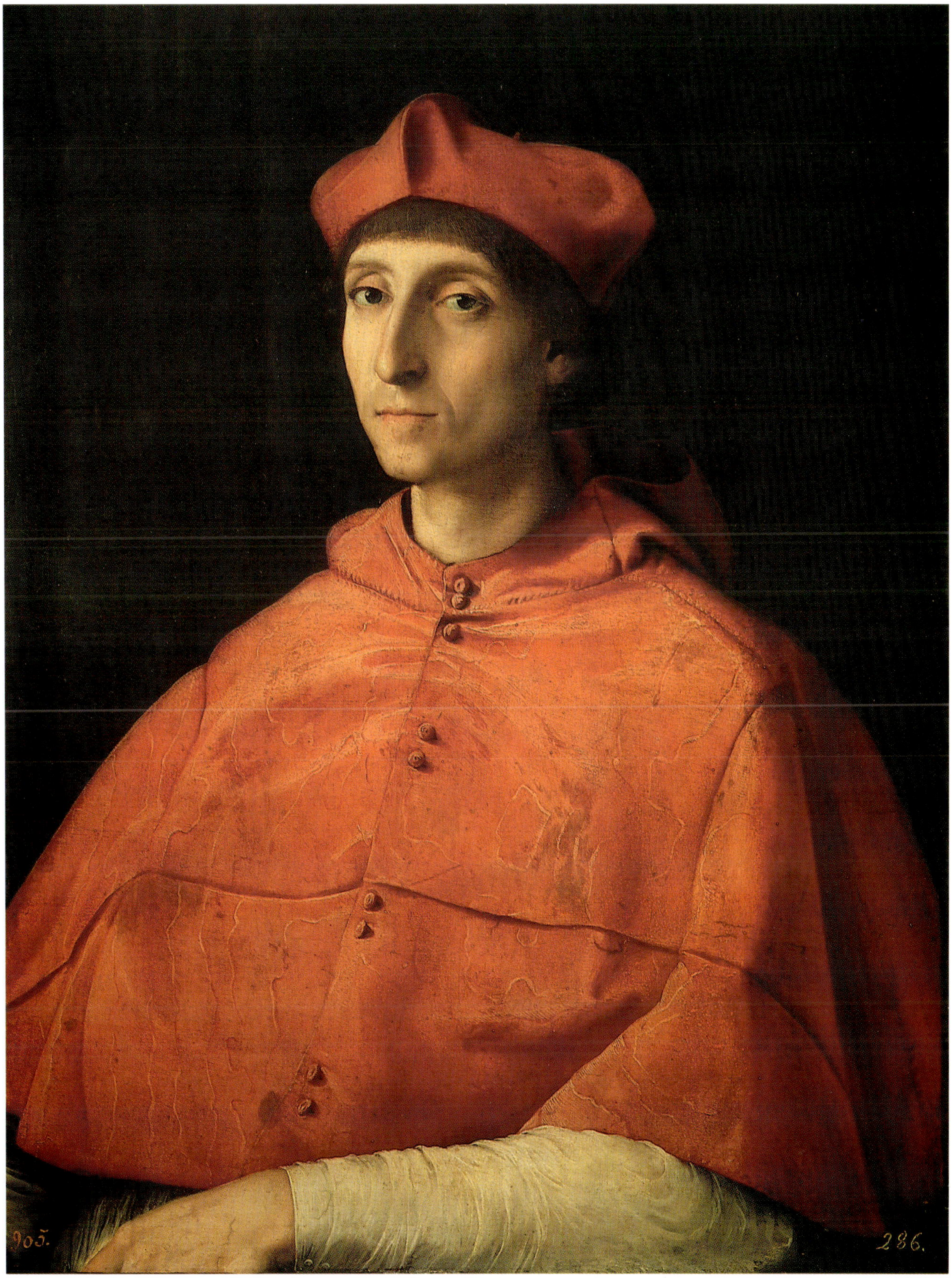

Bildnis eines Kardinals
Holz, 79 × 61 cm
Madrid, Prado

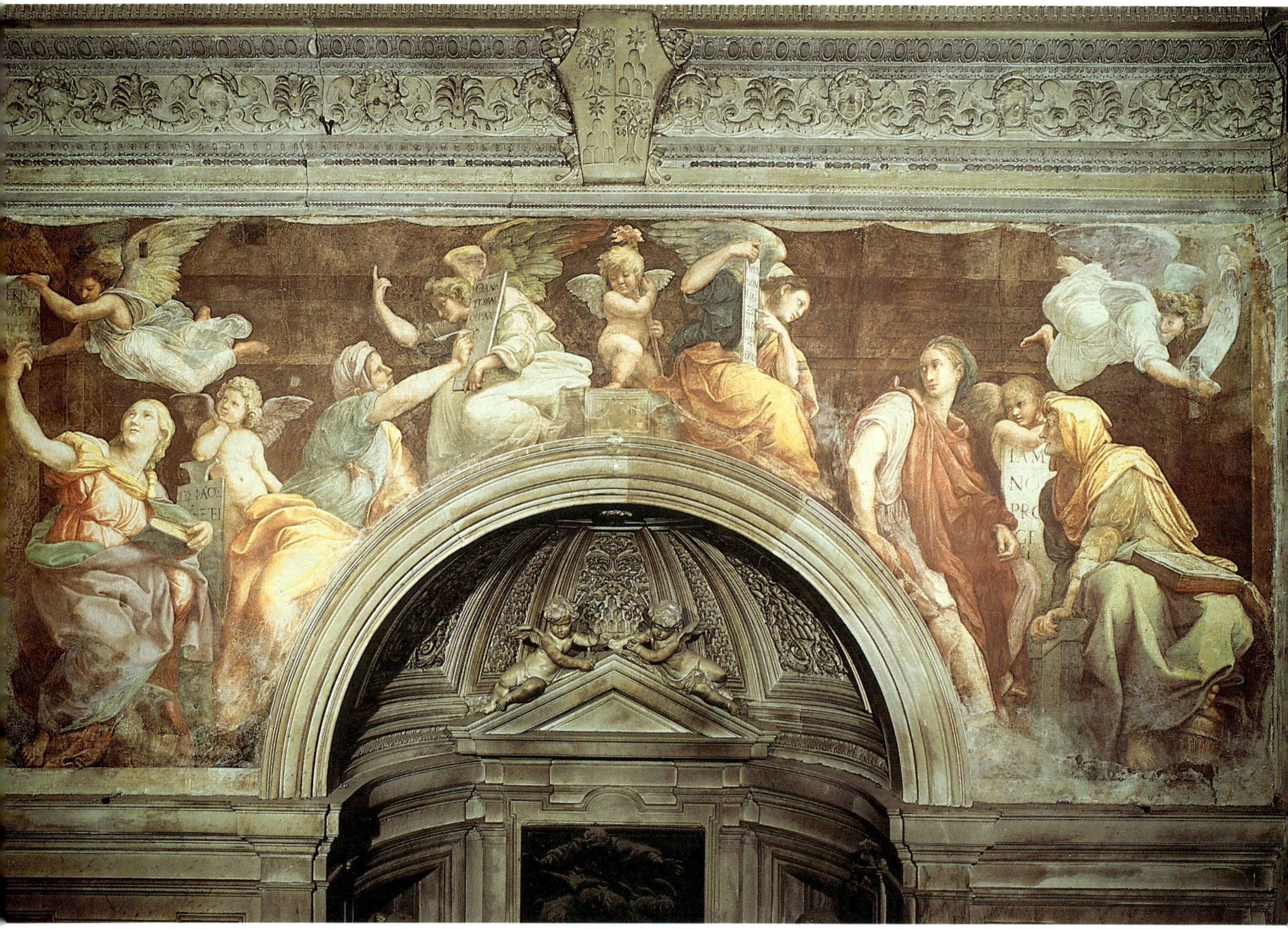

Sibyllen
Fresko
Rom, S. Maria dela Pace, Capella Chigi

Die »Donna velata« muß Raffael sehr nahe gestanden haben, ihre Gesichtszüge begegnen uns in anderen Werken des Meisters. Unverkennbar ist die Verwandtschaft mit dem Kopf der Sixtinischen Madonna und der hl. Magdalena von dem Bilde der »Hl. Cäcilie«, mit der phrygischen Sibylle in Sa. Maria della Pace und der »Fornarina« in Neapel. Der »Donna velata« ist ein Damenbildnis verwandt, das sich in Hannover (Kestner-Museum) befindet und in einigen Partien meisterlich gemalt ist, bei dem aber doch Zweifel an der vollständigen Eigenhändigkeit bestehen.

Unsicherheiten über das Original gibt es bei zwei Porträts des Kardinals Tommaso Inghirami, die sich in Boston (Isabella Stewart Gardner Museum) und Florenz (Galleria Pitti) befinden. Doch spricht das meiste wohl für das Bostoner Bild, das 1513/14 entstanden sein muß, während das Florentiner Bild, das Inghirami Papst Leo X. schenkte, offenbar eine etwa 1518 gemalte Replik ist, die Raffael gemeinsam mit seiner Werkstatt ausführte. Sie zeigt den bereits alternden Kardinal schreibend an einem Pulte, den Blick aufwärts gewandt, so daß ein Augenfehler geschickt verborgen wird. Das Bild wird beherrscht von den Rottönen der Kutte und des Biretts. Inghirami war päpstlicher Sekretär und Bibliotheksvorsteher, als Dichter und Prediger wurde er gleichermaßen bewundert. Nur teilweise von Raffael ausgeführt ist das Bildnis des Giuliano de'Medici von 1514 (New York, Metropolitan Museum), auf der Hohlkehle des Kästchens unter dem linken Arm ist es bezeichnet: »R. S. M. (DXI) V«. Manche Forscher nehmen an, daß Raffael lediglich den Kopf malte, während sie anderes, z. B. den rechten Bildausschnitt mit der Engelsburg – ein Hinweis auf Giulianos Rang als päpstlicher Generalkapitän – als spätere Zutat ansehen. Man glaubte auch in diesem Bild die Hand Pennis zu erkennen. Eine andere Tafel, die vielleicht eine alte Kopie ist, aber auch für das eigentliche Original gehalten wurde, blieb in Bellinzona erhalten. Sie trägt am oberen Rande die Inschrift: »(IVLIA) NVS MED. LEONIS. X. FR (ATER)« und soll aus dem Hause Savoyen stammen. Wenn dies stimmt, dann könnte das Porträt als Brautwerbungsbild für die Verlobung Giulianos mit Philiberta von Savoyen gedient haben, was für eine Entstehung Ende 1513, Anfang 1514 sprechen würde.

Durchweg eigenhändig ist das Bild des Freundes, des Grafen Baldassare Castiglione (Paris), das Raffael 1514/15 gemalt hat, als jener sich als Gesandter des Herzogs von Urbino am päpstlichen Hofe in Rom aufhielt. Der Graf ist in Halbfigur vor neutralem Grunde dargestellt, die Hände, die vom unteren Bildrand überschnitten sind, hält er vor der Brust verschlungen, die Kürzung entstand später durch Beschneiden des Bildes. Er trägt ein reiches Gewand, aus dem hell das gefältelte Hemd leuchtet. Das ausdrucksstarke Gesicht mit den höchst lebendigen Augen wird wirkungsvoll durch den dunklen Bart und das Barett gerahmt. Der Bildaufbau ist sehr streng, die Figur fest eingespannt in die Diagonalen; Binnenzeichnung und Kontur aber geben so viel an Rhythmus und Leben, daß es nicht starr wirkt, sondern nur Beständigkeit erhält.

Das Bildnis hat noch ein Jahrhundert später die Maler beeindruckt. Rubens hat es kopiert, Rembrandt danach eine Federzeichnung gemacht und später eines seiner Selbstbildnisse in gleicher Weise komponiert. Rubens wird das Bild in Mantua gesehen haben, wo es von 1529, dem Todesjahr Castigliones, bis 1630 war. 1630 bis 1639 befand es sich in holländischem Besitz in Amsterdam, wo es Rembrandt sah.

Bildnis des Kardinals Inghirami

Die Gobelins

Ende des Jahres 1513 oder Anfang 1514 gab Papst Leo X. Raffael den Auftrag für zehn Kartons mit Ereignissen aus dem Leben der beiden Apostelfürsten Petrus und Paulus, nach denen Gobelins für die Sixtinische Kapelle gewirkt werden sollten. Die Sixtinische Kapelle war die offizielle Hauskapelle des Papstes, und sie erhielt zusätzlich Bedeutung als Stätte des Konklave bei einer Papstwahl. Ihr Erbauer, Papst Sixtus IV., hatte sie seinerzeit durch die besten Florentiner Maler ausgestalten lassen. Botticelli, Ghirlandajo, Perugino und Rosselli hatten an den Wänden unter den Fenstern einen Freskenzyklus mit Szenen aus dem Leben Christi und aus dem Leben Moses geschaffen. Die Altarwand schmückte eine Darstellung von Mariae Himmelfahrt von der Hand Peruginos gemalt, und an der Decke hatte Michelangelo im Auftrage Julius' II. seine Fresken zur Schöpfungsgeschichte geschaffen. Die nach einer Legende aus Jerusalem stammenden Vorhänge mit der Passion Christi, die man bisher an hohen Feiertagen unter den Fresken aufgehängt hatte, waren alt und unansehnlich geworden, Leo X. wollte sie durch neue ersetzen. Szenen aus der Apostelgeschichte sollten das große Bildprogramm der Cappella Sistina abrunden und zugleich die tägliche Umgebung des Papstes mit dem Leben seiner apostolischen Vorgänger verbinden.

Bildnis des Baldassare Castiglione

Bereits in der ersten Hälfte des Jahres 1515 müssen die ersten Kartons von Raffael und seiner Werkstatt ausgeführt gewesen sein, am 15. Juni dieses Jahres erhielt der

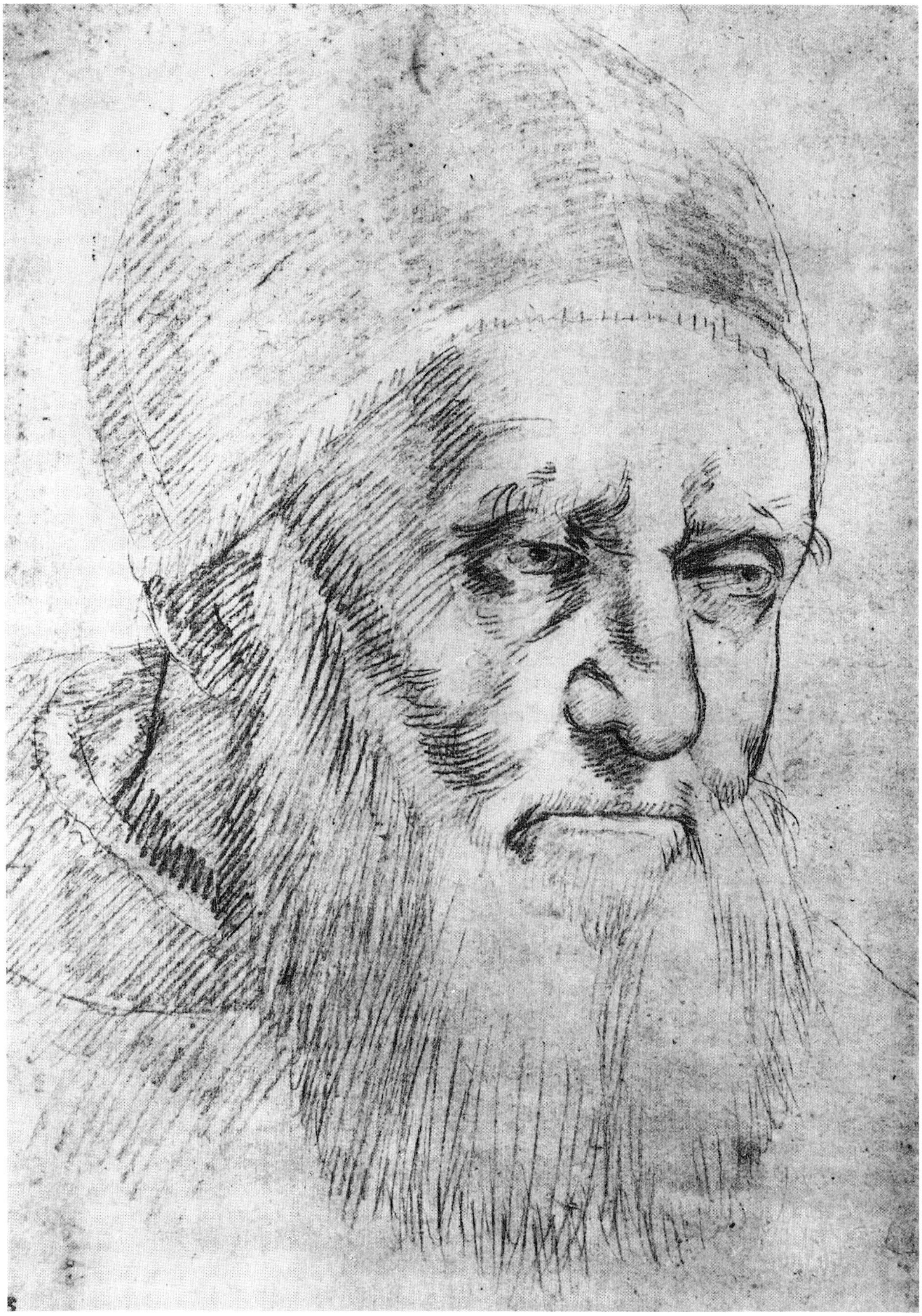

Porträtstudie Papst Julius II.
Zeichnung, 36 × 25 cm
Chatsworth, Devonshire Collection, Duke of Devonshire

Meister die erste Zahlung. Die Restzahlung erfolgte am 20. Dezember 1516, damals dürften die in Leimfarbe auf Papier ausgeführten Kartons, die zum Teil noch die Kohlevorzeichnung erkennen lassen, vollendet gewesen sein. Sie gingen nach Brüssel und wurden in der Teppichwerkstatt des Pieter van Aelst gewirkt. Die Arbeiten überwachte Bernard von Orley (um 1492–1542), der vor 1515 in Italien war und als Raffaelschüler galt. Im Sommer 1517 war die »Schlüsselübergabe« fertig, im Juli 1519 kamen drei weitere Gobelins nach Rom, am zweiten Weihnachtsfeiertage des gleichen Jahres hingen während des Pontificalamtes bereits sieben an den Wänden. Nach einer Beschreibung von M. A. Michiel waren dies »Der wunderbare Fischzug«, »Die Schlüsselübergabe«, »Die Heilung des Lahmen«, »Das Stephansmartyrium«, »Die Bekehrung des Paulus«, »Die Blendung des Elymas« und »Das Opfer in Lystra«. Die restlichen drei sind spätestens 1521 in Rom gewesen, da sie mit den anderen zusammen im Dezember des Jahres 1521 im Inventar Leos X. genannt werden.

Nach wechselvollem Schicksal – sie wurden verpfändet, während des Sacco di Roma geraubt und verkauft, – gelangten sie alle 1553 wieder in päpstlichen Besitz (heute Pinacoteca Vaticana). Für verschiedene europäische Fürsten wurden Wiederholungen gewirkt, die sich heute in unterschiedlichem Besitz befinden. Die Kartons gehen in ihrer Erfindung und ihrer Komposition auf Raffael selbst zurück, die Ausführung der zahlreichen vielfigurigen Details aber hat er der Werkstatt, vor allem Francesco Penni und Giulio Romano, überlassen. Der Zyklus von zehn Gobelins umfaßt vier Szenen aus dem Leben des Apostels Petrus und sechs aus dem des Apostels Paulus.

Der wunderbare Fischzug

»Der wunderbare Fischzug« (Luk., V. 1–10) schildert die Berufung der ersten Jünger. Am Ufer des Sees Genezareth ist Jesus in eines von zwei Booten gestiegen. Dank seines Wunders hatten die Fischer einen reichen Fang, tief liegt das Boot im Wasser, im anderen bemühen sich noch Jakobus und Johannes, die Söhne des Zebedäus, das Netz zu bergen. Simon Petrus, der als erster das Wunder erkennt, ist Jesus zu Füßen gesunken und dieser spricht zu ihm: »Fürchte dich nicht! denn von nun an wirst du Menschen fangen«. Dem Worte des Herren folgend ist Andreas bereits in den Nachen gestiegen, Johannes horcht auf, Jakobus aber ist noch ganz bei seiner Arbeit. Diese beiden das Netz ziehenden Gestalten sind durch Michelangelos Karton der »Schlacht von Cascina« angeregt. Die Sockelbordüre schildert den Einzug des Giovanni de'Medici in Rom im Jahre 1513 und die Huldigung Leos X.

Die Übergabe der Schlüssel an Petrus

Der zweite Teppich in der Petrus-Folge zeigt die »Übergabe der Schlüssel an Petrus« (Joh. XXI., 1–17 und Matth. XVI., 16 ff.). Raffael hat hier zwei verschiedene Evangelienstellen miteinander verbunden. Der Matthäus-Text schildert, wie in der Gegend von Cäsarea Philippi die Leute Jesus für einen Propheten hielten, Petrus aber sprach: »Du bist Christus, des lebendigen Gottes Sohn! Und Jesus antwortete und sprach zu ihm: Selig bist du, Simon, Sohn des Jonas, denn Fleisch und Blut hat dir das nicht offenbart, sondern mein Vater im Himmel. Und ich sage dir auch: Du bist Petrus, und auf diesen Felsen will ich bauen meine Gemeinde, und die Pforten der Hölle sollen sie nicht überwältigen. Ich will dir des Himmelreiches Schlüssel geben, und alles, was du auf Erden binden wirst, soll auch im Himmel gebunden sein, und alles, was du auf Erden lösen wirst, soll auch im Himmel los sein.« Petrus ist vor Christus in die Knie gesunken und hat die Schlüssel empfangen. Aber Christus ist als Auferstandener dargestellt; dies und die Lämmer hinter ihm verweisen auf den anderen Text aus dem Johannes-Evangelium, wo Christus sich nach seiner Auferstehung den Jüngern zum dritten Male offenbart, und dreimal zu Petrus sagt: »Weide meine Schafe!« Durch die Zusammenfassung beider Texte wurde der Auftrag, die Gemeinde Christi zu behüten, mit der Statthalterschaft Christi auf Erden verbunden. In den Köpfen der Jünger hat Raffael in großartiger Meisterschaft eine Reihe großer Charaktere gezeichnet, bei denen zwar die positiven Eigenschaften überwiegen, Schwächen aber durchaus nicht verheimlicht sind, Gehorsam verbindet sich mit Blindheit, Vertrauen mit Einfalt, Verstand mit Zweifel, Vorsicht kann zu Angst werden und Kraft Unwillen auslösen. Die Sockelbordüre schildert die Plünderung des Palazzo Medici und die Flucht Giovannis als Mönch im Jahre 1494.

Die Heilung des Lahmen

Der dritte Teppich dieser Reihe erzählt die »Heilung des Lahmen« (Ap.-Gesch. III, 1–7). Petrus war mit Johannes in den Tempel zu Jerusalem gekommen, dessen gewaltige Architektur die prachtvollen Säulen andeuten, da bat sie ein Krüppel, der von Geburt an lahm war, um ein Almosen. »Petrus aber sprach: Silber und Gold habe ich nicht; was ich aber habe, das gebe ich dir: Im Namen Jesu Christi von Nazareth stehe auf und wandle! Und griff ihn bei der rechten Hand und richtete ihn auf.« Petrus, eine Gestalt wie ein Fels, behauptet sich vor den schweren Säulen und steht in großartigem Kontrast zu dem hilflosen Lahmen am Boden. Johannes ist jünglingshaft zart; milde und voller Liebe wendet er sich dem armseligen Bettler zu. Die Schar der Juden reagiert unterschiedlich auf das Wunder, Hoffnung keimt bei einem zweiten Krüppel, Neugier treibt Gaffer herbei, Erstaunen zeigen andere, aber auch heftige Abwehr und Gleichgültigkeit sind zu bemerken. Die Sockelbordüre schildert unter anderem die Schlacht bei Ravenna aus dem Jahre 1513, bei der Kardinal Giovanni de'Medici in Gefangenschaft geriet.

Der letzte der Petrus-Teppiche ist »Der Tod des Ananias«. (Ap.-Gesch. V, 3–5). Ananias hatte einen Acker verkauft, um mit dem Gelde in die Gütergemeinschaft der christlichen Gemeinde einzutreten. Zuvor aber hatte er mit Wissen seines Weibes einen Teil des Geldes beiseitegeschafft. Als er das restliche Geld zu den Aposteln brachte, hielt ihm Petrus seine Unredlichkeit vor, da es ihm doch freistand, alles zu behalten. Und Petrus sprach: »Du hast nicht Menschen, sondern Gott belogen. Als Ananias aber diese Worte hörte, fiel er nieder und gab den Geist auf.«

Die Jünger stehen auf einer Estrade, eine Gruppe von neun in der Mitte, aus ihr tritt Petrus hervor und spricht die strafenden Worte. Zwei andere Jünger wenden sich an der Seite gläubigen Gemeindegliedern zu. Ananias ist sterbend zusammengebrochen, entsetzt weichen ein Mann und eine Frau von ihm zurück, während sich eine Gruppe Neugieriger über den Sterbenden beugt. Auf der Sockelbordüre ist eine Ansprache des Gonfaloniere Soderini an die Florentiner und der Einzug Giovanni de'Medicis in Florenz im Jahre 1512 dargestellt.

Die Paulus-Serie beginnt mit der »Steinigung des hl. Stephanus« (Ap.-Gesch. VII, 55–59). Die christliche Gemeinde von Jerusalem hatte Stephanus zu einem ihrer sieben Armenpfleger gewählt. Stephanus war erfüllt vom heiligen Geiste, er vollbrachte Wunder und Zeichen. Da wurde er vor dem Hohen Rat verleumdet und festgenommen. Er hielt eine große Verteidigungsrede, bewährte seinen Glauben und sprach: »Siehe, ich sehe den Himmel offen und des Menschen Sohn zur Rechten Gottes stehen. Sie schrien aber laut und hielten ihre Ohren zu und stürmten einmütig auf ihn ein, stießen ihn zur Stadt hinaus und steinigten ihn. Und die Zeugen legten ab ihre Kleider zu Füßen eines Jünglings, der hieß Saulus, und steinigten Stephanus, ... Saulus aber hatte Wohlgefallen an seinem Tode.« Saulus, der spätere Heidenapostel Paulus, steht beim Tode des ersten Märtyrers auf der Seite der Christenverfolger, sein Wüten brachte viele Gläubige ins Gefängnis. – In der Sockelbordüre ist der Einzug des Giovanni de'Medici als päpstlicher Legat in Florenz 1492 geschildert.

Die Bekehrung des Paulus

Der zweite Teppich der Paulus-Serie zeigt die »Bekehrung des Paulus« (Ap.-Gesch. IX. 3–7). Saulus hatte sich vom Hohepriester Briefe erbeten, um die Christen auch in Damaskus verfolgen zu können. »Und als er auf dem Wege war und nahe an Damaskus kam, umleuchtete ihn plötzlich ein Licht vom Himmel; und er fiel auf die Erde und hörte eine Stimme, die sprach zu ihm: Saul, Saul, was verfolgst du mich? Er aber sprach: Herr, wer bist du? Der Herr aber sprach: Ich bin Jesus, den du verfolgst. Stehe auf und gehe in die Stadt; da wird man dir sagen, was du tun sollst. Die Männer aber, die seine Gefährten waren, standen und waren erstarrt; denn sie hörten die Stimme, aber sahen niemand.« Als Saulus wieder aufstand, war er erblindet. Seine Männer brachten ihn nach Damaskus. Im Namen des Herrn heilte ihn ein Jünger der Gemeinde von Damaskus mit Namen Ananias, denn Gott hatte ihn bestimmt, »daß er meinen Namen trage vor Heiden und vor Könige und vor das Volk Israel.« Die Juden verfolgten Paulus, dieser mußte Damaskus heimlich verlassen, auch aus Jerusalem mußte er fliehen. Schließlich erreichte ihn zu Antiochia der Auftrag Gottes, gemeinsam mit Barnabas unter den Heiden zu predigen. Die Sockelbordüre berichtet von der Verfolgung der Christen durch Saulus.

Die Blendung des Zauberers Elymas

Der dritte Teppich der Paulus-Serie schildert eine der Wundertaten der ersten Missionsreise, die »Blendung des Zauberers Elymas« (Ap.-Gesch. XIII, 6–12). Auf Cypern, in der Stadt Paphos, waren Paulus und Barnabas vor den Statthalter gerufen worden, um ihn im Glauben zu unterweisen. Der Zauberer Elymas wollte das verhindern. »Saulus aber, der auch Paulus heißt, voll heiligen Geistes, sah ihn an und sprach: O du Kind des Teufels, voll aller List und aller Bosheit, Feind aller Gerechtigkeit, hörst du nicht auf, krumm zu machen die geraden Wege des Herrn? Und nun siehe, die Hand des Herrn kommt über dich, und sollst blind sein und die Sonne eine Zeitlang nicht sehen!« Diese Szene schildert der Teppich. Der Statthalter thront in einer Tribuna, von Liktoren und Gefolgsleuten umgeben. Am linken Bildrande stehen die beiden Apostel; Paulus hat gerade seine Worte gesprochen, der Zauberer ist mit Blindheit geschlagen worden.

Das Opfer in Lystra

Der vierte Paulus-Teppich berichtet von einem anderen Ereignis der Missionsreisen, vom »Opfer in Lystra« (Ap.-Gesch. XIV, 8–18). In Lystra hatte Paulus einen Lahmen geheilt, daraufhin hielten die Einwohner ihn und Barnabas für Merkur und Jupiter. Die Priester brachten des Jupiter Stiere, um ihnen zu opfern. Die beiden Jünger wiesen die Opfer zurück, da sie nur sterbliche Menschen seien und predigten vom lebendigen Gott der Christen. Juden aber hetzten das Volk auf, das Paulus steinigte und vor die Stadt schleifte, wo er für tot liegenblieb. Als aber die Jünger zu ihm kamen, stand

er auf und kehrte in die Stadt zurück. Die Sockelbordüre stellt die Apostel in Antiochia dar und wie Paulus in der Synagoge die Bibel auslegt.
Der fünfte Teppich hat »Paulus im Gefängnis« zum Thema (Ap.-Gesch. XVI, 23–26). In der Stadt Thyatira in Macedonien wurden Paulus und Silas vom Stadtrichter verurteilt, geschlagen und ins Gefängnis geworfen. Paulus und sein Begleiter beteten, daraufhin erschütterte ein Erdbeben das Gefängnis bis in die Grundmauern, die Tore und alle Fesseln sprangen auf. Die Sockelbordüre zeigt jene Vision des Paulus, die ihn zur Missionsreise nach Macedonien rief.

Die Predigt des Paulus in Athen

»Die Predigt des Paulus in Athen« ist das Thema des letzten Teppichs der Paulus-Reihe (Ap.-Gesch. XVII, 16–34). Paulus war durch Athen gegangen, hatte das Evangelium gepredigt und war ergrimmt über die heidnischen Götterbilder, die er überall sah. Eine Gruppe von Philosophen, Stoiker und Epikureer, forderten ihn auf, auf dem Areopag, der alten Gerichtsstätte, zu sprechen. Auf einem um drei Stufen erhöhten Podest steht der Apostel, die Hände in begeisternder Rede erhoben. Hinter ihm sitzen drei, die als kritischer Dialektiker, als desinteressierter Stoiker und als gemästeter Epikureer charakterisiert sind. In der Bildmitte ist eine Gruppe von Sophisten in heftigen Streit geraten. Vor Paulus aber lauscht eine Gruppe von Männern, in deren Haltung, Gestik und Mimik unterschiedliche Stufen des Verstehens und des beginnenden Glaubens ausgedrückt sind. Ganz am Bildrand erscheint eine Frauengestalt, die Damaris, von der die Apostelgeschichte als neuer gläubiger Anhängerin spricht. Den Hintergrund bildet eine monumentale Architektur, rechts mit schweren Bogenreihen links mit einem Rundtempel, vor dem eine Statue des Ares steht.
Die Sockelbordüre erzählt weitere Episoden aus dem Leben des Paulus nach der Apostelgeschichte, so seine Tätigkeit als Teppichweber und Zeltmacher in Korinth, seine Verspottung durch die dortigen Juden, die Bekehrung der Gemeinde von Korinth und schließlich, wie er von den Juden vor dem Landvogt Gallio verklagt wird.
Während die Kartons der Hauptszenen doch weitgehend im Entwurf auf Raffael zurückgehen und nur in der Ausführung größere Partien, vor allem figurenreiche Nebenszenen, Landschaft und Architektur von Penni und Romano ausgeführt wurden, sind die Schilderungen der Sockelbordüren zur Medici-Geschichte und zum Leben des Apostels Paulus vermutlich ganz das Werk des Penni. Die ornamentalen Seitenbordüren hat wahrscheinlich zum größten Teile Giovanni da Udine entworfen. Nach ihrem Stil sind der erste, der zweite und der vierte Teppich der Petrus-Reihe sowie der letzte der Paulus-Reihe zuerst entstanden, die anderen gehören einer zweiten Entstehungsphase an.
Der Verzicht auf einige fest in der Tradition vorgegebene Themen, so die Martyrien der beiden Apostelfürsten, und die sichere Auswahl, die aus Ereignissen ihrer Lebensgeschichte getroffen wurde, lassen erkennen, daß der Teppichfolge ein klar umrissenes Programm zugrunde lag. Die Petrus-Reihe soll mit ihrer Auswahl das Primat der Päpste, ihre Gerichtshoheit und ihr göttliches Auserwähltsein bekräftigen. Sie beginnt mit der Berufung Petri durch Jesus, zeigt, wie ihm mit der Schlüsselgewalt die Statthalterschaft Christi auf Erden verliehen wurde, wie sich in der Lahmenheilung an geheiligter Stätte, im Tempel von Jerusalem, seine göttliche Sendung offenbart und wie er Ananias gegenüber sein Richteramt wahrnimmt. So wird die Rechtmäßigkeit des Pontifikats, die in der Zeit Julius'II. eine häretische Gruppe von Kardinälen in Frage gestellt hatte, hervorgehoben. Die Paulus-Reihe beginnt mit dem Martyrium des Stephanus, dabei wird ein doppelter Sinn offenbar: einmal begegnet der junge Saulus noch als Christenverfolger, zum anderen schafft das Blutopfer des ersten Glaubenszeugen die Verbindung zum Jenseits, die durch Preisgabe der Welt erreicht wird. Die Bekehrung Pauli ist gleichbedeutend mit seiner göttlichen Berufung, sie verleiht ihm einen ähnlichen Rang wie die Schlüsselübergabe dem Petrus, die auf der gegenüberliegenden Wand an gleicher Stelle hing. »Blendung des Elymas« und »Opfer in Lystra« zeigen sowohl den Kampf des Apostels gegen heidnische Irrlehren als auch seine gottgegebene Macht. Die »Befreiung aus dem Kerker« kündet von der Kraft des Gebetes. Der letzte der Paulus-Teppiche, »Die Predigt des Paulus auf dem Areopag in Athen«, spricht von der Bedeutung des verkündeten Gotteswortes und damit der Bedeutung des Klerus, dem dessen Predigt übertragen war.
Die Teppichfolge trägt grundlegende theologische Gedanken der Papstkirche vor, wie sie der Dominikanergeneral Thomas de Vio aus Gaesa, genannt Cajetan de Vio in seiner Rede auf dem Lateranskonzil 1512 vertreten hatte, in der er die Stellung des Papstes als »vicarius Christi« hervorhob. Der Auftraggeber selbst erscheint in den Szenen zur Medici-Geschichte in der Sockelbordüre der Petrus-Folge. Hier werden Begebenheiten aus dem Leben Leos X. geschildert, während seines Kardinalamts bis zu seinem Einzug in Rom. In den Randbordüren erscheinen die vier Elemente, Tages- und Jahreszeiten, Schicksalsträger, die Artes Liberales, die theologischen und die Kardinaltugenden.

Raffaels Genie zeigt sich vor allem darin, wie für jede Szene eine gültige Lösung gefunden wurde, zugleich aber auch die einzelnen Darstellungen zu einem Ganzen zusammengefaßt sind. Beide Bildfolgen stehen zueinander in strenger inhaltlicher Korrespondenz. Schließlich ist die dekorative Geschlossenheit hervorzuheben, die feine Abstimmung von Licht und Farbe und die Sorgfalt, mit der die bereits vorhandenen Fresken berücksichtigt und in die Wirkung einbezogen wurden.

Die Arbeiten für Agostino Chigi

Chigi-Kapelle Fresken

Neben den Päpsten hatte Raffael einen zweiten großzügigen Auftraggeber, Agostino Chigi. Ihm baute er die Cappella Chigi bei Santa Maria del Popolo und entwarf zwischen 1512 und 1516 ihre Dekorationen und Kuppelmalerei, für ihn malte er in Santa Maria della Pace 1512 Sibyllen und Propheten und in der für ihn gebauten Villa, der späteren Villa Farnesina, führte er mit seiner Werkstatt den Bilderzyklus zum antiken Märchen von Amor und Psyche im Jahre 1518 aus, nachdem er schon zwischen 1511 und 1514 den Triumph der Galatea gemalt hatte. Agostino Chigi, 1465 geboren, war der Sohn einer Sieneser Kaufmannsfamilie. Mit zwanzig Jahren gründete er in Rom ein eigenes Handels- und Bankhaus und sieben Jahre später schon war er der wichtigste Bankier Papst Alexanders VI. Er finanzierte auch die Unternehmungen Julius' II. und Leos X., war Pächter der päpstlichen Salinen und der Münze, und er hatte sich ein Alaunmonopol zu sichern gewußt. In seinen hundert Filialen, auf seinen Landgütern und seinen Schiffen waren 20000 Menschen tätig. Er machte Geschäfte mit aller Welt, in den Kassen des Cesare Borgia steckte sein Geld ebenso wie in denen Karls VIII. von Frankreich; Venedig stand in seiner Schuld und der Sultan machte ihm Geschenke. Er wußte, wo er großzügig sein durfte und wo er sparen mußte, wo er hohen Zins fordern konnte und wo er auf einen Vorteil verzichten mußte. Seine Freigiebigkeit war in Rom sprichwörtlich. Er gab den Armen, stattete jedes Jahr mittellose Mädchen mit einem anständigen Heiratsgut aus und machte Klöstern und Kirchen reiche Stiftungen. Er liebte schöne Pferde und förderte Kunst und Wissenschaft. Aber so hoch seine Ausgaben auch waren, nie überschritten sie das Maß dessen, was ihm seine Einnahmen gestatteten.

Villa Farnesina Fresken

Von Raffael ließ er sich 1509 eine Grabkapelle in Santa Maria del Popolo entwerfen, d. h. der Künstler schuf die Baupläne und Skizzen für die plastische und bildliche Gestaltung. Ausgeführt haben den Bau Lorenzetto di Ludovico und Antonio da San Marino; Lorenzetto arbeitete auch die Plastiken, die Mosaiken der Kuppel schuf Luigi Alvise de Pace. Dieser hat seine Arbeiten 1516 vollendet, wie die Signatur unter dem Sternbild der Venus ausweist: »LV. D. P. V. F. 1516«. Das Thema ist die Himmelswelt, der ursprünglich heidnische Gehalt wird durch die Gestalten Gottvaters und der Engel im Rundfeld in der Mitte mit christlichem Denken verbunden. In acht Kompartimenten sind die einzelnen Planetengötter, die vom Tierkreis überwölbt werden, in Halbfigur dargestellt. Darauf ruhen Engel, die die Bewegung der Gestirne lenken. Der dem Programm zugrunde liegende Gedanke geht auf Dante zurück, nach diesem kommt die menschliche Seele aus der Sternenwelt und kehrt später in sie heim.

In der Cappella Chigi von Santa Maria della Pace entstanden wahrscheinlich noch 1512 über dem Rundbogen der Kapelle vier Sibyllen mit begleitenden Genien und beiderseits der Fenster vier Propheten. Die Entwürfe stammen zweifellos von Raffaels Hand, bei der Ausführung zog er seine Werkstatt hinzu, wobei sein älterer Landsmann Timoteo Viti mitgewirkt haben dürfte, wie auch Vasari erwähnt. Die vier Sibyllen sind gewaltige Frauengestalten, nur eine ist als Greisin gegeben, die anderen erscheinen in voller Jugendkraft. Die Texttafeln und Spruchbänder verweisen auf Tod und Auferstehung. Von den Propheten sind dargestellt links Hoseas und Jonas, rechts David und Daniel, auch sie werden von Putten und Engeln begleitet. Obwohl die Gestalten von ähnlicher Kraft und Größe wie die der Sixtinischen Decke des Michelangelo sind, zeigt sich doch keinerlei Einfluß von diesen. Im Stile sind sie den Fresken der Stanza della Segnatura verwandt, und Entwürfe finden sich auf Blättern mit Studien zur »Schule von Athen«. Erst Ende des Jahres 1512 zeigt sich in Raffaels Kunst ein stärkerer Einfluß des Stils des Michelangelo. Studien, so die eines herabschwebenden Engels (Wien), zeigen, wie gründlich Raffael die Arbeit vorbereitet hatte.

Agostino Chigi verdankt Raffael auch die beiden Aufträge, die ihn dazu führten, die ernste Thematik seiner anderen Werke zu verlassen und sich ganz der heiteren Bilderwelt der Antike hinzugeben. Am Fuße des Janiculus, jenseits des Tiber, damals noch vor der Stadt gelegen, hatte sich der Bankier nach Entwürfen Raffaels eine Villa bauen lassen, die nach ihren späteren Besitzern benannte Villa Farnesina. Im Gartensaale wünschte der Bauherr die antike Geschichte von der Nymphe Galatea und dem Kyklopen Polyphem dargestellt.

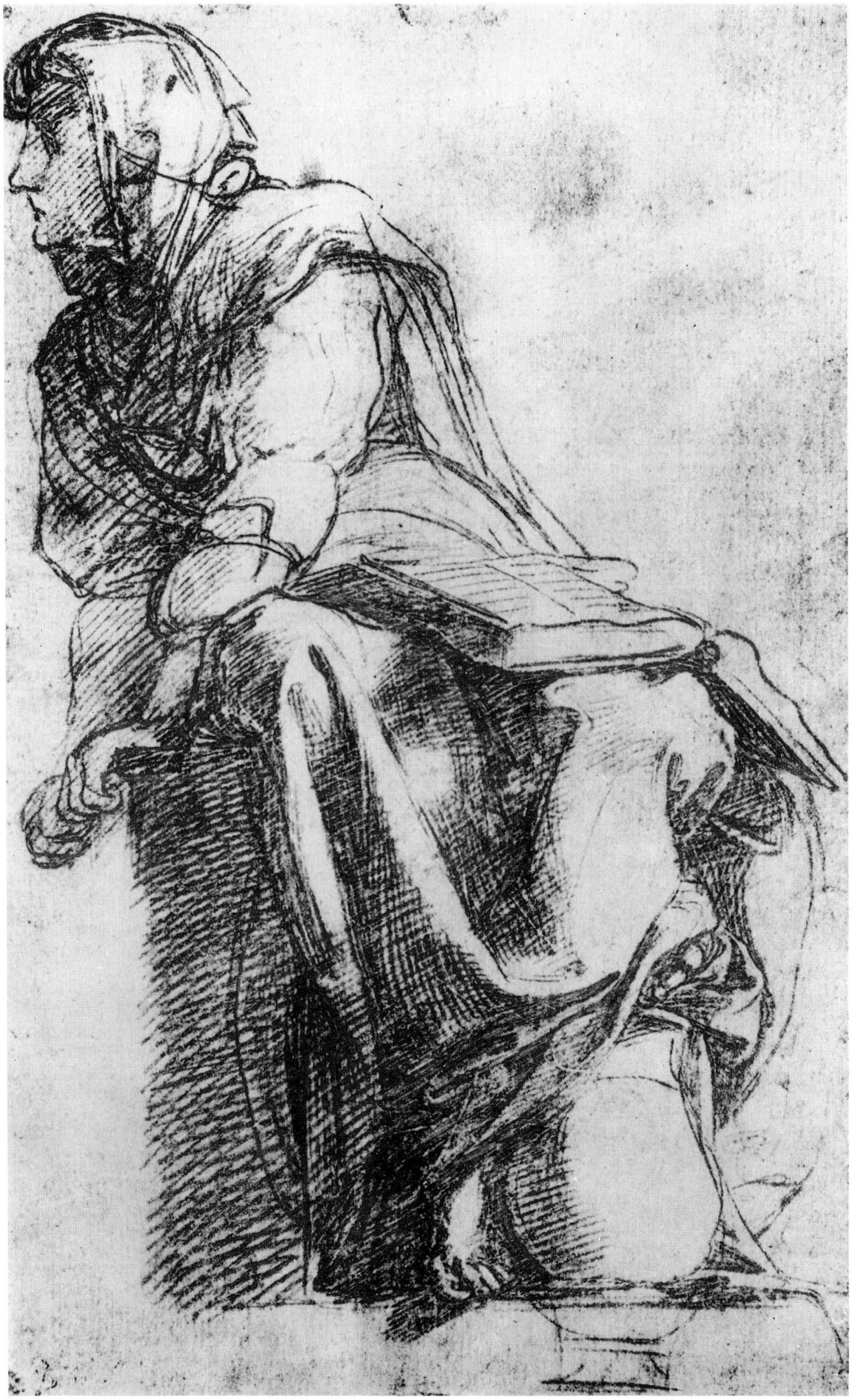

Studie zu einer Sibylle
Federzeichnung, 27,9 × 17,2 cm
Wien, Albertina

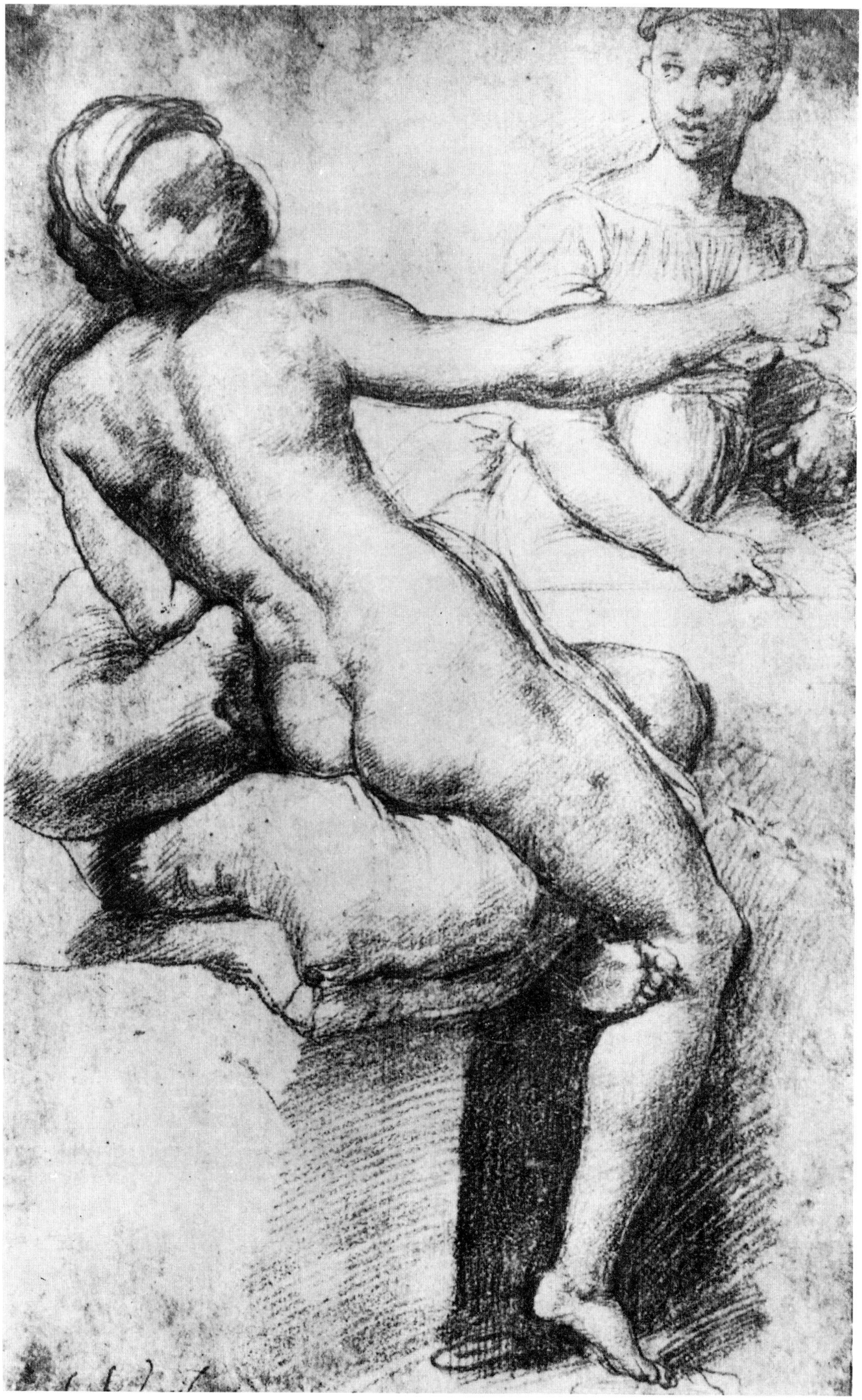

Weibliche Studien
Zeichnung, 25,7 × 16,4 cm
Haarlem, Teyler-Museum

Villa Farnesina, S. 233
Rom
Erdgeschossloggia

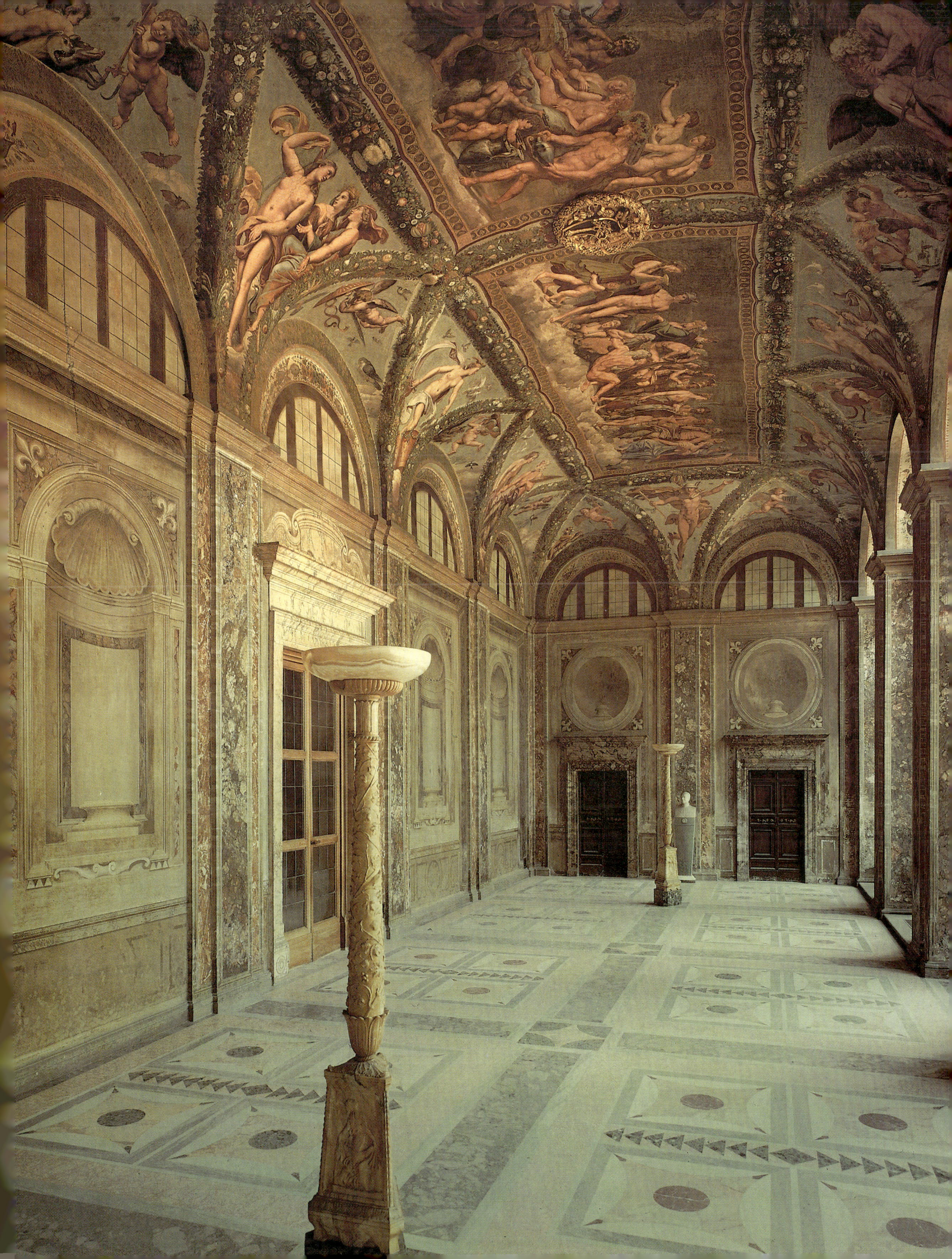

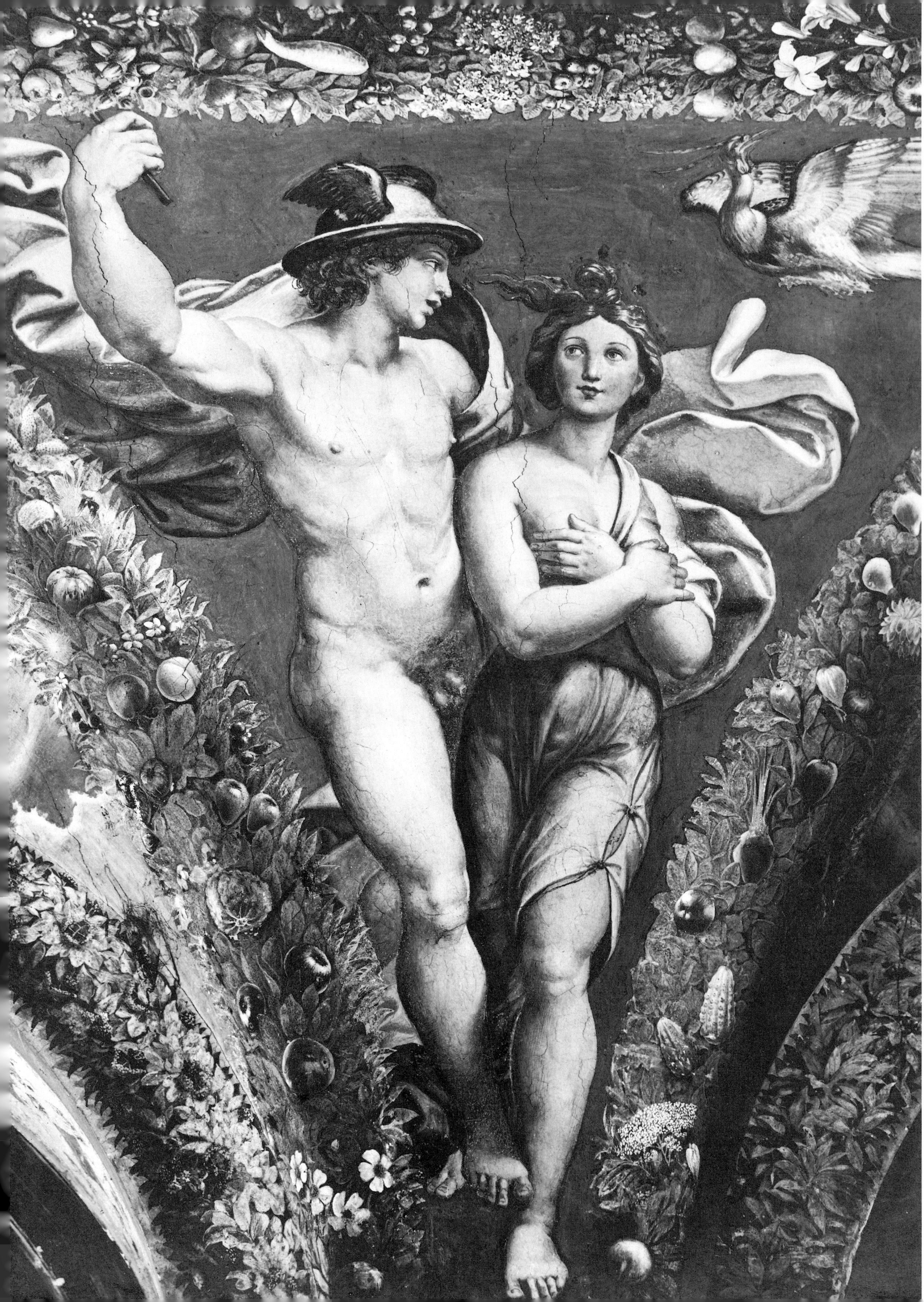

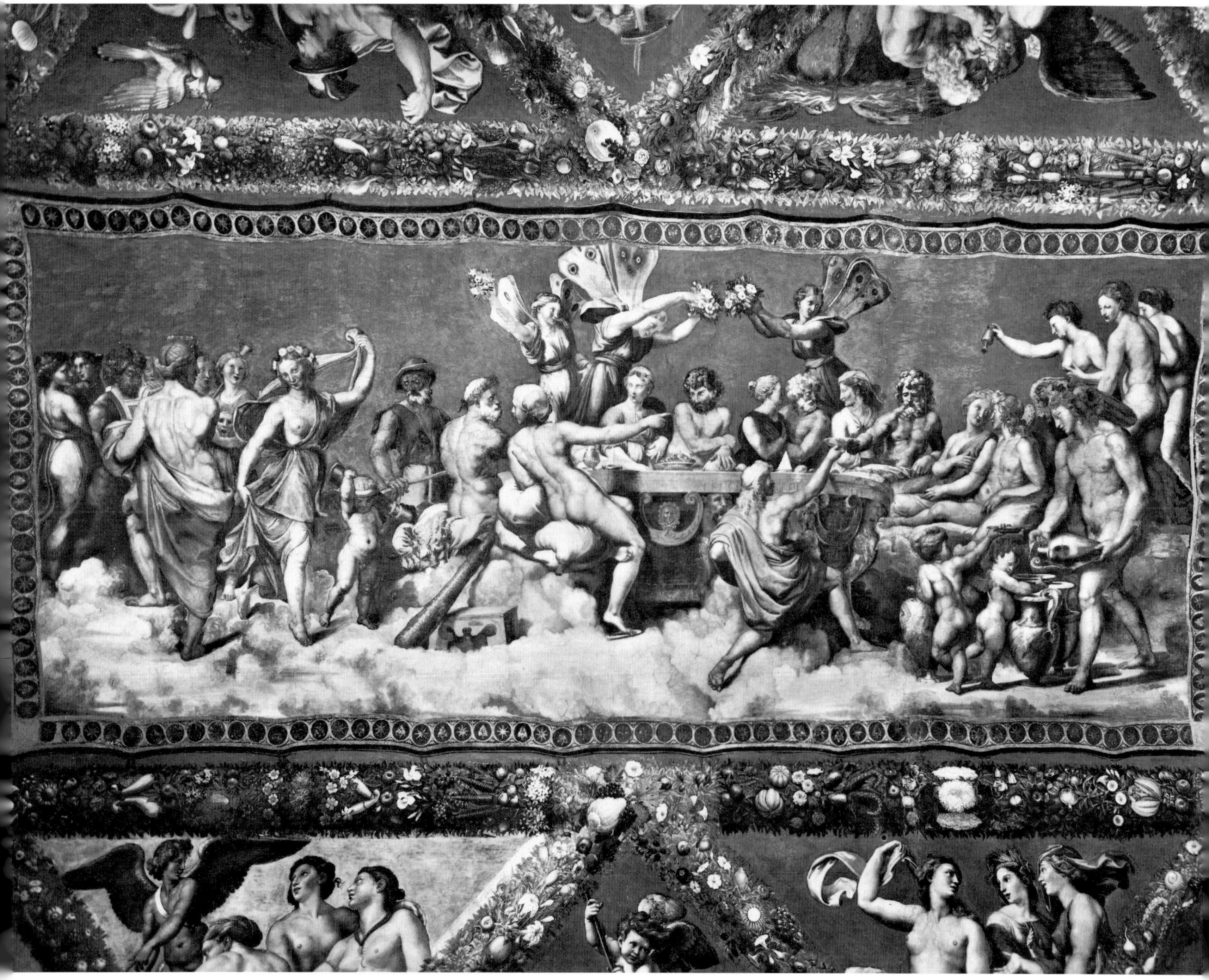

Merkur und Psyche S. 234
Fresko
Rom, Villa Farnesina

Die Hochzeit von Amor und Psyche
Deckenfresko
Rom, Villa Farnesina

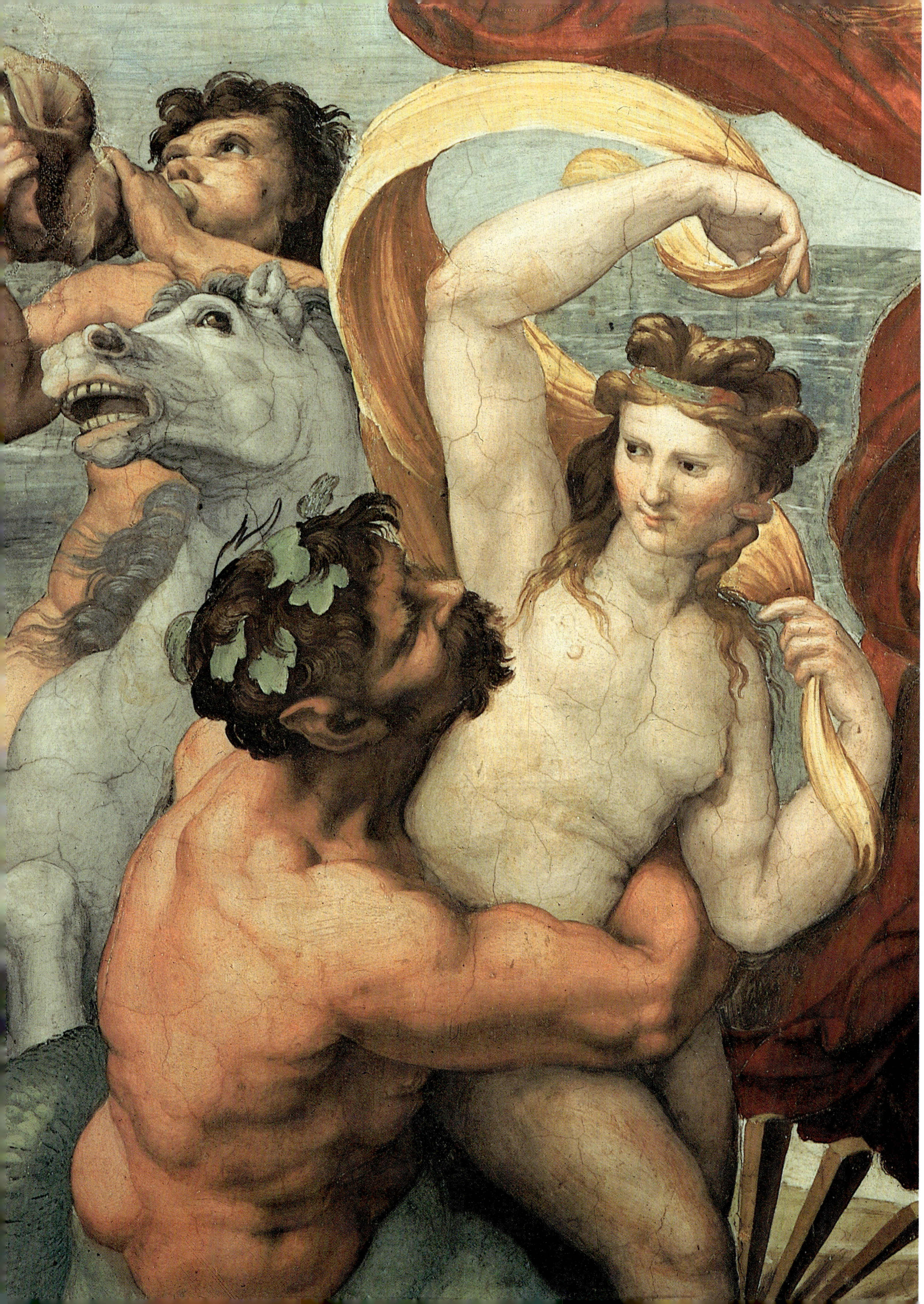

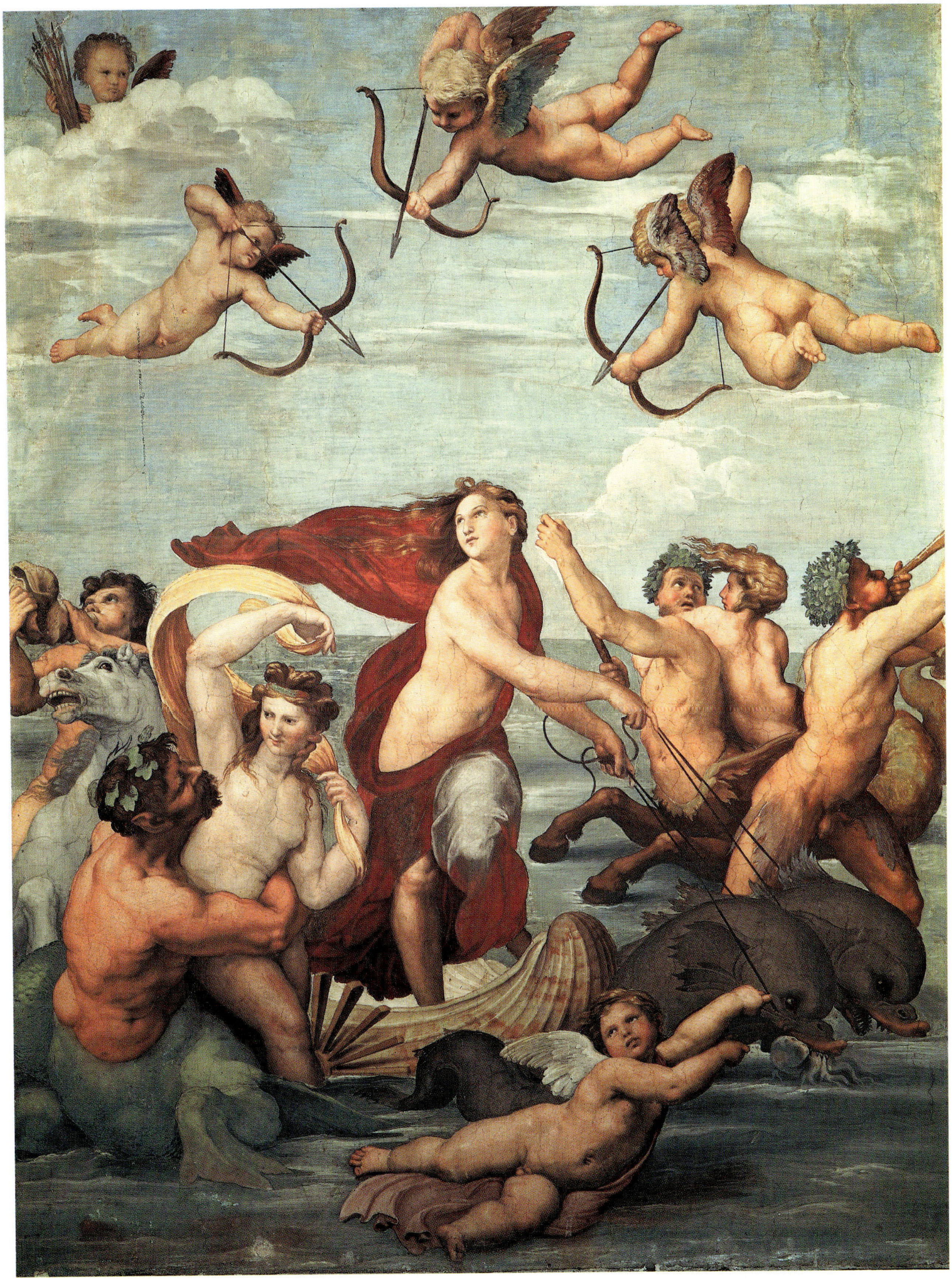

Ausschnitt S. 236
Der Triumph der Galatea (S. 237)
Nymphe und Tritonen

Der Triumph der Galatea
Deckenfresko
Rom, Villa Farnesina

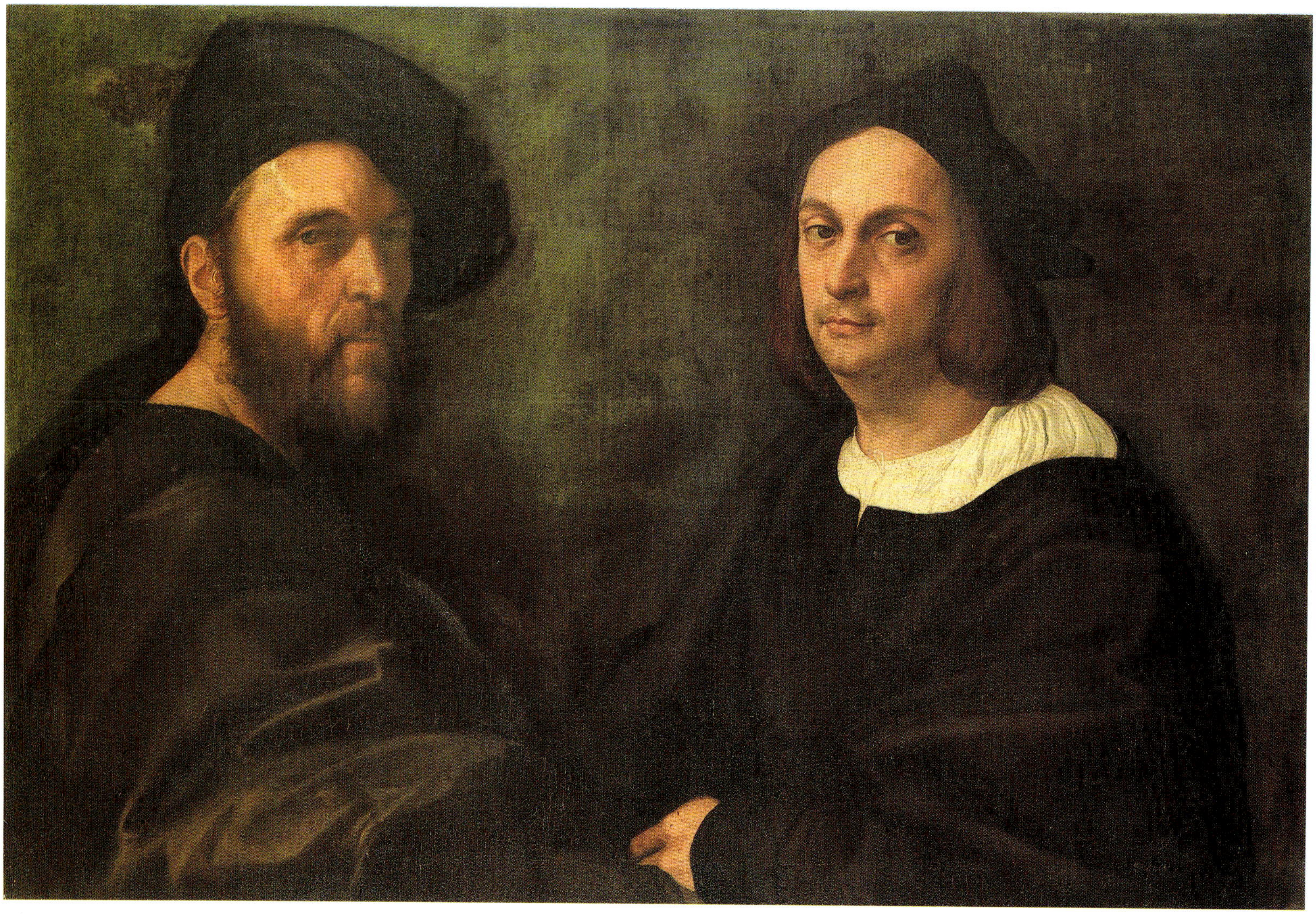

Bildnis des Andrea Navagero und des Agostino Beazzano
Leinwand, 76 × 107 cm
Rom, Galleria Doria Pamfili

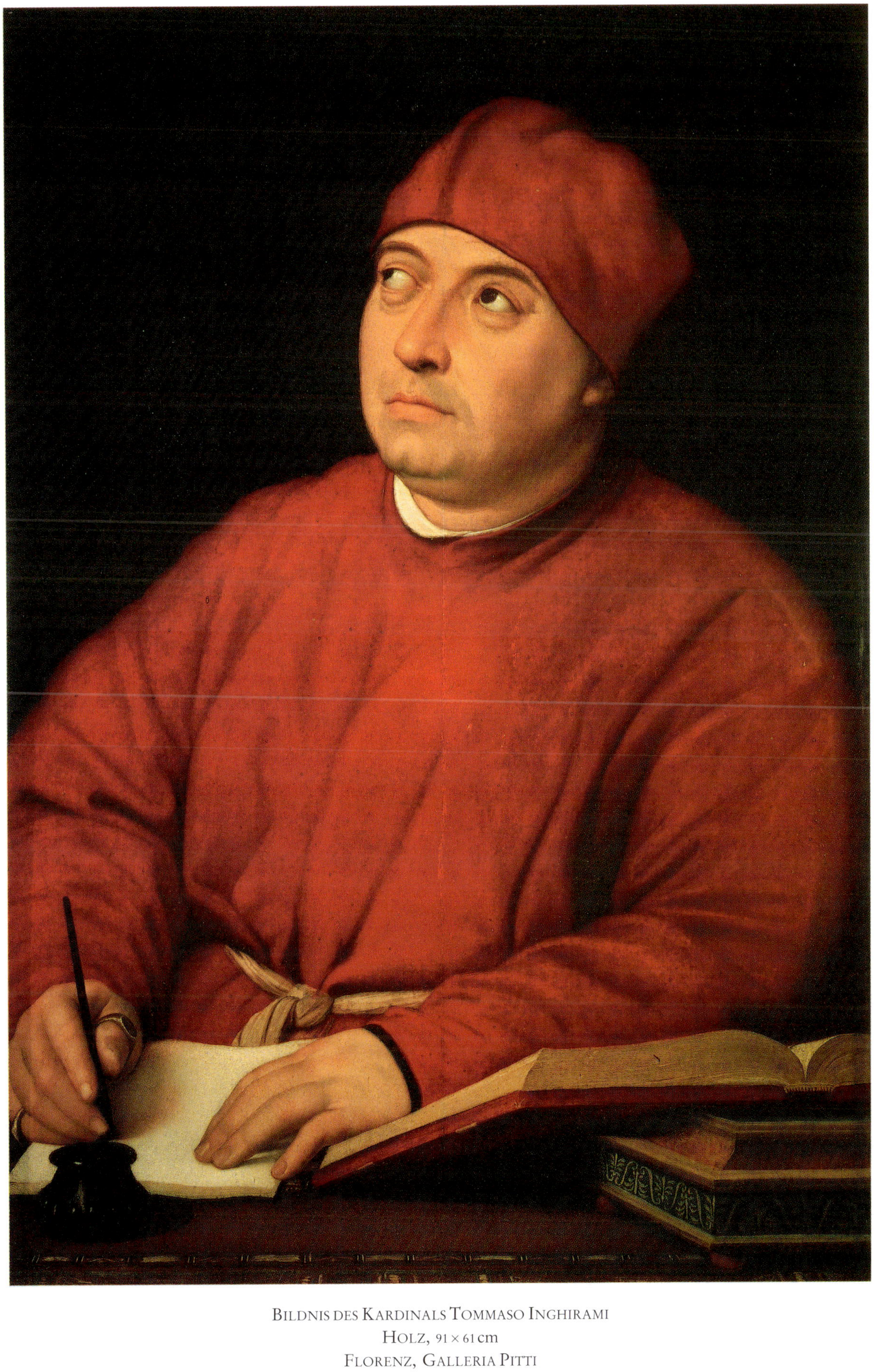

Bildnis des Kardinals Tommaso Inghirami
Holz, 91 × 61 cm
Florenz, Galleria Pitti

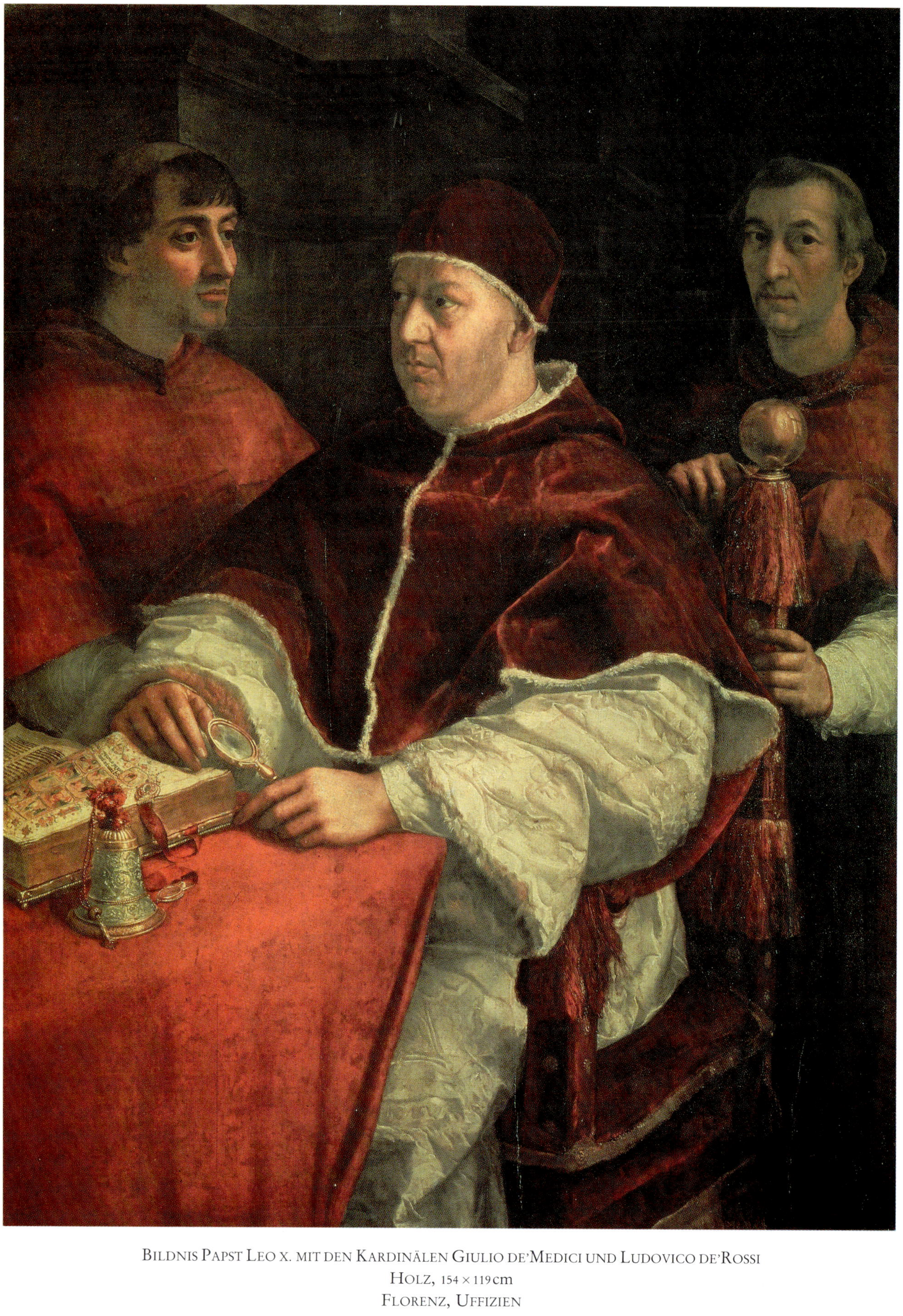

Bildnis Papst Leo X. mit den Kardinälen Giulio de'Medici und Ludovico de'Rossi
Holz, 154 × 119 cm
Florenz, Uffizien

Die Vorlage war ein Gedicht, Polizianos »Giostra« aus dem Jahre 1476, das wiederum auf Philostrats »Kyklopen« zurückgeht. Den Polyphem hatte 1511 Sebastino del Piombo gemalt, auf der gegenüberliegenden Wand schuf Raffael im folgenden Jahr den »Triumph der Galatea«. Die Entwürfe dazu waren aber auch schon 1511 entstanden.

Der Triumph der Galatea

Auf einer Muschel, von zwei Delphinen gezogen, kommt Galatea über das Meer gefahren, umgeben von Tritonen und Nereiden. Amoretten am Himmel schießen ihre Pfeile ab, doch diese gelten nicht der Nymphe, deren Liebe für Polyphem vermögen sie nicht zu erwecken, denn sie liebt schon den schönen Acis. Dafür aber helfen sie den Meerkentauren, die Liebe der geraubten Frauen zu erringen.

Sechs Jahre später entstanden in der Erdgeschoßloggia die Bilder zu Apuleius' Fabel von Amor und Psyche. Die Konzeption für das Programm und die Einzelentwürfe gehen auf Raffael zurück, in die Ausführung aber teilten sich Giulio Romano, Francesco Penni und Giovanni da Udine.

Amor und Psyche

Die beiden Deckenbilder zeigen in vielfigurigen Kompositionen den »Rat der Götter im Olymp« und die »Hochzeit von Amor und Psyche«. In zehn Dreiecksfeldern wird jener Teil des Märchens erzählt, der sich in himmlischen Regionen abspielt. Das Leben der Psyche auf Erden sollte wahrscheinlich auf den Lünetten unter den Dreiecksfeldern dargestellt werden, wurde aber nicht ausgeführt. In den 14 Stichkappen erscheinen Amoretten mit den Attributen der im Olymp versammelten Götter. Die komplizierte Wölbung mit ihren Stichkappen wurde in einzelne Felder zerlegt, die mit Blumen- und Fruchtgewinden gerahmt sind. Der Gewölbespiegel selbst ist in zwei längsrechteckige Felder unterteilt. Die einzelnen Darstellungen sind mit großem Geschick auf den verschiedenen, recht komplizierten Flächen der Wölbung angeordnet. Die lebensgroßen, anmutigen Gestalten sind alle vor luftig blauem Grunde gemalt. Die Erzählung beginnt in dem Dreiecksfeld, in dem Venus ihrem Sohne Amor Psyche zeigt und ihn aussendet, diese wegen ihrer Schönheit zu bestrafen (erstes Feld). Im Vorbeifliegen erzählt Amor den drei Grazien vom Zweck seiner Reise und weist sie auf sein schönes Ziel hin (zweites Feld). Was nach Amors Ankunft auf Erden geschieht, ist nicht gemalt worden. Amor verliebt sich in Psyche und verbindet sich mit ihr. Als diese aber sein Gebot verletzt und sein göttliches Wesen erforscht, verliert sie ihren Geliebten. Inzwischen sucht die erzürnte Göttin bei Juno und Ceres Rat (drittes Feld). Da diese nicht helfen können, fährt Venus in ihrem Taubenwagen zum Olymp (viertes Feld) und fleht Jupiter um seine Hilfe an (fünftes Feld). Von den Schmeicheleien der Göttin der Schönheit überwunden, gibt der Göttervater den Forderungen der Venus nach und sendet Merkur aus (sechstes Feld), um Psyche zu bestrafen. Psyche hat schwere Prüfungen zu bestehen, Amoretten stehen ihr dabei bei (siebentes Feld: Psyche wird von drei Amoretten getragen). Schließlich überreicht die Liebende Venus ein Gefäß aus der Unterwelt (achtes Feld). Nun gelingt es Amor, bei Jupiter Gnade für die Geliebte zu erwirken (neuntes Feld). Merkur holt Psyche in den Olymp (zehntes Feld). In dem ersten Bilde des Deckenspiegels schlichtet Jupiter vor den versammelten Göttern den Streit zwischen Venus und Psyche; er versöhnt Venus, und Psyche kann den Trank der Unsterblichkeit empfangen. Das zweite Deckengemälde erzählt dann vom festlichen Gelage der Götter bei der Hochzeitsfeier der beiden Liebenden Amor und Psyche.

Während des Festes haben Amoretten den Göttern die Zeichen ihrer Macht und Würde geraubt und treiben damit ihr Spiel. Selbst die Götter sind gegen die Macht der Liebe nicht gefeit. Da sieht man sie mit dem Adler Jupiters und dem Dreizack Neptuns, mit dem Merkurstab, der Keule des Herkules, mit Waffen, Helm und Schild, mit Apolls Bogen und Köcher, mit Panther und Syrinx des Dionysos in den Stichkappen des Gewölbes als heitere Begleiter der anmutigen Liebesgeschichte des Apuleius.

Die späten Tafelbilder

Die Fülle der verschiedenen Aufträge hinderte Raffael nicht, mit eigener Hand noch eine Reihe von meisterlichen Tafelbildern zu malen. Gerade der gewaltige Umfang der Aufgaben an baugebundener Kunst hatte ihn ja gezwungen, seine Werkstatt zu einem großen, leistungsfähigen Betrieb auszubauen, der in der Lage war, seine Intuitionen, seine Entwürfe und Concetti umzusetzen, so daß er selbst von der zeitaufwendigen Arbeit an der Wand befreit war. Der Wohlstand, den er erworben hatte, erlaubte es ihm auch, unter den ihm angetragenen Aufträgen zu wählen.

Seit 1513 bewohnte er einen eigenen Palast im Borgo Nuovo. In dessen Erdgeschoß war eine Druckerei eingerichtet, in der Baviere die Kupferstiche druckte, die Marcantonio Raimondi nach Zeichnungen Raffaels gestochen hatte. In einem der eingebauten Läden wurden sie vertrieben. Im Wohngeschoß lag Raffaels eigenes Atelier. Wie einer der römischen Großen besaß er eine

Villa vor der Porta Pinciana, an der Stelle, wo heute der Garten der Villa Borghese liegt. In den Sammlungen der Villa Borghese befinden sich noch einige Fresken aus dem Hause, die nach Raffaels Entwürfen von seinen Schülern ausgeführt worden waren. 1848 wurde das Haus zerstört.

Papst Leo X. hatte Raffael zum Leiter des Baus der Peterskirche berufen, ein Jahr später, 1515, ernannte ihn ein päpstliches Breve vom 27. August zum Präfekten über alle römischen Altertümer. Zwar wünschte der Papst vor allem, billiges Baumaterial für die Peterskirche zu erhalten, da aber alle Steine der Kontrolle durch Raffael unterworfen waren, konnte er wenigsten Bildwerke und Inschriften retten, wenn auch die Bauten selbst nicht erhalten wurden.

Der päpstliche Auftrag kam durchaus Raffaels Neigungen und Interessen entgegen. Er versuchte sich Kenntnisse über alle nur erreichbaren antiken Kunstwerke zu verschaffen. Mehrere Zeugnisse berichten davon, daß er in seinen letzten Lebensjahren bemüht war, gestützt auf seine archäologischen Forschungen das antike Rom zu rekonstruieren.

Im Jahre 1517 wurde Raffael schließlich von Papst Leo X. zum Leiter aller Bauten, Skulpturen und Malereien im Vatikan ernannt. Ihm oblag die Berufung aller Künstler und Handwerker, unter seiner Leitung arbeiteten sie, zu allem hatte er sein Urteil abzugeben. Gleichzeitig lieferte er aber auch der Majolikamanufaktur in seiner Heimat Entwürfe, zeichnete Tafelgeschirr für Agostino Chigi, richtete Feste im Vatikan aus und entwarf Theaterdekorationen. In seinem letzten Lebensjahr machte ihn Leo X. zum päpstlichen Kammerherrn und wäre der Meister nicht so früh gestorben, wäre ihm beim nächsten Anlaß der Kardinalspurpur verliehen worden. Er verkehrte mit höchsten geistlichen und weltlichen Fürsten wie ein Gleichgestellter. Wenn er durch die Straßen Roms ging, begleiteten ihn Schüler und Helfer, er sprach mit Bittstellern und Auftraggebern. Immer wieder begegnet sein Name in den Berichten der Gesandten am Vatikan an ihre Fürstenhäuser, er selbst wurde mehr als einmal um Vermittlerdienste gebeten. Das einfache Volk aber liebte und verehrte ihn.

Der große Kreis von Gönnern und Freunden läßt in der letzten Schaffensphase erneut das Bildnis an Bedeutung gewinnen, denn wen er eigenhändig porträtiert, der hat ihm meist auch nahe gestanden. Nur zu oft schlug er Kirchenfürsten wie weltlichen Herren ihre Aufträge aus.

Um das Jahre 1516 ist das »Bildnis eines jungen Mannes« (ehemals Kraków, Museum Czartoryski, im zweiten Weltkrieg verschollen) entstanden, das sich durch eine großzügige Komposition und seine warme, harmonische Farbigkeit auszeichnet. Eine befriedigende Bestimmung des Dargestellten ist bisher nicht gelungen. Das Bild hat flämische Maler sehr beeindruckt. Anton van Dyck, der es vermutlich in Venedig gesehen hat, zeichnete es in sein Skizzenbuch (Chatsworth), P. Pontius stach es in Kupfer und bezeichnete es fälschlicherweise als Selbstbildnis Raffaels, und auch Jan Lievens nahm es sich zum Vorbild bei einem Männerporträt (um 1660, Kraków). Gleichfalls das Bildnis einer Unbekannten ist die »Fornarina« (die Bäckerstochter; Rom, Galleria Nazionale). Es ist das Kniestück einer sitzenden jungen Frau, deren Brust entblößt ist. Wiederholt ist vermutet worden, daß es sich bei dem Bildnis um die Geliebte Raffaels handele, zumal eine Ähnlichkeit mit der Magdalena auf der Tafel der »Hl. Cäcilie« (Bologna) und mit dem Kopftyp der Psyche der Villa Farnesina besteht. Dagegen spricht allerdings, daß es sich offensichtlich um eine andere Frau handelt als bei dem Porträt der »Donna velata«, die – wie gesagt – mit großer Wahrscheinlichkeit Raffaels Geliebte darstellt. Außerdem ist das Bildnis der »Donna Velata« ganz eigenhändig gemalt, während bei der »Fornarina« wohl die Anlage auf Raffael zurückgeht, die Ausführung aber doch eher die Hand des Giulio Romano erkennen läßt. Die Bezeichnung »Bäckerstochter« beruht auf einer Erfindung des 17. Jahrhunderts. Das Bild gehört vermutlich in das Jahr 1517, bezeichnet ist es auf dem Reif am linken Arm »RAPHAEL VRBINAS«.

Die »Fornarina«

Auch über die Eigenhändigkeit des »Bildnisses des Kardinals Bernardo Dovizi, gen. Bibbiena« (Florenz, Galleria Pitti) ist sich die Forschung nicht einig. Manche Wissenschaftler halten nur Kopf und Teil der Kleidung für eigenhändig, andere wieder nehmen an, das ganze Bild sei eine Werkstattkopie nach einer eigenhändigen Komposition des Meisters. Der Freund und Förderer Raffaels ist groß gesehen, der Künstler hat ihn in Halbfigur ins Bild gebracht. Er sitzt leicht nach links gewandt, dreht aber das schmale Gesicht mit den wachen, skeptischen Augen dem Betrachter entgegen. In der Rechten hält er einen Brief, die Linke ruht auf der Armlehne des Sessels. Die Wirkung des Bildes wird weitgehend von den fein abgestimmten Rottönen der Mozetta und des Biretts bestimmt. Als originale Arbeit Raffaels ist ein kleiner Bildnistondo des »Medailleurs Valerio Belli« (London) bereits in der Beschreibung der Sammlung der Ca Gualdo in Vicenza aus dem Jahre 1650 bezeugt.

Im Auftrage des Kardinals Bibbiena entstand das prachtvolle »Bildnis der Giovanna d'Aragona« (Paris, Louvre). Der Kardinal war 1518 als Gesandter am französischen Hofe gewesen und ließ das Porträt der Gattin des Marc Colonna malen, um es Franz I. als Geschenk zu überreichen. Raffael, der Giovanna d'Aragona nie gesehen hat, ließ von Giulio Romano in Neapel die notwendigen Studien aufnehmen und den Karton nach dem Leben zeichnen. Dieser befand sich dann 1519 im Besitz von Alfonso d'Este. Es ist ziemlich sicher, daß der Meister auch die Ausführung ganz seinem Mitarbeiter überließ.

Bildnis der Giovanna d'Aragona

Aus dem späten Porträtschaffen ragen besonders die drei Mehrfigurenbildnisse hervor. Im April 1516 ist das »Bildnis des Andrea Navagero und des Agostino Beazzano« (Rom, Galleria Doria Pamfili) entstanden. Am 3. April berichtet Bembo dem Kardinal Bibbiena in einem Briefe, daß er mit Raffael, dem Grafen Castiglione und den beiden venezianischen Gesandten Navagero und Beazzano einen Ausflug nach Tivoli zu den dortigen Gärten und Ruinen gemacht habe. Ende April aber ist Navagero wieder in Venedig. Die beiden Venezianer gehörten zu jenem Humanistenkreis, mit dem Raffael freundschaftlich verbunden war.

Bildnis des Andrea Navagero und des Agostino Beazzano

Vor neutralem Grunde erscheinen die beiden Brustbilder, die Männer sind ins Gespräch vertieft, wenden sich aber aus dem Bilde heraus, als wollten sie den Maler oder den Betrachter in ihre Unterhaltung einbeziehen. Die lebensvollen Köpfe zeigen in der kontrastierenden Charakterisierung in höchst eindrucksvoller Weise die reife Porträtkunst Raffaels.

Bildnis Papst Leo X. mit Kardinälen

Das zweite Gruppenbildnis Raffaels, das »Bildnis Papst Leo X. mit den Kardinälen Giulio de'Medici und Luigi Rossi« (Florenz) ist etwas später entstanden, zwischen dem Ende des Jahres 1517 und dem Sommer 1519; im August 1519 ist der Kardinal Luigi Rossi verstorben. Vor der im Dunkel des Hintergrundes kaum erkennbaren strengen Pilasterarchitektur sitzt der Papst in einem schweren Sessel in prachtvollem Damastgewande mit Mozetta und Camauro an einem Tisch und betrachtet

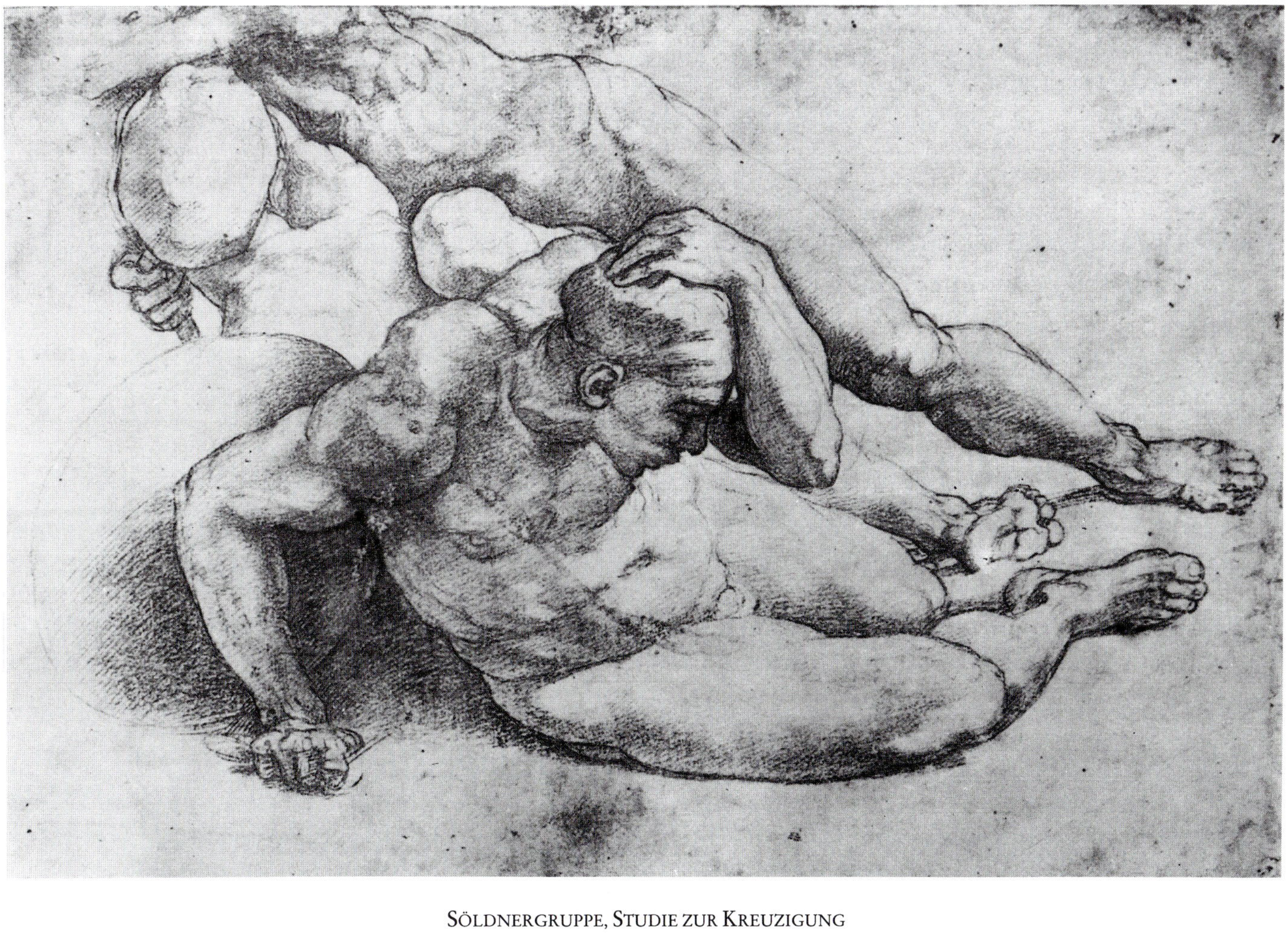

SÖLDNERGRUPPE, STUDIE ZUR KREUZIGUNG
ZEICHNUNG, 23,3 × 36,4 cm
CHATSWORTH, DEVONSHIRE COLLECTION, DUKE OF DEVONSHIRE

M.D. X. VIII«. Nach schriftlichen Quellen wurde das Bild Anfang März 1518 begonnen und war Ende Mai vollendet. Der Entwurf stammt von Raffael, von dessen Hand sich auch Einzelstudien zur Madonna, dem Kind und der Gewanddraperie erhalten haben (Florenz). Andere Studien, so zur knienden Madonna (Paris), für den Joseph und die Gruppe von Elisabeth und den Johannesknaben (Bayonne und Melbourne) zeigen die Hand des Giulio Romano, dessen Werk auch die Ausführung sein dürfte.

Der heilige Michael

Die Heilige Familie unter der Eiche

Der »Hl. Michael« geht ebenfalls auf einen Entwurf Raffaels zurück, den Karton schenkte der Meister dem Herzog Alfonso von Ferrara. Ausgeführt aber wurde das Bild von Giulio Romano. Die Bezeichnung und Datierung am Gewandsaum: »RAPHAEL. VRBINA. PINGEBAT. M. D. XVIII« belegt, wie in anderen Fällen auch, nur die Herkunft aus Raffaels Werkstatt und zeigt ihn als geistigen Urheber der Komposition. Vor weiter, hügliger Landschaft stürmt der Erzengel vom Himmel herab, es ist ein schöner Jüngling in antiker Rüstung. Satan hat er bereits zu Boden geworfen und holt nun mit der Lanze zum entscheidenden Stoße aus. Die kahlen Felsen im Vordergrund, aus deren dunklen Klüften das Höllenfeuer züngelt, heben die Lichtgestalt des Erzengels besonders hervor. In der Ausführung des Michaelkopfes erkennen manche Forscher allerdings Raffaels eigene Hand.

Möglicherweise gehört in diesem Zusammenhang auch eine »Hl. Margarete« (Paris), die nach Vasaris Bericht Giulio Romano nach einer Zeichnung Raffaels malte, und die als Geschenk für Margarete von Valois, die Schwester des Königs, nach Frankreich kam. Wie die anderen beiden Bilder wurde auch dieses bereits zwischen 1537 und 1540 von Primaticcio restauriert. An die »Madonna Franz' I.« schließen sich einige späte Darstellungen der Heiligen Familie an, die wahrscheinlich auf Raffaels Entwurf beruhen, aber von der Werkstatt ausgeführt wurden. Dies gilt zum Beispiel für die sogenannte »Kleine hl. Familie« (Paris), die vielleicht von Francesco Penni ausgeführt wurde. Zu dieser Gruppe gehört auch die »Madonna del divin'amore« (Neapel). Die Gruppe von Maria, Elisabeth und den beiden Knaben wird im Mittelgrund durch die Gestalt des hl. Joseph ergänzt. Das Bild wurde um 1518 vermutlich von Francesco Penni gemalt, von dem in Wien in der Albertina eine Zeichnung zum Joseph bewahrt wird. Der Prado in Madrid besitzt zwei Werke dieser Gruppe, die »Madonna della Perla« und die »Madonna della Quercia« die mit »RAPHAEL PINX.« bezeichnet ist. Die »Madonna della Perla« zeigt im Mittelgrund die beiden heiligen Frauen, Maria und Elisabeth. Von deren Schoß gleitet das Jesuskind herab, dem Johannesknaben entgegen, der dem Spielgefährten von links naht und ihm Früchte bringt. Im Aufbau erinnert die Gruppe an Leonardos Kompositionen der Anna Selbdritt. Im Mittelgrund links wird in einer Ruinenarchitektur Joseph sichtbar, rechts schweift der Blick über eine Flußlandschaft. Das Hell-Dunkel ist beinahe übermäßig gesteigert. Ausgeführt wurde das Bild von Giulio Romano sehr wahrscheinlich erst nach Raffaels Tode.

Die »Madonna della Quercia« zeigt die heilige Familie mit dem Johannesknaben unter einer Eiche vor einer Ruinenlandschaft. In welchem Umfange hier Skizzen Raffaels verarbeitet wurden, ist nicht sicher; Entwurf und Ausführung aber dürften Giulio Romano zuzuschreiben sein, der das Bild um 1518/19 unter Mitarbeit seines Schülers Raffaellino dal Colle ausgeführt hat. Eine zeitgenössische Replik, mit einer in die Komposition eingefügten Eidechse, deshalb auch »Madonna della Lucertola« genannt, besitzt die Galleria Pitti in Florenz.

Kurz vor Raffaels Tod wurden zwei weitere Auftragswerke vollendet, von denen allerdings die »Heimsuchung« (Madrid) von Giulio Romano entworfen und von Raffellino dal Colle ausgeführt ist. Die Signatur am unteren linken Bildrand »RAPHAEL. VRBINAS. F.« belegt auch hier wiederum nur die Herkunft aus der großen Werkstatt des Meisters. Das Bild war ein Auftrag des päpstlichen Kammerherren Giovanni B. Branconio, wie das eine Marmorplatte am ursprünglichen Aufstellungsort, der Bruderschaftskapelle in San Silvestro in Aquila, belegt. Am 2. April 1520 erließ der Rat von Aquila ein Verbot, das Bild zu kopieren. Einer Aktennotiz im Archiv der Stadt zufolge erhielt Raffael dafür ein Honorar in Höhe von 300 Scudi.

Die Verklärung Christi

Das letzte und großartigste Tafelbild Raffaels ist schließlich die »Verklärung Christi« (Rom, Pinacoteca Vaticana). Kardinal Giulio de'Medici hatte es bei Raffael für seine Bischofskirche in Narbonne bestellt, es wurde aber 1523 in San Pietro in Montorio in Rom aufgestellt. Fast gleichzeitig vergab der Kardinal einen Auftrag zu dem Konkurrenzbild der »Auferweckung des Lazarus« an Sebastiano del Piombo (London). Sebastiano, der in Briefen an Michelangelo über seine eigene Arbeit berichtet, erwähnt mehrfach auch das Werk Raffaels. Danach war das Bild vor dem 2. Juli 1518 noch nicht begonnen, allerdings dürften damals bereits Studien und Entwürfe für die Komposition vorgelegen haben, möglicherweise hatte Raffael auch schon mit dem Karton begonnen. Anfang des Jahres 1520 erfahren wir, daß das Bild bis zur Fastenzeit fertig sein werde, und kurz nach Raffaels Tod am 6. April 1520 schreibt er, er habe das Werk im Vatikan gesehen. Im Zusammenhang mit der Aufstellung scheinen kleinere Ergänzung notwendig geworden zu sein, die Giulio Romano ausführte, er hat dafür vom Kardinal Giulio de'Medici eine Restzahlung erhalten.

Das Bild vereinigt zwei verschiedene biblische Vorgänge, die Verklärung Christi auf dem Berge Tabor (Mark. IX, 2–13; Matth. XVII, 2–13, Luk. IX, 28–36) und die Heilung des besessenen Knaben (Mark. IX, 14 ff., Matth. XVII, 14 ff., Luk. IX. 37–42), die in den drei Evangelien in unmittelbarer zeitlicher Abfolge erzählt werden und die zum Teil zur gleichen Zeit spielen. Am nächsten kommt das Bild wohl dem Lukas-Evangelium. Dort heißt es: »Und es begab sich ..., daß er zu sich nahm Petrus, Johannes und Jakobus und ging auf einen Berg, zu beten. Und da er betete, ward das Aussehen seines Angesichts anders, und sein Kleid ward weiß und glänzte. Und siehe, zwei Männer redeten mit ihm welche waren Mose und Elia; die erschienen verklärt und redeten von dem Ausgang, welchen er erfüllen sollte zu Jerusalem. Petrus aber und die mit ihm waren, waren voll Schlafs. Da sie aber aufwachten, sahen sie, wie er verklärt war und die zwei Männer bei ihm standen. Und es begab sich, da die von ihm schieden, sprach Petrus: Meister, hier ist für uns gut sein! Lasset uns drei Hütten machen, dir eine, Mose eine und Elia eine. Und er wußte nicht, was er redete. Da er aber solches redete, kam eine Wolke und überschattete sie und sie erschraken, da sie die Wolke überzog. Und es geschah eine Stimme aus der Wolke, die sprach: ‚Dieser ist mein auserwählter Sohn; den sollt ihr hören!' Und als die Stimme geschah, fanden sie Jesus allein.« Das Geschehen schildert Raffael im Mittelgrund. Aus der Tiefe des Raumes kommt die dunkle Wolke, sie ist aufgebrochen und glänzendes Licht beleuchtet die schwebenden Gestalten von Moses und Elias und trifft die erschrockenen, geblendeten Jünger, die aus dem Schlafe auffahren und ihre Augen vor der überirdischen Lichtfülle zu schützen suchen. Im Zentrum der Erscheinung aber schwebt Christus, als wäre in ihm das Licht Gestalt geworden. Am Rande des Plateaus des Berges Tabor knien zwei Diakone. Es sind dies die beiden Märtyrer Felicissimus und Agapitus, deren die Kirche am 6. August gedenkt zum Fest der Transfiguration Christi. Die Verklärung hatte Raffael zuerst in einer geschlossenen Komposition entworfen, die in einem »Modello« des Giulio Romano (Wien) überliefert ist. Ein anderes von Francesco Penni (Paris) ergänzt die Szene der Heilung des besessenen Knaben. Hier stehen Moses und Elias noch auf dem Berge. Die Endfassung zeigt eine mit Quadratnetz überzogene Skizze (Chatsworth).

Die Besessenen-Szene im Vordergrund zeigt links im Halbkreis die zurückgebliebenen neun Jünger, rechts den Vater, der seinen sich in Krämpfen windenden Sohn stützt, während die Mutter hilfeflehend auf ihn hinweist. Dahinter folgt eine Schar von Volk. Sie alle bitten die Apostel um Hilfe für das Kind, in unterschiedlicher Gebärdensprache ist ihr Flehen abgestimmt. Die Jünger aber sind ratlos und überrascht, sie weisen das Ersuchen zurück, wirken hilflos, bis auf zwei, die mit lebhafter Armgebärde auf den hindeuten, von dem allein Hilfe kommen kann: auf Jesus Christus, der verklärt über dem Berge erscheint. Das hier Geschilderte liegt zeitlich vor dem Geschehen, von dem Lukas wie folgt berichtet:

»Es begab sich aber, den Tag hernach, da sie von dem Berg kamen, kam ihnen entgegen viel Volk. Und siehe, ein Mann unter dem Volk rief und sprach: Meister, ich bitte dich, sieh doch nach meinem Sohn; denn er ist mein einziger Sohn. Siehe, ein Geist ergreift ihn, daß er plötzlich aufschreit, und reißt ihn hin und her, daß er schäumt, und weicht kaum mehr von ihm, wenn er ihn so zurichtet. Und ich habe deine Jünger gebeten, daß sie ihn austrieben, und sie konnten nicht.« Eben dies ist bei Raffael dargestellt, das Flehen auf der einen, das Unvermögen auf der anderen Seite. Der Evangelist berichtet weiter, was im Bilde nicht mehr dargestellt ist: »Da antwortete Jesus und sprach: ‚O du ungläubiges und verkehrtes Geschlecht, wie lange soll ich bei euch sein und euch dulden? Bringe deinen Sohn her' Und da er zu ihm kam, riß ihn der böse Geist und zerrte ihn, Jesus aber bedrohte den unsauberen Geist und machte den Knaben gesund und gab ihn seinem Vater wieder. Und sie entsetzten sich alle über Gottes große Macht.«

Selten ist in einem Werke eine solche Fülle unterschiedlicher Gefühlsregungen zum Ausdruck gebracht worden. Der Verheißung des Heils steht die irdische Realität mit ihren Leiden, Ängsten und Nöten, mit ihrer Hilfsbedürftigkeit und Hilflosigkeit gegenüber, aber auch mit ihrem Mitleid, ihrer Hoffnung und ihrem Glauben an die Errettung. Ein wahres Drama ist vor den Augen des Betrachters inszeniert, seine befreiende Lösung steht aber kaum in Zweifel. So sind beide Szenen auch inhaltlich aufs engste aufeinander bezogen. Goethe hat dafür treffende Worte gefunden: »Beides ist eins; unten das Leidende, Bedürftige, oben das Wirksame, Hilfreiche, beides aufeinander sich beziehend, ineinander einwirkend.«

Vielseitigkeit gehörte zu den hervorragenden Eigenschaften der meisten Künstler der italienischen Renaissance. Dabei fällt auf, daß gerade viele Architekten zunächst ganz andere Berufe ausübten. Schon Giotto hatte sich lange einen Ruf als Maler erworben, ehe er die Bauleitung des Florentiner Domes übernahm. Brunelleschi war zunächst Goldschmied und Bildhauer, Alberti begann mit humanistischen und theologischen Studien, promovierte und fand erst über seine theoretischen Studien zur Baukunst. Bramante begann als Maler. So ist es durchaus nicht ungewöhnlich, daß Raffael, nachdem er in Rom den bedeutendsten Auftrag erhalten hatte, der in der Malerei seiner Zeit zu vergeben war, auch als Architekt tätig wurde, nur darf man sich diese seine Tätigkeit nicht zu eng an die Baustellen gebunden vorstellen. Er war der schöpferische Geist, der Pläne entwarf, deren Ausführung er in der Baupraxis erfahrenen Meistern überließ. Er war zugleich ein glänzender Organisator, der es verstand, die besten künstlerischen Kräfte zu gewinnen und einzusetzen. Zweifellos hat er dabei von einem Künstler wie Bramante viel gelernt, andererseits konnte aus seiner Werkstatt unter anderen mit Giulio Romano ein begabter Architekt hervorgehen.

Die erste Anschauung von Architekturvorstellungen Raffaels vermittelt bereits die Tafel seiner »Sposalizio« von 1504. Der über dem Polygon entwickelte Tempel mit Säulenumgang und Kuppel entspricht ganz dem Bauideal der Hochrenaissance, wie es etwa Bramante mit dem Tempietto di San Pietro in Montorio in Rom von 1502 verwirklicht hat. Raffaels Tempel ist noch von der heiteren Leichtigkeit der Florentiner Frührenaissance, zeigt nicht den Ernst und die schweren Formen, zu denen Bramante in Rom gefunden hatte. In einer Reihe von Details ist der Tempel von Brunelleschis Laterne auf der Florentiner Domkuppel abhängig. Das Raumideal der römischen Hochrenaissance begegnet dann bei Raffael in geradezu klassischer Weise in dem gewaltigen Kuppelraum der »Schule von Athen«. Hier erweist sich nicht nur seine vollendete Fähigkeit, Wände so zu gestalten, daß ihre tektonische Struktur sichtbar und zugleich eine dekorative Einheit erreicht wird, sondern auch sein schöpferisches Vermögen in der Raumgestaltung. Die Art, wie hier der Raum geradezu inszeniert ist, gehört zu den großartigsten Leistungen vor Michelangelo. Ein mächtiger Querraum eröffnet die Komposition; wie eine gewaltige Vorhalle dient er der Sammlung. Dann führt ein tonnengewölbter Raum in den überkuppelten Zentralraum, dem Kern der gemalten Anlage. Nach dem Verweilen unter der Kuppel folgt ein zweiter Tonnenarm, danach schwingt der Raum, wie es scheint, wieder in einem Querraum seitlich aus, ehe ein erneuter tonnengewölbter Längsraum ins Freie führt. In schönstem Rhythmus folgen sich die Räume auf der Tiefenachse, strenge Symmetrie schafft Ordnung, und wohlabgewogene Proportionen sichern den Bezug auf den Menschen – den im Bildraum dargestellten wie den Betrachter vor dem Bilde.

Nicht weniger beeindruckend ist die gemalte Architektur des Tempels von Jerusalem in der »Vertreibung des Heliodor« mit ihrer Abfolge von Kuppelräumen. Auch auf die Architekturen der Kartons für die Gobelins der Sixtinischen Kapelle, etwa der »Heilung des Lahmen«, der »Blendung des Elymas« oder dem »Opfer von Lystra« ist zu verweisen. Diese Architekturen sind mehr als nur gemalte Hintergründe. Sie belegen den hoch entwickelten Sinn Raffaels für Raumgestaltung, die ja das Wesen der Architektur ausmacht. Immer wurden Räume geschaffen, Innenräume oder auch Freiräume von Straßen und Plätzen, immer auch ist die gemalte Architektur als wirklich gebaute vorstellbar, das heißt, ihre Konstruktion ist nachvollziehbar.

Von Bauten, zu denen Raffael Entwürfe geliefert hat, ist nur wenig unverändert auf uns gekommen. Den ersten Auftrag für ein Bauwerk erhielt Raffael 1509 von den römischen Goldschmieden, sie wünschten Pläne für ihre Kirche S. Eligio degli Orefici. Ausgeführt wurde der Bau dann von Baldassare Peruzzi (1481–1536). Die Kirche ist ein reiner Zentralbau, entwickelt aus dem Quadrat und mit einer Kuppel über einem Tambur. Der Plan verarbeitet die Idee Bramantes für die Nebenkuppeln der Peterskirche. Die auffällige Betonung der geschlossenen Wandflächen begegnet auch an einem anderen frühen Bau Raffaels, der für Agostino Chigi erbauten Villa Farnesina. Diese wurde im gleichen Jahre entworfen. Der Mauerkubus ist betont, schlanke, der Wand flach vorgelegte Pilasterordnungen gliedern weniger als daß sie die Wände netzartig überziehen und zur Einheit zusammenfassen. Besonders schön sind das Kranzgesims und der umlaufende Fries gebildet. Die innere Struktur tritt am Äußeren nirgends in Erscheinung, hier steht Raffael durchaus noch in der Tradition der Florentiner Stadtpaläste des 15. Jahrhunderts. Die Raumfolge im Inneren ist locker, ohne strenge Bindung, man möchte fast sagen »malerisch«. Es scheint, als käme hier die Haltung des Malers zum Ausdruck. Für den gleichen Mäzen hat Raffael die Cappella Chigi an Sa. Maria del Popolo etworfen. Die seit dem

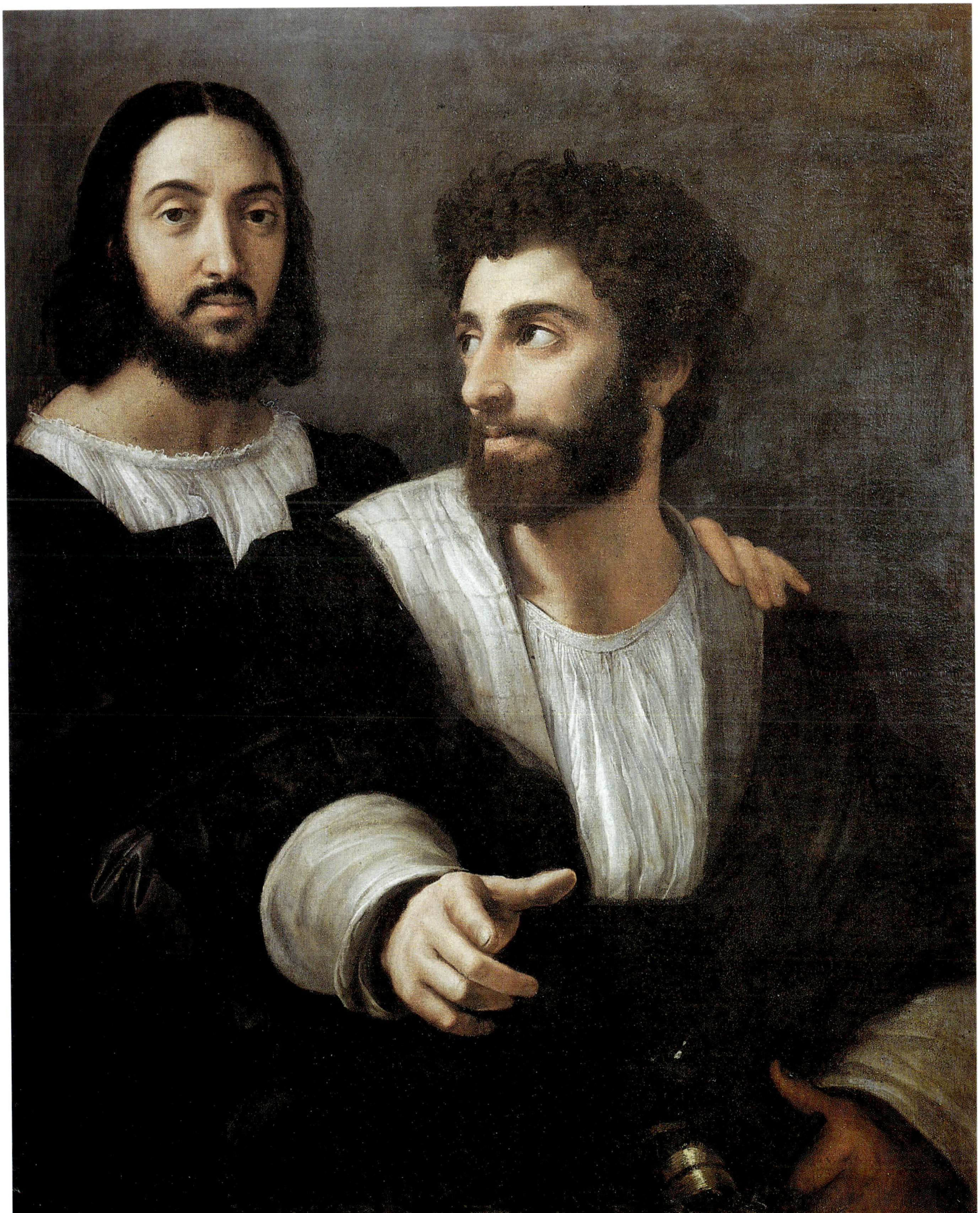

Doppelbildnis, sog. Raffael und sein Fechtmeister
Leinwand, 99 × 83 cm
Paris, Louvre

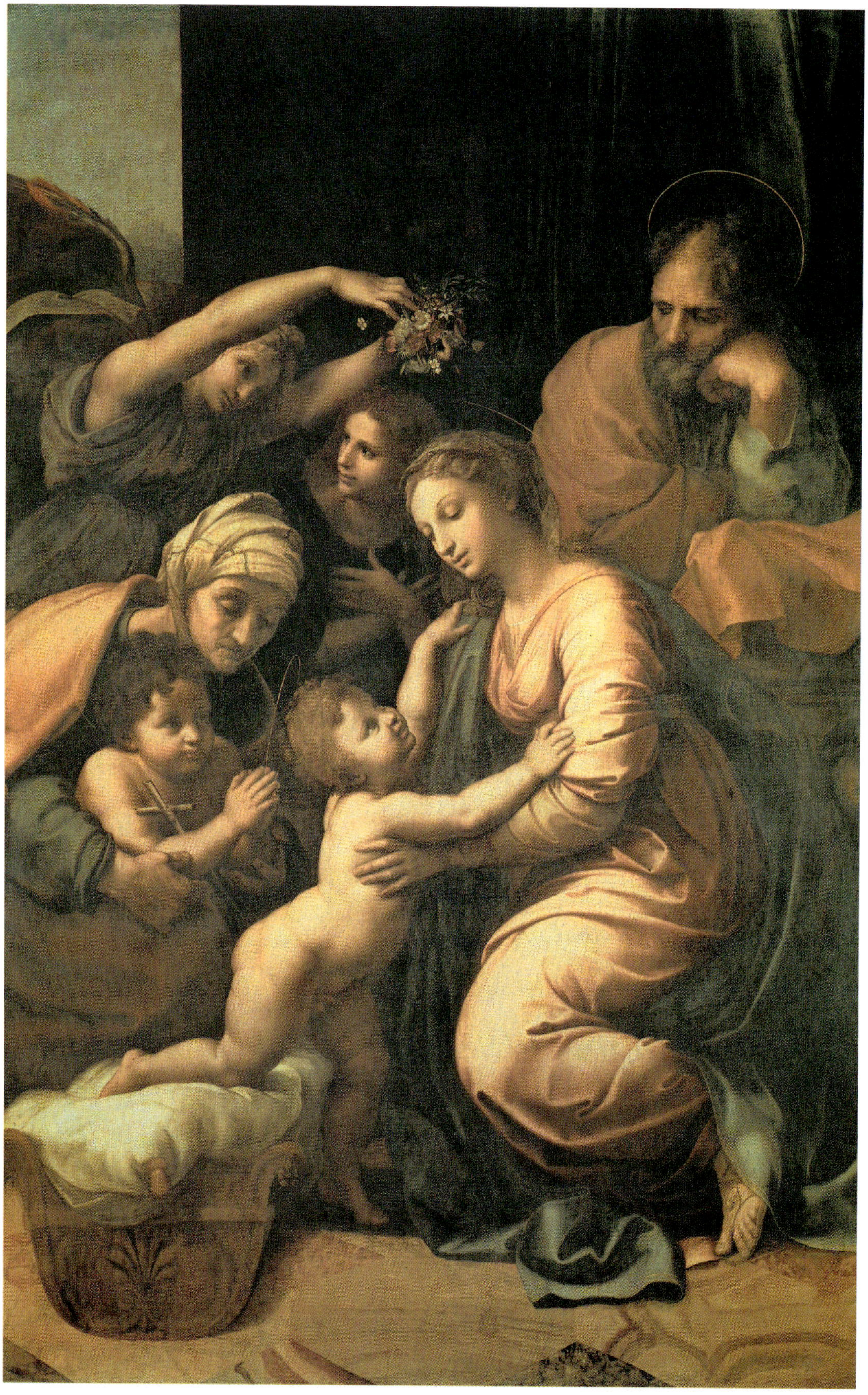

Die hl. Familie Franz' I.
Von Holz auf Leinwand übertragen, 207 × 140 cm
Paris, Louvre

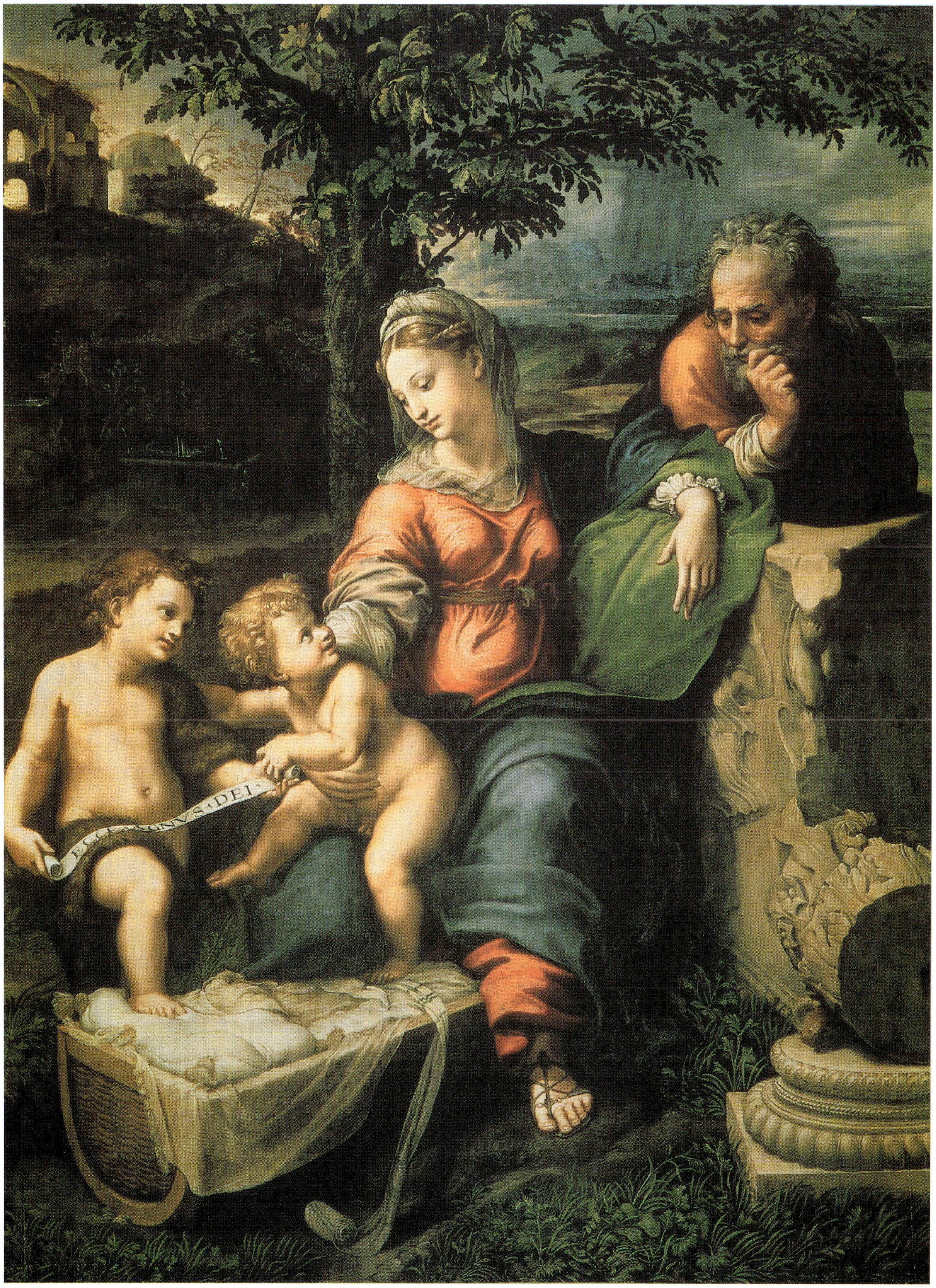

Die hl. Familie unter der Eiche
Holz, 144 × 110 cm
Madrid, Prado

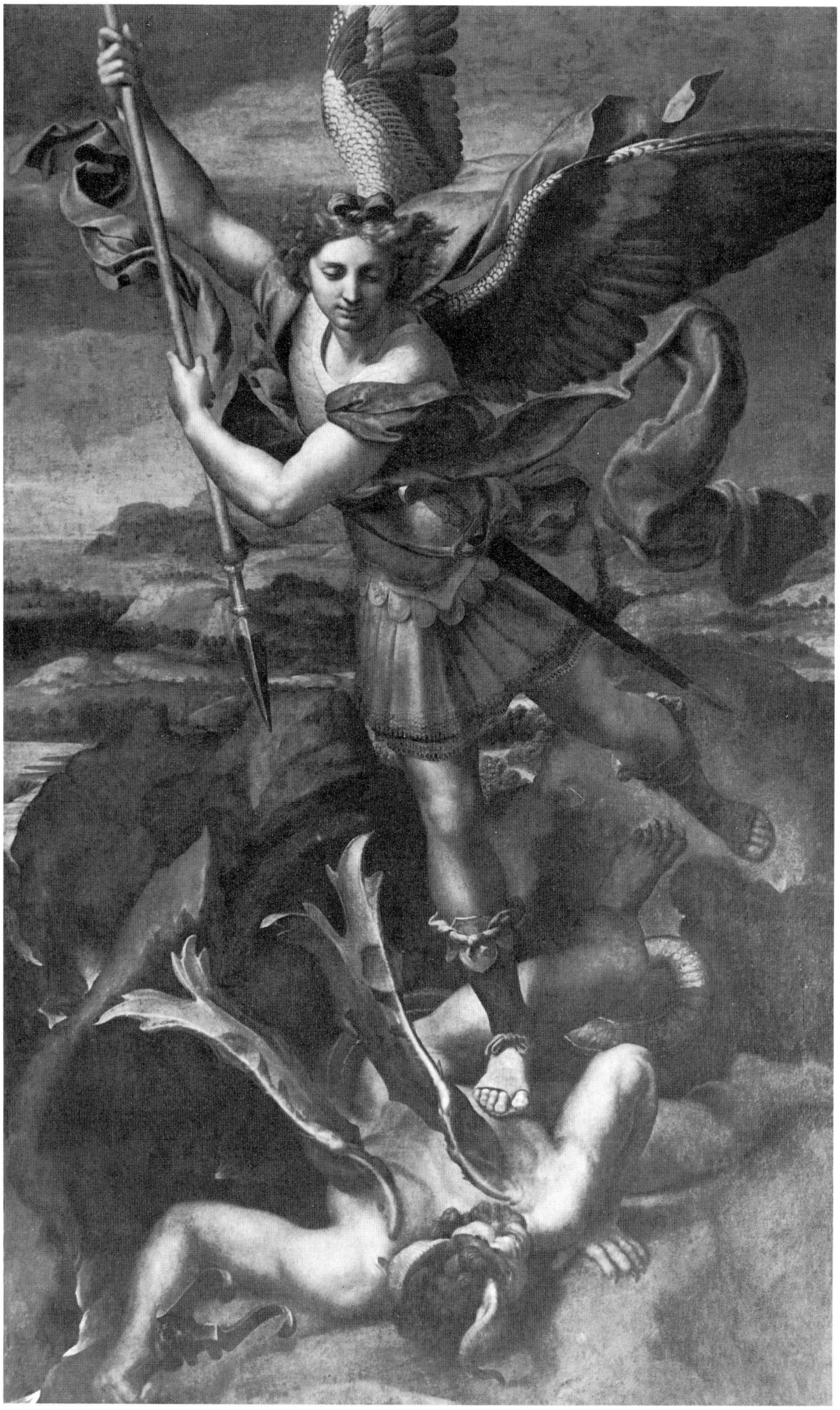

Der hl. Michael
Leinwand, 268 × 160 cm
Paris, Louvre

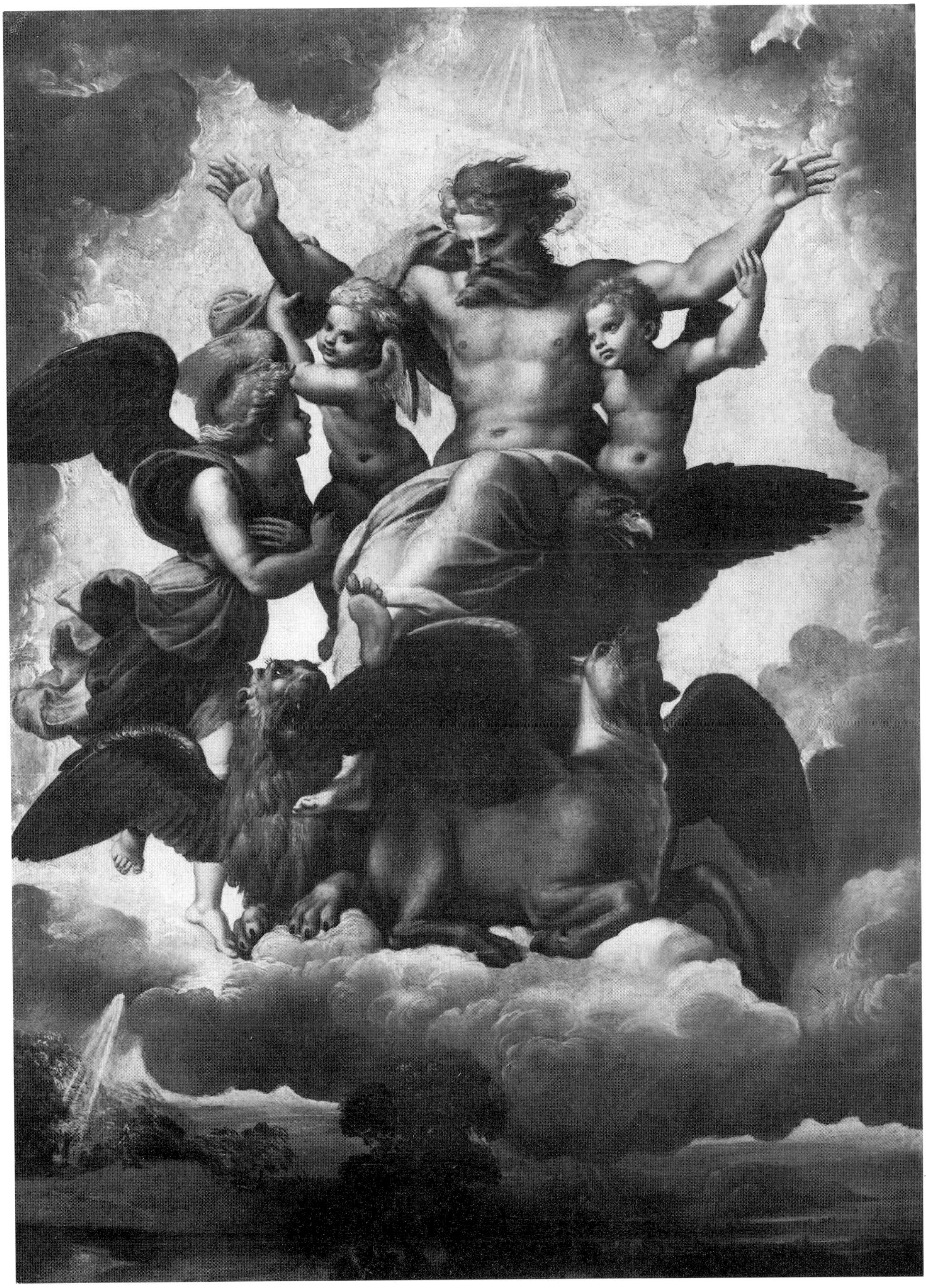

Die Vision des Ezechiel
Holz, 40 × 30 cm
Florenz, Galleria Pitti

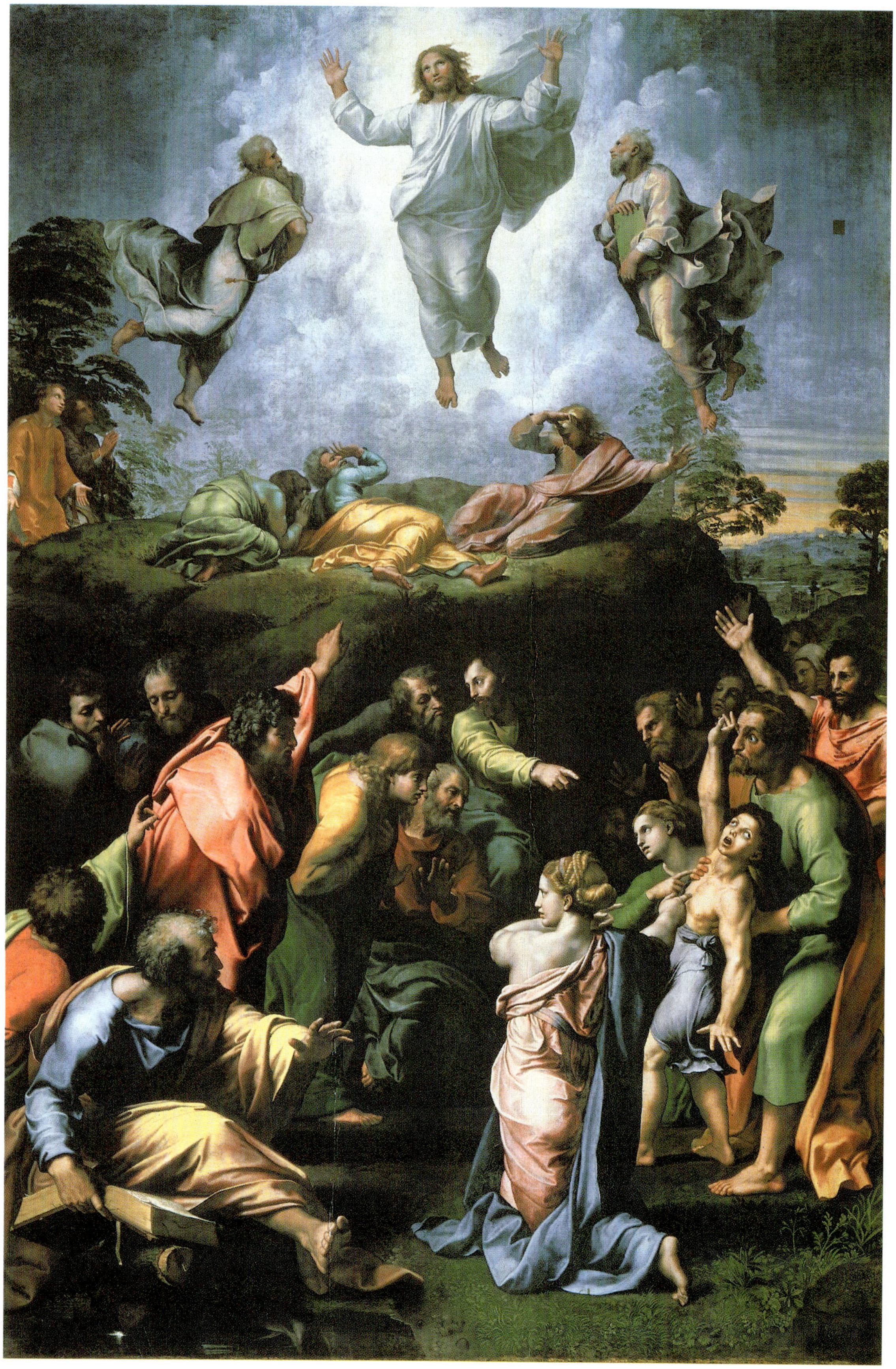

Die Verklärung Christi
Holz, 405 × 278 cm
Rom, Pinacoteca Vaticana

Ausschnitt S. 255
Die Verklärung Christi (S. 254)
Christus zwischen Elias und Moses

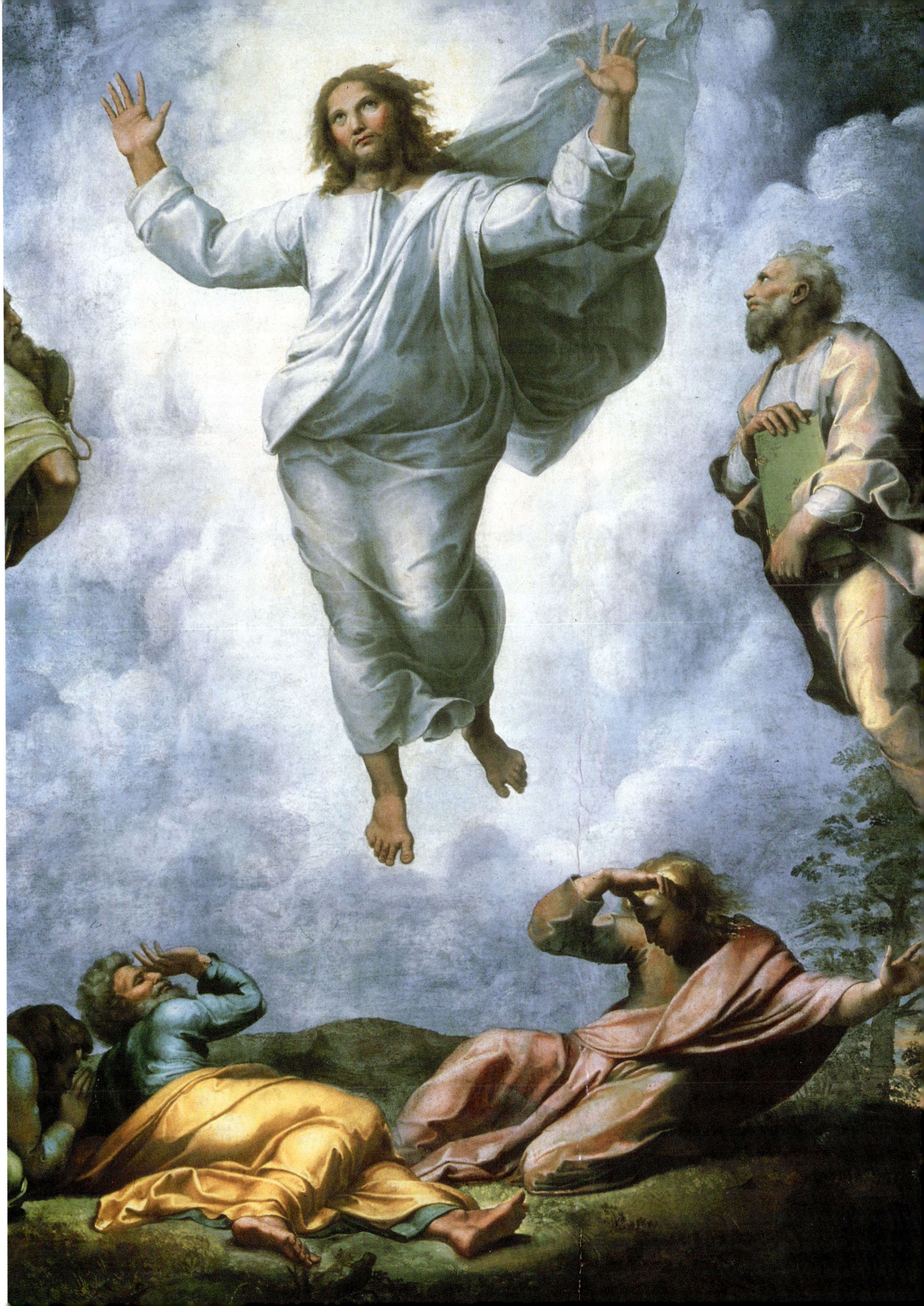

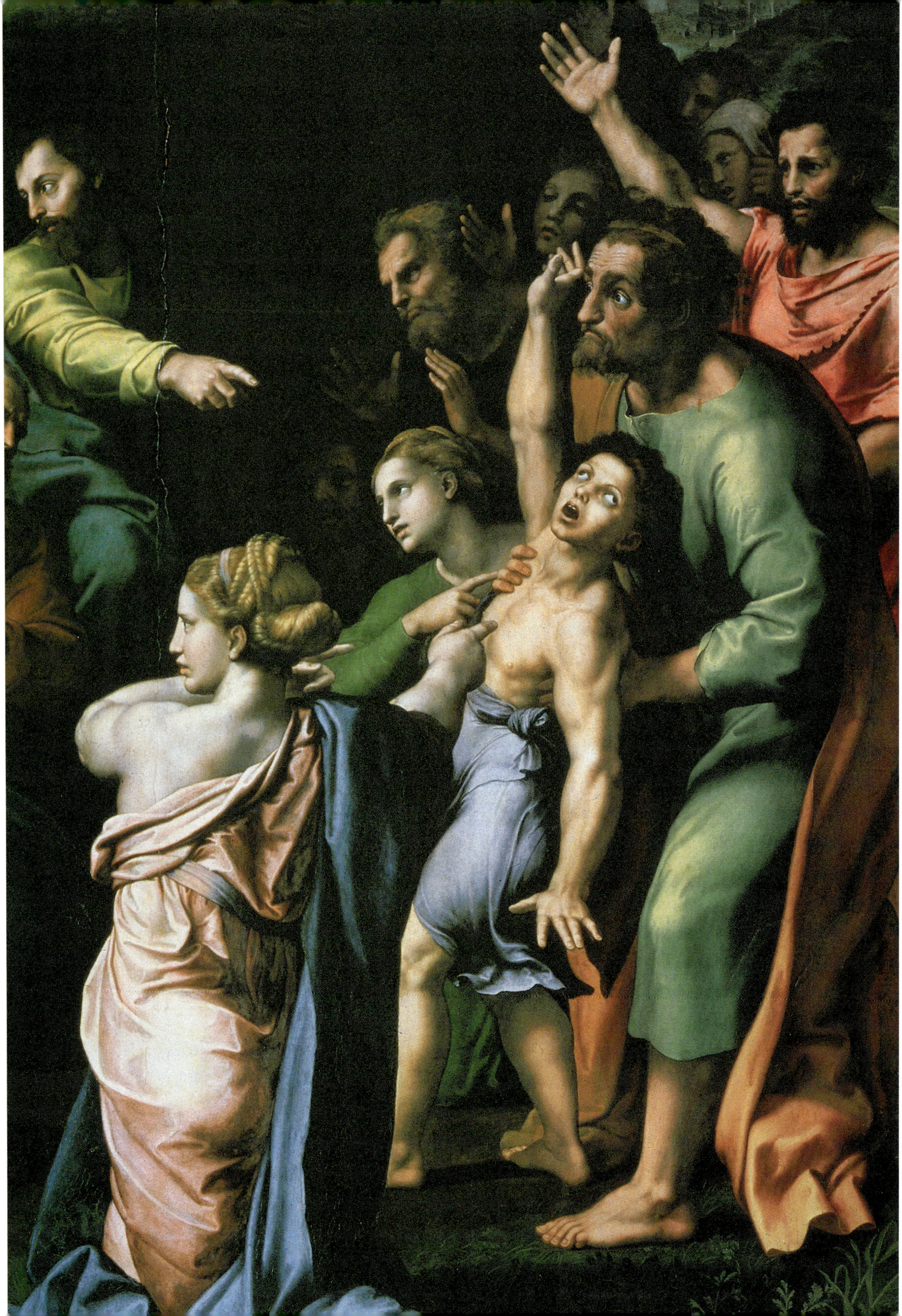

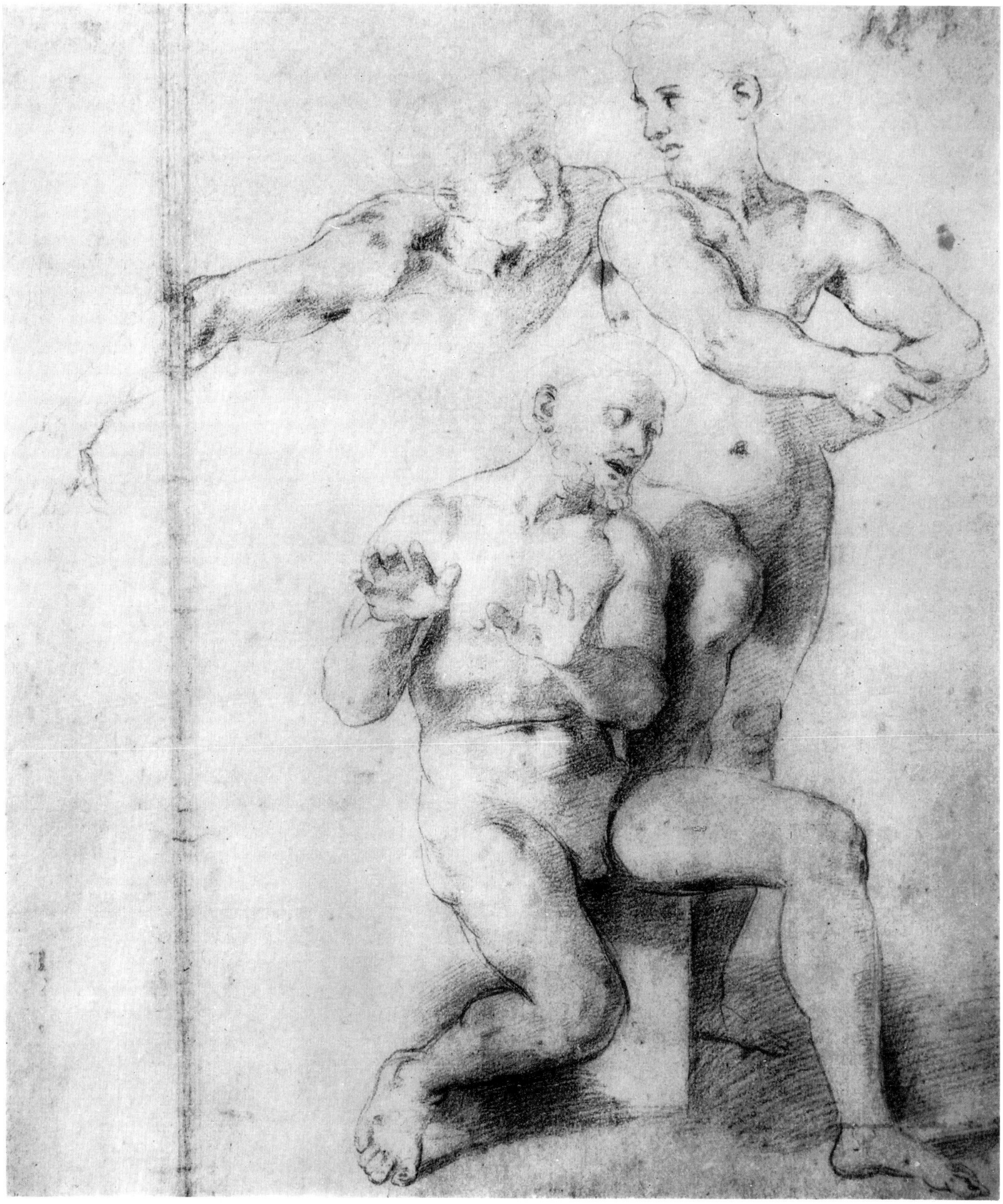

Ausschnitt S. 256
Die Verklärung Christi (S. 254)
Die Gruppe mit dem Besessenen Kind

Studie zur Verklärung
Zeichnung, 21,8 × 41 cm
Wien, Albertina

16. Jahrhundert beliebte Form der Prachtkapellen – vier Bogen oder kurze Kreuzarme und Hochkuppel – ist hier bereits vorgebildet. Der Auftrag an Raffael zu diesem Werk erging 1509, bei der Ausführung standen ihm Lorenzetto di Ludovico und möglicherweise Antonio da Sangallo d. J. zur Seite. 1513 entwarf Raffael seinen eigenen Palast im Borgo, den Bramante baute.
Als am 11. März 1514 Bramante starb, muß Raffael sofort zur weiteren Leitung der Arbeiten an dem Neubau von St. Peter herangezogen worden sein. Bereits unter dem 1. April sind in diesem Zusammenhang Zahlungen an ihn verbucht. Sie wurden wohl für das Holzmodell und für Pläne gezahlt, die dann die Berufung Raffaels mit dem Breve Leos X. vom 1. August zur Folge hatten.

»An Raphael von Urbino.
Da Du außer in der Kunst der Malerei, in welcher alle Menschen Deine überragenden Leistungen kennen, auch in der Baukunst von dem Architekten Bramante so geschätzt wurdest, daß er auf dem Sterbebette meinte, es könne Dir der von ihm begonnene Bau des römischen Tempels des Apostelfürsten mit Fug übertragen werden; und da Du diese hohe Meinung durch das angefertigte Modell, das Wir einforderten, und durch den vorgelegten Plan für das Gesamtwerk genial und in reichstem Maße bestätigt hast: so ernennen Wir, die Wir keinen größeren Wunsch haben, als daß dieser Tempel mit der größten Pracht und so schnell als möglich errichtet wird, Dich zum Bauleiter mit dem Gehalte von 300 Goldgulden, zahlbar alljährlich durch die Verwalter der für den Bau ausgesetzten und bei uns einlaufenden Gelder ...«

Bereits einen Monat zuvor hatte Raffael davon in jenem in seiner Echtheit allerdings angezweifelten Brief, seinem Onkel Simone Ciarla geschrieben. Dem Grafen Castiglione berichtete er: »Unser Herr hat mir, indem er mich beehrt, eine große Last auf die Schultern gelegt, nämlich den Bau von St. Peters. Ich hoffe zwar nicht, darunter zu erliegen, um so mehr, als das Modell, das ich davon gemacht, seiner Heiligkeit gefallen hat und von vielen schönen Geistern gelobt wird. Aber ich erhebe mich noch höher in Gedanken: ich wünsche die schönen Formen der antiken Gebäude zu finden, weiß aber nicht, ob es ein Ikarusflug sein wird. Vitruv gibt mir einiges Licht, aber nicht so viel, als hinlänglich ist.«
Die eigene schöpferische Arbeit verbindet sich bei Raffael mit dem Wunsche, das antike Rom neu erstehen zu lassen. Vitruv ist ihm dabei ein guter, aber nicht immer ausreichender Führer, der ihm vom Papst zur Seite gegebene Fra Giocondo sicher ein hilfreicher Interpret der »Zehn Bücher über Baukunst« des Architekten und Theoretikers aus augustäischer Zeit. Schließlich sollte das Studium der antiken Ruinen weiterhelfen.
Ein erhaltener, teils Raffael, teils Peruzzi zugeschriebener Plan, der aber wohl Raffaels Ideen wiedergibt, läßt erkennen, daß dieser sich hinsichtlich des Kuppelraumes und der anschließenden Exedren durchaus dem zweiten Plane Bramantes anschloß, aber er fügte anstelle der vierten Exedra ein Langhaus an, dreischiffig, mit mächtigen Pfeilern und tiefen Seitenkapellen. Alle Flächen sind mit Nischen gegliedert, wie es schon die gemalte Architektur der »Schule von Athen« zeigt. Außen sollte der Baukörper streng geschlossen erscheinen, vor den Portalen war eine Vorhalle mit drei Säulenreihen geplant. Von der durch Raffael angestrebten Raumwirkung gibt noch immer die »Schule von Athen« den besten Eindruck. Zur gleichen Zeit war Raffael auch die Leitung der übrigen Bauarbeiten im Vatikan zugefallen. Für den Cortile di S. Damaso, den Hof, in dem bereits Bramante die Loggien am päpstlichen Palast begonnen hatte, fertigte Raffael ebenfalls ein hölzernes Modell. Er führte die Loggien zu Ende, in denen er und seine Werkstatt stilbildend für die weitere dekorative Ausgestaltung verwandter Räume wirken sollten. In das Jahr 1515 fallen die Entwürfe für drei Paläste und einen Villenbau. Für den päpstlichen Kammerherrn Branconio d'Aquila entwarf er einen Palast, der allerdings 1667 abgetragen wurde, als man Raum für die Kolonnaden Berninis am Petersplatz brauchte. Alte Ansichten zeigen, daß Raffael das Erdgeschoß mit fünf großen Bögen auf dorischen Halbsäulen gebildet hatte, die die kleinen Fenster eines Halbgeschosses aufnahmen. Das erste Geschoß besaß fünf Fenster mit kräftigen Halbsäulen und Giebeln, dazwischen Nischen für Statuen, darüber Stuckgirlanden. Zwischen den Fenstern des zweiten Obergeschosses befanden sich besondere gerahmte oblonge Felder. Die Stuckdekorationen, die Giovanni da Udine ausgeführt hatte, erfreuten sich besonderen Ruhmes. Beim Palazzo Vidoni-Caffarelli war das Erdgeschoß in schwerer Rustika ausgeführt. Nach den Plänen Raffaels errichtete Lorenzetto di Ludovico den Bau. Ebenfalls nach Raffaels Entwurf wurde im gleichen Jahr der Palast des Giacomo da Brescia, des Leibarztes des Papstes, im Borgo Nuovo errichtet. Für Kardinal Giulio de'Medici entwarf und begann Raffael die Villa Madama am Fuße des Monte Mario. Zu Ende geführt wurde die Villa von Giulio Romano, allerdings blieben von ihr nach der Zerstörung während des Sacco di Roma nur dürftige Reste, die kaum noch eine Vor-

stellung von Raffaels Intentionen geben. Eine Halle nur läßt noch einstige Großartigkeit ahnen. Es war eine streng axial angelegte Architektur; unter geschickter Nutzung der topographischen Gegebenheiten entwarf Raffael Terrassen, Loggien, Theater, Rennbahn und Fontänen, vom Architekten wurde er zum Garten- und Landschaftsgestalter und griff damit seiner Zeit weit voraus. Nur Leonardo hat Ähnliches in seinen Entwürfen für Schloß Amboise geplant. Im Auftrage Leos X., der ihn im Winter 1515/16 nach Florenz mitnahm, beteiligte sich Raffael auch neben Baccio d'Agnolo, Giulio da Sangallo, Michelangelo und den beiden Sansovini an dem Wettbewerb um die Fassade von San Lorenzo in Florenz (diesen Wettbewerb gewann Michelangelo). Und auch kurz vor 1520 nahm er noch einmal an einem Architektenwettbewerb teil: für San Giovanni de'Fiorentini.

Während des Aufenthaltes in Florenz dürfte Raffael auch die Pläne für seinen vielleicht schönsten Palast, den Palazzo Pandolfini, entworfen haben. Ab 1517 wurde er von Giovan Francesco da Sangallo gebaut. Ähnlich wie die Villa Farnesina wirkt der Palazzo vor allem durch seine guten Proportionen sowie die kräftige Form und die Verteilung der Fenster und Türen in den glatten Wandflächen. Beim Palazzo Uguccioni in Florenz griff Raffael auf das Gestaltungsprinzip des Palazzo Vidoni-Caffarelli zurück, entwarf ein mächtiges Rustika-Erdgeschoß, in das Portale und Läden in großen Rundbögen eingeschnitten waren. In den oberen Geschossen trennen kräftige doppelte Halbsäulen die Fenster, deren Rahmung wie Tabernakel wirken. Der Kontrast zwischen Rustika und Säulengliederung wird bewußt in Rechnung gestellt. Raffael leitete damit eine Entwicklung ein, die für das 16. Jahrhundert sehr wesentlich werden sollte.

Bereits aus dem Briefe Raffaels an Graf Castiglione, in dem er diesem von der Übertragung der Bauleitung bei St. Peter berichtet, erfahren wir vom Wunsche des Meisters, das antike Rom neu erstehen zu lassen. Das päpstliche Breve Leos X. vom 27. August 1515 gab ihm dazu gute Möglichkeiten.

»An Raphael aus Urbino.
Höchst wichtig für den Bau des römischen Tempels des Apostelfürsten ist es, daß Steine und Marmor, deren eine große Menge dazu erforderlich sind, eher mit Bequemlichkeit aus der Nähe, als von auswärts dazu geholt werden. Da Wir nun wissen, daß die Ruinen Roms deren im Überfluß liefern und daß ihnen allerwärts Marmore jeder Art fast jeder entnimmt, der in und um Rom bauen will oder Ausgrabungen macht, so ernennen Wir Dich, der Du die Leitung des Baues von Uns erhalten hast, zum Präfekten über allen Marmor und alles Mauerwerk, welches von nun an in Rom und seiner Umgebung im Umkreis von 10 Meilen ausgegraben wird, auf daß Du sie erwerbest, wenn sie zum Bau des Tempels dienlich sind. Wir befehlen daher allen, welchen Standes sie auch seien, daß sie Dich zuerst davon benachrichtigen, als den Präfekten aller zutage kommenden Altertümer, wenn sie in dem genannten Umkreis Marmor oder andere Steine finden. Wer diesem Befehl nicht im Verlauf dreier Tage nachkommt, verfällt einer Strafe, nach Deinem Urteil zwischen 100 und 300 Goldstücken.
Da es uns ferner bekannt geworden ist, daß viele von den alten Mauerstücken Inschriften oder sonstige Denkmale eingegraben zeigen, die oft irgendeine wichtige Erinnerung enthalten und es wohl verdienen, zum Nutzen der Kenntnis und Schönheit der lateinischen Sprache aufbewahrt zu werden, und da Wir erfahren haben, daß dieselben von den Marmorarbeitern oft unbedacht zersägt werden und die Inschriften verloren gehen, so befehlen Wir allen Steinmetzen, daß sie ohne Deine Erlaubnis keinen Inschriftenstein fortan zersägen oder behauen dürfen.«

Damit war der üblen Gewohnheit, den Marmor der Bauten und Statuen zu Kalk zu brennen, Einhalt geboten. Raffael aber erhielt die Gewähr, daß ohne sein Wissen keine Grabungen unternommen wurden und ihm alle Funde vorgelegt werden mußten. So konnte er zu einer umfassenden Kenntnis des antiken Rom und seiner Kunstwerke kommen.

Wie sehr Raffael bemüht war, den Vitruv für seine Arbeit zu nutzen, wird darin deutlich, daß er sich ihn von Fabio Calvi, den er zu sich genommen hatte, übersetzen ließ. Der Rat des Fra Giocondo, der selbst 1511 eine Vitruvausgabe besorgt hatte, scheint ihm nicht mehr ausgereicht zu haben. Nach Vasaris Bericht soll Raffael Zeichner durch ganz Italien und bis nach Griechenland geschickt haben, damit sie für ihn antike Denkmäler aufnahmen. So wollte er sich zur schriftlichen Überlieferung die notwendige Anschauung verschaffen. Seine archäologischen Studien nahmen immer größeren Raum ein, und auch dabei scheint ihm Fabio Calvi ein weiser Lehrer gewesen zu sein.

Das Ziel war offensichtlich die Rekonstruktion des antiken Rom, mehrere Nachrichten weisen sehr deutlich darauf hin. So hebt Andreas Fulvius in der Vorrede seines 1527 erschienenen Buches »Antiquitates urbis

geordnet und sie mit Zaubergewalt wieder ins Leben gelockt,
Bis sich der göttliche Leib, als kehrten die lange verrauschten
Zeiten der Größe zurück, jung aus dem Staube erhob:
Raphael! Aber es blickte der unersättliche Würger
neidischen Sinns und besorgt auf das begonnene Werk:
,Was ich für immer gestürzt, was mein ist,
was der Vernichtung ewig verfiel,
wagt er wieder dem Lichte zu weihn?
Sink in den Staub!' Und du sankst,
voll blühender Kraft. Wir aber denken der Stunde,
da er uns dir zu folgen befiehlt.«

(Übersetzt von Herman Grimm)

Seine letzte Ruhestätte fand Raffael in einem der schönen alten Tabernakel im Pantheon. Nach des Meisters Entwurf hatte Lorenzetto Lotti dafür eine Madonnenstatue gearbeitet, Kardinal Bembo verfaßte die Grabinschrift:

D. O. M.
RAPHAELI SANCTIO JOAN. F. URBINAT.
PICTORI EMINENTISS. VETERUMQ. AEMULO
CUIUS SPIRANTEIS PROPE IMAGINEIS
SI CONTEMPLERE
NATURAE ATQUE ARTIS FOEDUS
FACILE INSPEXERIS.
JULII II ET LEONIS X PONTT. MAXX.
PICTURAM ET ARCHITECT. OPERIBUS
GLORIAM AUXIT.
VIXIT AN. XXXVII INTEGER INTEGROS
QUO DIE NATUS EST EO ESSE DESIIT
VII ID. APRIL. MDXX
ILLE EST HIC RAPHAEL, TIMUIT QUO
SOSPITE VINCI
PERUM MAGNA PARENS, ET MORIENTE
MORI.

(Gott dem Allmächtigen, Allgütigen
Dem Raffael Santi, dem Sohn des Johannes aus Urbino/
Dem hervorragendsten Maler,
der mit den Alten wetteiferte/
In dessen beinahe atmenden Bildern/
Du bei der Betrachtung/
Das Bündnis von Natur und Kunst/
Leicht erkennst.
Mit Werken der Malerei und der Baukunst/
hat er den Ruhm der Päpste Julius II. und Leos X.
gemehrt. Als ein Vollendeter lebte er volle 37 Jahre/
An dem gleichen Tage, da er geboren ward,
hörte er auf zu sein/
Am siebenten Tage vor den Iden des April 1520.
Dies ist Raffael, durch den, da er lebte,
die Mutter Natur/
Besiegt zu werden fürchtete, zu sterben, da er starb).

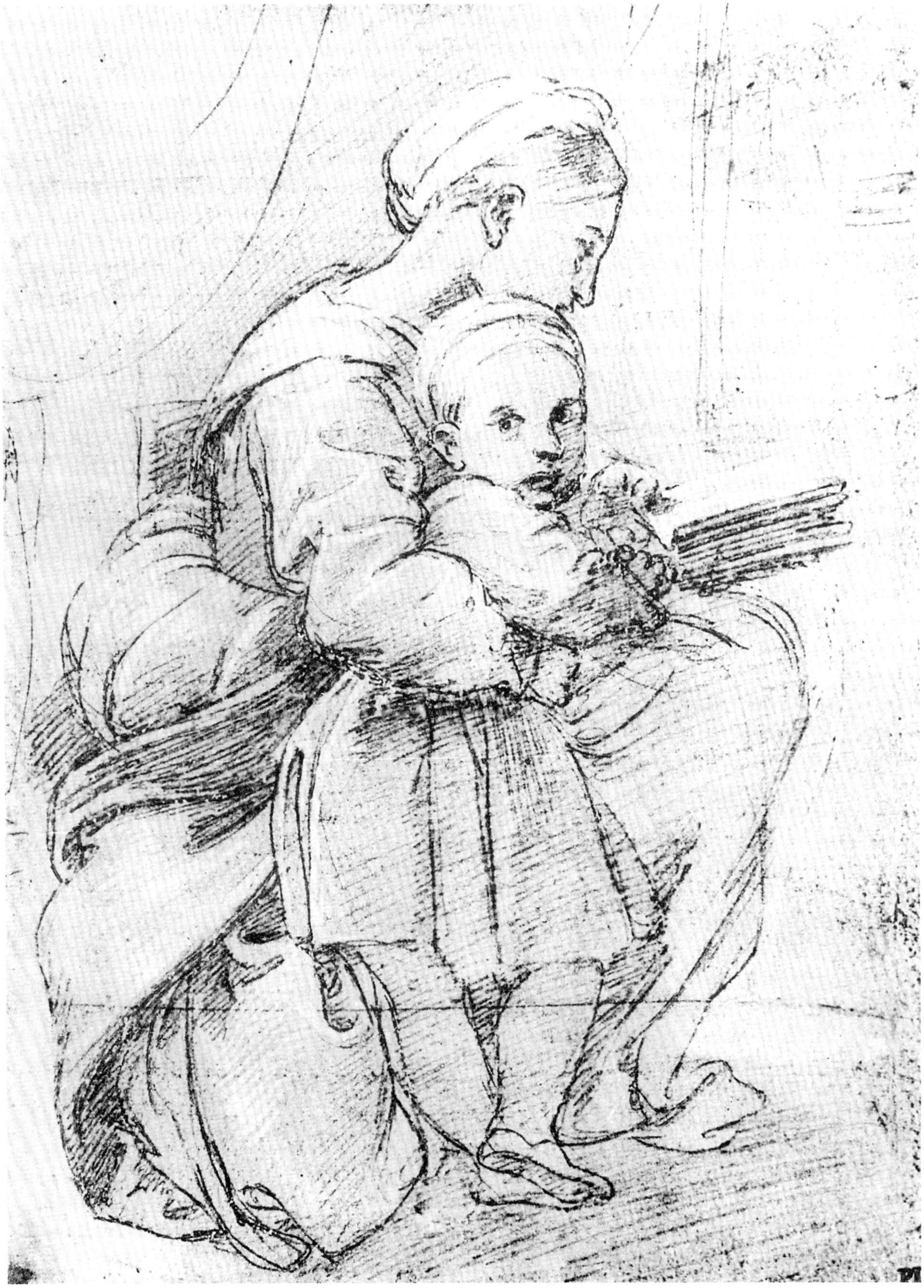

Lesende Frau mit Kind
Federzeichnung, 19,1 × 14,1 cm
Chatsworth, Devonshire Collection, Duke of Devonshire

Die Natur hatte Raffael mit den reichsten Gaben begnadet. Er war von schöner Gestalt und angenehmem Wesen, in der Jugend von fast mädchenhafter Anmut, in reifen Mannesjahren freundlich zwar, doch auch voller Ernst und Würde. Die Quellen berichten von seiner Liebenswürdigkeit und Freundlichkeit, die die Menschen für ihn gewann. Selbst von hoher Bildung, erfreute er sich der Freundschaft der besten Humanisten seiner Zeit, seine kultivierten Umgangsformen ließen ihn zur Zierde jeder Gesellschaft werden. Freundliches Wesen, ein Ohr für die Nöte anderer, Großzügigkeit und Freigebigkeit gewannen ihm die Herzen auch des einfachen Volkes, obwohl er in Rom zu den Großen der Welt zählte. Und alle waren von seiner Kunst beglückt. Die einen sahen in ihr das humanistische Ideal des harmonischen, allseitig gebildeten Menschen Gestalt geworden und die Antike zu neuen Leben erweckt, die anderen fanden darin eine Frömmigkeit, wie sie ihnen selbst eigen war, ohne daß sie sie hätten ausdrücken können. Den einfachen Menschen aber, denen die Bilder in Kirchen und auf Altären zugänglich waren, gaben diese, was ihnen der Alltag nur allzu oft versagte: Schönheit, Harmonie und die Bestätigung ihrer Menschenwürde.

Das Bild vom engelsgleichen Jüngling aber, der allen Dingen dieser Welt fernstand, bedarf einer Korrektur. Wenn auch nicht allzu viele Zeugnisse über sein Leben Auskunft geben, so sprechen die wenigen doch dafür, daß Raffael durchaus mit den Realitäten zu rechnen wußte. Sein ganzer Lebensweg zeigt kaum einen unbedachten Schritt. In Urbino schon hat er sich Wohlwollen und Fürsprache des Herzoghauses gesichert. Nach erster Bewährung in der Vaterstadt geht der junge Maler in das nahe Perugia. Dort lernt er, was er nur lernen konnte. Mit einer Empfehlung von der Präfektin von Rom an den Gonfaloniere Soderini ausgestattet, zieht er weiter nach Florenz. Als er hier die bedeutendsten Künstler seiner Zeit, Leonardo und Michelangelo, in seinem Können erreicht hat, geht er endlich nach Rom. Innerhalb eines reichlichen Jahrzehnts vermag er an Ehren zu erringen, was nur einem Künstler möglich war: Er ist erster der Maler des Papstes, Bauleiter von St. Peter und der übrigen päpstlichen Bauunternehmungen, Präfekt der römischen Altertümer, päpstlicher Kammerherr; für die Kardinalswürde war er bereits vorgesehen. Aus bescheidenen Verhältnissen stammend, hat Raffael rechnen gelernt, weiß er, seinen materiellen Vorteil wahrzunehmen. Schon während seines Aufenthaltes in Florenz achtet er darauf, daß ihm ausstehende Gelder beglichen wurden. Als Atalante Baglioni mit den Raten für den von ihr in Auftrag gegebenen Altar in Rückstand gerät, schickt er ihr durch einen seiner Gehilfen eine Mahnung.

In Florenz hatten sich seine Geschäfte offensichtlich gut angelassen. Sein Brief an den Oheim Simone Ciarla vom 21. 4. 1508 belegt, wie er es versteht, für eine Tafel ein günstiges Preisangebot auszuhandeln und wie er gleichzeitig gewillt ist, in größerem Maße für den Kunsthandel zu arbeiten. In Rom lernt er, in Geldangelegenheiten in neuen Maßstäben zu denken und zu wirtschaften. Wie rasch er zu Reichtum gelangt ist, wird aus seinem Brief an den Onkel vom 1. Juli 1514 ersichtlich. Er besitzt nun für dreitausend Golddukaten Eigentum, einen eigenen Palazzo und eine Villa, die Bauleitung von St. Peter bringt ihm jährlich 300 Golddukaten, daneben aber wird er für alle seine Arbeiten mit einer Gratifikation honoriert, deren Höhe er selbst bestimmt. Allein für die Stanza dell'Incendio sollte ihm der Papst 1200 Golddukaten bezahlen. Wohl hat er eine Werkstatt zu unterhalten, und seine Zugehörigkeit zum päpstlichen Hofe legt ihm auch Verpflichtungen auf, doch wie bescheiden nehmen sich dagegen die Lebensumstände der zeitgenössischen Künstler nördlich der Alpen, aber auch die eines Leonardo aus!

So konsequent wie sein Lebensweg erscheint auch seine künstlerische Entwicklung, stets tut er den notwendigen Schritt zur rechten Zeit, jeder bringt ihn voran, fordert ihn und fördert ihn, setzt ein Ziel, das gerade noch zu erreichen ist.

In Urbino wächst er auf, ganz unter dem Eindruck heimischer Tradition, lernt in der Werkstatt seines Vaters nach dessen Tode das Handwerk und erhält am Hofe des Herzogs bereits erste Eindrücke einer Kunst, die nicht auf heimischen Boden gewachsen ist. In einer geradezu naiv wirkenden Sicherheit äußern sich seine Phantasie und sein sicheres Gefühl für Harmonie. Der nächste Schritt führt nach Perugia. Hier findet er vieles Verwandte; in Perugino und Pinturicchio erhält er erste Gefährten, die ihn über die umbrischen Traditionen hinaus auf das große Kunstzentrum Florenz vorbereiten. Der Wettstreit zwischen Leonardo und Michelangelo, der Ruhm der beiden Schlachtenkartons zieht ihn an den Arno. Aber noch scheint er sich nicht reif genug zu fühlen, sich einem dieser beiden ganz Großen anzuschließen, Freundschaft verbindet ihn mit Fra Bartolommeo, der ihm die Errungenschaften der Florentiner Malerei am besten zu vermitteln vermag. Bereits nach vier Jahren ist er soweit, daß er die meisten seiner Freunde und Gefährten in der Kunst übertrifft, nun ist er bereit, in Rom den größten Auftrag anzunehmen,

den die Zeit an einen Maler zu vergeben hat. Nun vermag er selbst Leonardo zu übertreffen und es Michelangelo gleich zu tun.
Bemerkenswert dabei ist, wie Raffael es stets vermochte, von anderen zu lernen, ohne sich selbst aufzugeben. Mit größter Sicherheit wählt er, was ihm gemäß ist, das ihm Fremde stößt er ab. Er kann sich in das Werk, in den Stil eines anderen so vertiefen, daß er diesen mit dessen eigenen Mitteln zu übertreffen weiß, und doch bleibt er dabei stets er selbst. Ja, bereits als Lernender wird er zum Anreger für seine Lehrer, gibt er ebensoviel, wie er empfängt. Und von seinen ersten Werken an bis zu den Monumentalbildern der Stanzen und der letzten Tafel der »Verklärung Christi« ist eine einheitliche Grundhaltung spürbar, auch wenn sie sich in unterschiedlicher Weise äußert: zuerst naiv, dann fromm und zart, endlich in großem klassischem Stil, in heiterem Spiel oder in dramatischer Zuspitzung. Schließlich ist der Inhalt in solchem Maße vergeistigt, daß die reine Form in klassischem Gepräge allein das Entscheidende zu sein scheint. Inhalt und Form, Gedachtes, Gefühltes und Geschautes sind eine Einheit, die Mühe des Schaffens ist nirgends zu spüren. Das Ergebnis ist von einer Einfachheit, die sonst nur elementaren Naturereignissen eigen ist, und von einer Genialität, die wiederum naiv wirkt. Natürlichkeit zeigt sich in jedem Strich, jedem Kontur, im Detail wie im Ganzen, zugleich aber läßt jede Figur, jede einzelne Komposition die Idealität des Wollens erkennen.
Mag auch bei einer Übersicht über Raffaels Werk der Themenkreis beschränkt erscheinen, wenn man einmal von den großen Fresken- und Gobelin-Zyklen absieht, die selbst schon ein Lebenswerk darstellen, welche unendliche Vielfalt an Gestaltungsmöglichkeiten er aber allein dem Madonnenthema abzugewinnen weiß, zeugt von einer schier unerschöpflichen Phantasie. Wohl scheint es mitunter, als glichen sich die eine oder andere Tafel, immer aber finden sich bei genauem Hinsehen feinste Unterschiede in der Gestaltung wie im Ausdruck. Und auch in den Zeichnungen wird das Thema ständig weiter abgewandelt und variiert. Die großen Zyklen schließlich haben in ihren Bildideen kaum ihresgleichen. In souveräner Weise ist hier an lange Traditionen christlicher Kunst angeknüpft, antike Formerfahrungen sind verarbeitet, Eigenes und Neues als Ausdruck des Lebensgefühls der eigenen Zeit geschaffen.
Das Schönheitsideal Raffaels scheint sich in jenem Kreise humanistischer Schöngeister geformt zu haben, der vom Hofe in Urbino seinen Ausgang nahm und in Graf Castiglione und den Kardinälen Bembo und Bibbiena mit Raffael befreundete Verfechter fand. In einem Gespräch über die sinnliche und göttliche Schönheit läßt Castiglione den späteren Kardinal Bembo sagen: »Wenn nun die Schönheit, welche wir täglich mit unsern verfinsterten Augen in den vergänglichen Körpern sehen, die doch nichts anderes als höchst schwache Zeichen und Schatten der Schönheit sind, uns so schön und liebenswürdig erscheinen, daß sie zuweilen in uns ein so heftiges und entzückendes Feuer entzünden, daß wir glauben, keine Seligkeit könne sich mit der vergleichen, die wir manchmal bei einem einzigen liebenden Blick empfinden, der uns aus den Augen einer Frau trifft; welche beglückende Bewunderung, welches beseligende Staunen müssen wir uns vorstellen, das sich der Seelen bemächtigt, die zur Anschauung der göttlichen Schönheit gelangen.
Welch süße Flamme, welch milde Glut müssen nicht die sein, welche entspringen aus der Quelle der hohen und wahren Schönheit, die der Ursprung einer jeden anderen Schönheit ist, die, immer schön, nie wächst und nie abnimmt, nur durch sich selbst in vollkommener Einfachheit sich allein gleich ist, von nichts anderem abhängig, aber auf eine Weise schön, daß alle anderen schönen Dinge nur schön sind, weil sie an ihrer Schönheit Teil haben. Das ist jene Schönheit, ungeschieden von der höchsten Güte, welche mit ihrem Licht alle Wesen ruft und zu sich zieht und nicht nur den Geistigen den Geist gibt, den Vernünftigen die Vernunft, den Sinnlichen den Sinn und die Lust zu leben, sondern auch den Pflanzen und den Steinen, als eine Spur ihrer selbst, die Bewegung mitteilt und den ihrer Natur eigentümlichen Instinkt.« (Nach Passavant) Diesen Gedanken scheint uns die Kunst Raffaels allenthalben verpflichtet, sie prägen seine Madonna ebenso wie seine großen historischen und allegorischen Entwürfe, sie sprechen aus jeder seiner Figuren wie aus der Grundhaltung seiner Kompositionen.
Nur darf man die künstlerisch-ästhetische Haltung nicht einfach gleichsetzen mit dem Menschen Raffael. Er war sicher ein begnadeter Künstler, doch auch ein kluger Rechner, er war humanistisch gebildet und verfügte über einen ausgeprägt praktischen Sinn und eine vorzügliche Gabe für die Organisation selbst größter Unternehmen. Ohne dieses Talent hätte er kaum seine vielen Aufgaben erfüllen können. Sicher hatte er dafür Vorbilder, die Florentiner Dombauhütte zum Beispiel oder den noch allenthalben üblichen Werkstattbetrieb, wie er ihn schon bei Perugino in entwickelter Form kennengelernt hatte. Doch das hier Erfahrene übertrug er in neue Maßstäbe. In Florenz scheint er bereits eine

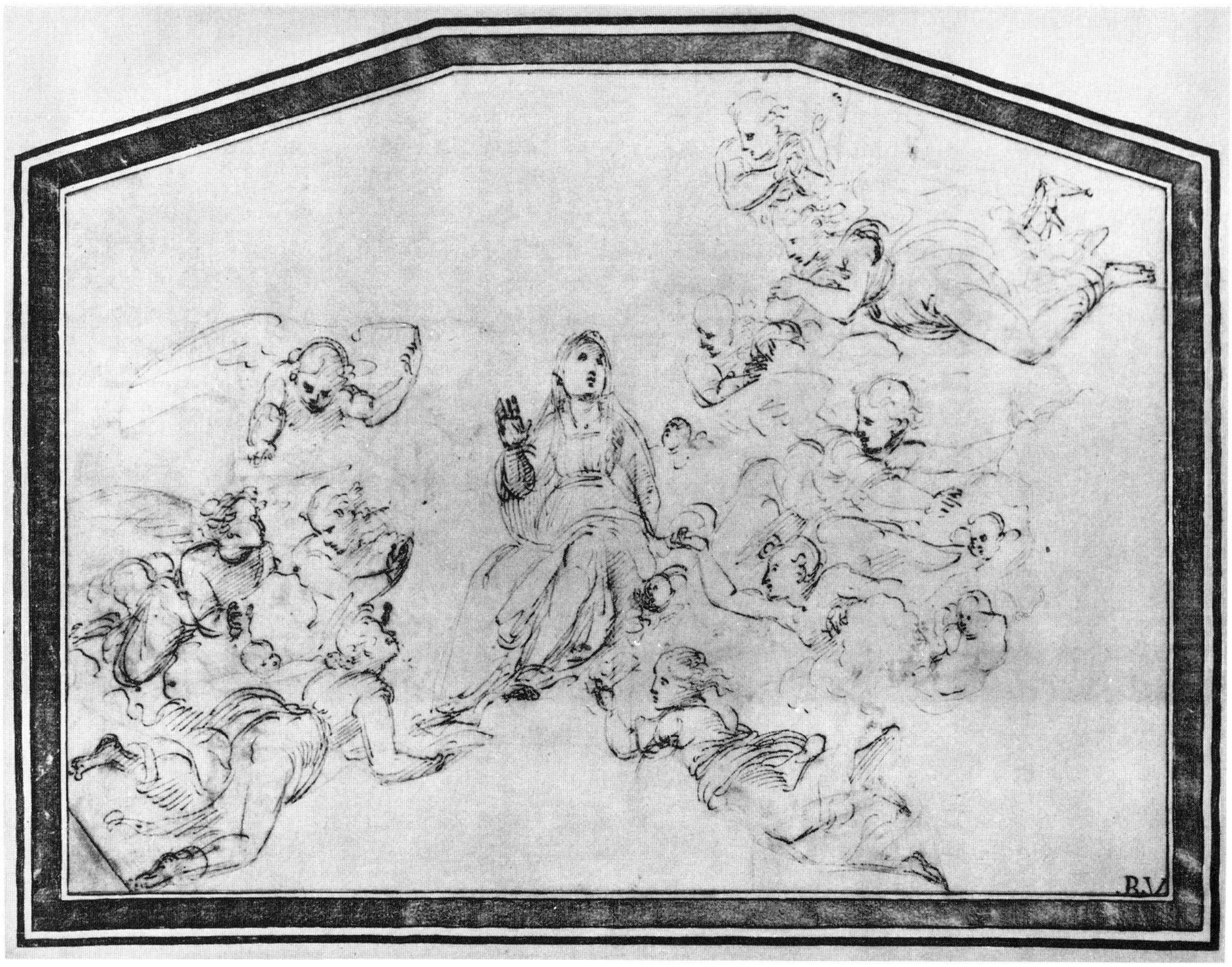

Entwurf zur Himmelfahrt Mariae
Federzeichnung, 23,5 × 32,4 cm
Oxford, Ashmolean Museum

solche Werkstatt in herkömmlicher Form betrieben zu haben, die neuen und viel umfangreicheren Aufgaben in Rom aber forderten von ihm, daß er seine Werkstatt in neuer Weise organisierte und erweiterte. Die Künstler, die er zu Gehilfen und Mitarbeitern hatte, waren durchaus nicht von geringem Rang, sie waren mehr als perfekte Handwerker, später sollte sich der eine oder andere von ihnen selbst noch einen Namen erwerben. Raffael verstand es, sie so heranzubilden, daß sie seinen Eingebungen folgen konnten und Werke ausführten, die seinen Namenszug tragen konnten, auch wenn er nicht mehr als den Concetto dafür geliefert hatte.

Einige Maler aus dem Mitarbeiter- und Schülerkreis sollen besonders hervorgehoben werden, da sie großen Anteil am Werke des Meisters haben. Giulio Romano war 1499 in Rom geboren worden und kam ganz jung in Raffaels römische Werkstatt. Dort entwickelte er sich rasch zu dem stärksten Talent neben dem Meister und hat nach dessen Tod noch ein beachtliches Œuvre geschaffen. Graf Castiglione empfahl ihn später an den Hof von Mantua, wo er zwischen 1525 und 1536 den einzigartigen Palazzo del Te baute und mit Primaticcio und anderen gemeinsam die Dekoration schuf. Francesco Penni war Florentiner, 1488 geboren und somit nicht viel jünger als Raffael selbst. War Giulio Romano eine ungebändige Sinnlichkeit eigentümlich, so scheint sich Francesco Penni durch besonderes Geschick, durch Handfertigkeit und rasche Arbeit hervorgetan zu haben: in der Werkstatt erhielt er den Beiname »il fattore«. Der dritte Mitarbeiter, Perino del Vaga, wurde im Jahre 1500 in Florenz geboren. Ehe er zu Raffael nach Rom kam, war er Schüler bei Ridolfo Ghirlandajo. Als großes Talent in der Dekoration, sei es als Stukkateur oder als Maler, erwies sich der 1487 geborene Giovanni da Udine. Er ist vor allem der Schöpfer der umfangreichen Dekorationen in den Loggien des Vatikan, in der Villa Farnesina und bei den Gobelin-Kartons. Polidoro Caravaggio, der im Vatikan als Maurerjunge arbeitete, wurde von Raffael als Maler entdeckt, die Ausbildung übertrug der Meister seinem Schüler Maturino. Neben diesen jungen Künstlern, die alle unmittelbar durch Raffaels Genie geprägt wurden, arbeiteten in der Werkstatt auch ältere Maler, die er bereits als fertige Meister in das Atelier aufnahm. Aus Urbino kam sein ehemaliger Lehrer Timoteo Viti, daneben wirkten noch Gaudenzio Ferrari und Benvenuto Garofalo. Eine besondere Aufgabe fiel schließlich Marcantonio Raimondi zu. Er hatte unter anderem graphische Blätter Dürers nachgestochen. Als der Schüler Francesco Francias aus Bologna nach Rom kam, förderte ihn Raffael so weit, daß er dessen Werke, eine Reihe von Gemälden, vor allem aber Zeichnungen, die Raffael eigens für den Druck geschaffen hatte, in Kupferstichen vervielfältigen konnte. Zeitweise waren zwanzig Gesellen damit beschäftigt, nach Raffaels Concetti zu malen, Lorenzetto meißelte die Plastiken, hinzu kam eine nicht zu nennende Zahl von Bauarbeitern und Kunsthandwerkern, die an den vatikanischen Bauten und an St. Peter beschäftigt waren.

Raffaels Palazzo reichte kaum aus, um alle die künstlerischen Kräfte, die der Meister um sich versammelt hatte, aufzunehmen. In seinem letzten Lebensjahr noch kaufte Raffael daher ein größeres Grundstück am Tiber, um darauf ein Ateliergebäude und Wohnungen für seine Schule zu bauen. Der Tod aber verhinderte die Ausführung des Planes, die Schule, vor allem durch die Persönlichkeit des Meisters zusammengehalten, zerfiel.

Der Umfang der zu bewältigenden Arbeiten hatte Raffael gezwungen, seine Werkstatt über jedes bisher bekannte Maß hinaus auszubauen. Dank seiner großen Gabe, auf andere Menschen einzugehen, sie anzuregen und zu fördern, war es ihm auch gelungen, seine Mitarbeiter soweit zu bilden, daß sie fähig waren, nach seinen Ideen und Entwürfen zu arbeiten. Oft ist es schwierig,

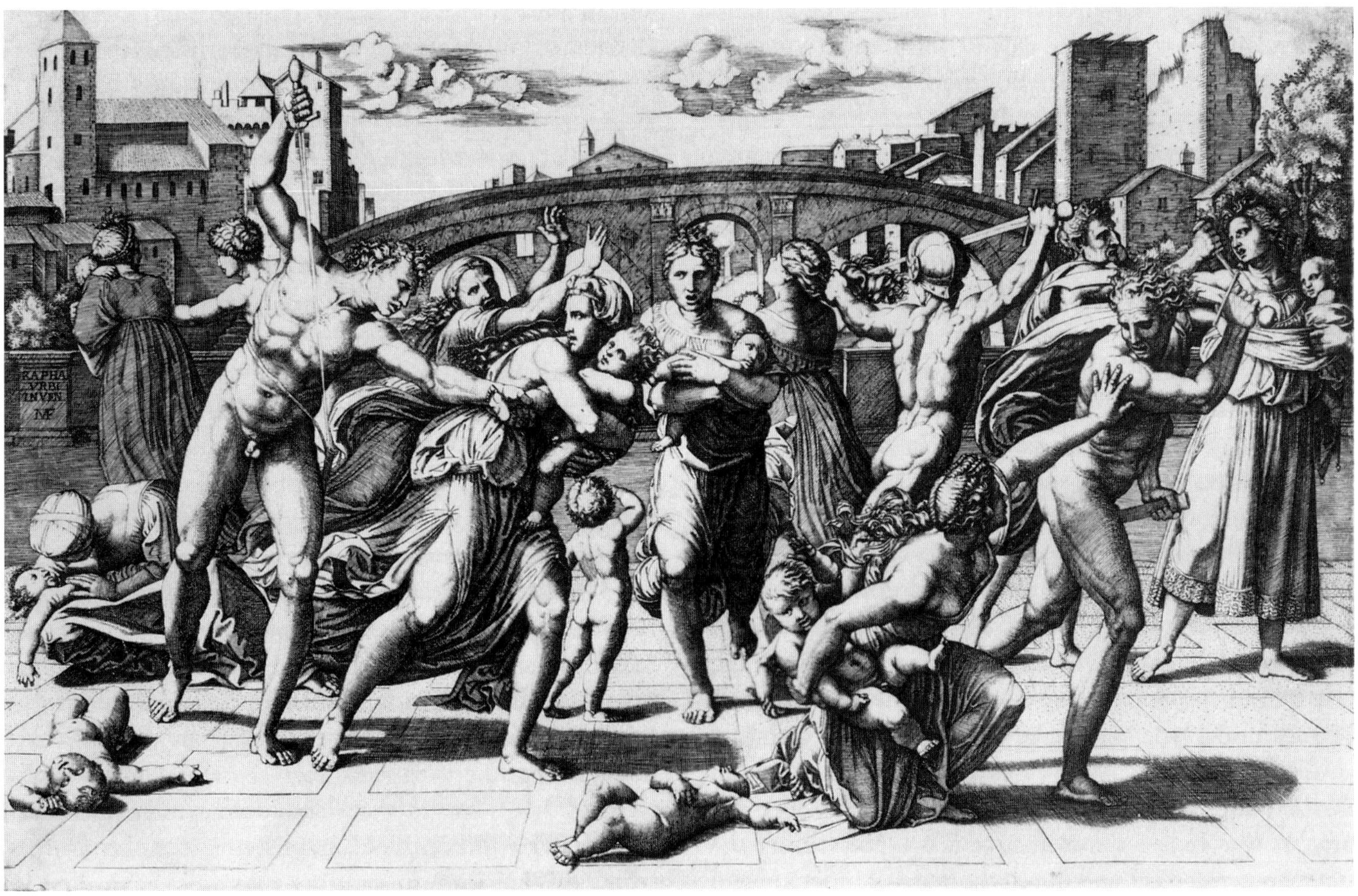

MARCANTONIO RAIMONDI
DER BETHLEHEMITISCHE KINDERMORD
KUPFERSTICH NACH RAFFAEL

	Geschichte/Kultur	Europäische Kunst
1494	Im Vertrag von Tordesilas teilen Spanien und Portugal die Welt in Interessensphären auf; eine französische Armee fällt in Italien ein; die Medici aus Florenz vertrieben; Pico della Mirandola gestorben; Rabelais geboren	Dürers Landschaftsaquarelle, Beginn seiner ersten Italienreise; Lucas van Leiden geboren
1495	Liga von Venedig	Dürers erste Kupferstiche; Jan van Scorel geboren
1496	Gründung der Rhetorikerkammer »Rosenbusch« in Amsterdam	Dürers »Dresdener Altar«
1497	J. und S. Cabot entdecken Neufundland; Cesare Borgia besetzt Urbino; »Scheiterhaufen der Eitelkeiten« in Florenz; Sodalitas Danubiana in Wien	Dürers Vaterbildnis; Hans Holbein d. J. geboren
1498	Vasco da Gama entdeckt den Seeweg nach Indien; Ludwig XII. König von Frankreich; 23.5. Savonarola in Florenz auf dem Scheiterhaufen verbrannt	Dürers »Apokalypse«, das »Madrider Selbstbildnis«, Entwürfe für die »Große Holzschnittpassion«
1499	Die Schweiz löst sich vom Reich; französische Truppen besetzen Mailand; Marsilio Ficino gestorben	Riemenschneiders »Heilig-Blut-Altar«; Baubeginn der Annenkirche in Annaberg
1500	Cabral entdeckt Brasilien; 15.7. »Bluthochzeit« der Baglionen in Perugia; Erfindung der Taschenuhr durch Peter Henlein	Dürers »Münchener Selbstbildnis«
1501		Dürer beginnt die Holzschnittfolge des »Marienlebens«
1502	Columbus landet auf seiner vierten Reise auf mittelamerikanischem Festland; Amerigo Vespucci erkennt in Amerika einen neuen Kontinent; Guidobaldo da Montefeltro kehrt nach Urbino zurück; Soderini zum Gonfaloniere von Florenz auf Lebenszeit gewählt; Gründung der Universität Wittenberg	Cranachs »Schottenstiftkreuzigung« und die Porträts von Johannes und Anna Cuspinian
1503	18.8. Papst Alexander VI. Borgia gestorben, nach der kurzen Amtszeit von Papst Pius III. wird Giuliano della Rovere Papst Julius II.	Dürers »Paumgartner-Altar«; Cranachs »Schleißheimer Kreuzigung«; Grünewalds »Verspottung Christi«
1504	Neapel gelangt unter spanische Herrschaft; Columbus beendet seine vierte Amerikareise	Dürers »Anbetung der Könige« und Kupferstich »Adam und Eva«; Cranachs »Ruhe auf der Flucht«; Notkes »Gregormesse«; Riemenschneiders Creglinger Marienaltar; Gerard Davids »Taufe Christi«; Quinten Massys' »Madonna mit Kind«

Italienische Kunst	Raffael	
	Raffaels Vater Giovanni Santi gestorben	1494
Leonardo beginnt das »Abendmahl« im Refektorium von Sa. Maria delle Grazie in Mailand	Timoteo Viti kommt in die Werkstatt in Urbino	1495
Aufstellung des »Colleoni« von Verrocchio in Venedig		1496
		1497
Michelangelo beginnt die »Pietà« für die Peterskirche in Rom	Raffaels Selbstbildnis (Pinselzeichnung)	1498
Perugino wird nach Perugia berufen, Auftrag zur Ausmalung des »Cambio« und für die Tafel mit der »Verlobung Mariens« für den Dom zu Perugia; Giulio Romano geboren	Prozessionsfahne für die Trinitätsbruderschaft in Città di Castello, »Traum des Ritters«, »Erzengel Michael«, »Hl. Georg«, »Drei Grazien«	1499
Peruginos »Pala Tezi«; Perino del Vaga geboren; Benvenuto Cellini geboren	Raffael in Perugia; Nikolaus-Altar für Sant'Antonio in Citta di Castello; »Madonna Solly«	1500
Leonardo stellt den Karton der »Anna Selbdritt« aus; Michelangelo vollendet die »Petersdom-Pietà«	»Madonna mit hl. Hieronymus und hl. Franziskus«, Tondo der »hl. Familie«	1501
Bramante baut den Tempietto di San Pietro in Montorio in Rom	»Madonna Diotalevi«, »Madonna Conestabile«	1502
Leonardo beginnt die »Anghiari-Schlacht« und das Porträt der »Mona Lisa«	Raffael in Siena, Entwürfe für Pinturicchios Gemälde in der Dom-Libreria; »Marienkrönung«, »Kreuzigungsaltar«, »Madonna Ansidei« begonnen	1503
Michelangelos »David – il Gigante« aufgestellt, Auftrag zur »Schlacht von Cascina« ergeht an Michelangelo; Leonardos »Christus unter den Schriftgelehrten«; Perugino vollendet die »Verlobung Mariens« für Perugia	Raffaels frühe Porträts; Aufenthalt in Città di Castello; »Sposalizio«, »Madonna del Granduca«, erste Fassung der »Madonna mit dem Lamm«; erster Aufenthalt in Florenz, Empfehlungsschreiben der Herzogin Joanna Feltria da Rovere an den Gonfaloniere Soderini	1504

	Geschichte/Kultur	Europäische Kunst
1505		Dürer beginnt seine zweite Italienreise
1506	Die antike »Laokoon-Gruppe« in Rom gefunden	Dürer malt in Venedig das »Rosenkranzfest« und »Christus unter den Schriftgelehrten«; er reist nach Bologna und Ferrara; Cranachs »Katharinenaltar«; Kathedrale von Sevilla vollendet
1507		Peter Vischer beginnt das »Maximilian-Grabmal« für Innsbruck; Dürers Tafeln »Adam« und »Eva«
1508	Maximilian I. römischer Kaiser; Liga von Cambrai gegen Venedig; Herzog Guidobaldo überträgt seinem Neffen Francesco Maria della Rovere das Herzogtum Urbino	Dürers »Marter der Zehntausend«
1509	Beginn des Handels mit Negersklaven nach Amerika; Heinrich VIII. König von England; Maximilian I. führt Krieg gegen Venedig; Erasmus von Rotterdam: »Lob der Torheit«; Charles de Boüelles: »De sapiente«; Johannes Calvin geboren	Dürers »Heller-Altar«, »Kleine Holzschnittpassion« begonnen; Cranachs »Venus mit Amorknaben« und »Torgauer Sippenaltar«
1510		Altdorfers »Ruhe auf der Flucht« und »Hl. Georg im Walde«
1511	Heilige Liga zur Vertreibung der Franzosen aus Italien; Konzil zu Pisa; Reuchlin verteidigt sich gegen die Anklage der Ketzerei	Pilgrams Kanzel im Wiener Stephansdom; Dürers »Dreifaltigkeitsbild«; Grünewald beginnt den »Isenheimer Altar«
1512	Die Medici kehren nach Florenz zurück; Franzosen aus Italien vertrieben; Lateranskonzil; Kopernikus: »Comentariolus«	Hieronymus Boschs »Heimkehr des verlorenen Sohnes«; Baldung Griens »Freiburger Hochaltar«; Kathedrale von Salamanca vollendet
1513	Balbao durchquert die Landenge von Panama; Schweizer Bauernkrieg; 21.2. Papst Julius II. gestorben, Giovanni de'Medici wird Papst Leo X.; Macchiavelli vollendet sein Buch »Il principe«	Dürers erster Meisterstich »Ritter, Tod und Teufel«; Altdorfers »Geburt Christi«

Italienische Kunst	Raffael	
Michelangelo arbeitet am Julius-Grabmal; G. Bellinis »Sacra Conversazione«; Giorgiones »Gewitter«	Raffael wieder in Perugia, Fresken in San Severino, »Pala Colonna«, »Hl. Georg«, Auftrag zur »Marienkrönung« von Monteluce; Bildnisse von Angelo und Maddalena Doni; »Kleine Madonna Cowper«, »Madonna Terranuova«	1505
Bramante legt den Grundstein zum Neubau von St. Peter in Rom; Andrea Mantegna gestorben	Raffael in Florenz; Reise nach Bologna; »Madonna d'Orléans«, »Madonna Esterházy«, Madonna im Grünen«, »Madonna del Cardellino«, »Hl. Familie mit bartlosem Joseph«, »La Gravida«, »Grablegung Christi« begonnen	1506
Leonardos zweite Fassung der »Leda«	»La Muta«, »Madonna Tempi«, »Madonna Colonna«, »Madonna Gardiniere«, »Madonna mit dem Lamm«, »Hl. Familie unter der Palme«, »Hl. Familie mit Elisabeth und Johannes«, »Hl. Katharina von Alexandria«; erste Romreise	1507
Michelangelo beginnt die Deckenfresken in der Sixtinischen Kapelle des Vatikan	»Bridgewater-Madonna«, »Große Madonna Cowper«, »Madonna del Baldacchino« begonnen; Raffael übersiedelt nach Rom, am 3.9. schreibt er aus Rom an Francesco Francia	1508
Giorgiones »Schlummernde Venus«	Arbeiten in der Stanza della Segnatura, Deckenbilder; Entwurf für die Grabkapelle von Agostino Chigi und die Villa Farnesina; »Madonna di Loretto«, »Madonna Aldobrandini«, »Madonna mit der Nelke«	1509
Botticelli und Giorgione gestorben	Stanza della Segnatura: »Disputa«, »Parnaß«; Marcantonio Raimondi kommt als Stecher zu Raffael	1510
Fra Giocondo gibt eine Vitruvausgabe heraus; Giorgio Vasari geboren	Stanza della Segnatura: »Schule von Athen«, »Übergabe der Dekretalien und der Pandekten«; Stanza d'Eliodoro begonnen; »Madonna Alba«; Bildnis Julius II., Bildnis eines Kardinals	1511
	Stanza d'Eliodoro: »Vertreibung des Heliodor«, »Messe von Bolsena«; »Sixtinische Madonna«, »Madonna di Foligno«, »Madonna mit Diadem«; »Triumph der Galatea«; Sibyllen und Propheten in der Cap. Chigi von S. M. della Pace, Deckenfresken der Cap. Chigi bei S. M. del Popolo; »Donna velata«	1512
Michelangelo arbeitet den Moses, den gefesselten und den sterbenden Sklaven des Julius-Grabmals; Pinturicchio gestorben; zweite Vitruv-Ausgabe des Fra Giocondo	Raffael besitzt einen Palast im Borgo Nuovo; Stanza d'Eliodoro: »Begegnung Leos I. mit Attila«; »Madonna della Sedia«, »Madonna della Tenda«, »Madonna del Pesce«; Bildnis des Kardinals Inghirami	1513

	Geschichte/Kultur	Europäische Kunst
1514	Franz I. von Frankreich fällt erneut in Italien ein; Reuchlins »Clarorum virorum epistolae«	Dürers Meisterstiche »Hieronymus im Gehäus« und »Melancholia I«, Kohlezeichnung der Mutter; Baldungs »Ruhe auf der Flucht«; Brüggemanns »Bordesholmer Altar«
1515	Sieg der Schweizer bei Marignano; 1. Teil der »Dunkelmänner-Briefe«	Dürer, Cranach u. a., Randzeichnungen für das »Gebetbuch Kaiser Maximilians«; Joachim Patinier, »Landschaft mit der Versuchung des hl. Antonius«
1516	Vertrag von Brüssel beendet den Krieg zwischen Kaiser Maximilian I. und Frankreich um Italien; Konkordat zwischen Papst Leo X. und der französischen Krone; Karl I. König von Spanien, Neapel und Sizilien; Thomas Morus: »Über die beste Staatsform und über die neue Insel Utopia«; Ariost: »L'Orlando furioso«	Hieronymus Bosch gestorben; Hans Holbein d. Ä., Sebastiansaltar
1517	Die Türken erobern Syrien und Ägypten; 31. 10. Martin Luther schlägt seine 95 Thesen an, Beginn der Reformation in Deutschland; Ulrich von Hutten veröffentlicht den 2. Teil der »Dunkelmännerbriefe«	Veit Stoß, »Englischer Gruß«; Grünewalds »Stuppacher Madonna«; Quentin Massys, »Der Geldwechsler und seine Frau«
1518	Beginn der Reformation Ulrich Zwinglis in der Schweiz	Altdorfers »Florians-Altar«; Jörg Ratgebs Herrenberger Altar
1519	Cortèz beginnt die Eroberung Mexikos; Magalhães beginnt seine Weltumseglung; Kaiser Maximilian I. gestorben, Karl I. von Spanien wird als Karl V. deutscher König und römischer Kaiser	
1520	Krönung Karls V. in Aachen; Luther verbrennt die Bannandrohungsbulle und veröffentlicht seine reformatorischen Hauptschriften; 10.4. Agostino Chigi gestorben; 9.9. Kardinal Bibbiena gestorben	Altdorfers »Landschaft bei Donaueschingen«; Mabuses »Der hl. Lukas malt die Madonna«

Italienische Kunst	Raffael	
11.3. Bramante gestorben	Stanza d'Eliodoro: »Befreiung Petri«; »Hl. Cäcilie«; »Madonna dell'Impannata«; 1.8. mit päpstlichem Breve Raffael zum Bauleiter von St. Peter berufen; Beginn der Arbeiten in der Stanza dell'Incendio	1514
Correggios »Madonna mit dem hl. Franziskus«; Tizians »Zinsgroschen«	»Bildnis des Grafen Castiglione«; Kartons für die Gobelins für die Sixtinische Kapelle; Raffael zum Präfekten der römischen Altertümer ernannt; Palastentwürfe, Villa Madama	1515
Giovanni Bellini gestorben; Tizian beginnt die »Himmelfahrt Mariae«; Leonardo übersiedelt nach Frankreich; Fra Giocondo gestorben	»Bildnis eines jungen Mannes«; »Doppelbildnis Andrea Navagero und Agostino Beazzano«; »Vision des Ezechiel«; »Die Kreuztragung – Lo Spasimo«	1516
Fra Bartolommeo gestorben; Francesco Francia gestorben	Vollendung der Fresken der Stanza dell'Incendio; Gobelin der »Schlüsselübergabe«; »Fornaria«, »Bildnis des Medailleurs Valerio Belli«; Raffael zum Leiter aller Bauten, Skulpturen und Malereien des Vatikan berufen; Palazzo Pandolfini	1517
Giulio Romanos »Bildnis der Giovanna d'Aragona«	Loggien des Vatikan, »Amor und Psyche« in der Villa Farnesina; »Leo X. mit Neffen«; »Selbstbildnis mit dem Fechtmeister«; »Große hl. Familie – Madonna Franz I.«; »Kleine hl. Familie«; »Hl. Michael«; »Hl. Margarete«; »Madonna del divin' more«; »Madonna della Perla«; »Madonna della Quercia«	1518
2.5. Leonardo da Vinci gestorben	Beginn der Arbeiten in der Sala di Costantino; »Heimsuchung«; archäologische Forschungen; Ernennung Raffaels zum päpstlichen Kammerherrn	1519
	»Verklärung Christi«; Ende März erkrankt Raffael; 6.4. Raffael in Rom gestorben	1520

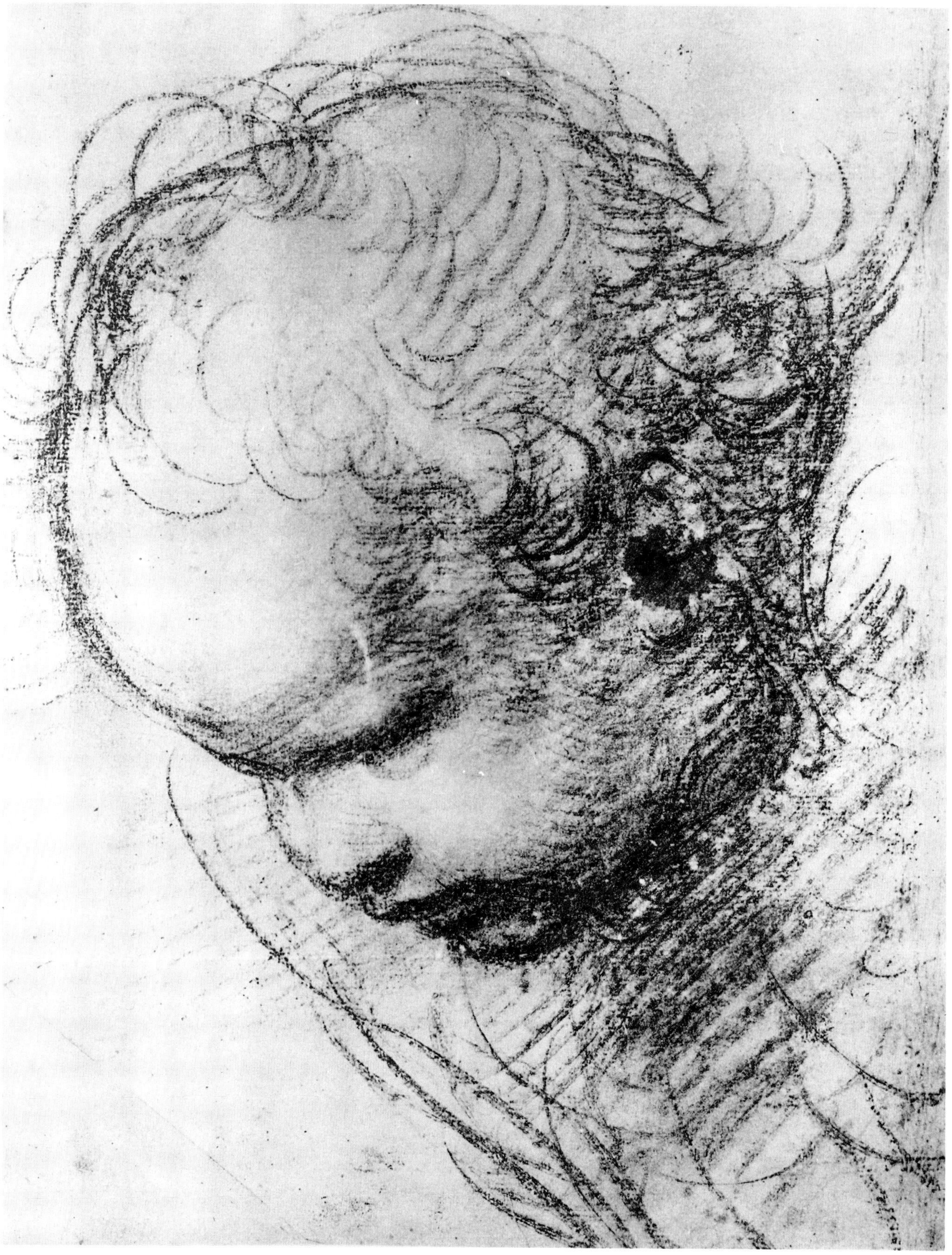

Puttokopf
Zeichnung, 29,9 × 23,5 cm
Hamburg, Kunsthalle